운동치료를 위한 기능해부학과 촉진기법- 팔 개정 2판

Palpation to Functional Anatomy for Therapeutic Exercise-Upper Extremity, *2nd edition*

개정 2판

운동치료를 위한 기능해부학과 촉진기법

팔

Palpation to Functional Anatomy for Therapeutic Exercise-Upper Extremity

옮김 장 정 훈 외

Takaaki Aoki
Norio Hayashi

영 문 출 판 사

■ 대표역자

장정훈 원광보건대학교 물리치료과 교수

■ 역자 (가나다 순)

김용수 신성대학교 물리치료과 교수
김효철 원광디지털대학교 한방미용예술학과 교수
김희권 목포과학대학교 물리치료과 교수
문상은 마산대학교 물리치료과 교수
문성기 대전보건대학교 물리치료과 교수
서현규 대구보건대학교 물리치료과 교수
송명수 원광보건대학교 물리치료과 교수
안창식 을지대학교 물리치료학과 교수
양대중 대불대학교 물리치료학과 교수
양영애 인제대학교 작업치료학과 교수
엄기매 여주대학교 물리치료과 교수
이건철 경남정보대학교 물리치료과 교수
이규리 김천대학교 물리치료학과 교수
이동진 광주보건대학교 물리치료과 교수
이상용 영동대학교 물리치료학과 교수
이승원 삼육대학교 물리치료학과 교수
이현옥 부산가톨릭대학교 물리치료학과 교수
차정진 대전보건대학교 작업치료과 교수
최규환 안산대학교 물리치료과 교수

운동치료를 위한

기능해부학과 촉진기법-팔 개정 2판

2013년 9월 12일 초판인쇄
2013년 9월 16일 초판발행

지은이 : Norio Hayashi / Takaaki Aoki
옮긴이 : 장 정 훈 외
발행인 : 박 병 조
발행처 : 도서출판 영문출판사
등 록 : 1987년 12월 21일 제2-419호
주 소 : 서울시 강남구 삼성동 69-1
전 화 : (02)514-5590, 776-5590
팩 스 : (02)756-8943
홈페이지 : www.ymsbook.net
E-mail : yeongmunsa@empal.com
정 가 : 40,000원
ISBN 978-89-7224-333-5 93510

※ 파본은 교환해 드립니다.

개정 제2판 감수의 말

고도의 선진의료가 진행되는 가운데 재활을 진행함에 있어서의 기본적인 인간의 동작기능은 변화하지 않고 있다. 향후 초고령자 사회를 맞이하려 하고 있으나 가급적 자립한 생활을 할 수 있는 건강수명을 연장하기 위해서도 근골격계를 유지하는 것은 중요하다. 그래서 근골격계 재활을 시술하기 위해 사람의 신체의 운동기능을 충분히 이해할 필요가 있다. 이를 위해서는 운동 · 동작의 분석을 함과 동시에 현상을 객관적으로 파악하여 생체기전도 고려하지 않으면 안 된다.

일단 상실된 기능을 개선하기 위한 재활훈련을 진행시킬 때 일상동작에서 팔다리/몸통의 움직임을 생각하는 가운데 기본적인 해부와 생리는 필요불가결하다. 환자의 기능개선도 생각하고 또 다시 기본으로 되돌아가 해부를 추구하였을 때 재활로서 촉진은 매우 중요하게 된다. 인간의 기본적인 동작이나 스포츠의 장애가 발생하였을 때, 최초로 시행되는 주된 치료 후, 원래의 상태로 접근시키기 위해 시간을 들여서 재활을 시술한다. 통증이나 기능장애를 경감하기 위해서도 그 원인을 생각하는 데에 있어서도 촉진해부는 첫걸음이 된다고 믿는다.

개정에 의해서 영상이 컬러가 되었고 또한 더 선명해져 알기 쉬워졌다고 생각한다. 또한 최근에 간편하고 침습도 적은 초음파 검사는 일상 외래진찰에서도 보급되고 있다. 이번에는 초음파 영상도 게재되어 더욱더 평소의 진료 · 평가에 도움이 되는 내용으로 되어 있다. 우선은 목전의 환자의 상태를 평가할 수 있고 거기서부터 새로운 재활기법이 탄생하거나 이상을 발견하는 수단의 하나가 될 것이다. 향후 의료가 진보해도 근골격계를 파악하기 위해 사람이 사람을 보는 의료 속에서 더 중요한 역할을 담당해줄 한 권의 책이 될 것을 바라고 있다.

마지막으로 이 책의 발행에 있어서 수고하신 Medical View사의 여러분에게 감사를 드림과 동시에 임상의 현장에서, 그리고 교육 속에서 축적 음미된 내용으로 집필에 진력하신 하야시 노리오 선생에게 마음으로부터 감사드린다.

2011년 11월

기후대학 의학부 정형외과 · 재활부
아오키 다카아키

개정 제2판 서문 ~과학(Science)도 ……

"촉진 기능해부학"이 출판되고 벌써 6년이 경과하였다. 고맙게도 이 책은 많은 현역 물리치료사를 중심으로 읽어주심과 더불어 대학, 전문학교 등 많은 양성학교에서 교과서로서 채용되어왔다. 아울러서 한국어, 중국어로도 번역되어 아시아를 향해서도 정보를 발신하게 해준 것은 저자로서 감사의 마음뿐이다.

출판을 계기로 하여 "기능해부학적 촉진기술을 기반으로 한 운동치료의 사고방법"이라는 제목을 붙인 강연회 및 연수회의 의뢰가 수많이 있어 전국 각지에서 강연을 하고 있다. 수강하신 선생님의 대부분이 "기능해부학의 중요성", "기초의 중요성"을 새삼 실감하였다는 감상과 함께 각 조직을 치료사로서 "충분히 만지는 기술"의 미숙성을 통감하였다는 목소리도 많이 보내주었다.

현재의 일본물리치료 학술대회에 보내는 응모 연제 수는 2,000 제목에 육박하고 그 연구수준도 비약적으로 진보하고 있다. 나는 우리 일본의 물리치료사가 몰두하고 있는 과학(Science)의 수준은 결코 손색이 없는 것이고 세계에 자랑할 수 있는 것이라 느끼고 있다. 한편, 잊어서는 안 되는 것은 우리들 치료사는 "Therapist"라는 것이다. 즉 우리들은 "Therapy"를 하는 사람이다. 나는 항상 연구를 하여 얻어진 지식은 반드시 기술을 조금씩 변화시키는 것이어야 한다고 생각한다. 그 하나하나의 지식과 기술의 조화가 환자의 통증을 완화하고 구축을 개선하며 수행(performance)을 개선한다. 그리고 이들의 착실한 노력이 치료사로서의 "격(class)"을 결정해가는 것이라 믿는다.

새로운 "지식"을 "기술"로 변환하기 위한 최저한의 능력으로서 목적으로 하는 조직을 촉진하는 힘이 반드시 필요하다. 우리들 치료사의 촉진은 단지 만지는 것만으로는 의미가 없다. 조직을 긴장시키거나 이완시키거나, 주행을 따라서 압박하거나…. 이들의 촉진으로부터 얻어지는 정보의 정확성은 이른바 "기술(Skill)"의 수준에 비례해서 정밀도가 증가한다. 정확한 정보는 운동치료의 취사선택을 용이하게 하고 병태에 있었던 운동치료의 실시를 가능케 할 것이다. 이러한 것은 누구를 위한 것도 아니고 모든 것은 환자에게 환원된다. 환자 앞에 계속 서게 되는 한은 항상 그 "기술(Skill)"을 높이는 노력을 계속함으로써 "과학(Science)"과 "기술(Skill)"이 양호한 비율로 융합하는 것이라 생각한다.

그리고 기술(Skill)도 ……~

이번에 "운동치료를 위한 기능해부학과 촉진기법"의 제2판을 출판한다. 내용적으로는 임상가로서 만져야 할 조직을 추가함과 동시에 필요에 따라서 메아리영상을 배치하여 입체적인 파악을 할 수 있도록 배려하였다. 촉진의 절차도 초판에 비하여 더 상세하게 해설함과 동시에 임상과의 관련정보도 거듭 추가하였다. 또한 제2판에서는 메디컬뷰사의 강력한 지지 덕분으로 지면은 총천연색이 되었다. 사진도 프로 카메라맨에게 촬영을 부탁하였다. 당연하지만 사진의 정밀도가 각별히 진화한 덕분으로 내용을 이해하는 데에 더 도움이 되는 효과를 보여주고 있다. 초판을 갖고 있는 선생님들도 일단 집어들고 읽어주시면 다행으로 생각한다.

마지막으로 제2판 출판의 기회를 주신 Medical View사, 지면의 할당, 편집 작업에 진력해주신 間宮卓治 씨, 사진촬영에서 협력해주신 츄부(中部)학원대학 준교수 鵜飼建志 씨, 요시다 정형외과병원 물리치료사 近藤秀哉 씨, 三田村信吾 씨에게 이 자리를 빌어서 감사드린다. 그리고 초판에도 언급하였지만 해마다 바빠지는 나를, 그리고 가족을 확실하게 지탱해준 나의 아내 유미코의 협력이 없이 "운동치료를 위한 기능해부학과 촉진기법"은 이 세상에 태어나지 않았다고 생각한다. 마음으로부터 감사한다.

이 책은 새로운 단장으로 다시 출발한다. 독자 여러분에게는 거침없는 비판이나 의견을 보내주시면 더욱더 좋은 책으로 성장할 수 있을 것으로 생각한다. 잘 부탁드린다.

2011년 11월
츄부학원대학 재활학부 물리치료학과
물리치료사 하야시 노리오

제1판 감수의 말

최근 생물학 · 의학의 영역은 기술의 진보가 눈부시고 환경이 크게 변화하고 있다.

이러한 환경 하에 임상에서 요구되는 것은 환자의 상태를 충분히 평가할 수 있는 최적의 의료가 제공되는 것이다. 재활의 중요성이 점점 더 지적되고 있는데 인체의 운동기능을 고려하고 그 해부학적인 지식에 입각하여 재활훈련을 진행시키는 것이 기대된다. 재활이란 질병에 의해서 빼앗긴 여러 가지 권리를 회복하는 것에 깊은 의미가 있으며 이를 위해서도 정상적인 기능 · 해부를 충분히 이해하는 것이 필요하다. 재활에 관여하는 사람은 실제로 환자의 현 상황을 파악하고 개선과 보다 안정된 일상생활동작을 추구하여 훈련을 진행시킨다. 이 책은 더 나은 운동기능을 회복하기 위해 현장에서 접촉하여 얻는 정보를 가급적 정확히 하기 위하여 생각하고 실제로 임상에 관여하는 가운데 중요하다고 생각되는 촉진의 방법, 그 다음에 생각하는 해부나 증상, 나아가서는 일반적인 질환에 대해서 기재하였다. 촉진(palpation)을 하고 해부를 이해함으로써 치료에 필요한 접근의 방법이 생겨난다. 우선 상태를 충분히 평가하기 위해서도 이용하고 활용하기 바란다.

앞으로 고령자 사회를 맞이하여 기능을 유지하고 더 쾌적한 생활을 영위하기 위한 도움이 되는 재활의 가능성을 넓혀갈 필요가 있다. 이러한 가운데 일상의 재활의료인 운동치료에서의 진료업무에 더욱 짙게 반영하고 임상 의료에 그리고 연구에도 공헌하는 도움이 되었으면 생각한다. 이 책을 발간함에 있어 임상의 현장에서 그리고 교육 안에서 오랜 세월 내용을 새겨서 생각하여 집필에 관여하신 선생님들께 감사를 드린다.

2005년 11월

기후대학 의학부 부속병원 재활부
아오키 다카아키

제1판 서문 – 촉진(palpation)에 대한 고찰

정형외과 영역인 재활에 관여한 지 약 20년이 경과하였다. 정형외과는 팔다리(사지) · 척주를 다루는 진료과목이며 그 결과의 좋고 나쁨이 비교적 눈에 보여 알 수 있는 분야이다. 정형외과의 치료는 방대하여 수술에 의한 관혈적 치료와 수술에 의존하지 않는 보존적 치료로 크게 분류되며 그 어느 쪽도 우리들 물리치료사 · 작업치료사가 그 치료의 일단을 정형외과의사와 함께 협업을 하면서 담당하여 현재의 정형외과 진료에서 중요한 파트너로 되었다.

최근에는 근골격계 재활이라 불리고 차츰 정형외과의사, 재활의사, 물리치료사, 작업치료사 등은 이제까지 이상의 협력 체제를 갖고 각각의 역할을 수행하는 시대가 되었다. 우리들 물리치료사 · 작업치료사는 고도의 정확한 기술과 지식을 갖고 근골격계 재활에 관여하는 것이 기대되는 것인데 치료의 일익을 담당하고 있는 우리들의 기술이 좋고 나쁨에 따라서 치료성적이 좌우된다는 위기감을 갖고 치료에 임하고 있는 물리치료사, 작업치료사가 얼마만큼 있는 것일까?

매우 능숙하고 안정된 성적을 내고 있는 치료사와 성적이 불규칙하여 불안정한 치료사와는 무엇이 다른 것일까? 풍부한 지식은 당연히 필요할 것이다. 그래도 이것은 꾸준히 공부함으로써 어떻게든 될 것 같은 느낌이 든다. 그러나 우리들의 진료업무가 손을 매체로 하여 이루어지고 있는 이상 지식으로 조립한 이론을 자기의 손으로 필요충분하게 재현할 수 있는 기술도 아울러 갖는 깃이 필요할 것이다.

근골격계 재활에 요구되는 효과는 관절가동범위 확대, 근력의 효율적인 발휘 밖에 없다고 생각된다. 여러 가지 의미에서 가동범위의 면과 근력을 고찰함으로써 부수된 통증의 완화가 얻어지는 사례도 많이 있다. 그 방법론으로서는 목적으로 하는 조직에 신장을 가하는 것, 목적으로 하는 근육의 수축과 이완을 필요한 타이밍으로 안정된 균형 속에서 실시하는 것이 중요하다. 이들 하나하나의 치료행위를 높은 확률로 시행하려면 치료사가 치료해야 할 조직을 정확히 촉진할 수 있는지 아닌지에 달려있다고 말해도 된다.

다양한 물리학적 소견을 받아들임으로써 병태를 고찰할 수 있다. 그 대표적인 소견이 압통소견인네 어느 조직에 압통이 있다는 것은 그 자체가 매우 중요한 소견이다. 왜냐하면 그곳에 무언가 병태가 존재하는 일이 많기 때문이다. 그러나 그 조직에 압통이 인지되지 않는 것도 매우 중요하다. 왜냐하면 그 조직 이외의 병태를 고찰하면 되기 때문이다. 신장하고 싶은 조직에 적절하게 자극이 들어가 있는지 어떤지는 만져서 평가하는 것 이외에는 없다. 수축시키고 싶은 근육은 만져서 그 수축 정도를 확인하는 것이 가장 손쉬우며 적절한 압박은 수축 자체를 높일 수도 있다. 이 밖에도 조직을 적절하게 만질 수 있음으로써 가능해지는 치료기술은 수없이 많이 존재한다. 사실은 불충분한 촉진기술 때문에 보이는 것도 보이지 않게 되는 것은 아닐까?

이 책은 근골격계 재활에 관여하는 모든 물리치료사, 작업치료사가 안정된 치료성적을 내기 위한 첫걸음으로서 자신의 촉진기술을 연마하기 위한 것이다. 또한 학생으로서는 학생생활 안에서 터득할 수 있으면 임상으로의 좋은 출발을 할 수 있을 것이다. 책을 읽는 것만으로는 결코 만질 수 있게 되는 것은 아니다. 매일의 임상 속에서 또한 수업 속에서 반복해서 그 기술을 연마하기 바란다. 표적으로 하는 조직에 빨리 적절하게 접촉할 수 있게 되고 조금 자신감이 생기면 자기의 치료성적을 냉정하게 관찰하기 바란다. 이전보다 확실하게 치료성적이 좋아진 당신이 있을 것이다.

마지막으로 이 책을 발간할 기회를 주신 Medical View사, 아울러서 많은 협력을 해주신 편집부의 安原範生 씨에게 사례를 드림과 동시에 나의 방자함을 관용으로 받아들여 적절하게 격려의 말을 해준 가장 사랑하는 아내, 유미코에게 마음으로부터 깊이 감사한다.

2005년 11월

요시다 정형외과병원 물리치료사

하야시 노리오

역자 서문

“촉진 기능해부학”은 일본 학자들에 의해 출간된 교재로써는 드물게 한국에서 인기가 있었던 교재였다. 책의 구성이 학습자의 관점에서 기술되어 있다는 점이 장점이고, 의학을 공부하지 않는 사람들도 내용을 쉽게 이해할 수 있도록 기술되어 있다. 책의 구성은 촉진의 기본, 뼈. 인대 및 근육 등의 단원으로 구성되어 있다. 본 교재의 저자는 다른 저자와는 달리, 책의 내용을 팔에 대한 교재와 다리와 몸통에 대한 교재로 나누어 출간하고 있다.

이번 판의 "운동치료를 위한 기능해부학과 촉진기법"은 1판과는 달리 총천연색으로 구성되어 있어, 임상가들이나 학생들이 기능해부학과 조직의 촉진을 학습하는 데 많은 도움이 될 것으로 생각된다. 그리고 조직에 대한 영상 자료를 많이 첨부되어 있어 학습자들이 조직의 기능해부학을 물론, 조직을 촉진하는 데 많은 도움을 받을 것으로 생각된다.

이 책의 장점을 살리기 위해 영문사 박병조 사장님과 많은 의견을 나눈 결과, 해부학 용어를 신용어와 구용어로 병기하도록 결정하였고, 이것은 체육이나 미용 분야의 학습자들에게 많은 도움이 될 것으로 생각된다.

끝으로, 이 책이 번역 출간되는 데 많은 도움을 주신 박병조 사장과 영문사의 임직원에게 감사의 말을 전하면서 끝맺음을 하겠다.

2013. 6
대표역자

차 례

I. 촉진의 기본

II. 뼈

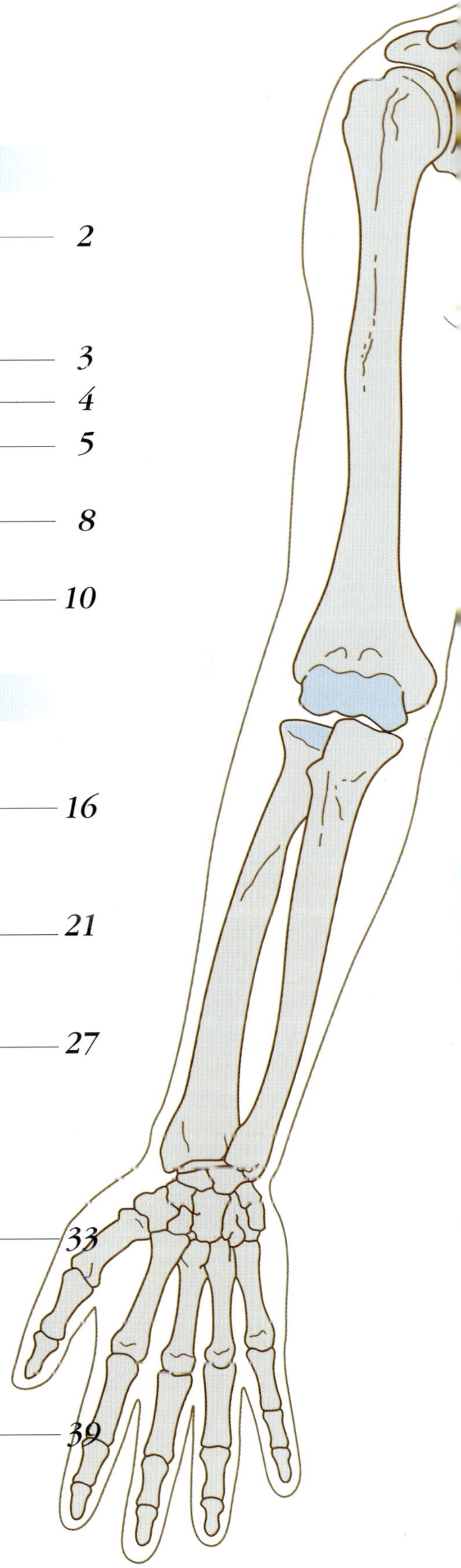

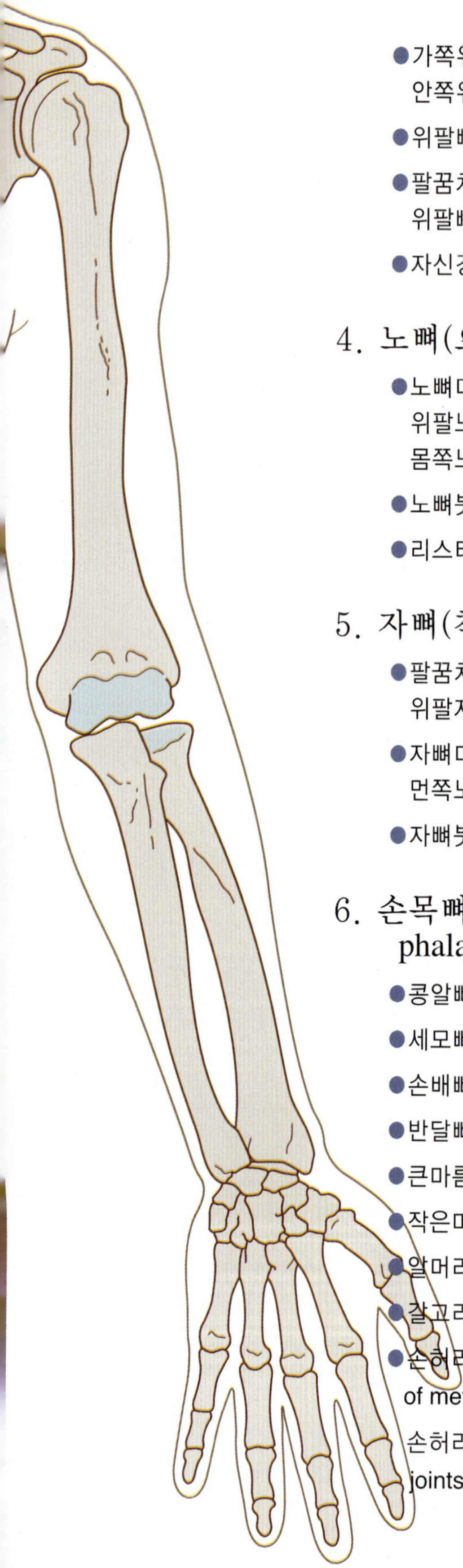

III. 인대

IV. 근육

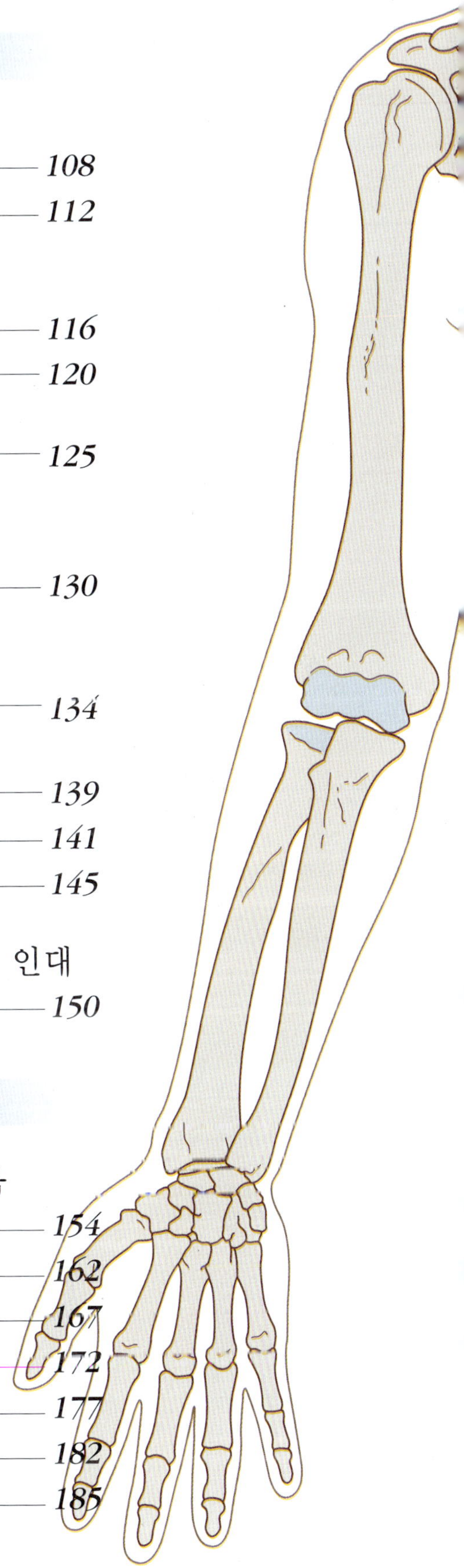

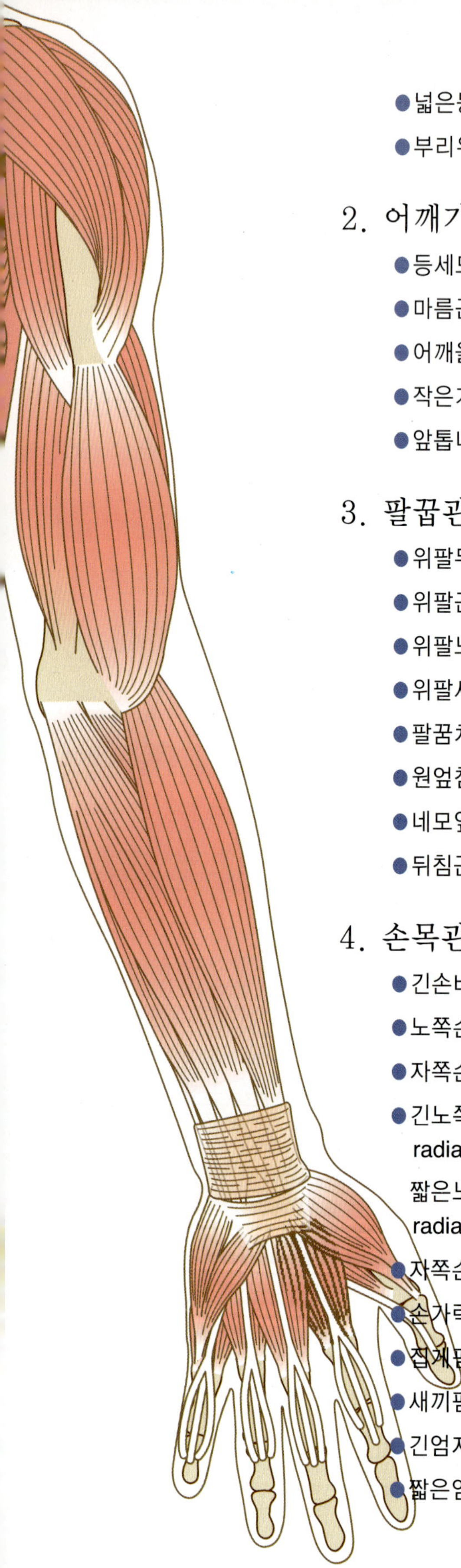

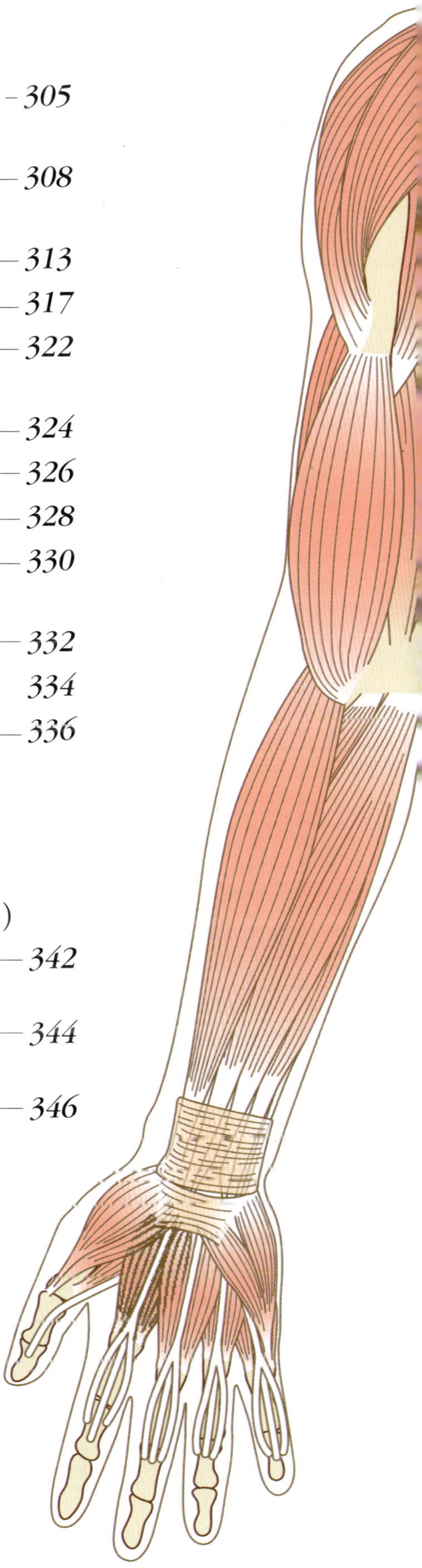

Skill Up 일람표

(다음 페이지에 계속)

Skill Up 일람표 (계속)

I. 촉진의 기본

1. 기본적 선 자세와 해부학적 선 자세
2. 운동의 면 · 축 · 방향
3. 자세를 나타내는 방법
4. 촉진을 시행할 때의 손가락을 대는 방법

1 기본적인 선 자세와 해부학적 선 자세

기본적 선 자세(fundamental standing position)

- 기본적 선 자세란 선 자세에서 얼굴을 정면으로 향하고 두 팔을 몸쪽으로 늘어뜨리며 손바닥은 몸쪽(체측)으로 향하고 다리는 평행, 발꿈치를 밀착시켜 발끝을 약간 벌린 자세를 말한다.

해부학적 선 자세(anatomical standing position)

- 기본적 선 자세의 상태에서 아래팔(전완)의 뒤침(회외)을 하고 손바닥을 앞쪽으로 향한 자세를 말한다.
- 해부학적으로 표시되는 운동은 모두 해부학적 선 자세를 기준으로 하여 표현되어 있다.
- 이 책에 나타내고 있는 운동도 이들 원칙에 따라서 해부학적 자세를 기준으로 하여 표기하고 있다.

그림 1-1 기본적 선 자세와 해부학적 선 자세의 차이

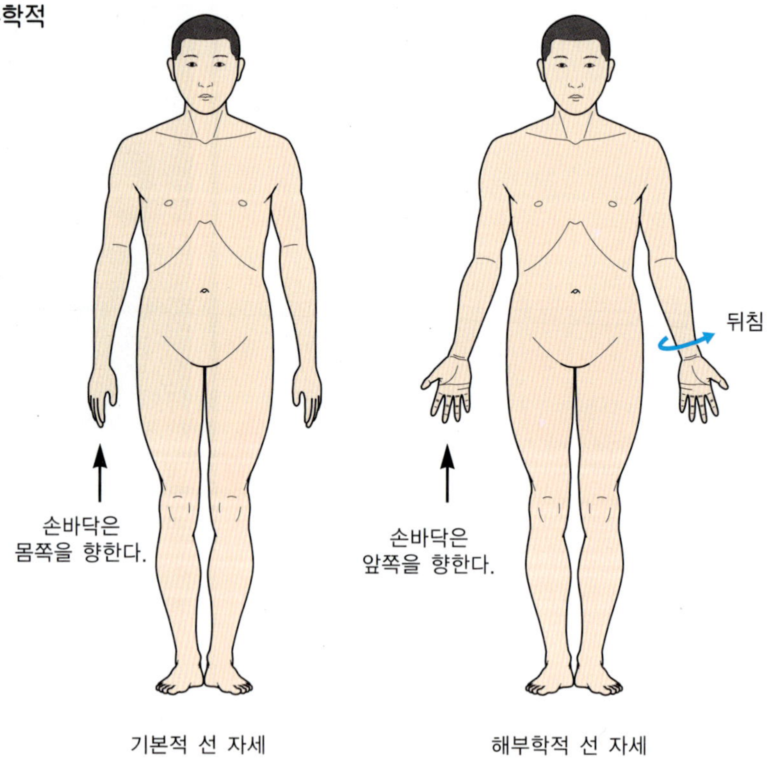

2 운동의 면 · 축 · 방향

운동의 면

3개의 기본 면

- 확실한 촉진기술의 습득에는 목적으로 하는 근육의 수축에 수반하여 각 팔이 공간 안에서 어떠한 위치변화를 거쳐서 운동을 수행하는지 알 필요가 있다. 그 위치변화를 표기하기 위한 운동은 3개의 기본 면에서 궤도를 그리는 것이라 파악하여 각각의 움직임에 상응하여 정해진 운동의 명칭이 정해져 있다.
- **기본 시상면(cardinal sagittal plane)** : 앞쪽에서부터 뒤쪽으로 지나는 면이며 신체를 좌우로 둘로 나누는 면을 말한다.
- **기본 이마면(cardinal frontal plane)** : 좌우로 지나는 면이며 신체를 앞뒤로 둘로 나누는 면을 말한다.
- **기본 수평면(cardinal horizontal plane)** : 횡단면이라고도 불리며 신체를 위아래로 둘로 나누는 면을 말한다.

그림 2-1 운동에서의 3개의 기본 면

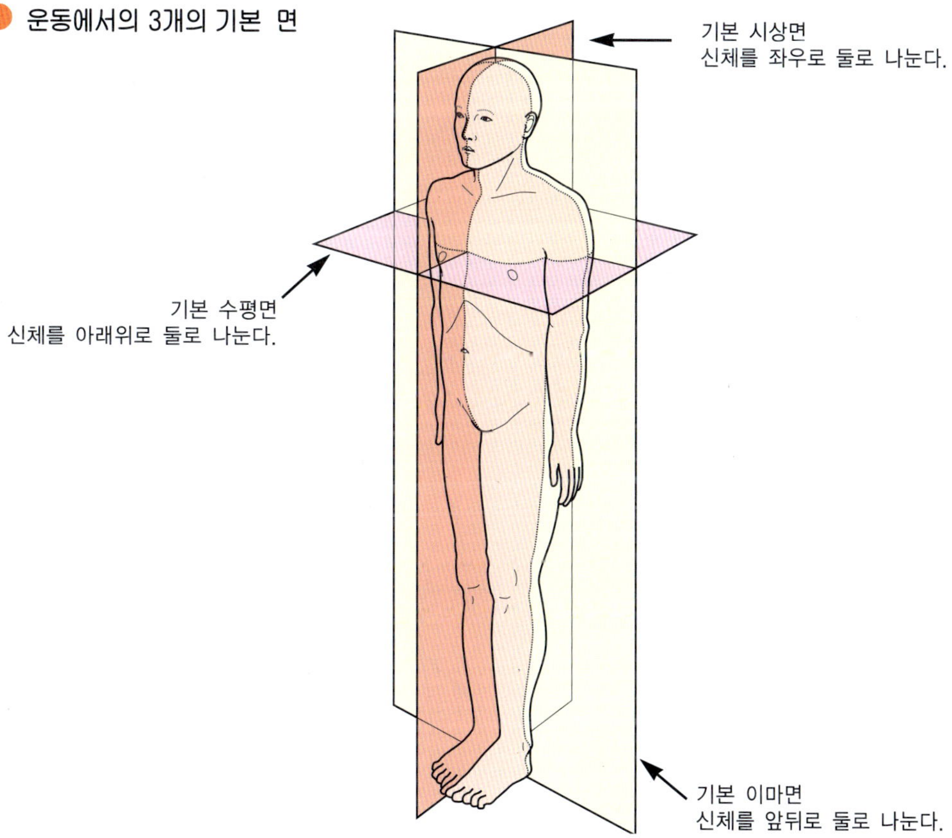

운동의 축

3개의 기본축

- 각 팔다리 운동의 표기에는 운동면의 규정만으로는 불충분하여 운동축을 중심으로 한 회전 운동을 명기함으로써 고유의 운동을 나타내게 된다. 예컨대 시상면상의 위팔뼈(상완골)운동인 경우 어깨관절에서는 어깨관절 굽힘(굴곡), 팔꿉관절에서는 팔꿉관절 굽힘, 손목관절에서는 손목관절 바닥쪽굽힘(장굴)이라 표현된다. 여기에 관절을 통과하는 운동축을 나타냄으로써 고유의 운동을 표기할 수 있게 된다. 그 기본이 되는 축은 아래의 세 가지이다.
- **이마수평축(frontal-horizontal axis)**: 시상면에서 운동을 수행하기 위한 운동축이 되는 것으로 시상면에 직각으로 좌우방향으로 뻗는 축을 말한다. 좌우축이라고도 한다.

  【이마수평축에서의 시상면상에서의 운동의 예】

  목의 굽힘 · 폄, 어깨관절의 굽힘 · 폄, 무릎관절의 굽힘 · 폄 등.
- **시상수평축(sagittal-horizontal axis)**: 이마면에서 운동을 수행하기 위한 운동축이 되는 것으로 이마면에 직각으로 앞뒤방향으로 뻗는 축을 말한다. 앞뒤축이라고도 한다.

  【시상수평축에서의 이마면상에서의 운동의 예】

  목의 옆굽힘(측굴), 어깨관절의 벌림(외전) · 모음(내전), 손목관절의 노쪽편위(요굴) · 자쪽편위(척굴), 엉덩관절(고관절)의 벌림 · 모음 등.
- **수직축(vertical axis)**: 수평면에서 운동을 수행하기 위한 운동축이 되는 것으로 수평면에 직각으로 아래위방향으로 뻗는 축을 말한다.

  【수직축에서의 수평면상에서의 운동의 예】

  목의 회전, 어깨관절의 회전, 아래팔(전완)의 엎침(회내) · 뒤침(회외), 몸통(체간)의 회전, 엉덩관절의 회전 등.

그림 2-2 운동에서의 3개의 축

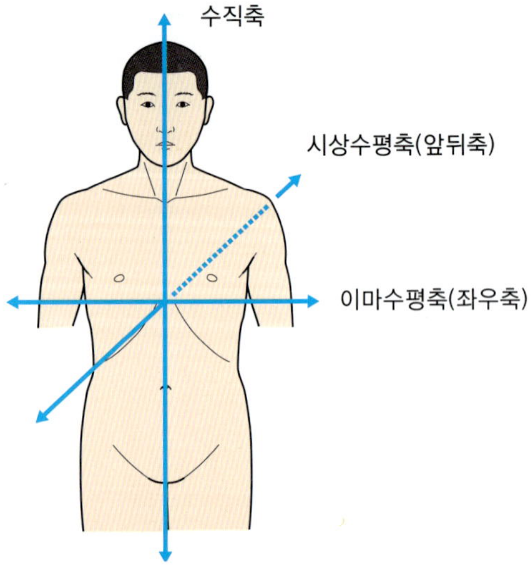

운동의 방향

운동의 방향

- 해부학에서 표기되는 운동은 모두 해부학적 선 자세를 기준으로 하고 여기서부터의 운동방향에 의해서 운동명칭이 결정된다(그림 2-3).

① **굽힘(굴곡)** : 이마수평축에서의 시상면상에서의 운동이며 앞쪽으로의 움직임을 말한다.
② **폄(신전)** : 이마수평축에서의 시상면상에서의 운동이며 뒤쪽으로의 움직임을 말한다.
③ **벌림(외전)** : 시상수평축에서의 이마면상에서의 운동이며 몸에서부터 떨어지는 움직임을 말한다.
④ **모음(내전)** : 시상수평축에서의 이마면상에서의 운동이며 몸으로 접근하는 움직임을 말한다.
⑤ **가쪽회전** : 수직축에서의 수평면에서의 운동이며 몸에서부터 떨어지는 움직임을 말한다.
⑥ **안쪽회전** : 수직축에서의 수평면에서의 운동이며 몸으로 접근하는 움직임을 말한다.
⑦ **원 그리기운동** : 3개의 운동축을 가진 관절(어깨관절 · 엉덩관절)에서 가능한 운동이며원을 그리는 것 같은 회전운동을 말한다.

- 어깨뼈의 운동(그림 2-4)

① **올림(거상)** : 어깨뼈가 흉곽(가슴우리) 위를 위쪽으로 이동하는 움직임을 말한다.
② **내림(하제)** : 어깨뼈가 흉곽 위를 아래쪽으로 이동하는 움직임을 말한다.
③ **벌림** : 어깨뼈가 흉곽 위를 바깥쪽으로 이동하는 움직임을 말한다.
④ **모음** : 어깨뼈가 흉곽 위를 안쪽으로 이동하는 움직임을 말한다.
⑤ **위쪽회전(상방회전)** : 어깨뼈의 관절오목(관절와)이 흉곽 위에서 위쪽으로 향하는 회전운동을 말한다.
⑥ **아래쪽회전(하방회전)** : 어깨뼈의 관절오목이 흉곽 위에서 아래쪽으로 향하는 회전운동을 말한다.

- 기타의 운동(그림 2-5, 6)

① **아래팔의 엎침** : 팔꿉관절을 90° 굽힘위치로 하여 손바닥이 아래쪽을 향하는 움직임을 말한다.
② **아래팔의 뒤침** : 팔꿉관절을 90° 굽힘위치로 하여 손바닥이 위쪽을 향하는 움직임을 말한다.
③ **발의 바깥젖힘** : 이마면상에서 발의 엄지발가락 쪽이 아래쪽으로, 새끼발가락 쪽이 위쪽으로 이동하는 움직임을 말한다.
④ **발의 속젖힘** : 이마면상에서 발의 엄지발가락 쪽이 위쪽으로, 새끼발가락 쪽이 아래쪽으로 이동하는 움직임을 말한다.
⑤ **발의 벌림** : 수평면상에서 발의 엄지발가락 쪽이 가쪽으로 이동하는 움직임을 말한다.
⑥ **발의 모음** : 수평면상에서 발의 엄지발가락 쪽이 안쪽으로 이동하는 움직임을 말한다.

그림 2-3 각종 운동을 나타내는 방법

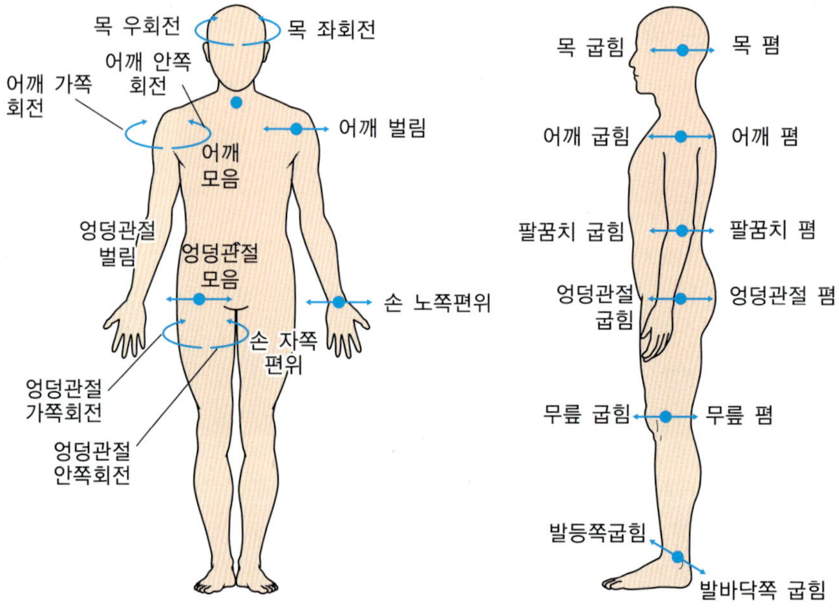

그림 2-4 어깨뼈 운동을 나타내는 방법

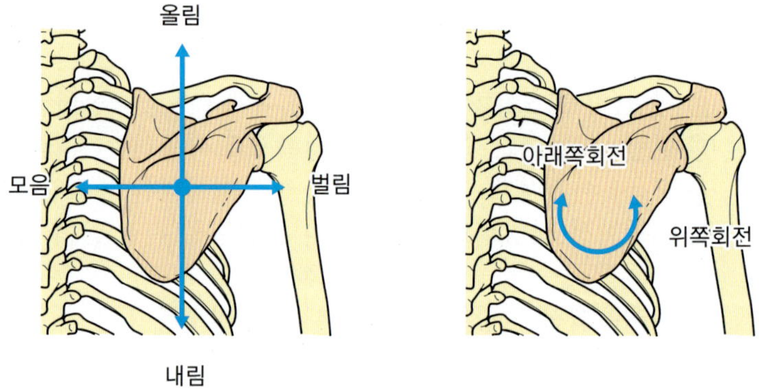

그림 2-5 아래팔 회전을 나타내는 방법

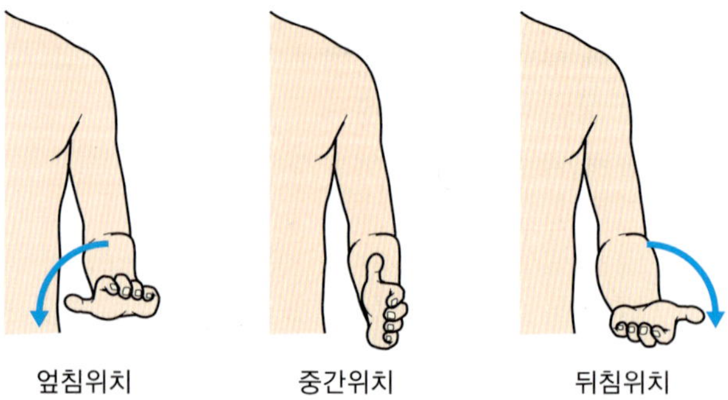

그림 2-6 발의 운동을 나타내는 방법

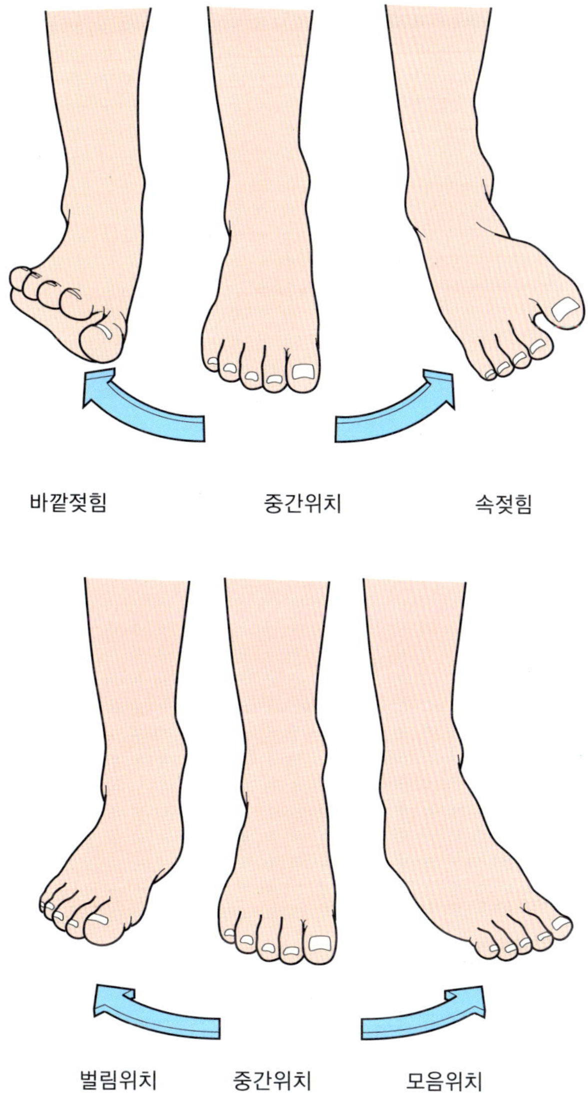

3 자세를 나타내는 방법

체위와 태세

- 인간이 취할 수 있는 자세는 무한하며 이들을 모두 망라하는 것 같은 분류체계를 나타내는 것은 불가능에 가깝다. 일반적으로 자세는 신체와 중력방향과의 관계를 갖고 나타내는 체위(position)와 각 신체분절 사이의 상대적인 위치관계를 나타내는 태세(attitude)의 양쪽 의미가 포함되어 있다.

일반적인 체위

- **누운 자세(lying)**
  바로 누운 자세(supine lying), 엎드려 누운 자세(prone lying), 옆으로 누운 자세(side lying) 등
- **앉은 자세(sitting)**
  의자에 앉은 자세(chair sitting), 끝에 걸터앉은 자세(ride sitting), 다리를 길게 뻗고 앉은 자세(long sitting), 다리를 옆으로 비스듬히 풀고 앉은 자세(side sitting), 무릎을 세우고 앉은 자세(crook sitting) 등
- **무릎꿇기 자세(kneeling)**
  (양쪽) 무릎꿇기 자세(kneeling), 한쪽무릎꿇기 자세(half kneeling), 무릎을 꿇고 앉은 자세(kneel sitting), 네발 기기 자세(all fours 또는 prone kneeling) 등
- **선 자세(standing)**
  선 자세(standing), 발끝서기 자세(toe standing), 한쪽다리 선 자세(half standing) 등

그림 3-1 누운 자세의 종류

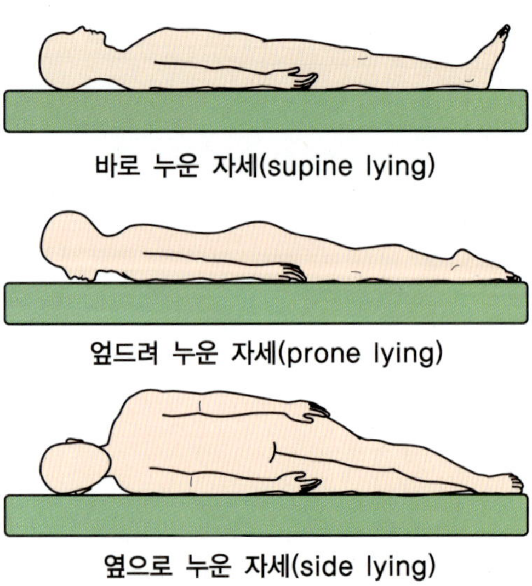

그림 3-2 앉은 자세의 종류

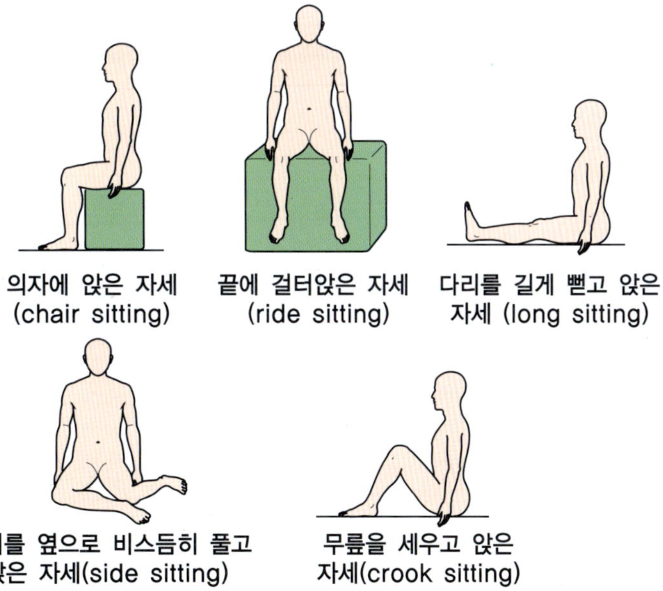

그림 3-3 무릎꿇기 자세의 종류

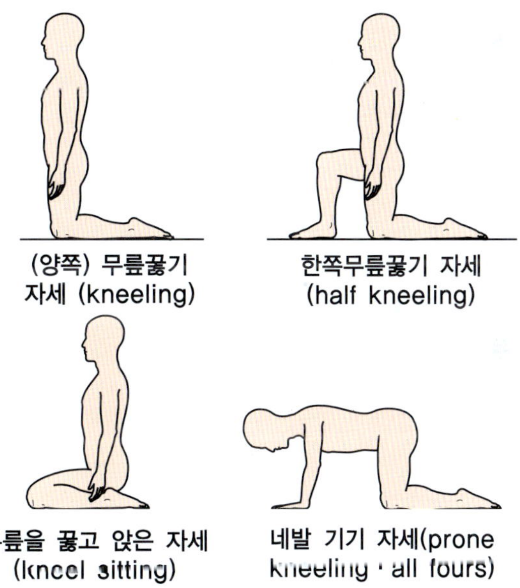

그림 3-4 선 자세의 종류

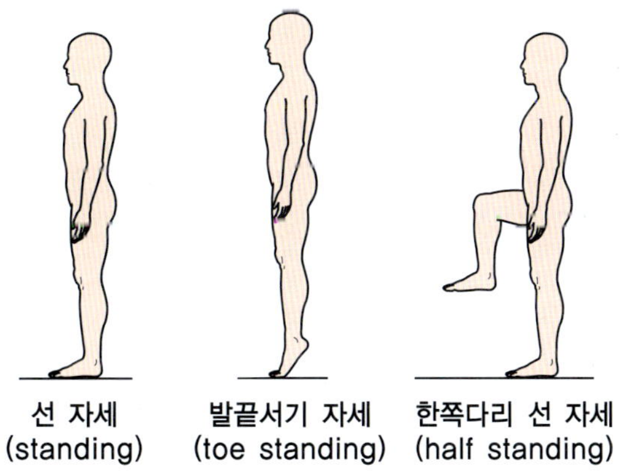

4 촉진을 시행할 때에 손가락을 대는 방법

손가락을 대는 방법

- 각 조직의 촉진에 사용하는 손가락은 기본적으로 집게손가락(시지)~반지손가락(환지)의 손가락 끝을 사용하고 가능한 한 엄지손가락은 사용하지 않는다. 그 손가락 끝은 일직선모양이 되도록 확실하게 가지런히 하고 촉진 대상의 크기에 따라 집게손가락과 가운데손가락 또는 집게손가락에서부터 반지손가락까지를 구분해서 사용한다.
- 촉진을 시행할 때의 압박 정도는 피검자가 불쾌하게 느끼지 않을 정도가 바람직하며 압박부위가 발적할 정도로 강하게 눌러서는 안 된다. 알기 어려울 때일수록 압박은 완화하고 부드럽게 접촉하는 것이 중요하다.

각 조직의 기본적인 촉진방법

- **뼈 모서리를 만지는 방법** : 손가락 끝은 뼈 모서리에 대해서 직각으로 댄다. 이 때 손가락과 뼈 사이에 가능한 한 연부조직을 개재시키지 않는 것이 중요하다.
- **뼈 융기부분을 만지는 방법** : 손가락을 뼈 융기부분 부근에 댄 상태에서 대상이 되는 뼈를 실제로 움직여본다(예컨대, 회전운동 등). 운동에 수반하여 손가락 아래에서 이동하는 뼈 융기를 확인하는 요령으로 시행하면 알기 쉽다.
- **고랑부위를 만지는 방법** : 손가락은 고랑이 뻗는 장축에 대해서 일치한 방향으로 움직이는 것이 아니라 손가락 끝을 직각으로 교차하는 방향으로 움직이면서 만지면 알기 쉽다.
- **관절부위를 만지는 방법** : 관절을 만지는 경우는 한쪽을 고정하고 다른 쪽의 뼈만을 움직이도록 한다. 쌍방이 함께 가동하면 그 틈새의 촉진은 매우 어려워진다. 손가락을 서서히 관절부위에 접근시키고 그 경계선을 확인한다. 또는 다른 쪽의 뼈에 견인을 가하여 관절 틈새를 벌린 다음에 촉진해도 된다.
- **근육을 만지는 방법** : 근육의 촉진(palpation)에서는 가능한 한 대상으로 하는 근육 고유의 운동을 재현하는 것이 중요하다. 그 때에는 지속적인 수축은 시행하지 않고 수축과 이완의 강약을 주는 것이 요령이다. 촉진에서는 수축에 수반하여 딱딱해지는 변화를 항상 촉진하면 된다.
- **깊은 층의 근육을 만지는 방법** : 깊은 층의 근육을 만지려면 아무래도 얕은 층의 근육을 통해서 촉진하게 된다. 이 때문에 얕은 층의 근육을 만지는 것 같은 명확한 딱딱한 정도의 변화를 느끼는 일은 어렵다. 이러한 경우에는 손가락을 약간 세게 대고 수축에 수반하여 깊은 부분에서부터 손가락이 밀려올라가는 감각에 의존하면 알기 쉽다.

그림 4-1 기본적인 손가락의 사용방법

촉진 때의 손가락 끝은 일직선모양이 되도록 확실하게 가지런히 하고 촉진 대상의 크기에 따라 집게손가락과 가운데손가락 또는 집게손가락에서부터 반지손가락까지를 구분해서 사용하면 좋다.

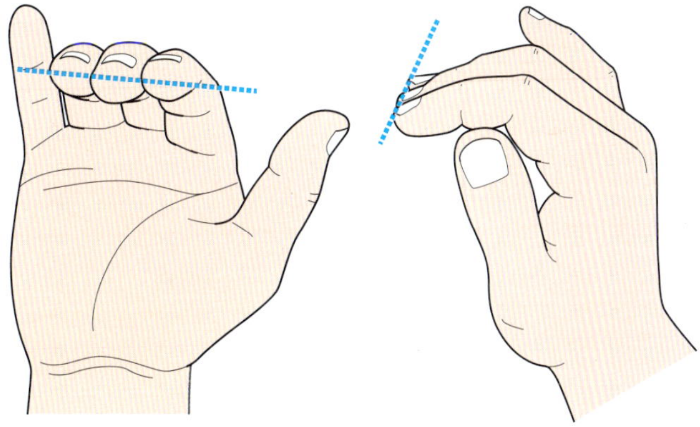

그림 4-2 뼈 모서리를 만지는 방법

뼈 모서리를 만질 때는 뼈 모서리에 대해서 손가락을 직각으로 댄다.

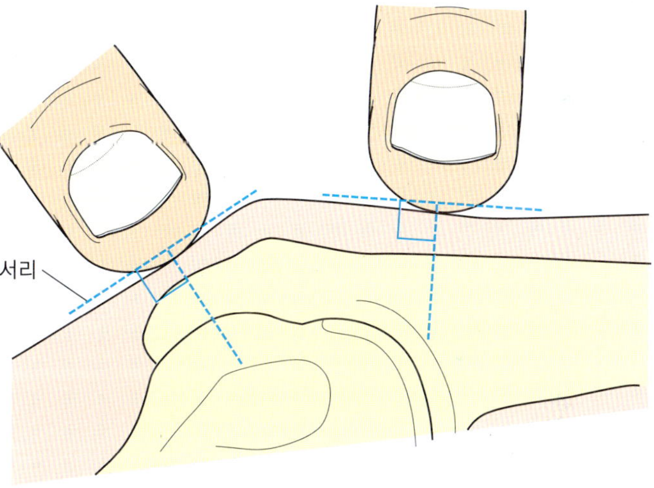

그림 4-3 뼈 융기부위를 만지는 방법

뼈 융기부위를 만질 때에는 수동적으로 대상이 되는 뼈를 움직이고 뼈의 융기부위가 이동하는 상태를 살피면 된다.

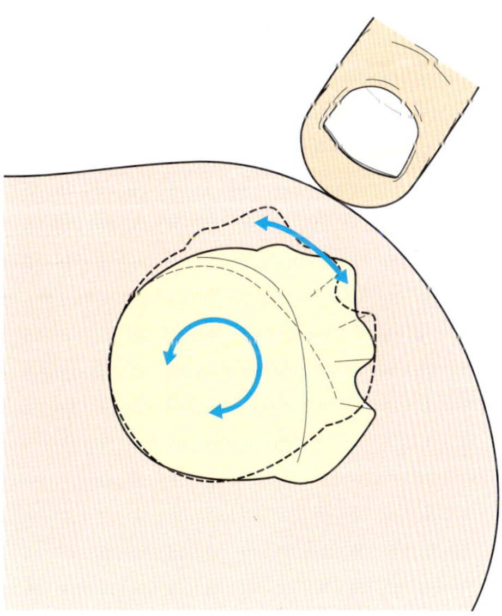

그림 4-4 고랑부위를 만지는 방법

고랑부위를 만지려면 고랑의 장축과 직각으로 교차하도록 손가락을 움직이면서 촉진하면 알기 쉽다.

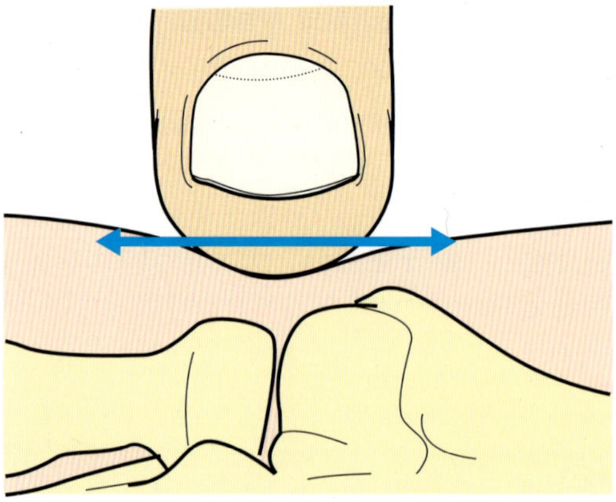

그림 4-5 관절부위를 만지는 방법

관절을 만지려면 한쪽을 고정하고 다른 쪽을 움직이면서 그 경계선을 찾으면 된다. 또한 견인을 가하여 틈새를 벌려도 알기 쉽다.

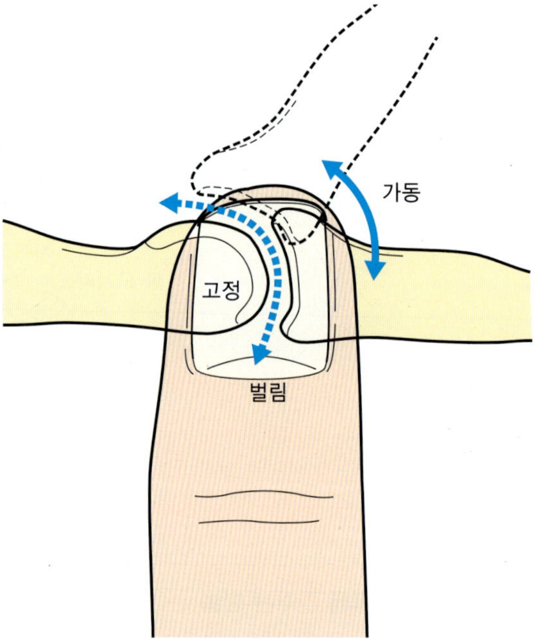

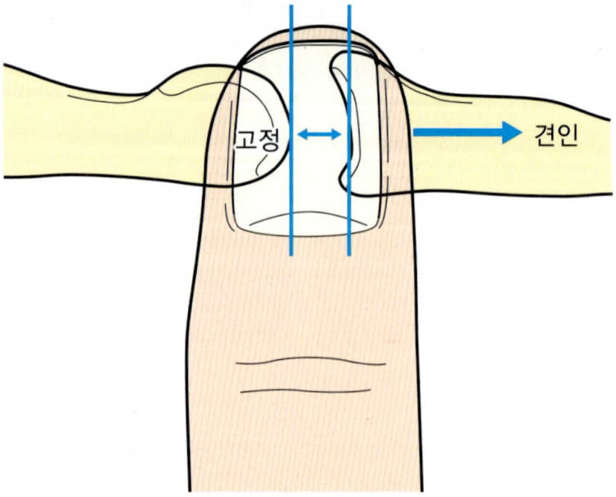

그림 4-6 근육을 만지는 방법

얕은 층에 위치하는 근육을 만지는 경우에는 수축 · 이완의 강약을 붙여 항상 수축에 수반하여 딱딱해지는 변화를 탐색한다. 깊은 층 근육의 경우에는 깊은 층 근육의 수축에 수반하여 깊은 부위로부터 밀려 올라가는 감각을 탐색하면 알기 쉽다.

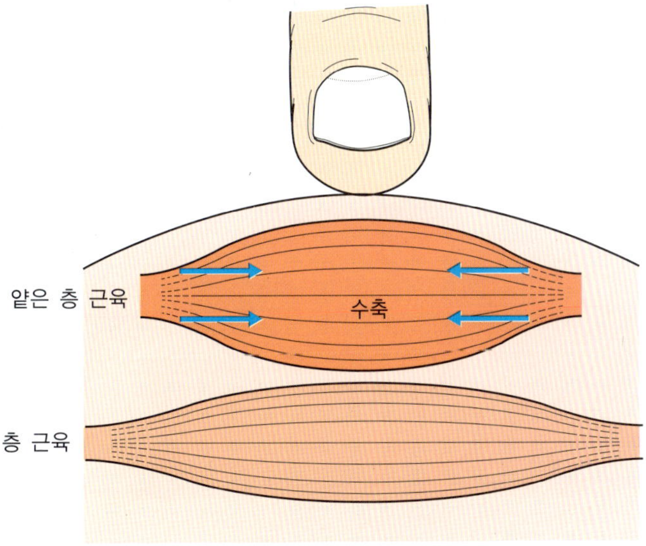

얕은 층의 근육을 만지는 방법

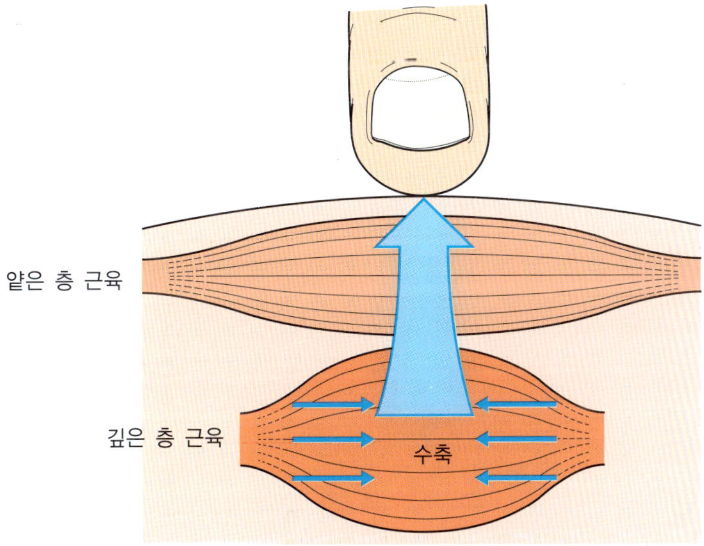

깊은 층의 근육을 만지는 방법

Ⅱ. 뼈

1. 어깨뼈(견갑골) scapula
2. 빗장뼈(쇄골) clavicle
3. 위팔뼈(상완골) humerus
4. 노뼈(요골) radius
5. 자뼈(척골) ulna
6. 손목뼈와 손가락뼈(수근골과 지골) carpal bones and phalangeal bones

1 어깨뼈(견갑골) (scapula)

어깨뼈가시(견갑극) spine of scapula
봉우리(견봉) acromion
가시삼각(극삼각) spine triangle

해부학적 특징

- **형태학적 특징**

어깨뼈가시 : 어깨뼈 등면(배면)에 있는 막대모양의 뼈 융기를 어깨뼈가시라 한다. 어깨뼈가시를 경계로 하여 가시위오목(극상와)과 가시아래오목(극하와)으로 갈린다.

봉우리각 : 어깨뼈가시에서부터 봉우리로 이행하는 부분은 뼈 모서리가 급격하게 앞쪽으로 구부러진다. 이 부분을 봉우리각이라 부른다. 봉우리각은 어깨세모근 중부섬유와 어깨세모근 후부섬유를 구별하는 경계표가 된다.

봉우리 : 어깨뼈가시의 가쪽으로 이어지는 편평한 뼈 융기를 봉우리라 부른다. 앞 안쪽에서 봉우리빗장관절을 구성한다.

가시삼각 : 어깨뼈가시의 안쪽으로 이어지는 삼각주(delta)와 유사한 뼈 능선부분을 가시삼각이라 부른다.

- **근육의 부착**

어깨뼈가시의 위모서리 : 등세모근 중부섬유가 닿는다.
어깨뼈가시의 아래모서리 : 어깨세모근 후부섬유가 시작한다.
가시위오목 : 가시위근극상근이 시작한다.
가시아래오목 : 가시아래근이 시작한다.
봉우리 : 어깨세모근 중부섬유가 시작하고 등세모근 중부섬유의 일부가 닿는다.
가시삼각 : 등세모근 하부섬유가 닿는다.

임상과의 접점

- **제로 위치(zero position** : 그림 1-3) : 어깨뼈 면 위에서 위팔뼈를 약 150° 벌림을 한 자세를 제로 위치라 부른다. 제로 위치는 어깨뼈가시의 장축과 위팔뼈의 장축이 일치하는 자세이다. 회전근개 수복술 후의 고정 자세로서 이용되는 일이 많다.
- **humero-trunk angle** : 일반적으로 이용되고 있는 어깨관절 가동범위 측정법이다. 이 각도는 어깨위팔관절과 어깨흉곽관절을 합친 각도이다.
- **spino-humeral angle** : 어깨뼈가시의 장축과 위팔뼈 장축에 의해서 구성되는 각도이다. 어깨위팔관절 고유의 각도를 구하는 경우에 유용하다.
- **spino-trunk angle** : 어깨뼈가시의 장축과 몸통 장축에 의해서 구성되는 각도이다. 어깨흉곽관절 고유의 회전 각도를 구하는 경우에 유용하다.
- 봉우리는 팔 길이 등의 계측의 경계표가 된다.
- 봉우리의 아랫면에서부터 부리어깨봉우리인대(오훼견봉인대)의 아랫면에 걸쳐서 어깨밑주머니(견봉하활액낭)가 넓어져 있다. 이 윤활주머니는 인체 최대의 윤활주머니라 하며 원활한 어깨관절 운동을 수행하는 데에 중요하고 어깨밑 미끄럼 구조의 구성요소의 하나가 된다.

관련되는 질환

어깨뼈가시 골절, 봉우리골절, 회전근개 손상, 회전근개염, 유통성어깨관절제동증, 견봉하활액낭염, 견봉하충돌증후군, swimmer' s shoulder[p. 20 참조] 등.

그림 1-1 어깨뼈가시, 봉우리, 가시각 (왼쪽 등면)

손가락으로 가리키고 있는 것이 어깨뼈가시이다. 어깨뼈가시의 경계로 하여 위쪽에 가시위오목, 아래쪽에 가시아래오목이 있다. 어깨뼈가시의 가쪽은 뼈 모서리가 급격하게 앞쪽으로 구부러지는 봉우리각을 경계로 하여 봉우리로 연결된다. 어깨뼈가시의 안쪽은 그 높이가 서서히 감소하고 삼각주모양으로 가시삼각에 이른다.

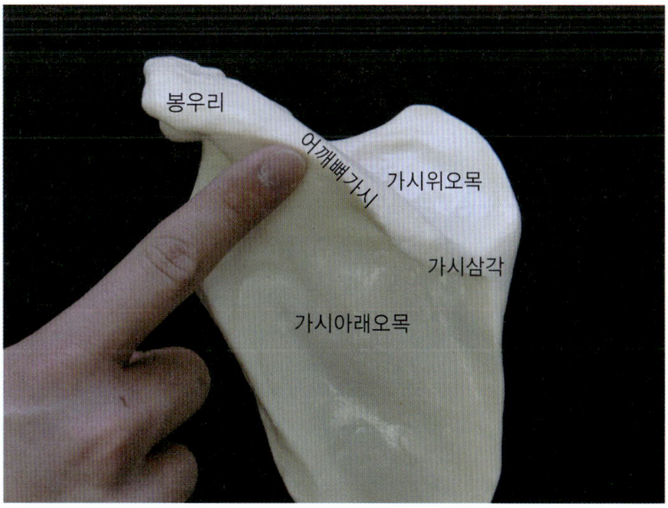

그림 1-2 어깨뼈가시 주변의 근육의 부착

어깨뼈가시의 위모서리에서부터 봉우리에 걸쳐서 등세모근 중부섬유가 넓게 닿는 곳(정지부)이 되고 어깨뼈가시의 아래모서리는 어깨세모근 후부섬유의 이는곳(기시부)이 된다. 봉우리의 가쪽은 어깨세모근 중부섬유의 이는곳이 된다. 가시삼각부분은 등세모근 하부섬유의 닿는곳이 된다. 단순히 "어깨뼈가시에 부착"이라 기억하지 않고 "어디에" 부착하는지가 어깨관절의 운동을 이해하는 데에 중요한 지식이다.

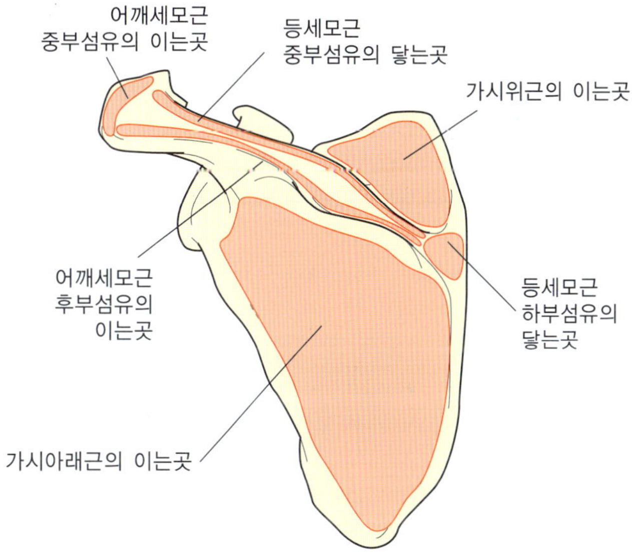

그림 1-3 제로 위치(zero position)

어깨뼈 면 위에서 약 150° 올린 자세를 말한다. 이 자세에서는 위팔뼈와 어깨뼈가시의 장축이 일치한다. 일반적으로 회전근개 수복술의 수술 후 고정자세로서 이용되는 일이 많다.

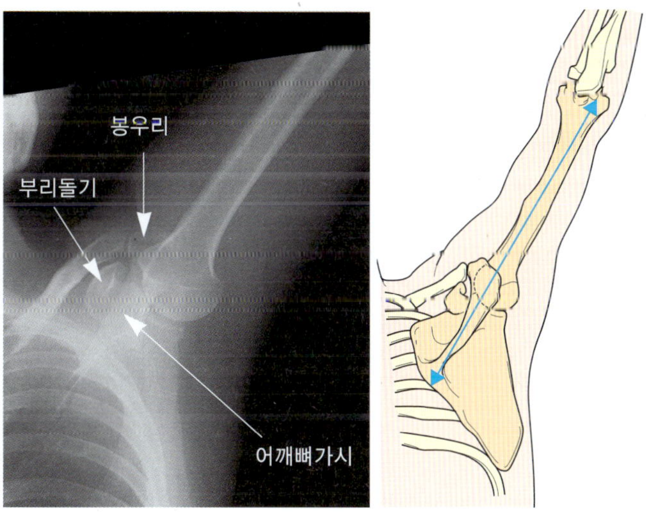

그림 1-4 봉우리 아래 공간(왼쪽 정면)

화살표(→)로 표시하고 있는 부분이 봉우리 아래 공간(견봉하강)이다. 부리돌기와 봉우리의 사이에는 부리어깨봉우리인대(오훼견봉인대)가 뻗어있고 3자를 합쳐서 부리어깨봉우리아치라 부르고 있다. 이 공간에는 가시위근힘줄이 뻗고 힘줄의 윗면에는 봉우리밑활액주머니가 넓어져 있다.

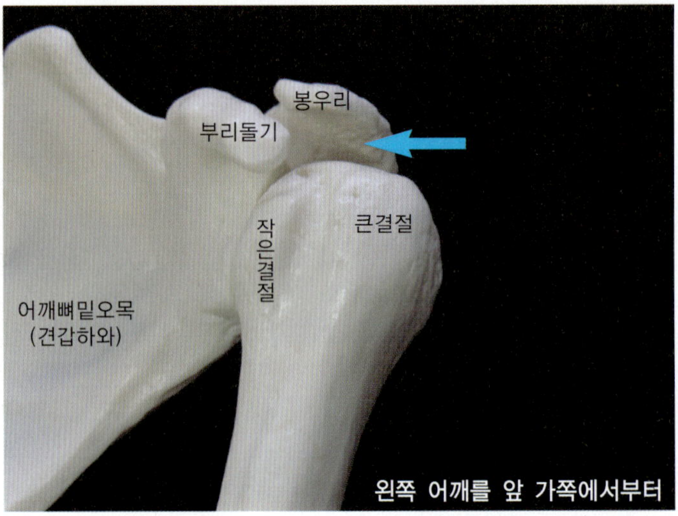

그림 1-5 어깨뼈가시를 기준으로 한 각도 계측

humero-trunk angle은 일반적으로 가동범위 측정에 사용되고 있는 계측방법이며 어깨관절 전체의 벌림각도의 파악에 유용하다.

spino-humeral angle은 어깨뼈가시와 위팔뼈의 장축이 이루는 각도이며 어깨위팔관절 고유의 각도의 파악에 유용하다.

spino-trunk angle은 어깨뼈가시와 몸통의 장축이 이루는 각도이며 어깨뼈 고유의 회전각도의 파악에 유용하다.

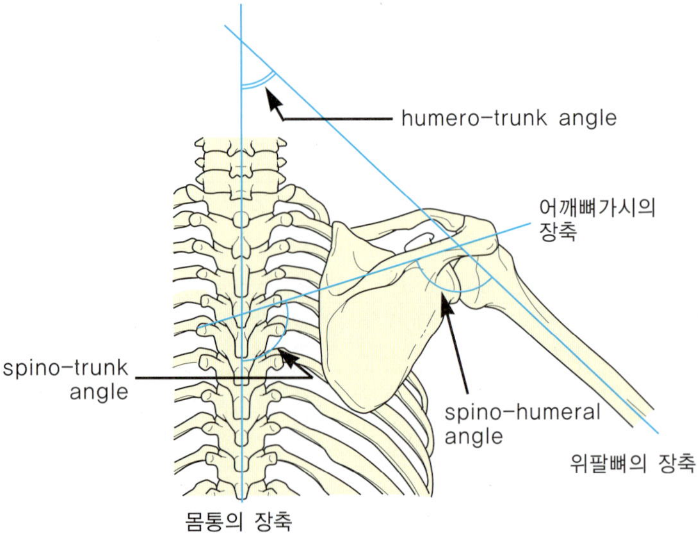

그림 1-6 어깨뼈가시의 촉진①

어깨뼈가시의 촉진(palpation)은 피검자를 엎드려 누운 자세로 하여 시행한다. 대략 그 위치를 확인하기 위해 양쪽의 손바닥을 사용하여 피검자의 등 윗부분을 가볍게 압박하면 안쪽 가쪽으로 뻗는 막대모양의 뼈융기를 확인할 수 있다. 이것이 어깨뼈가시이다.

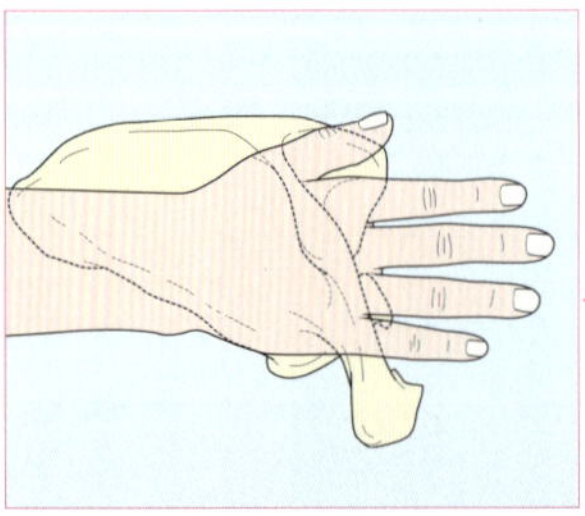

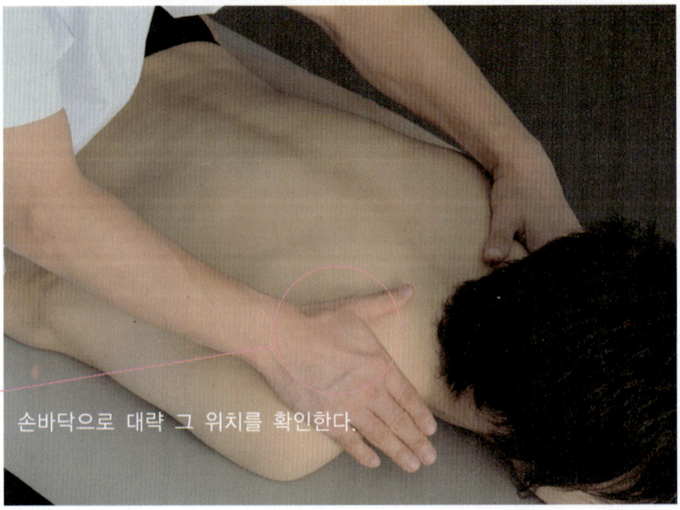

그림 1-7 어깨뼈가시의 촉진②

그 어깨뼈가시의 위치를 대략 파악하였다면 어깨뼈가시의 위모서리(상연)를 촉진한다. 손가락을 머리쪽으로부터 어깨뼈가시에 직각으로 대고 촉진한다. 어깨뼈가시 위모서리에는 등세모근 중부섬유가 닿는다.

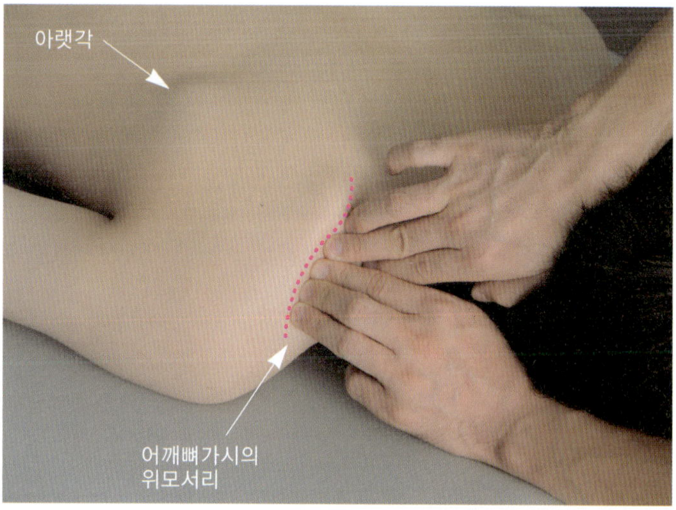

그림 1-8 어깨뼈가시의 촉진③

어깨뼈가시의 위모서리에 이어서 아래모서리를 촉진한다. 검사자는 선 위치를 바꾸고 손가락을 꼬리쪽에서부터 어깨뼈가시에 대해서 직각으로 대고 아래모서리를 촉진한다. 어깨뼈가시의 아래모서리는 위모서리에 비하여 만곡이 크므로 주의하여 만질 것. 아래모서리에서부터는 어깨세모근의 후부섬유가 시작한다.

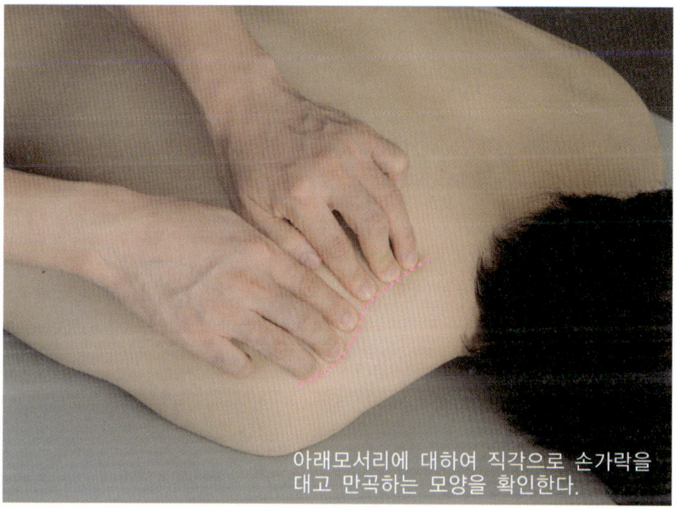

그림 1-9 봉우리각(견봉각)의 촉진

어깨뼈가시의 아래모서리를 가쪽 방향으로 만져 가면 서서히 앞쪽으로 구부러지는 모양을 확인할 수 있다. 이 구부러지는 각이 봉우리각이다. 봉우리각은 어깨세모근 중부섬유와 어깨세모근 후부섬유를 구별하는 경계표가 된다.

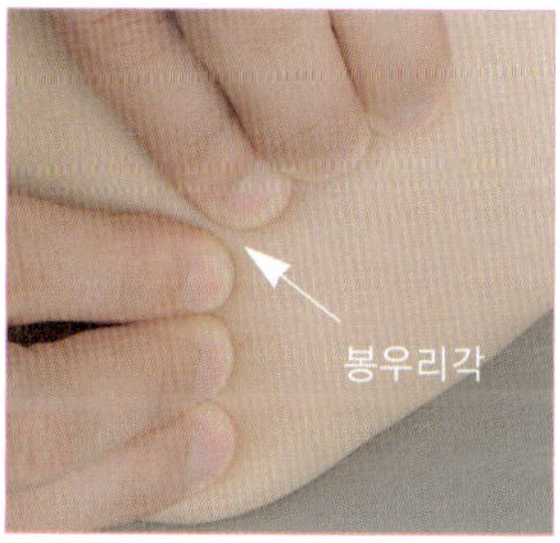

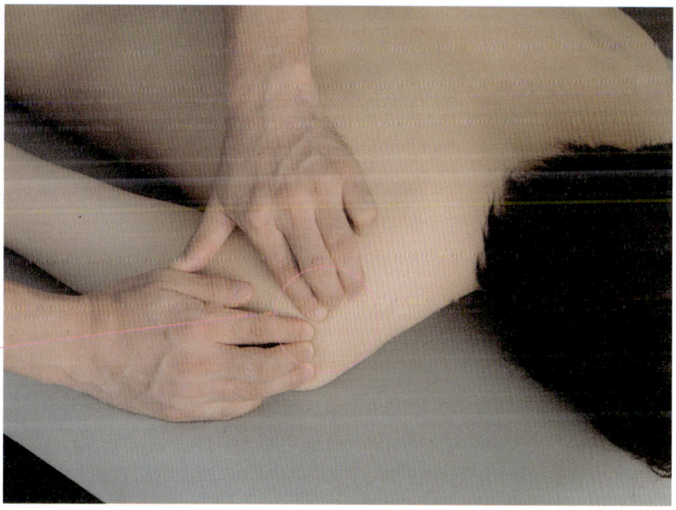

그림 1-10 가시삼각의 촉진

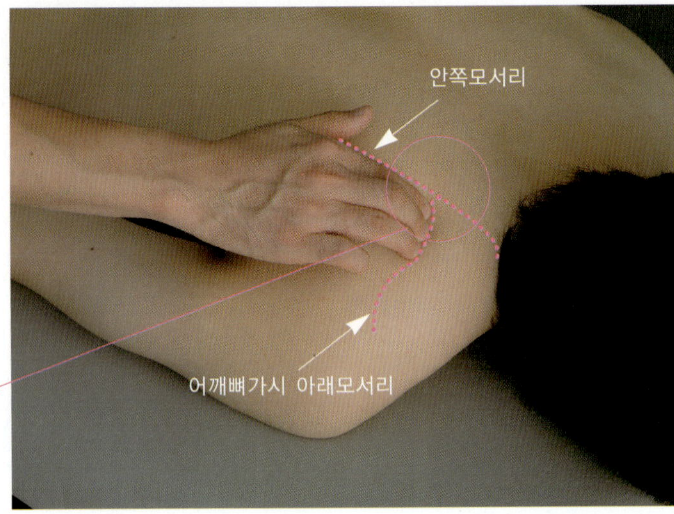

가시삼각의 촉진은 어깨뼈가시의 위모서리 내지는 아래모서리(그림에서는 아래모서리)를 안쪽으로 만져간다. 어깨뼈가시의 융기가 서서히 감소하여 삼각주(delta)와 같이 평탄해지는 상황을 촉진할 수 있다. 이 부위가 가시삼각이다. 가시삼각에는 등세모근의 하부섬유가 닿고 있을 뿐만 아니라 큰마름근(대능형근)과 작은마름근(소능형근)의 근육 사이를 구별하는 경계표로도 된다.

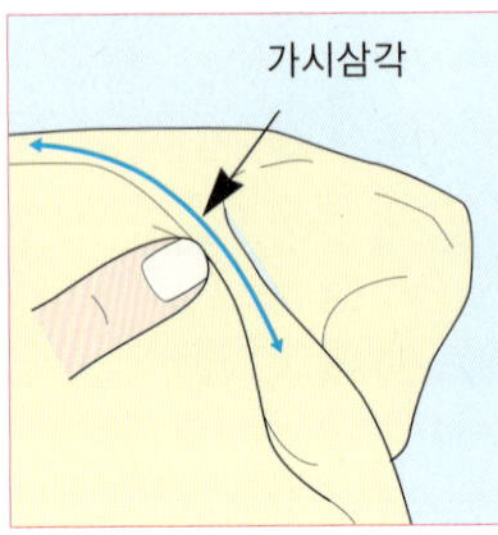

Skill Up 수영선수 어깨(swimmer's shoulder)

수영경기자가 특히 크롤이나 접영을 할 때의 통증이 주체이다. 어깨의 회전동작에 수반하여 위팔두갈래근긴갈래힘줄이나 가시위근이 부리봉우리 아치에 충돌 또는 스쳐서 발생하는 어깨관절 앞면 통증의 총칭이다. 크롤의 경우 리커버리 후반부터 엔트리로 옮겨가는 시기에 가장 증상이 출현하기 쉽다[3].

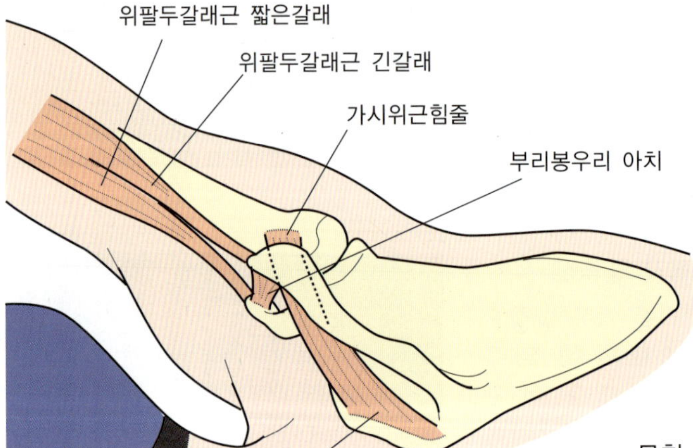

문헌 1~3)에서 변경

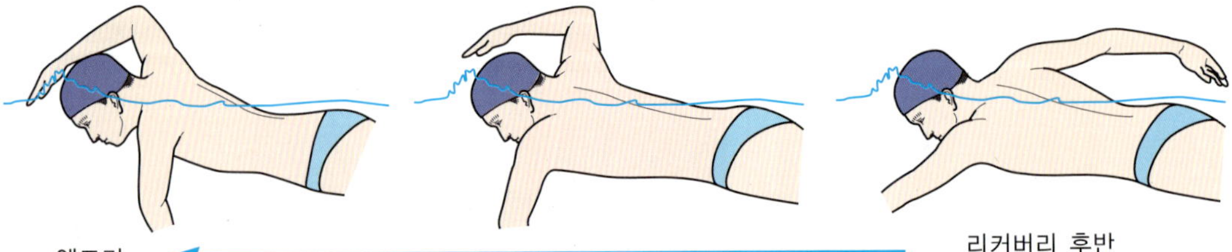

1 어깨뼈(견갑골) (scapula)

안쪽모서리(내측연) medial border
윗각(상각) superior angle
아랫각(하각) inferior angle

1 어깨뼈

해부학적 특징

- 형태적 특징

안쪽모서리 : 어깨뼈의 안쪽을 구성하는 모서리를 안쪽모서리라 부른다.

윗각 : 어깨뼈의 안쪽모서리와 위모서리에 의해서 구성되는 삼각을 윗각이라 부른다.

아랫각 : 어깨뼈의 안쪽모서리와 가쪽모서리에 의해서 구성되는 삼각을 아랫각이라 부른다.

- 근육의 부착

안쪽모서리 : 큰마름근, 작은마름근, 앞톱니근이 닿는다.

윗각 : 윗각은 제1 · 2등뼈가시돌기(흉추극돌기) 사이에 위치한다. 윗각을 구성하는 안쪽모서리에는 어깨올림근(견갑거근)이 닿는다.

아랫각 : 아랫각은 제7 · 8등뼈가시돌기 사이에 위치한다. 아랫각에는 큰원근과 넓은등근의 일부가 시작한다.

임상과의 접점

- 앞톱니근이 마비되면 팔을 올릴 때에 어깨뼈 안쪽모서리가 흉곽에서부터 떠오르는 현상을 관찰할 수 있다. 이것을 날개어깨뼈(익상견갑, winging scapula)라 부른다.
- 어깨세모근구축증 등에서는 팔은 겉보기에 아래로 늘어뜨린 자세를 취하고 있어도 어깨뼈는 팔에 당겨져 보통의 위치에 윗각, 아랫각이 위치하지 않는 경우가 있어 주의가 필요하다.
- 가슴문증후군(흉곽출구증후군) 견인형의 증상사례에서는 팔을 아래로 늘어뜨린 자세에서 뒤쪽으로부터 관찰하면 어깨뼈 아랫각 부분이 흉곽으로부터 떠오른 소견이 많이 인지된다. 이러한 증상사례에서는 등세모근의 중부섬유나 하부섬유의 근력이 극단적으로 저하하여 있는 사례를 여기저기서 볼 수 있으므로 주의가 필요하다.
- 투구장애어깨를 볼 때에는 반드시 팔이음뼈 기능의 체크를 시행해야 한다. 이때의 간단한 테스트로서 팔을 아래로 늘어뜨린 자세에서 어깨관절 가쪽회전 방향으로의 등척성 운동을 시행시키고 어깨뼈 안쪽모서리를 관찰한다. 등세모근에 의한 어깨뼈 고정이 불량한 증상사례에서는 수축에 수반하여 안쪽모서리가 가슴에서부터 떠오르는 현상이 인지된다[**p.26 참조**].

관련되는 질환

긴가슴신경(장흉신경) 마비, 더부신경(부신경) 마비, 어깨뼈 몸통골절, 어깨세모근구축증[**p.26 참조**], 가슴문증후군, 선천성상위어깨뼈(견갑골 고위증)[Sprengel변형(**p.26 참조**)], snapping scapula 등.

그림 1-11 안쪽모서리, 윗각, 아랫각

손가락으로 가리키고 있는 것이 어깨뼈의 안쪽모서리이다. 안쪽모서리를 머리 쪽 방향으로 향하면 위모서리와 교차하는 형태로 윗각을 형성한다. 또한 안쪽모서리를 꼬리 쪽 방향으로 향하면 가쪽모서리와 교차하는 형태로 아랫각을 형성한다.

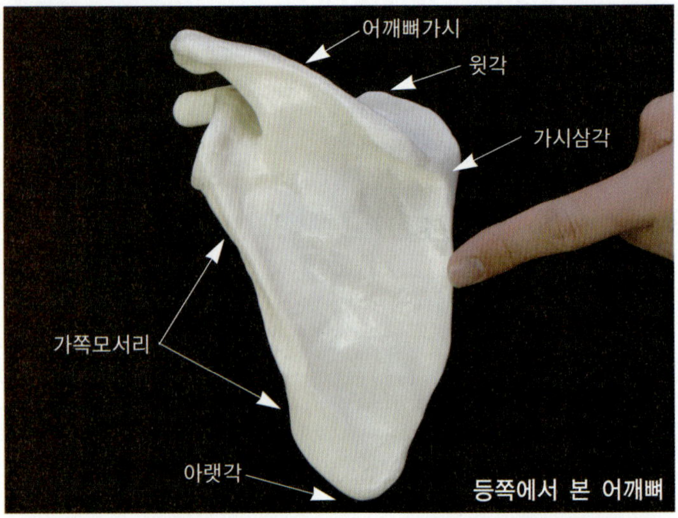

그림 1-12 윗각과 아랫각의 위치관계의 차이

안쪽에서부터 어깨뼈를 보면 아랫각과 윗각의 위치는 일직선상에 없다는 것을 알 수 있다. 윗각은 아랫각보다 약간 앞쪽에 위치한다. 이것은 윗각을 촉진할 때에 알아두어야 할 지식의 하나이다.

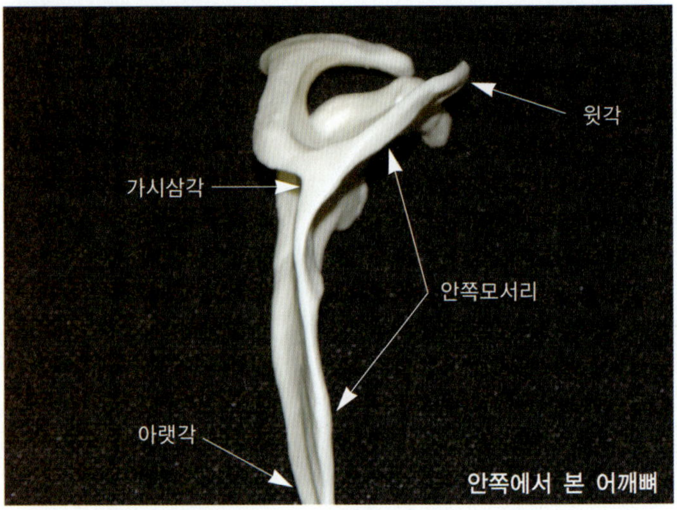

그림 1-13 윗각 아랫각에 부착하는 근육

어깨올림근은 윗각에 닿는다. 그 부착부위가 윗각을 구성하는 안쪽모서리라는 것에 주의하기 바란다. 아랫각에는 큰원근과 넓은등근이 시작하는 것과 동시에 쌍방의 근육을 구별하는 중요한 경계표가 된다.

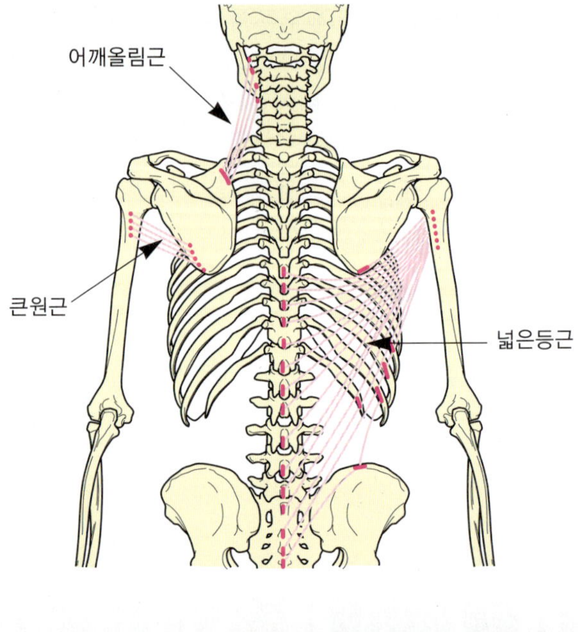

그림 1-14 윗각과 아랫각의 위치

윗각의 정상적인 위치는 제1등뼈(T1) 가시돌기와 제2등뼈(T2) 가시돌기 사이에 위치한다. 아랫각의 정상적인 위치는 제7등뼈(T7) 가시돌기와 제8등뼈(T8) 가시돌기 사이에 위치한다. 또한 갈비뼈(늑골)와의 연관성에서는 윗각은 제2갈비뼈, 아랫각은 제7갈비뼈에 일치한다. 어깨관절 질환의 진료에서는 우선 뒤쪽부터 어깨뼈의 위치를 확인하는 것부터 시작하면 좋다.

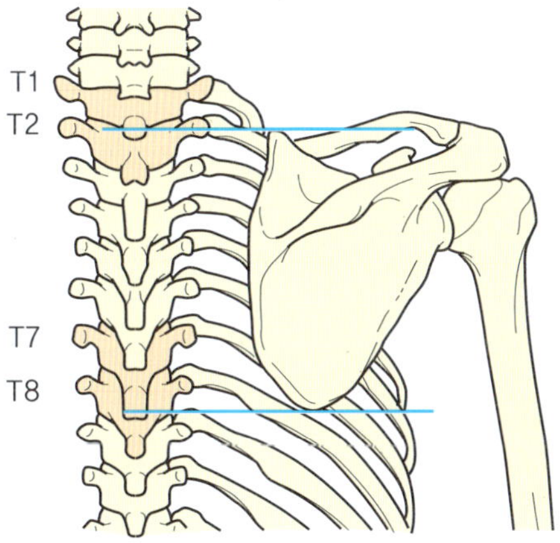

그림 1-15 안쪽모서리의 촉진①

안쪽모서리의 촉진에서는 피검자를 엎드려 누운 자세로 하여 대상이 되는 쪽의 어깨관절을 수동적으로 폄, 모음, 안쪽회전을 시킨다(→). 이 조작에 의해서 안쪽모서리가 흉곽으로부터 떠올라(그림 가운데 ↓) 그 위치를 파악하기 쉽다. 안쪽모서리의 위치가 대략 파악되면 다시 어깨관절을 원래의 위치로 되돌려서 안쪽모서리를 만진다.

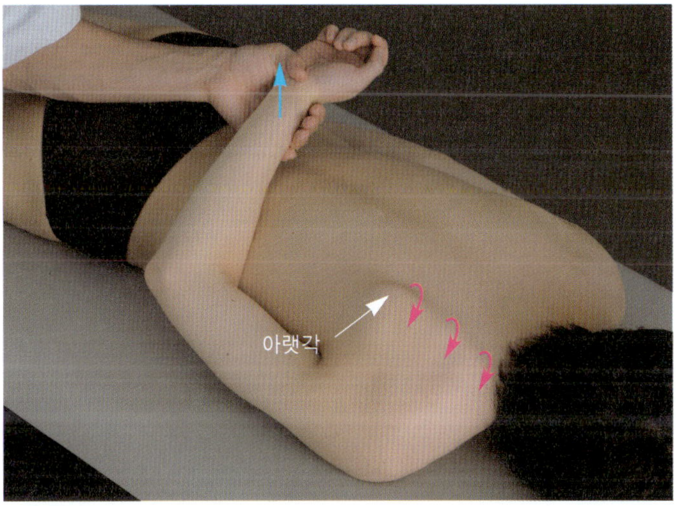

그림 1-16 안쪽모서리의 촉진②

안쪽모서리의 위치가 대략 파악되면 검사자는 대상으로 하는 쪽과는 반대로 서고 안쪽모서리에 대해서 손가락을 직각으로 대고 촉진한다. 이때, 안쪽모서리와 손가락 사이에 많은 연부조직을 개재시키지 않도록 민지는 것이 중요하다.

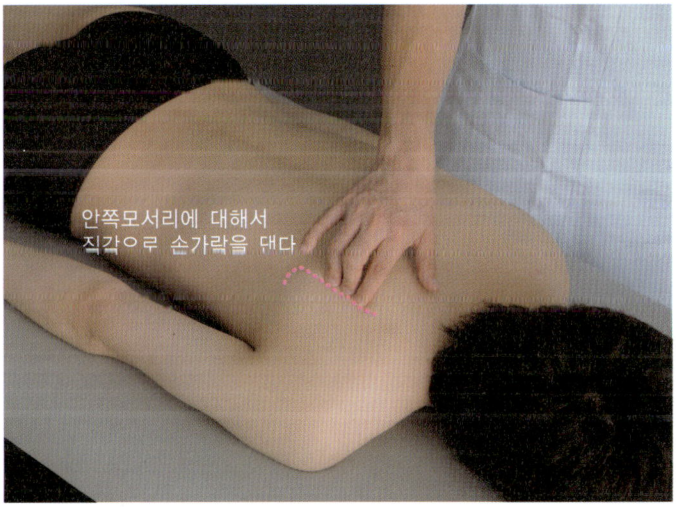

그림 1-17 윗각의 촉진①

윗각은 등세모근 상부섬유로 덮이고 동시에 앞쪽으로 굽어있기 때문에 그 촉진은 의외로 어렵다. 우선 대략적인 윗각의 위치를 파악하기 위해 한쪽의 손가락을 윗각 부근에 대고 아랫각을 확인한다.

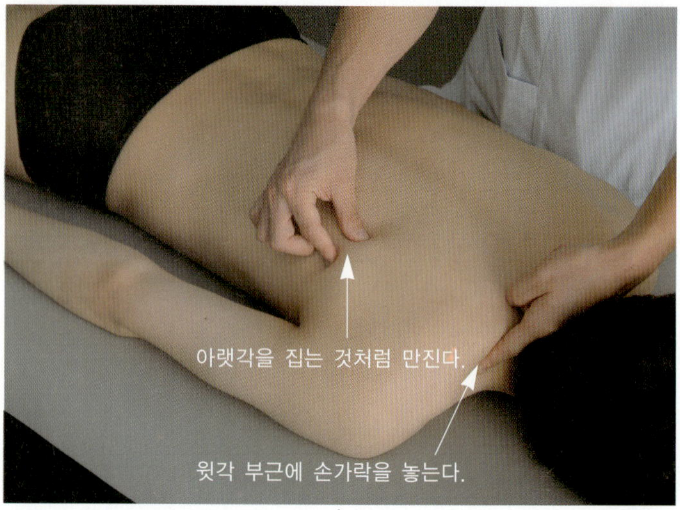

그림 1-18 윗각의 촉진②

검사자는 봉우리빗장관절(견쇄관절)을 축으로 하여 회전시키는 요령으로 아랫각을 안쪽·가쪽으로 움직인다(→). 아랫각을 움직임으로써 윗각도 부수하여 움직이기 때문에 그 상태를 만져 윗각의 대략적인 위치를 파악한다.

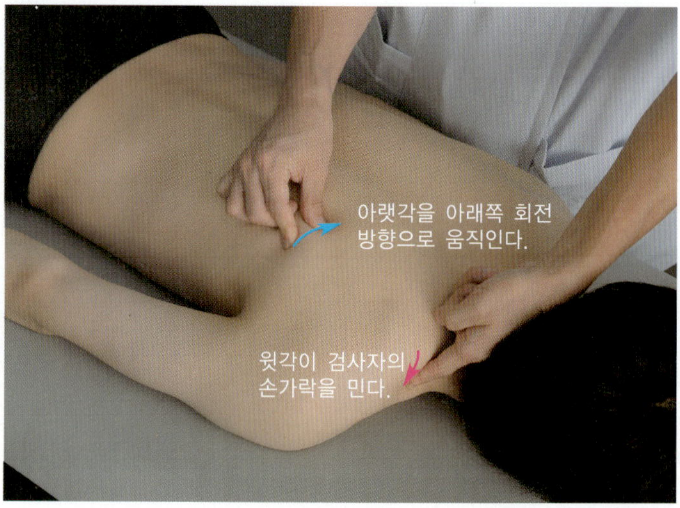

그림 1-19 윗각의 촉진③

그 윗각의 위치가 대략 확인되면 안쪽모서리와 위모서리에 의해서 구성되는 삼각(윗각)을 촉진한다. 윗각의 꼭지점은 어깨올림근을 만질 때의 중요한 경계표가 된다.

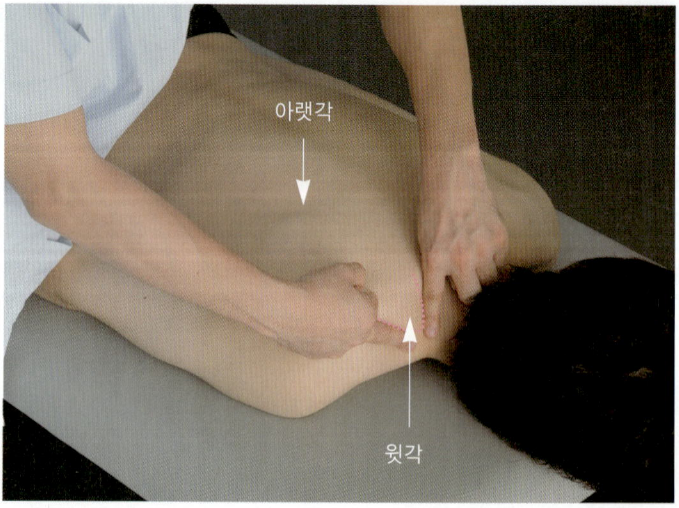

그림 1-20 윗각의 촉진④

윗각이 확인되면 어깨올림근과 윗각과의 관계를 확인한다. 어깨올림근은 윗각을 구성하는 안쪽모서리 쪽에 닿으므로 손가락을 윗각의 끝부분에 대고 가볍게 압박하면서 손가락을 안쪽으로 미끄러지게 하면 손가락 하나 반에서부터 손가락 2개 폭의 힘살을 촉진할 수 있다.

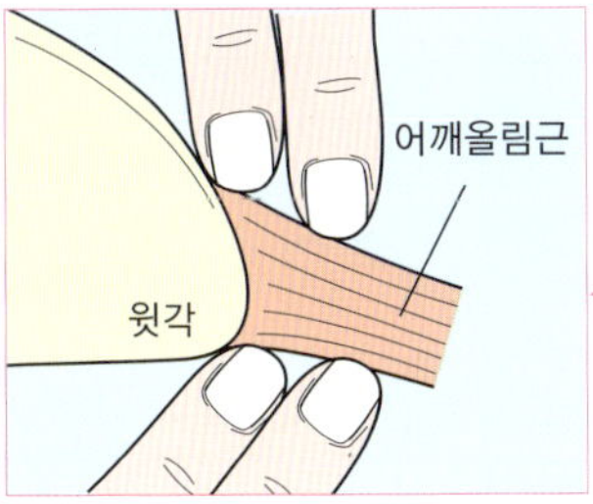

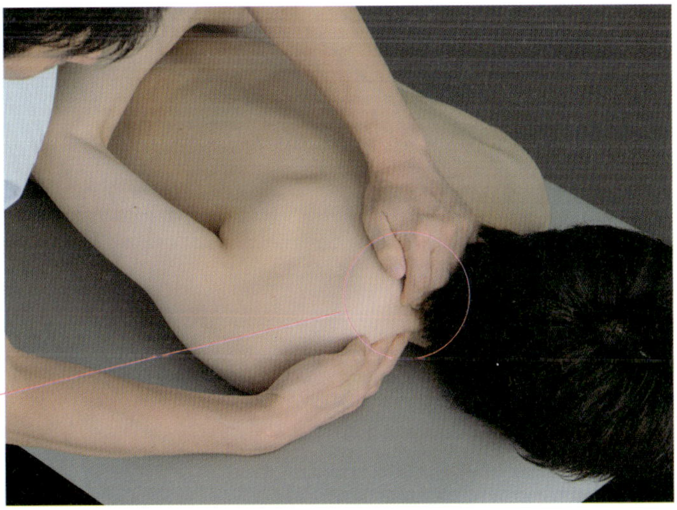

그림 1-21 아랫각의 촉진①

어깨뼈 안쪽모서리를 따라서 꼬리 쪽으로 만져 가면 가쪽모서리에 의해서 구성되는 아랫각을 확인할 수 있다. 한 방향에서부터 만지는 것이 아니라 안쪽모서리와 가쪽모서리 쪽에서부터 삼각(아랫각)을 손가락 사이로 집는 것처럼 촉진하고 아랫각의 꼭지점을 파악한다.

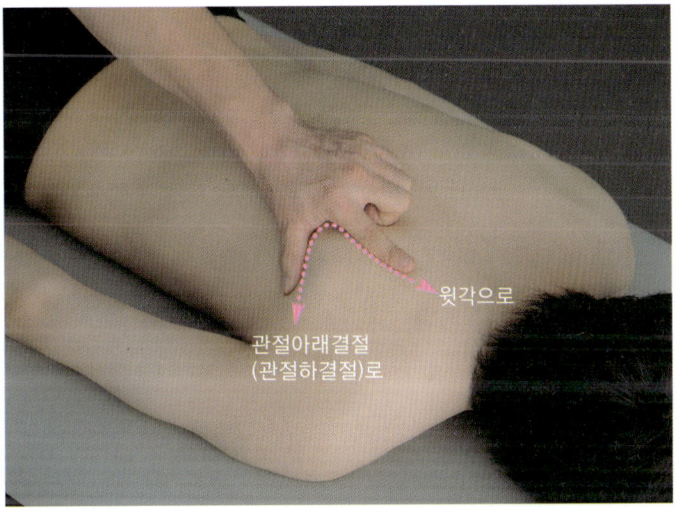

그림 1-22 아랫각의 촉진②

아랫각의 꼭지점은 넓은등근과 큰원근과를 구별하기 위한 경계표가 된다. 피검자를 바로 누운 자세로 하고 어깨관절을 굽힌 자세로 한다. 검사자의 손가락을 아랫각의 꼭지점에서부터 앞쪽으로 향해서 미끄러지게 하면 넓은등근과 큰원근과의 근육 사이에 손가락이 들어가는 상태가 만져진다.

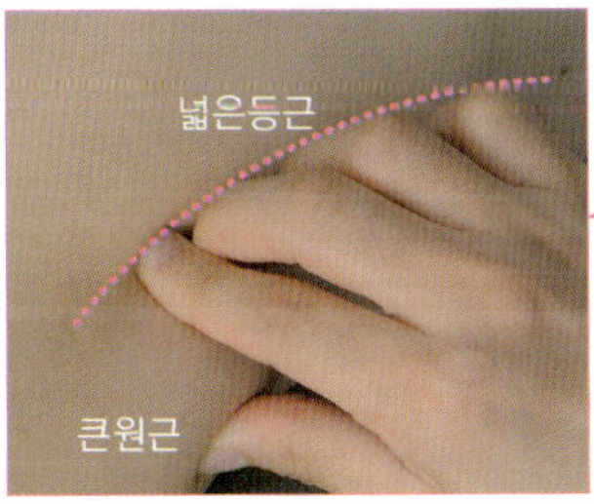

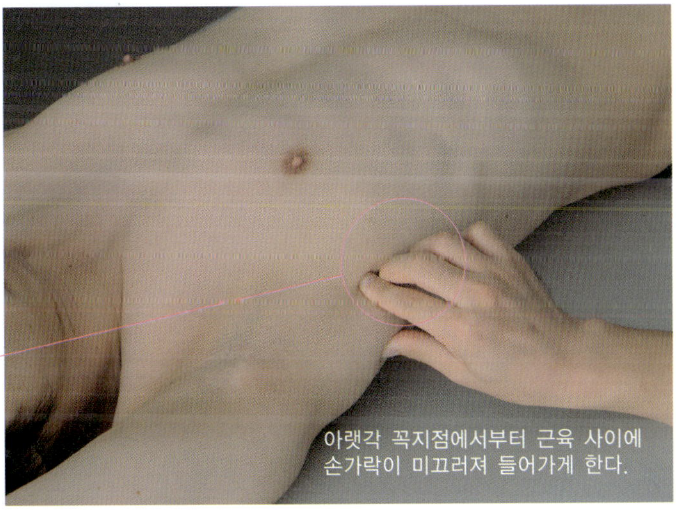

Skill Up

어깨세모근구축증

어릴 때에 어깨세모근에 대한 잦은 주사에 의해서 발병하는 일이 많으며 봉우리부위(중부섬유)가 주로 침해된다. 어깨관절의 모음이 제한된다.

선천성상위어깨뼈(그림참조)

Sprengel 변형이라고도 일컬어진다. 원래 태생 3개월에서 내려가야 할 어깨뼈가 선천적으로 상위에 멈춘 것을 말한다. 남아에 많이 관찰되고 한쪽성이 많다. 어깨관절의 올림 · 벌림에 제한이 관찰된다.

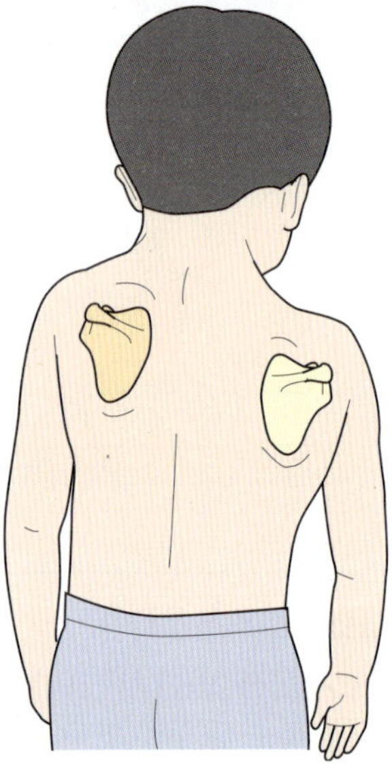

문헌 4)에서 변경

팔이음뼈 기능을 보는 간이 테스트

(사진참조)

팔을 아래로 늘어뜨린 자세에서 어깨관절 가쪽회전의 등척성 수축을 시행시켰을 때의 안쪽모서리의 움직임을 관찰한다. 가시아래근의 수축에 수반하여 안쪽모서리가 가슴에서부터 떠오르거나 가쪽으로 이동하는 소견이 관찰된 경우에는 팔이음뼈 기능의 저하를 시사한다.

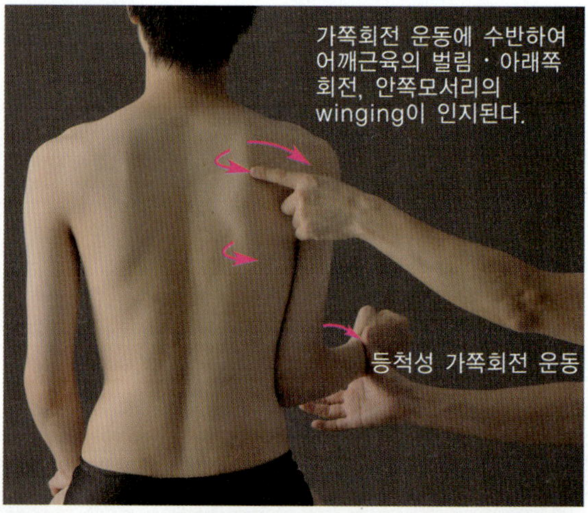

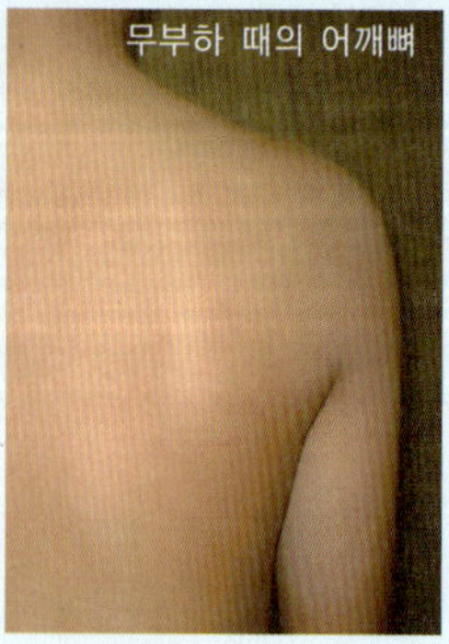

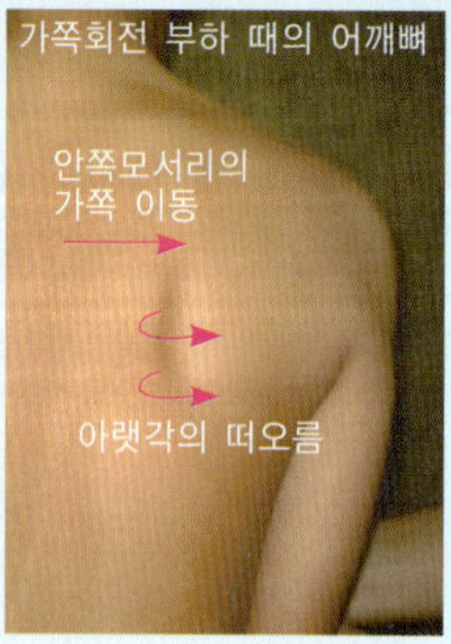

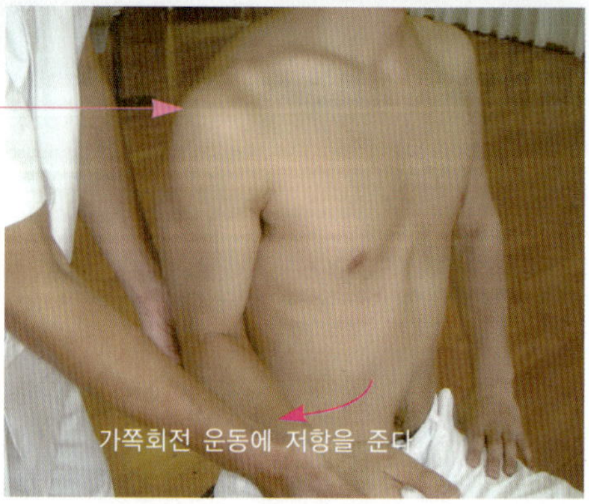

가쪽모서리 lateral border
관절아래결절(관절하결절) infra-glenoid tubercle
부리돌기(오훼돌기) coracoid process

해부학적 특징

- 형태적 특징

가쪽모서리 : 어깨뼈 아랫각에서부터 관절오목에 이르는 명확한 뼈 모서리이다.

관절아래결절 : 어깨뼈관절오목의 아래쪽에 있는 뼈 융기가 관절아래결절이다.

부리돌기 : 관절오목의 안 위쪽에 위치하는 뼈 돌기가 부리돌기이다. 부리돌기는 밑 부분에서부터 거의 직각으로 굽고 끝으로 향함에 따라 서서히 편평해져 있다.

- 근육의 부착

관절아래결절 : 위팔세갈래근긴갈래(상완삼두근장두)가 시작한다.

부리돌기 : 위 안쪽으로부터 원뿔인대(원추인대), 마름인대(능형인대), 부리봉우리인대(오훼견봉인대)가 부착한다. 아래 안쪽으로부터 작은가슴근(소흉근), 부리위팔근(오훼완근), 위팔두갈래근 짧은갈래(상완이두근단두)가 부착한다.

임상과의 접점

- 투구장애 어깨의 하나에 베넷 뼈가시(Bennet골극)[**p.28, 32 참조**]가 있다. 이것은 관절아래결절 부근에서부터 뻗는 뼈가시(골극)이며 어깨관절 뒤쪽부분 통증의 원인의 하나이다.
- 최근, 관절아래결절과 위팔세갈래근긴갈래와의 상세한 해부학적 검토에 의해서 베넷 뼈가시와 위팔세갈래근긴갈래와의 강한 연관성이 보고되어 있다.
- 부리돌기에 부착하는 마름인대, 원뿔인대가 파열하면 봉우리빗장관절 탈구가 일어난다.
- 어깨관절주위염의 병태 안에 부리돌기염(오훼돌기염)이 있다. 이것은 부리돌기에 부착하는 근육, 인대 등에 작용하는 역학적 스트레스에 의해서 발생하는 부착부염이다.

관련되는 질환

- 어깨뼈관절오목 골절, Bennet 뼈가시, 투구장애 어깨, 봉우리빗장관절 탈구, 부리돌기 골절, 부리돌기염 등.

그림 1-23 부리돌기 수변의 해부

손가락으로 가리키고 있는 것이 부리돌기이다. 부리돌기는 어깨뼈 갈비뼈면의 가쪽 위쪽에서부터 뼈머리(골두)를 향해서 돌출한 뼈돌기이다. 부리돌기의 안쪽 밑부분은 어깨뼈패임(견갑절흔, scapular notch)에로 이어진다. 이 어깨뼈패임을 어깨위신경(견갑상신경)이 통과한다.

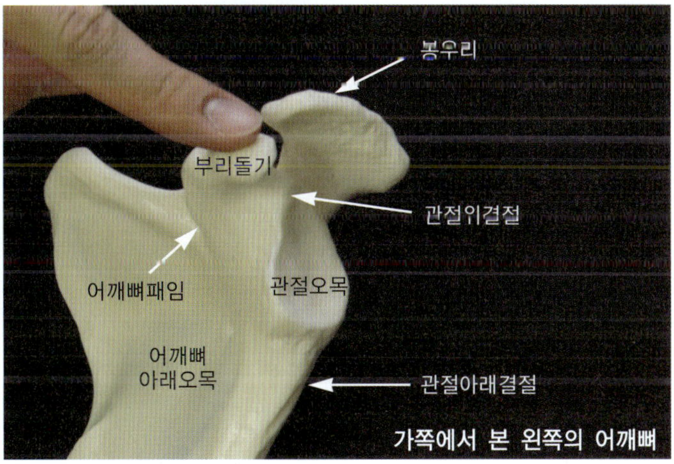

그림 1-24 **관절아래결절, 부리돌기에 부착하는 연부조직**

관절아래결절에는 위팔세갈래근긴갈래가 시작한다. 부리돌기에는 3개의 인대와 3개의 근육이 부착한다. 부리돌기는 부채꼭지가 되는 중요한 뼈 부위이다.

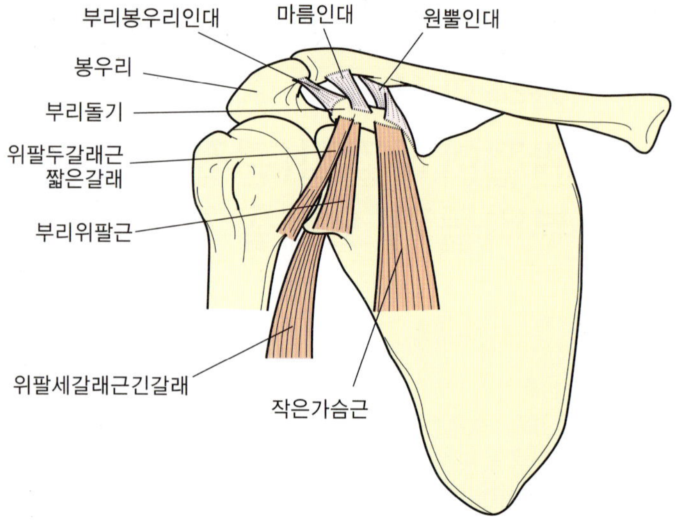

그림 1-25 **부리돌기의 형태적 특징**

어깨뼈에서부터 앞 위쪽으로 돌출하는 부리돌기는 1개의 손가락을 굽힌 상태와 유사하다. 그림은 왼손의 집게손가락을 굽히고 그것을 노쪽에서 본 이미지의 그림이 그려져 있다. 손허리(중수)에 해당하는 부분이 관절오목에 해당한다.

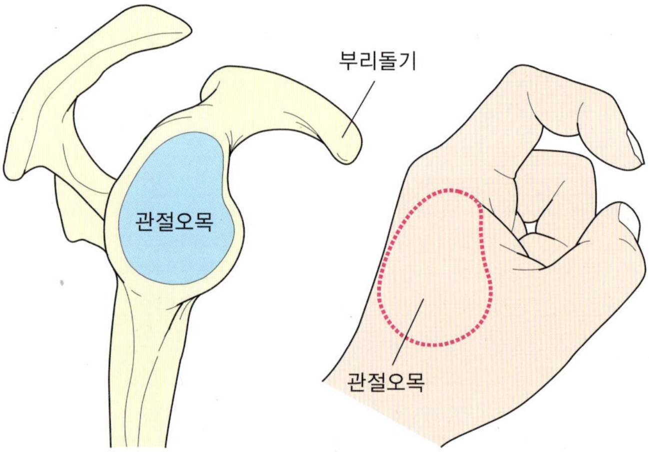

문헌 5)에서 변경

그림 1-26 **Bennet 뼈가시의 X선 사진**

투구장애 어깨의 진료에서 어깨관절 후방의 통증을 호소하는 증상사례에서는 관절아래 결절 부근에서부터 뻗는다. Bennet 뼈가시가 없는지 확인하는 것이 필요하다(⇑). 이것은 투구동작에 수반하는 어깨관절 뒤 아래쪽 부위에 대한 과잉견인(hyper-traction)을 의미한다.

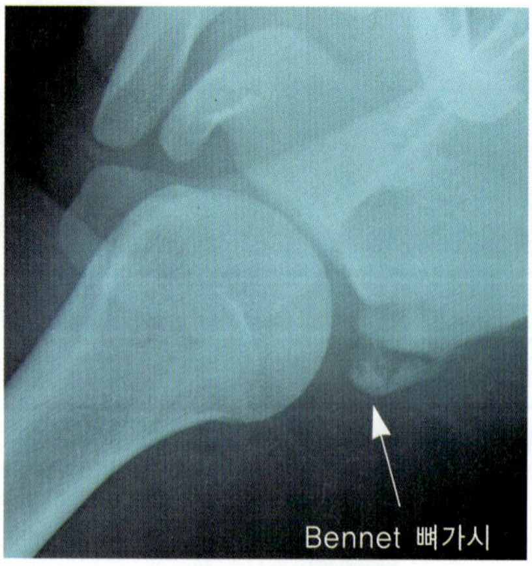

단순 X선 영상

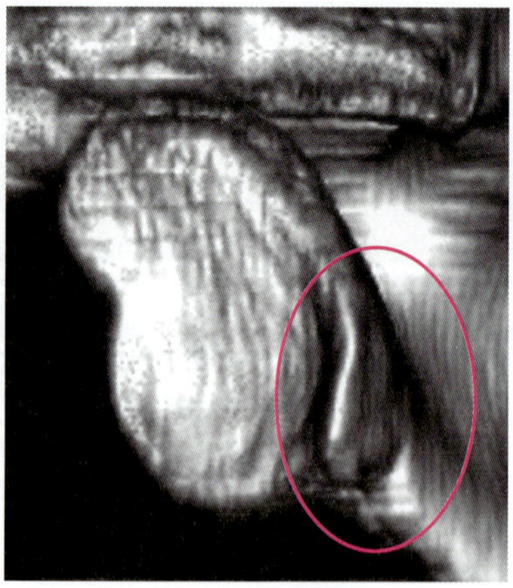

3D CT영상

(그림은 나고야 스포츠 클리닉 원장 杉本勝正선생의 호의에 의한 것이다)

그림 1-27 관절아래결절과 위팔세갈래근 긴갈래의 해부학적 특징

위팔세갈래근긴갈래는 관절아래결절에서부터 뒤 아래쪽에 걸쳐서 넓게 시작한다. 따라서 어깨관절 수평모음을 강제하면 위팔세갈래근긴갈래의 이는곳은 강하게 견인된다.

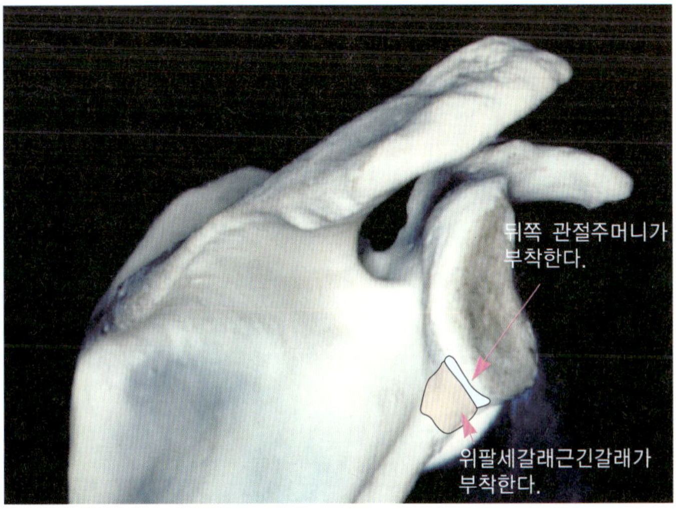

(그림은 나고야 스포츠 클리닉 원장 杉木勝正선생의 호의에 의한 것이다)

그림 1-28 가쪽모서리의 촉진①

피검자를 엎드려 누운 자세로 한다. 대상이 되는 쪽의 어깨관절을 폄 · 모음을 시키고 아랫각을 포함한 안쪽모서리를 흉곽에서부터 뜨게 하여 아랫각의 위치를 파악한다.

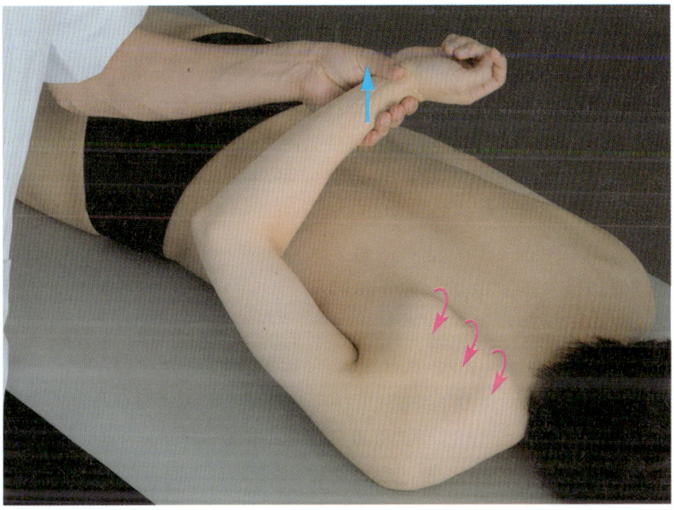

그림 1-29 가쪽모서리의 촉진②

아랫각을 확인하면 피검자의 어깨를 약간 벌림 위치로 되돌리고 아랫각에서부터 관절오목으로 뻗는 가쪽모서리를 촉진한다. 검사자는 뼈 모서리에 대해서 손가락을 직각으로 대고 관절오목을 향해서 만져간다.

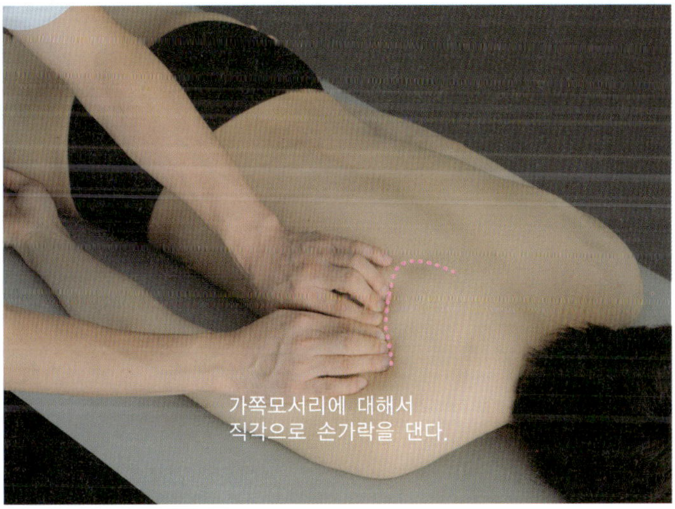

그림 1-30 관절아래결절의 촉진①

피검자를 엎드려 누운 자세로 하고 어깨관절은 약간 벌림 위치로 한다. 가쪽모서리를 관절오목으로 만지면서 1/2 정도 만진 부분에서 검사자의 손가락의 방향을 바꾼다. 검사자는 손가락 바닥 쪽을 사용하면서 거듭 가쪽모서리를 관절오목 방향으로 촉진해간다.

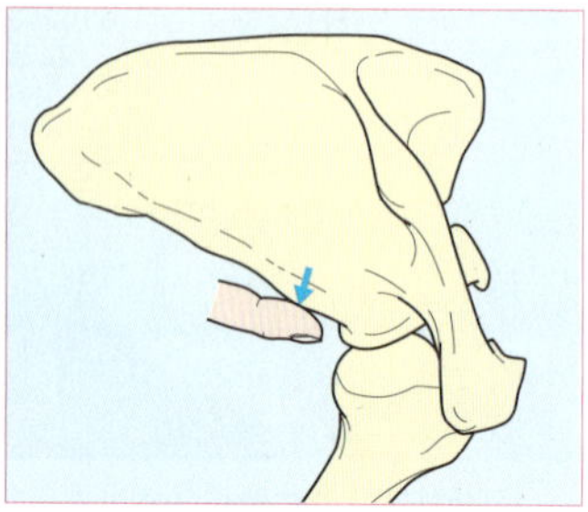

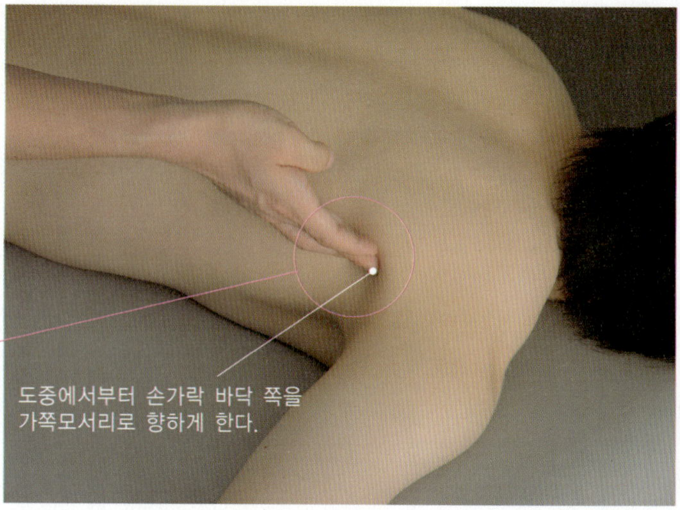

그림 1-31 관절아래결절의 촉진②

관절오목에 가까워짐에 따라 뚜렷한 뼈모서리에서부터 약간 넓게 부풀어 오른 부분을 만질 수 있다. 이 부풀어 오른 부분이 관절아래결절이다. 관절아래결절의 바로 가까이를 겨드랑신경이 통과하므로 주의하여 촉진할 것.

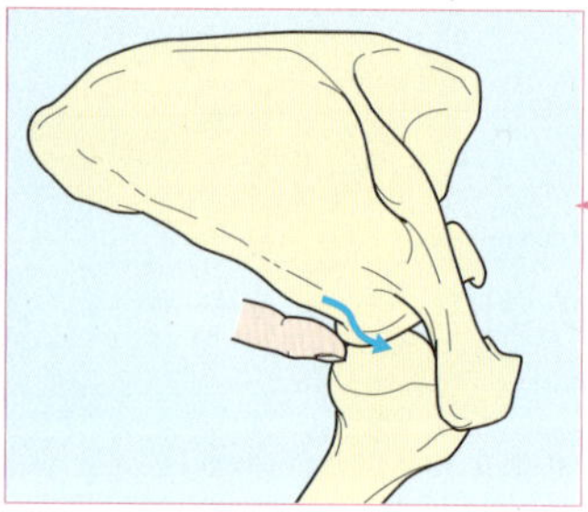

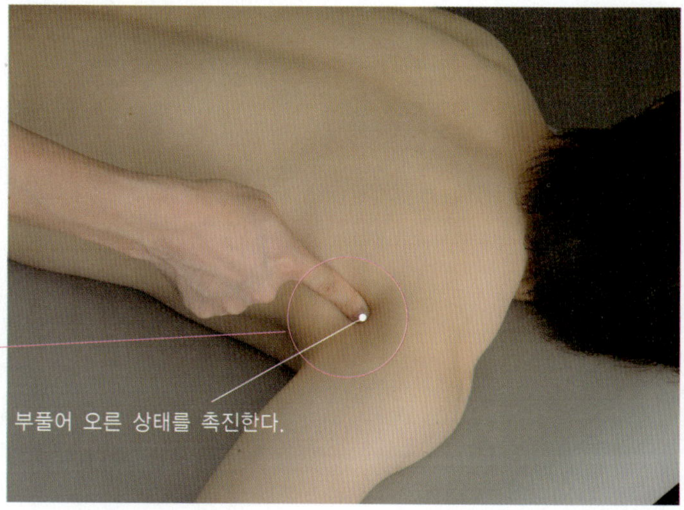

그림 1-32 관절아래결절의 촉진③

위팔세갈래근긴갈래의 수축을 이용하여 관절아래결절을 촉진하는 방법을 소개한다. 피검자를 앉은 자세로 하고 어깨관절을 90° 굽힘, 그리고 안쪽회전 위치로 하여 팔꿉관절을 굽힌 자세를 시작자세로 한다.

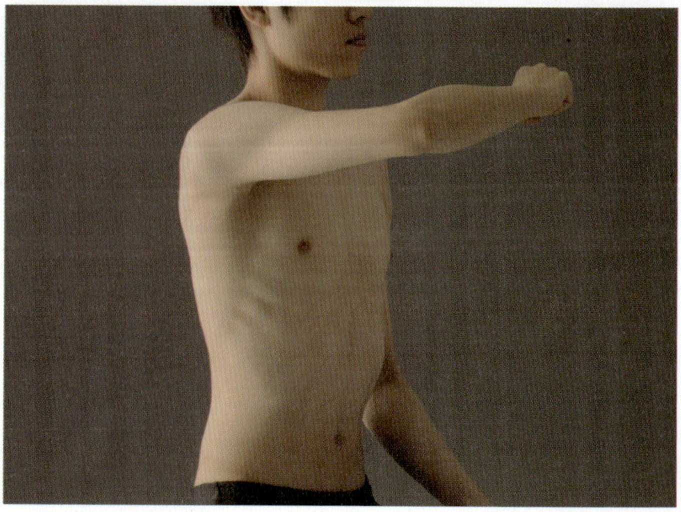

그림 1-33 관절아래결절의 촉진④

시작자세에서부터 검사자는 피검자의 아래팔에 팔꿉관절 폄에 대한 저항을 가하고 위팔세갈래근긴갈래의 등척성 수축을 반복시킨다. 검사자는 위팔 등쪽 몸쪽에서 수축하는 위팔세갈래근긴갈래를 잡고 관절아래결절을 촉진한다.

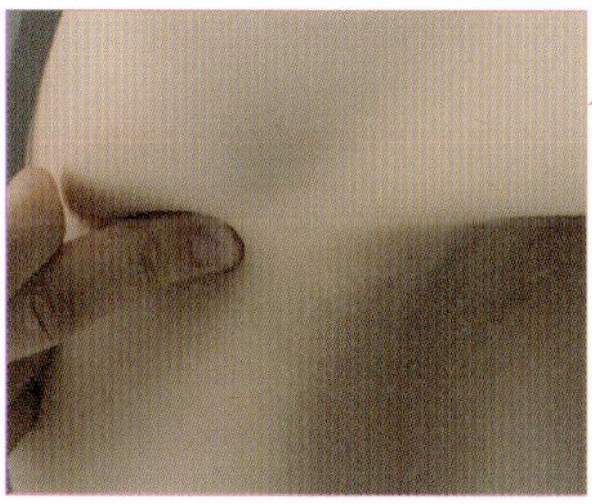

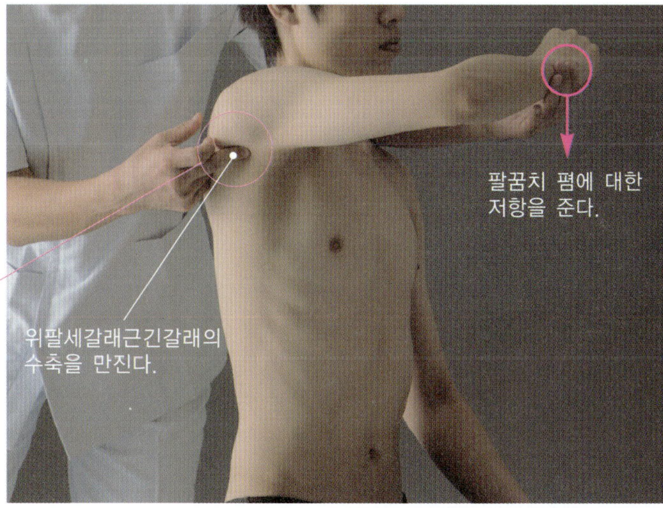

그림 1-34 부리돌기의 촉진①

피검자는 앉는 자세로 한다. 검사자는 빗장뼈의 복장뼈 끝(복장빗장관절에 상당)과 봉우리 끝(봉우리빗장관절에 상당)을 확인한다. 그 후 빗장뼈의 전체길이를 3등분하고 가쪽 1/3의 부위에서부터 손가락 하나의 폭 꼬리 쪽으로 손가락을 진행시키면 부리돌기를 촉진할 수 있다.

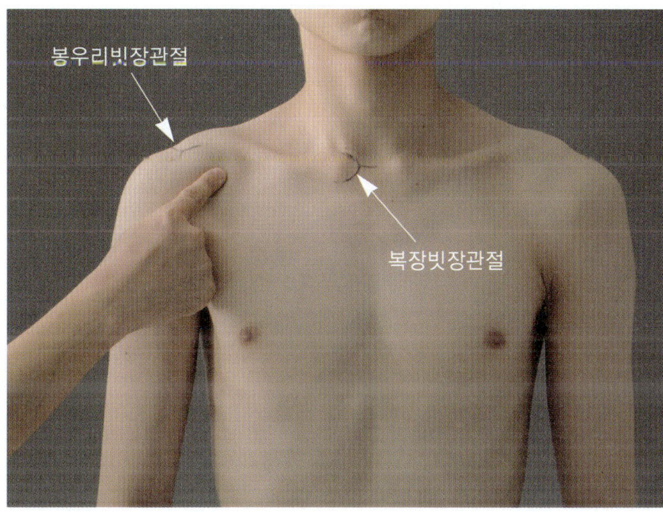

그림 1-35 부리돌기의 촉진②

부리돌기를 확인하였으면 부리돌기의 위 모서리를 따라서 가쪽으로 손가락을 진행시킨다. 그렇게 하면 집게손가락 크기의 부리돌기 끝부분을 촉진할 수 있다. 끝부분은 강하게 압박하면 매우 아프기 때문에 부드럽게 만지는 것이 요령이다.

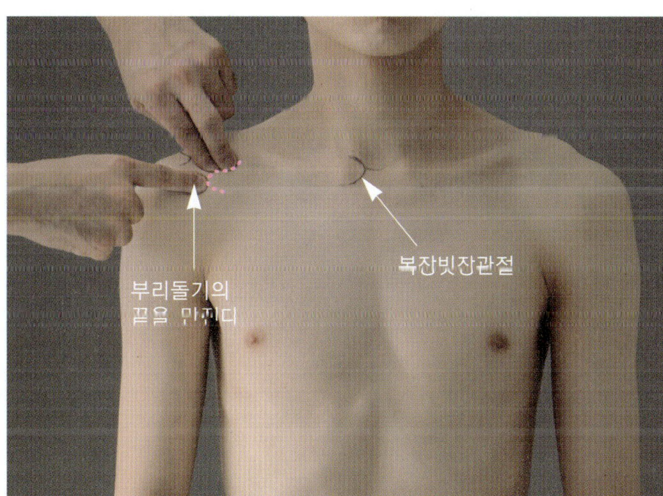

1 어깨뼈

Skill Up

베넷 뼈가시(Bennet 골극)

투구장애 어깨의 하나이며 투구 때에 어깨관절 뒤쪽의 통증을 호소한다. 어깨관절 뒤쪽의 지지조직의 구축(contracture)이 그 요인으로서 크다. 뼈가시가 크면 겨드랑신경을 자극하는 일도 있다.

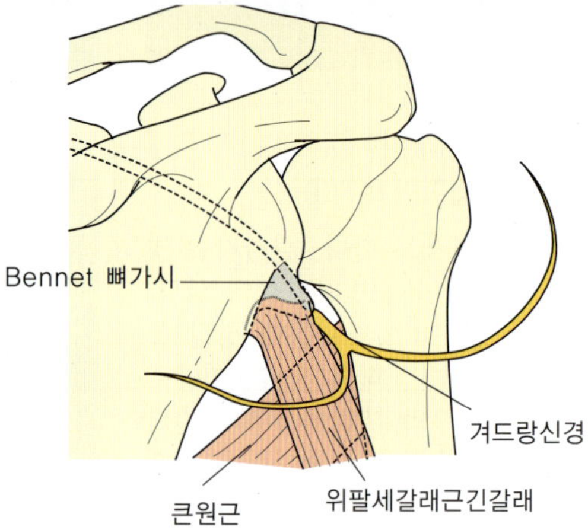

위팔세갈래근긴갈래의 부착부 장애(사진참조)

스기모토(杉木)가 보고한[6] 투구장애 어깨의 하나의 병태이며 투구 때의 어깨 뒤쪽부분 통증을 호소한다. 어깨관절 수평모음 위치에서 저항 하에 팔꿉관절 폄 운동을 시행시키면 통증이 재현되는 것이 특징이다. X선 사진에서 Bennet 뼈가시가 인지되지 않을 때에는 고려해야 할 병태이다. 초음파 영상에서는 부착부분 주변의 낮은 에코(echo)가 관찰된다.

TL(Triceps Long Head) 검사

팔꿉관절 폄 운동에 저항을 가하면 어깨관절 뒤 아래쪽에 통증이 유발된다.

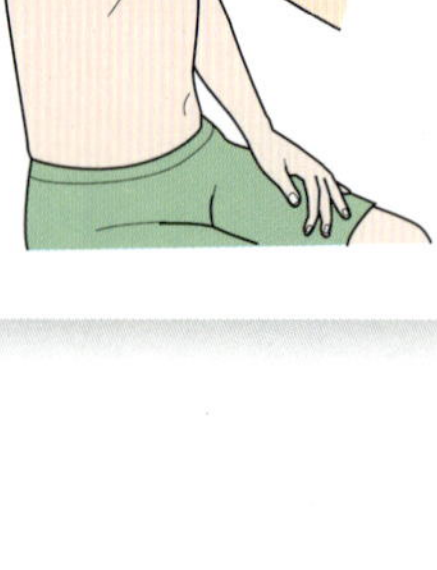

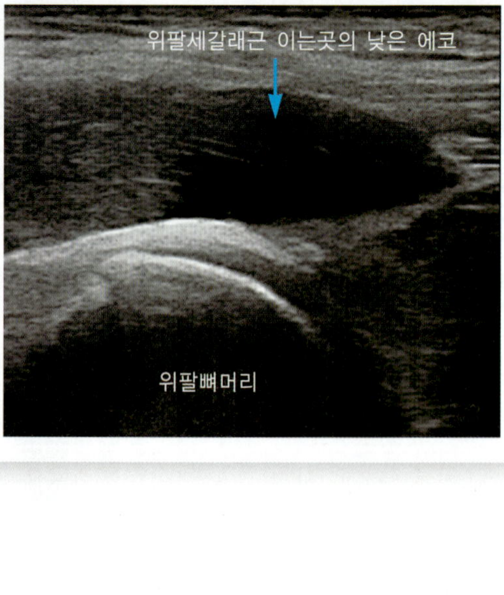

2 빗장뼈(쇄골) (clavicle)

빗장뼈 몸통(쇄골체) shaft of clavicle
봉우리빗장관절(견쇄관절) acromio-clavicular joint
복장빗장관절(흉쇄관절) sterno-clavicular joint

해부학적 특징

- **빗장뼈 몸통** : 빗장뼈의 양 끝을 제외한 부분이고 형상은 S자형으로 만곡하여 있다. 안쪽의 2/3는 앞쪽으로 볼록하고 가쪽 1/3은 뒤쪽으로 볼록하다. S자형의 만곡은 수평면상에서 관찰하면 된다. 이마면상에서 관찰한 경우에는 일직선의 막대모양으로 보인다.
- **봉우리빗장관절** : 빗장뼈 봉우리 끝과 봉우리의 관절 면과의 사이에서 관절을 형성한다. 봉우리 끝은 빗장뼈 몸통에서부터 서서히 편평해지고 앞뒤 직경이 커진다. 봉우리빗장관절 안에는 관절원반이 존재하여 관절의 적합성을 높이고 있다.
- **복장빗장관절** : 빗장뼈의 복장뼈 끝과 복장뼈자루(흉골병)의 빗장뼈패임(쇄골절흔) 사이에서 관절을 형성한다. 빗장뼈 끝은 빗장뼈 몸통으로부터 서서히 부풀어 오른다. 복장빗장관절 안에는 관절원반이 존재하여 관절의 적합성을 높이고 있다.

임상과의 접점

- 빗장뼈 골절은 인체 안에서도 발생빈도가 높은 골절의 하나이며 그 대부분은 빗장뼈 몸통에서 발생한다.
- 봉우리빗장관절은 어깨뼈운동의 지지점이 된다.
- 봉우리빗장관절 탈구는 봉우리빗장인대, 마름인대, 원뿔인대의 파열에 의해서 발생한다. piano key sign[**p.38 참조**]은 봉우리빗장관절 탈구 증상사례에서 특징적인 소견이다.
- 어깨관절을 90° 이상 굽혔을 때에 발생하는 통증은 봉우리빗장관절의 기능부전에 기인하는 일이 많다.
- 복장빗장관절은 빗장뼈운동의 지지점이 된다.
- 복장빗장관절의 앞쪽탈구는 어깨뼈의 과도한 모음 강제에 의해서 발생하고 그 병태는 앞복장빗장인대(전흉쇄인대)의 파열이다. 또한 뒤쪽탈구는 어깨뼈의 과도한 벌림 강제에 의해서 발생하고 그 병태는 뒤복장빗장인대(후흉쇄인대)의 파열이다(그림 2-4).

관련되는 질환

- 빗장뼈 골절, 봉우리빗장관절 탈구, 복장빗장관절 탈구 등.

그림 2-1 **빗장뼈의 형상**

빗장뼈의 S자형 만곡은 수평면상에서 관찰하면 알기 쉽다. 앞쪽이 볼록한 부분에는 큰가슴근 빗장뼈부분 섬유가 시작하고 뒤쪽으로 볼록한 부분에는 등세모근의 상부섬유가 닿음과 동시에 어깨세모근의 전부섬유도 시작한다. 앞쪽에서부터 본 빗장뼈는 일직선모양의 막대로서 관찰된다.

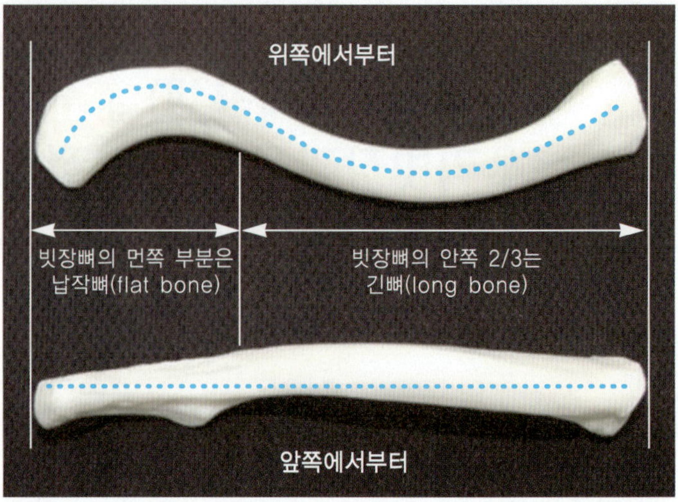

그림 2-2 **어깨뼈운동의 지지점으로서의 봉우리빗장관절**

봉우리빗장관절(→)은 어깨뼈운동의 지지점으로서 기능을 한다. 그림 ①은 봉우리빗장관절을 지지점으로 한 위쪽회전운동을, ②는 아래쪽회전운동을 나타낸다. 그림 ③, ④는 위쪽에서부터 본 어깨뼈의 벌림(protraction)과 모음(retraction)을 나타내고 있다. 운동치료로서 어깨뼈를 조작할 때에는 항상 봉우리빗장관절을 중심으로 실시하면 목적으로 하는 운동을 유도하기 쉽다.

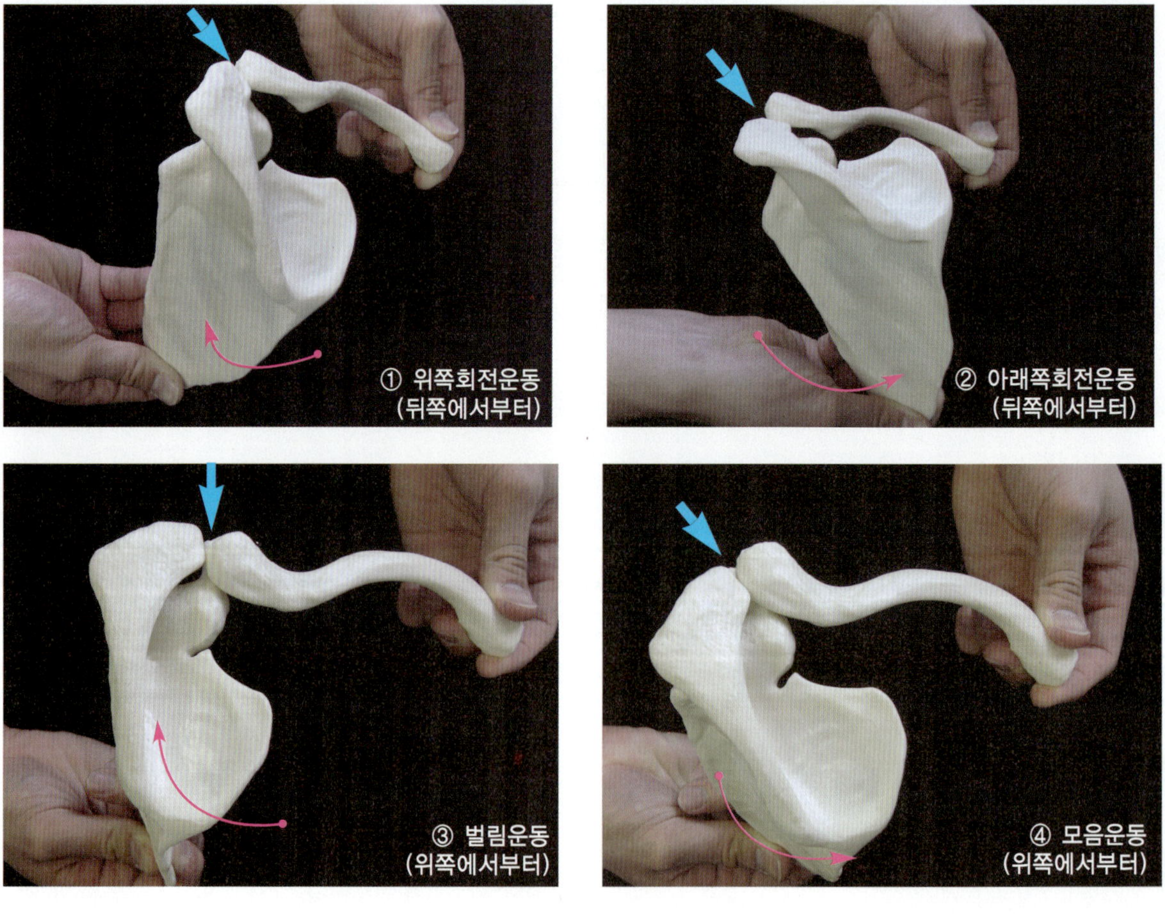

그림 2-3 빗장뼈운동의 지지점으로서의 복장빗장관절

복장빗장관절(→)은 빗장뼈운동의 지지점으로서 기능을 한다. 그림 좌는 복장빗장관절을 지지점으로 한 내림운동(depression)을 나타내고 그림 우는 올림운동(elevation)을 나타내고 있다. 또한 복장빗장관절을 중심으로 빗장뼈가 앞쪽으로 이동하는 운동을 굽힘(flexion)이라 하고 뒤쪽으로 이동하는 운동을 폄(extension)이라 부른다.

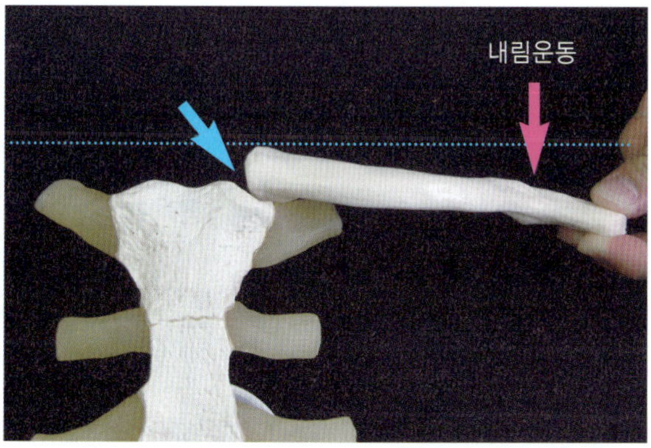

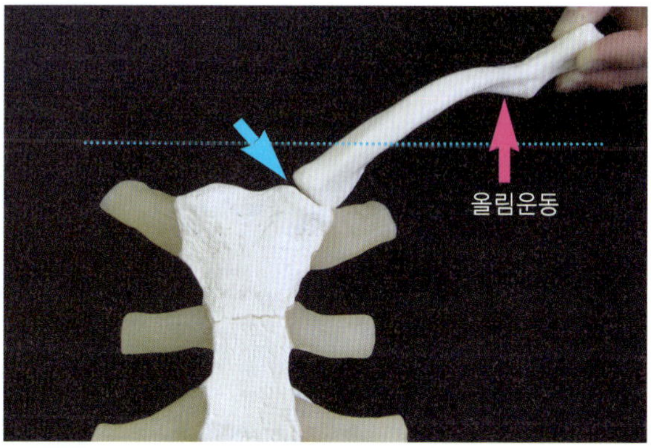

그림 2-4 복장빗장관절 탈구양식의 차이(수평단면)

복장빗장관절에서의 탈구는 외력이 가해진 방향에 따라 결정된다. 뒤쪽으로부터 외력이 작용하여 어깨뼈의 과도한 벌림과 함께 빗장뼈의 굽힘이 강요되면 뒤쪽탈구가 일어난다(**a**). 반대로 앞쪽에서부터 외력이 작용하여 어깨뼈의 과도한 모음과 함께 빗장뼈의 폄이 강요되면 앞쪽탈구가 일어난다(**b**). 임상에서의 발생빈도는 명백히 앞쪽탈구가 많고 뒤쪽탈구는 매우 드물다고 한다.

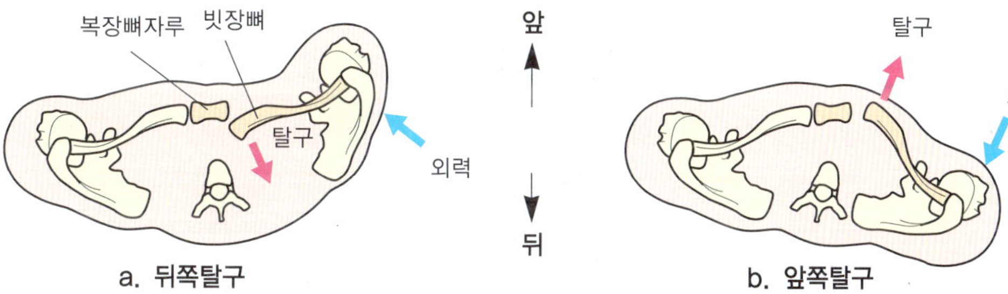

a. 뒤쪽탈구 b. 앞쪽탈구

그림 2-5 빗장뼈 몸통의 촉진

빗장뼈 몸통의 촉진은 피검자를 앉은 자세로 하여 시행한다. 빗장뼈몸통은 시각적으로도 명료하여 촉진 자체는 그다지 어렵지 않다. 촉진에서는 빗장뼈를 수평면상에 투영하여 시행하면 빗장뼈 독특한 S line을 관찰할 수 있다. 가쪽으로 향하면 봉우리빗장관절에 이르고, 안쪽으로 향하면 복장빗장관절에 이른다.

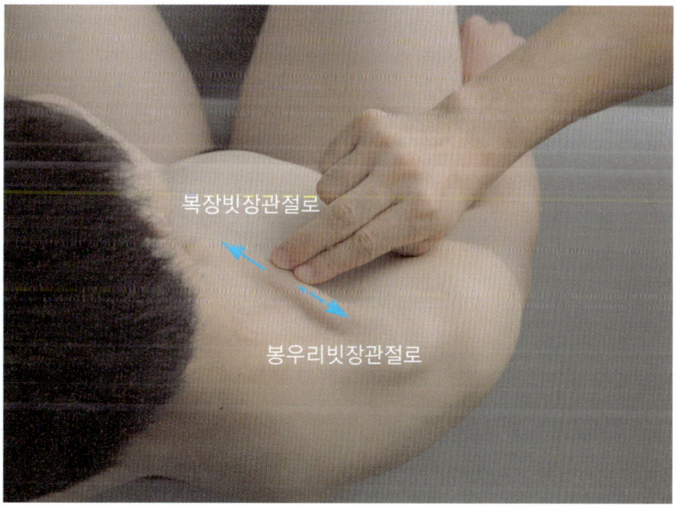

그림 2-6 빗장뼈 봉우리 끝의 촉진①

빗장뼈 몸통의 앞 모서리를 가쪽으로 만져 가면 뼈 모서리가 앞쪽으로 만곡하면서 빗장뼈 봉우리 끝에 도달한다. 검사자의 손가락을 그대로 뼈 모서리를 따라서 가쪽으로 만져 가면 봉우리와의 간극(봉우리빗장관절)을 확인할 수 있다.

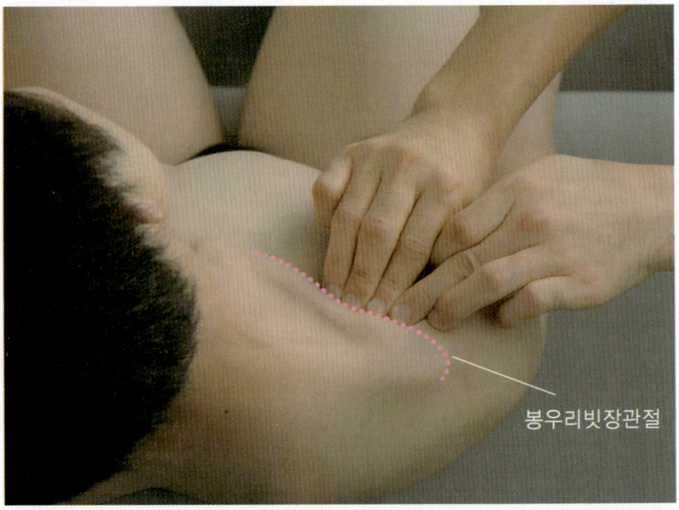

그림 2-7 빗장뼈 봉우리 끝의 촉진②

빗장뼈 몸통의 앞 모서리를 따라서 안쪽으로 만지면 도중에서 앞쪽으로 볼록한 만곡을 넘어서고 그대로 안쪽으로 향해서 다시 진행시키면 빗장뼈 복장뼈 끝에 도달한다.

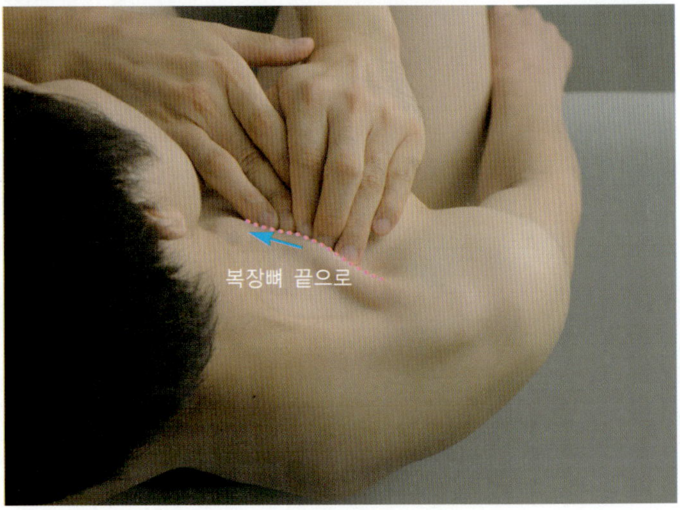

그림 2-8 빗장뼈 봉우리 끝의 촉진③

빗장뼈 뒤 모서리를 만지고 봉우리 끝까지 만졌으면 검사자의 손가락을 뒤 모서리에서부터 윗면으로 이동하고 그대로 가쪽으로 만지면 봉우리와의 간극(봉우리빗장관절)을 촉진할 수 있다.

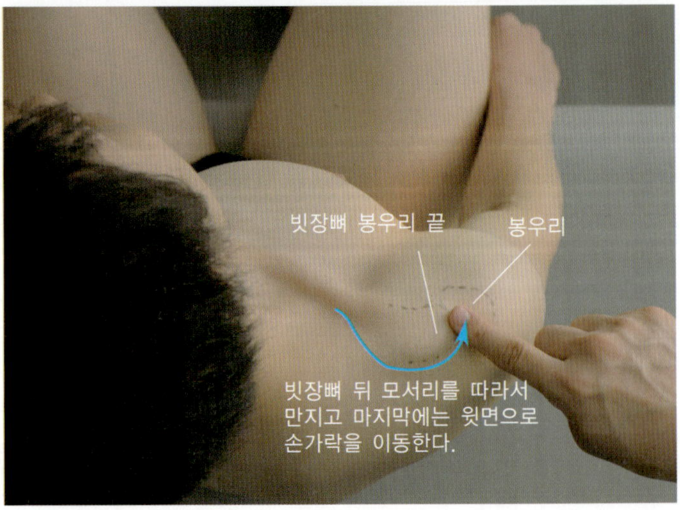

그림 2-9 봉우리빗장관절의 촉진①

봉우리빗장관절의 간극을 확인하였으면 봉우리빗장관절을 지지점으로 한 어깨뼈 운동을 촉진한다. 피검자를 앉은 자세로 하고 엄지손가락과 집게손가락으로 빗장뼈의 먼쪽 끝을 집는 것처럼 댄다. 또 한쪽의 손은 봉우리의 형태를 따라서 넓게 감싼다.

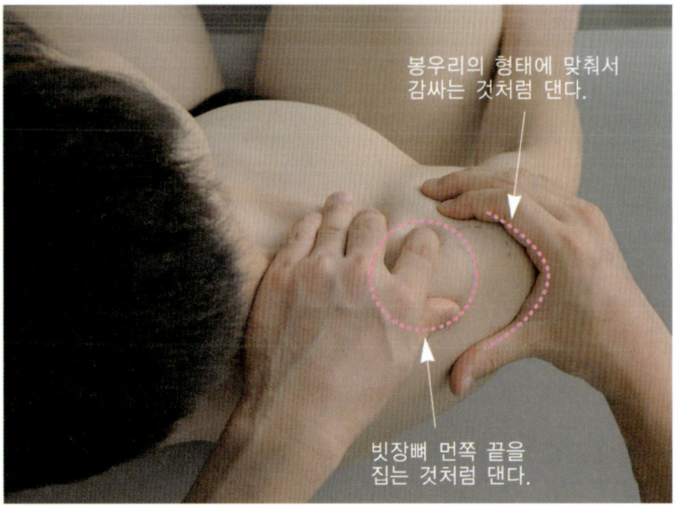

그림 2-10 봉우리빗장관절의 촉진②

검사자는 빗장뼈 봉우리 끝을 앞뒤로부터 집는 것처럼 손가락을 댄다. 피검자는 가슴을 펴는 것처럼 어깨뼈의 모음을 시키면 어깨뼈의 모음에 수반하여 앞쪽으로 돌출하는 빗장뼈 봉우리 끝을 촉진할 수 있다.

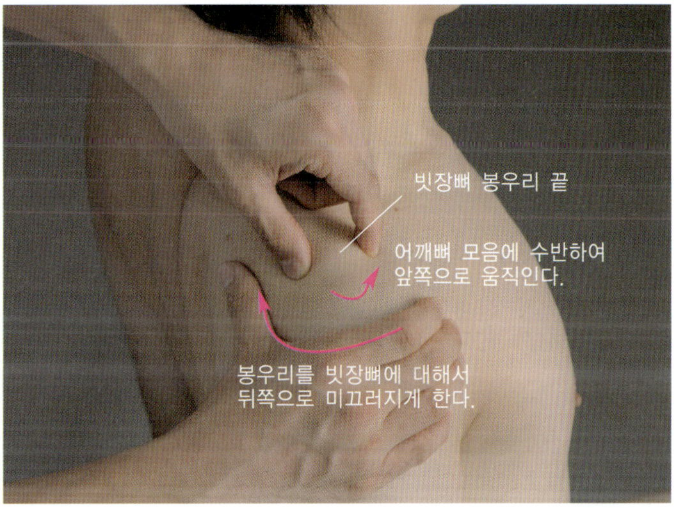

그림 2-11 봉우리빗장관절의 촉진③

검사자는 빗장뼈 봉우리 끝을 앞뒤에서부터 집는 것처럼 손가락을 댄다. 피검자는 가슴을 움츠리는 것처럼 어깨뼈의 벌림을 시키면 어깨뼈의 벌림에 수반하여 뒤쪽으로 움직이는 빗장뼈 봉우리 끝을 촉진할 수 있다.

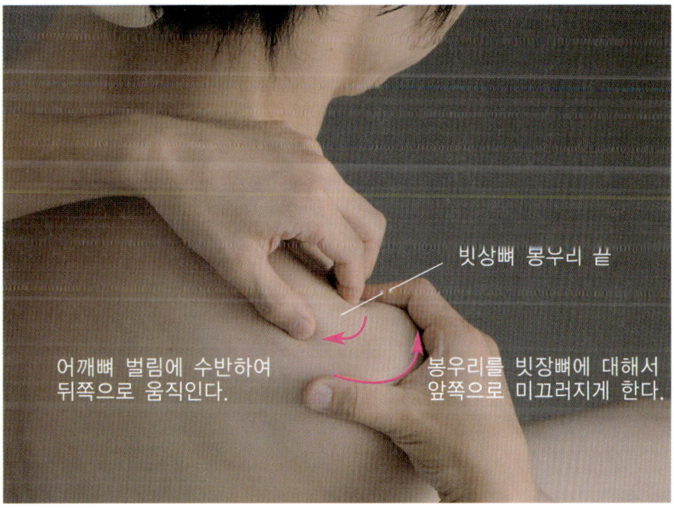

그림 2-12 **복장빗장관절의 촉진①**

복장빗장관절의 촉진은 피검자를 앉은 자세로 하여 시행한다. 빗장뼈 몸통의 위모서리를 안쪽으로 만져가면 뼈융기가 서서히 커지고 그 융기를 넘어선 부분에서 "쿵하고" 손가락이 움푹 팬 곳을 촉진할 수 있다. 이 융기부분이 빗장뼈 복장뼈 끝, 움푹 팬 곳이 복장뼈의 목 부분 패임이다.

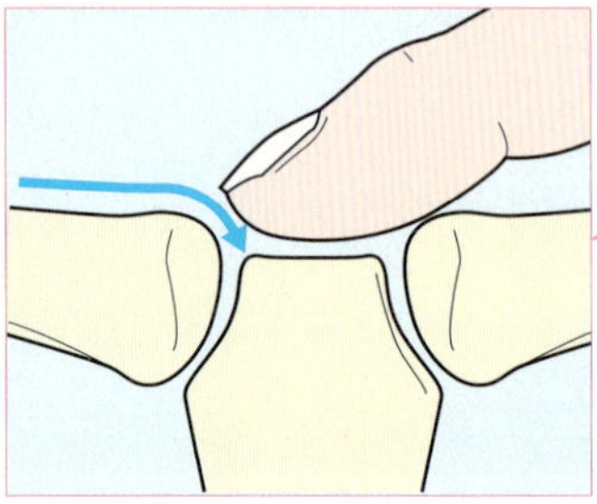

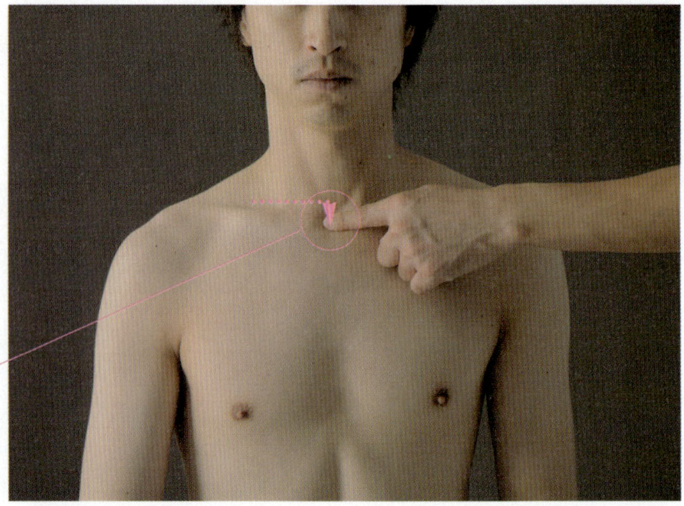

그림 2-13 **복장빗장관절의 촉진②**

검사자는 빗장뼈 복장뼈 끝을 위아래에서부터 집는 것처럼 손가락을 댄다. 피검자에게는 어깨를 움츠리듯이 어깨뼈를 올리게 하면 빗장뼈도 함께 올라가므로 이때의 빗장뼈 복장뼈 끝의 움직임을 촉진한다. 빗장뼈가 올라감에 따라 빗장뼈 복장뼈 끝은 아래쪽으로 미끄러지고 내려감에 따라 위쪽으로 미끄러지는 것을 촉진할 수 있다.

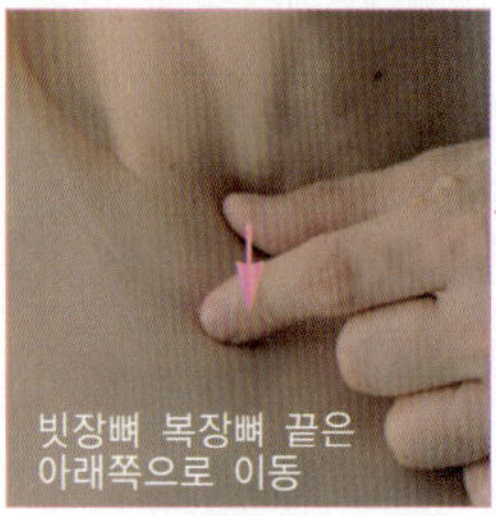

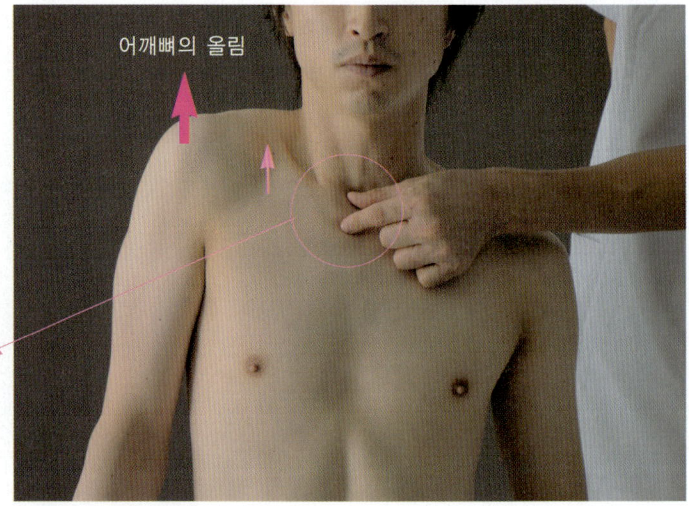

Skill Up piano key sign

봉우리빗장관절 탈구 때에 관찰되는 특징적인 물리소견의 하나이다. 봉우리빗장인대, 마름인대, 원뿔인대가 파열하면 빗장뼈는 등세모근에 의해서 위쪽으로 당겨 올라가고 빗장뼈의 먼쪽 끝이 위쪽으로 돌출한다. 이것을 손가락으로 눌러서 정복해도 지지하는 인대가 없기 때문에 빗장뼈 봉우리 끝이 피아노의 건반과 같이 다시 위쪽으로 전위하는 현상을 말한다.

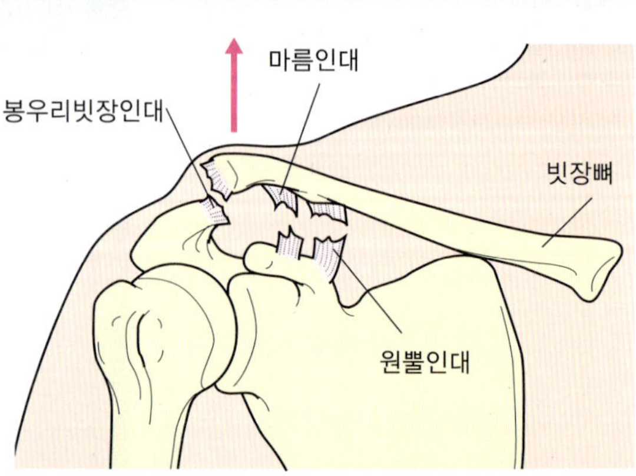

3 위팔뼈(상완골) (humerus)

큰결절(대결절) greater tubercle
작은결절(소결절) lesser tubercle
결절사이고랑(결절간구) intertubercular groove

해부학적 특징

- **큰결절** : 결절사이고랑의 가쪽에 위치하는 뼈 융기이다.
  큰결절의 윗면(superior facet)에 가시위근, 중간면(middle facet)에 가시아래근, 아랫 면(inferior facet)에 작은원근이 닿는다.
- **작은결절** : 결절사이고랑의 안쪽에 위치하는 뼈 융기이다.
  작은결절에는 어깨밑근이 닿는다.
- **결절사이고랑** : 큰결절과 작은결절 사이에 존재하는 고랑을 말한다.
  결절사이고랑을 위팔두갈래근긴갈래힘줄이 통과한다. 위팔두갈래근긴갈래힘줄은 그대로 회전근개 성긴 부분을 통과하여 위쪽 관절테두리(관절순)에 부착한다.
- 결절사이고랑을 지나는 위팔두갈래근긴갈래 위에는 위팔가로인대가 뻗어 긴갈래힘줄의 탈구를 방지하고 있다.
- 결절사이고랑 내의 위팔두갈래근긴갈래힘줄은 결절사이윤활집으로 덮힘과 동시에 앞위팔휘돌이동맥의 가지가 통과하고 있다.

임상과의 접점

- 큰결절에는 3개의 회전근개근이 닿고 어깨관절 동적 지지구조의 요체가 된다.
- 큰결절이 봉우리밑에 도달하기까지의 구간을 pre-rotational glide, 큰결절이 봉우리밑에 위치하는 구간을 rotational glide, 큰결절이 봉우리밑을 통과한 구간을 post-rotational glide라 부른다.
- 큰결절이 봉우리밑 공간을 잘 통과할 수 없는 현상을 봉우리밑 부딪힘(impingement)이라 부르고 그 특이적인 소견이 painful arch sign[**p.44 참조**]이다.
- 작은결절에는 어깨관절의 앞쪽을 지지하는 유일한 근육인 어깨밑근(견갑하근)이 닿는다. 반복성 어깨관절 탈구 등에서는 어깨밑근에 대한 집중된 근력훈련이 필요하다.
- 결절사이고랑부분에서의 위팔두갈래근긴갈래힘줄염의 유발검사에서는 Yergason test[**p.44 참조**]가 유명하다.

관련되는 질환

- 큰결절 골절, 작은결절 골절, 위팔뼈외과목(상완골외과경) 골절, 위팔뼈 몸쪽부위골수염, 어깨밑부딪힘증후군(견봉하충돌증후군), 회전근개 손상, 위팔두갈래근긴갈래힘줄염, 위팔두갈래근긴갈래힘줄 탈구 · 파열, 반복성 어깨관절 탈구, 투구장애 어깨 등.

그림 3-1 위팔뼈 몸쪽부위의 해부 (오른쪽 위팔뼈)

큰결절과 작은결절 사이에 결절사이고랑이 있고 이곳을 위팔두갈래근긴갈래힘줄이 통과하고 있다. 큰결절, 작은결절의 먼쪽에는 외과목(외과경)이 있고 고령자의 골절이 잘 발생하는 부위이다.

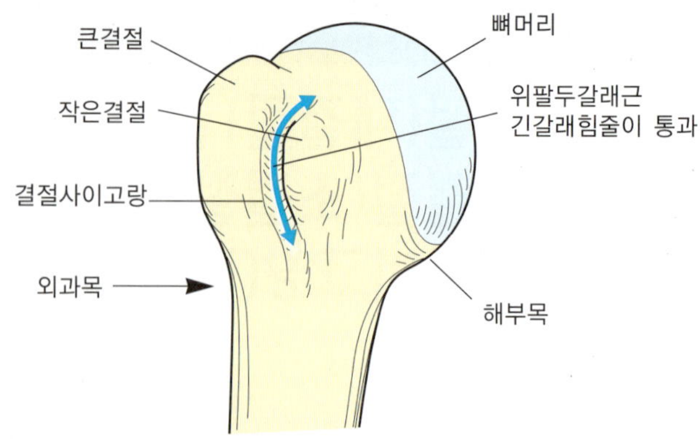

그림 3-2 회전근개가 부착하는 방법과 기능(오른쪽 위팔뼈)

사진은 회전근개근군이 위팔뼈에 닿는 상황을 나타낸 것이다. 가시위근(supraspinatus muscle)은 큰결절의 윗면(superior facet)에, 가시아래근(infra-spinatus muscle)은 큰결절의 중간면(middle facet)에, 작은원근(teres minor muscle)은 큰결절의 아랫면(inferior facet)에, 어깨밑근(subscapularis muscle)은 작은결절에 닿는다. 회전근개는 위팔뼈머리를 집는 것처럼 안정시키고 관절운동을 위한 받침점을 형성하고 있다.

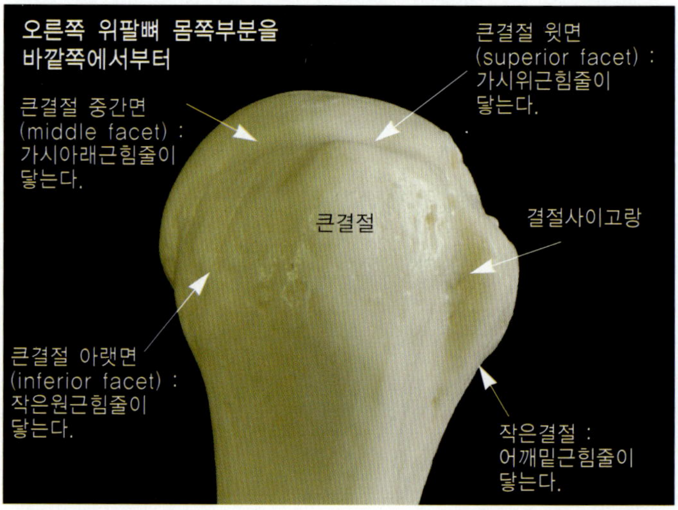

그림 3-3 어깨관절 자세와 긴갈래힘줄(장두건)이 활주하는 방향의 관계

그림은 어깨관절 자세를 변화시킴으로써 긴갈래힘줄의 활주방향이 어떻게 변화하는가를 나타낸 것이다. 긴갈래힘줄은 안쪽회전위치 · 벌림위치에서는 먼쪽으로 활주하고, 가쪽회전위치 · 모음위치에서는 몸쪽으로 활주한다. 즉 긴갈래힘줄은 가쪽회전 · 모음방향에서 긴장한다는 것을 알 수 있다.

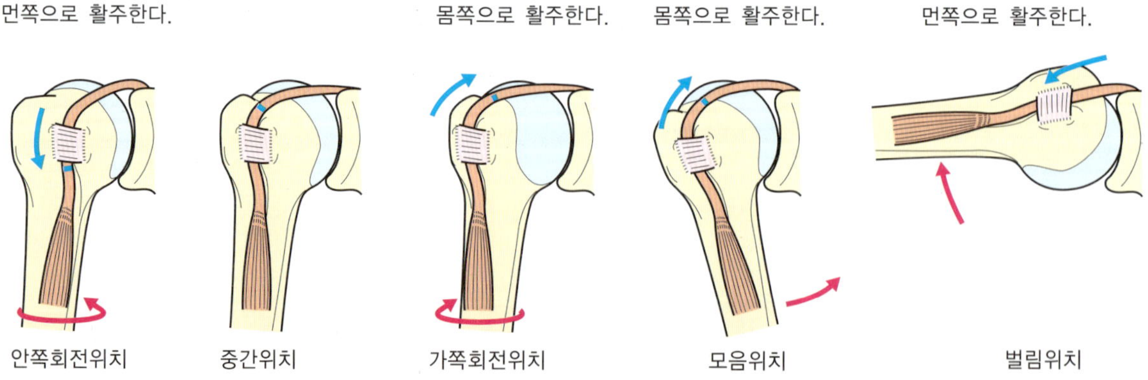

그림 3-4 회전자세와 큰 · 작은결절의 위치관계

큰결절 · 작은결절은 같은 위팔뼈에 있는 뼈 융기이기 때문에 위팔뼈의 운동에 부수하여 자신의 위치를 변화시킨다. 위팔뼈를 가쪽회전을 시키면 작은결절이 앞쪽에 위치하고 회전 중간위치에서는 결절사이고랑이 앞쪽에 위치한다. 또한 안쪽회전위치에서는 큰결절이 앞쪽에 위치한다.

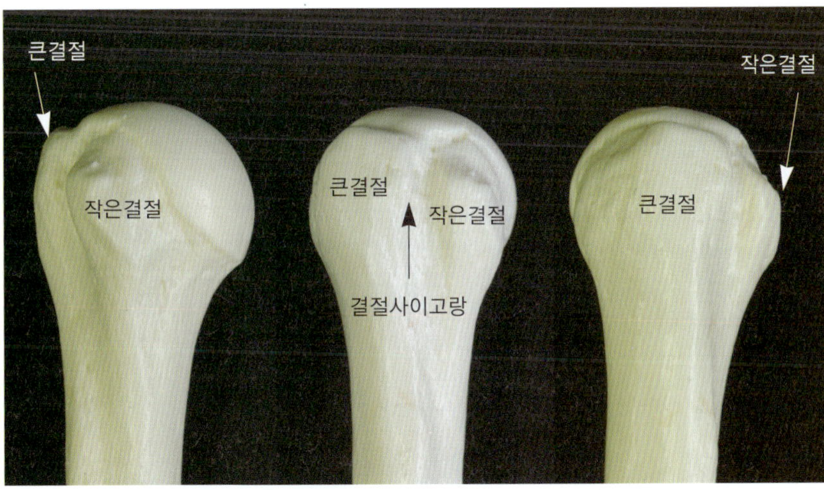

오른쪽 위팔뼈 몸쪽 (가쪽회전위치) | 오른쪽 위팔뼈 몸쪽 (중간위치) | 오른쪽 위팔뼈 몸쪽 (안쪽회전위치)

그림 3-5 결절사이고랑의 촉진①

피검자를 앉은 자세로 한다. 어깨관절을 아래로 늘어뜨린 자세에서는 부리돌기와 작은결절은 거의 같은 높이에 위치한다. 검사자는 부리돌기의 끝부분을 만지고 거기서부터 위팔뼈 장축에 직각으로 교차하는 선을 긋는다. 이 선 위에 작은결절 · 결절사이고랑 · 큰결절이 위치하여 있을 것이다.

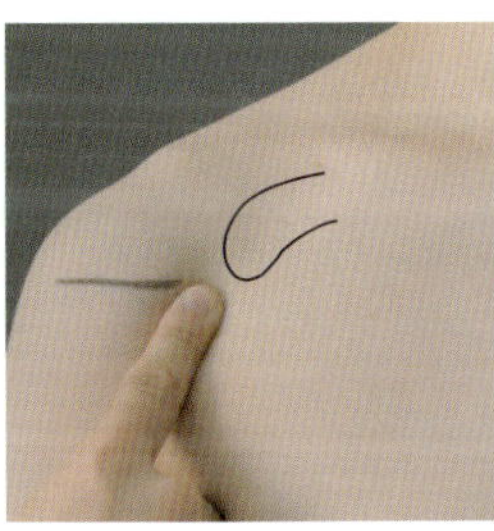

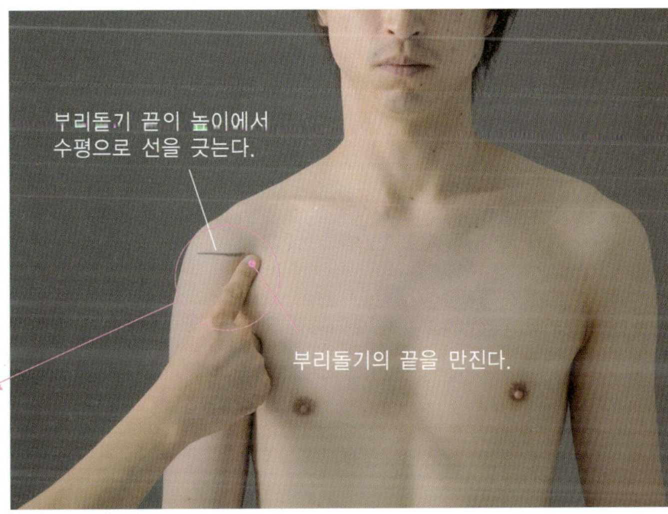

그림 3-6 결절사이고랑의 촉진②

피검자의 어깨관절을 아래로 늘어뜨린 자세 · 회전 중간위치로 한다. 팔꿉관절은 45° 정도 굽힘 위치에서 아래팔의 뒤침운동을 반복시킨다. 뒤침 운동에 의해서 일어나는 위팔두갈래근의 부풀어 오른 부분에 대해서 가쪽에서부터 손가락을 내고 그 수축을 몸쪽 방향으로 쫓아간다.

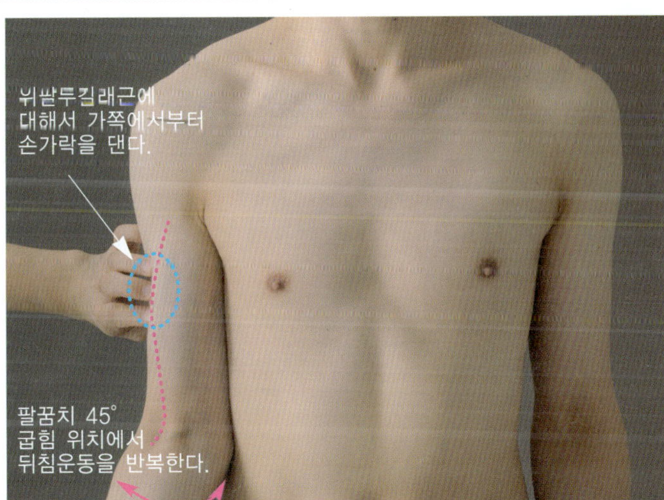

그림 3-7 결절사이고랑의 촉진③

위팔두갈래근긴갈래의 수축을 부리돌기의 높이에서 그은 선까지 좇아가면 결절사이고랑을 통과하는 긴갈래힘줄을 촉진할 수 있다. 그대로 뒤침 운동에 의해서 일어나는 긴갈래힘줄의 긴장을 만지면 회전근개성긴부분을 지나는 긴갈래힘줄을 확인할 수 있다.

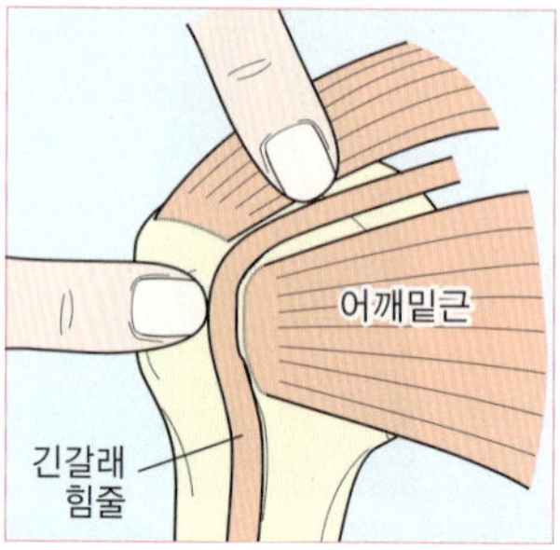

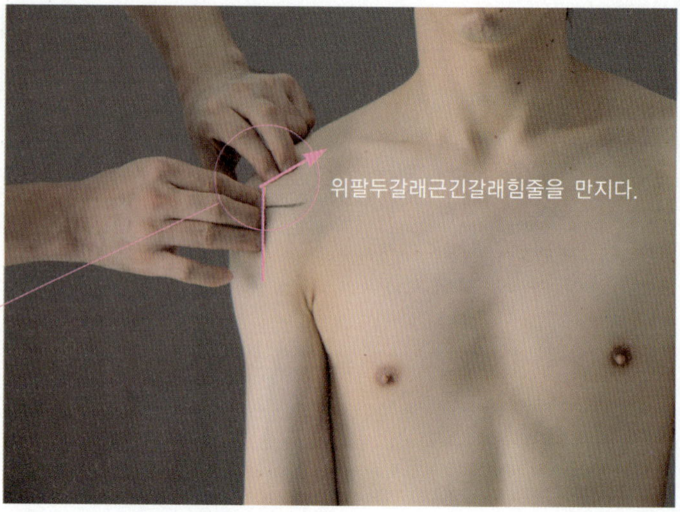

그림 3-8 작은결절의 촉진

작은결절의 촉진은 결절사이고랑에 손가락을 놓고 피검자의 어깨관절을 천천히 가쪽회전을 시킨다. 가쪽회전영역의 확대와 더불어 손가락의 아래를 작은결절이 통과하는 상태를 촉진할 수 있다. 그림은 최대 가쪽회전위치의 상태를 나타냈다. 이 자세에서는 손가락은 작은결절의 앞면을 만지고 있는 것이 된다.

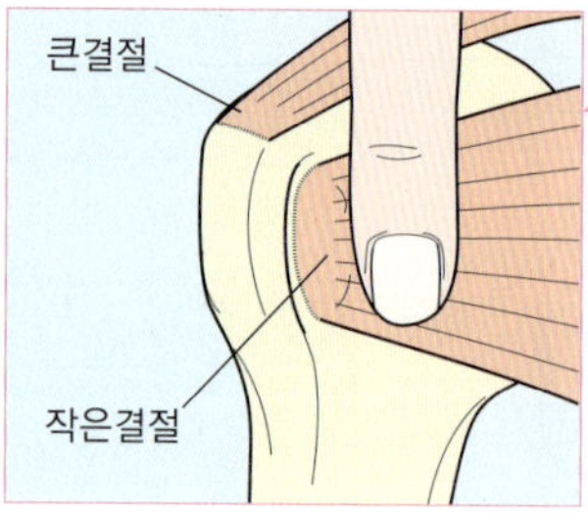

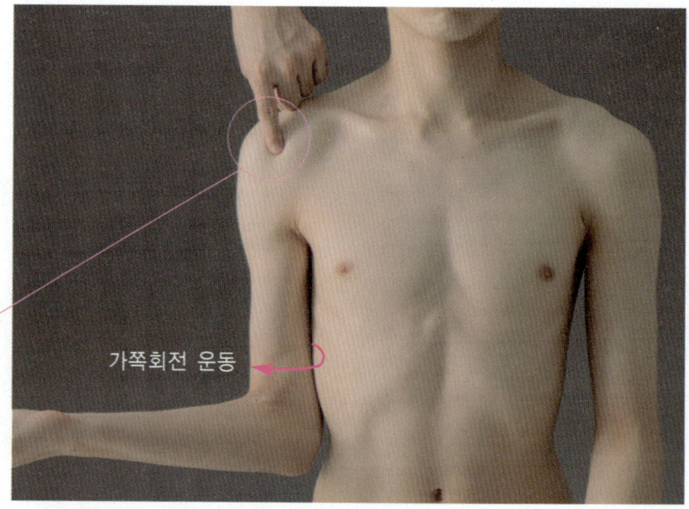

그림 3-9 큰결절의 촉진①

큰결절의 촉진도 작은결절과 마찬가지로 결절사이고랑에 손가락을 놓은 상태에서부터 시작한다. 피검자의 어깨관절을 천천히 안쪽회전을 시키면 손가락의 아래에 큰결절이 위치하는 상태를 촉진 수 있다.

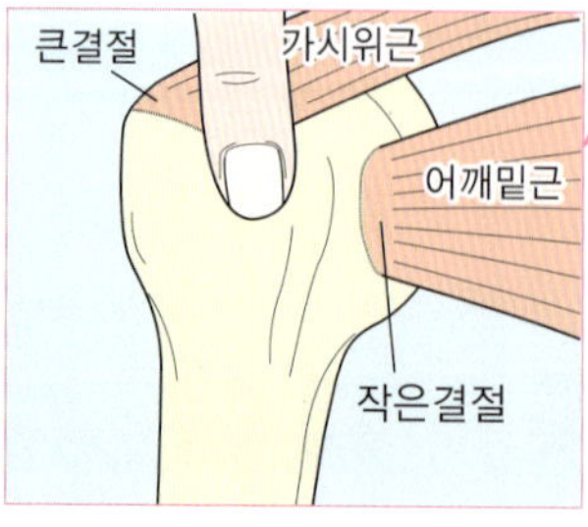

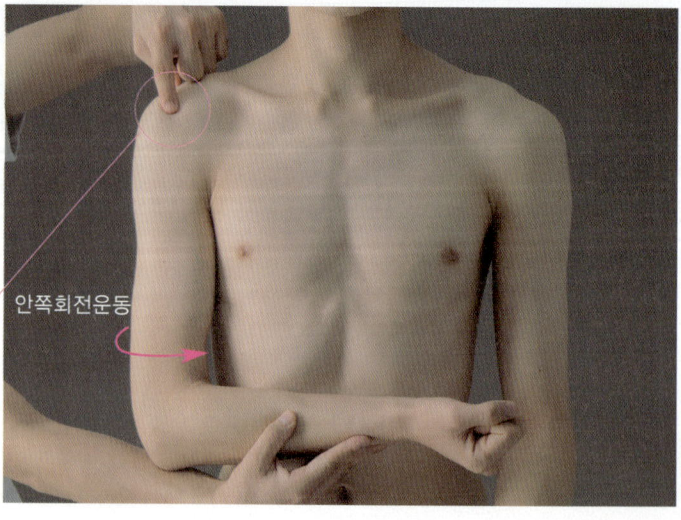

그림 3-10 큰결절의 촉진②

검사자는 어깨의 안쪽회전 · 가쪽회전을 반복시키면서 큰결절의 크기를 확인하고 큰결절의 앞쪽과 뒤쪽을 손가락으로 집는 것처럼 만지고 그 크기를 확인한다.

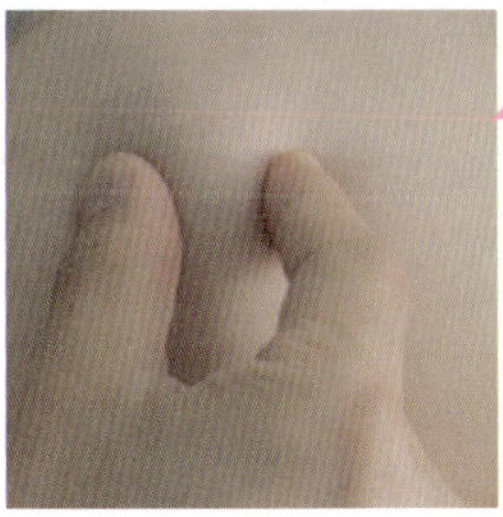

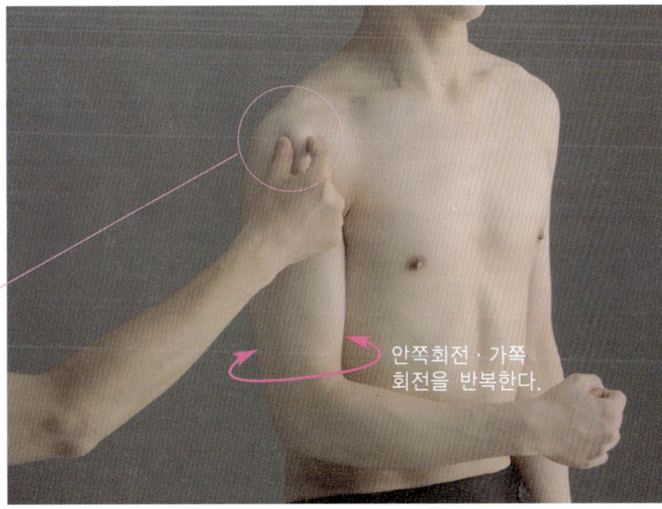

그림 3-11 큰결절의 윗면의 촉진

큰결절의 윗면(superior facet)의 촉진은 결절사이고랑을 확인한 후, 검사자의 손가락을 큰결절의 앞모서리(결절사이고랑 쪽)를 따라서 몸쪽으로 진행시키면 윗면으로 이행하는 부분에서 뼈 모서리가 급격하게 구부러지는 상태를 촉진할 수 있다. 구부러진 후 똑바로 뻗는 뼈 모서리가 윗면이다.

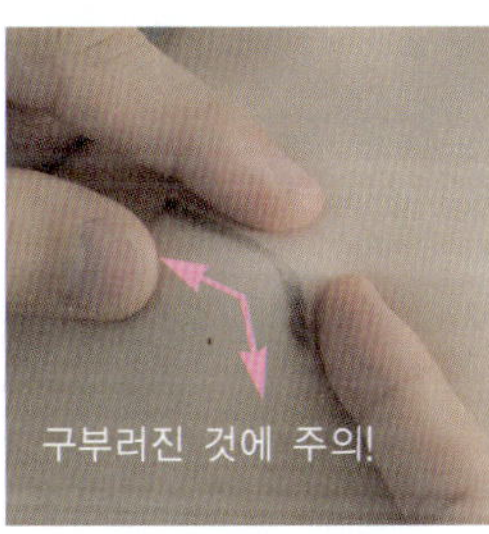

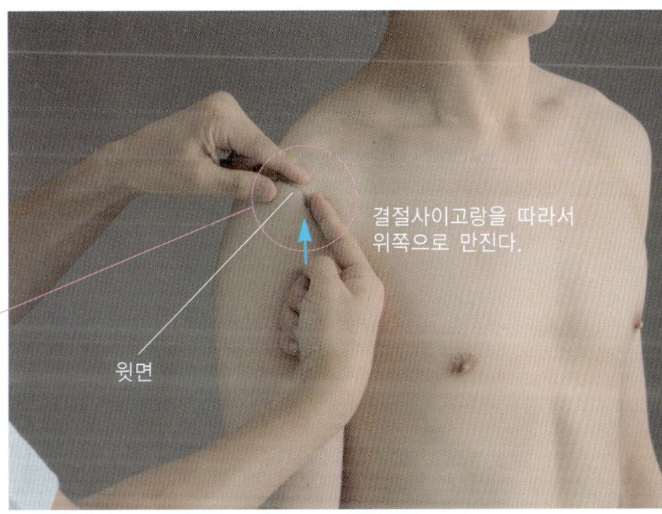

그림 3-12 큰결절의 중간면의 촉진

큰결절의 중간면의 촉진은 윗면의 뼈 모서리를 주의 깊고 세심하게 더듬어 가면 지붕을 타고 넘는 느낌으로 뼈 모서리가 굴절하는 부분이 만져진다. 이 부분이 윗면에서부터 중간 면으로 이행하는 부분이다. 이 이행부분을 넘어서 뻗는 뼈 모서리가 중간 면이다.

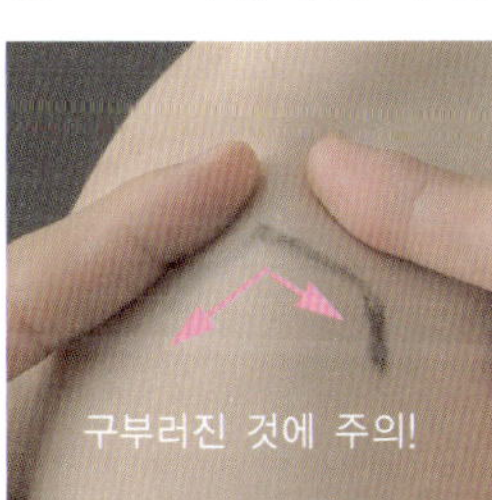

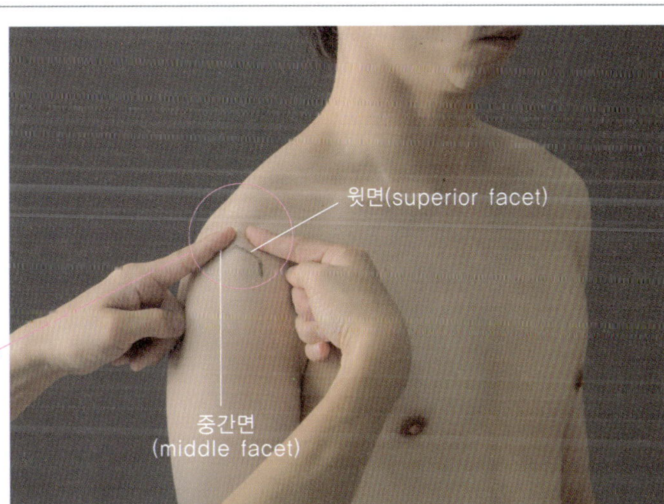

Skill Up

위팔두갈래근긴갈래힘줄염에 관찰되는 특징적인 초음파 영상

위팔두갈래근긴갈래힘줄염(상완이두근장두건염)에서는 결절사이고랑부분을 통과하는 긴갈래힘줄의 짧은 축 영상(이마단면)을 그려내면 긴갈래힘줄의 주위를 에워싸는 결절사이힘줄집(결절간활액초)에 수종이 괴기 때문에 힘줄 주위를 에워싸는 것처럼 낮은 에코(echo) 띠를 관찰할 수 있다. 또한 염증이 심한 시기에서는 결절사이고랑 내에 들어가는 앞위팔휘돌이동맥 유래의 가지가 혈관확장하고 있는 상태를 관찰할 수 있다.

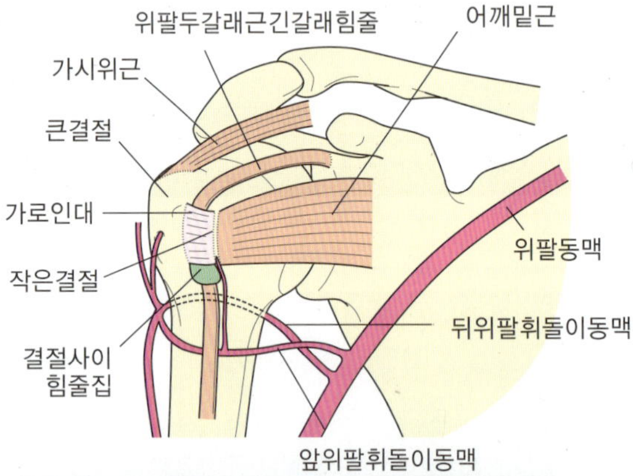

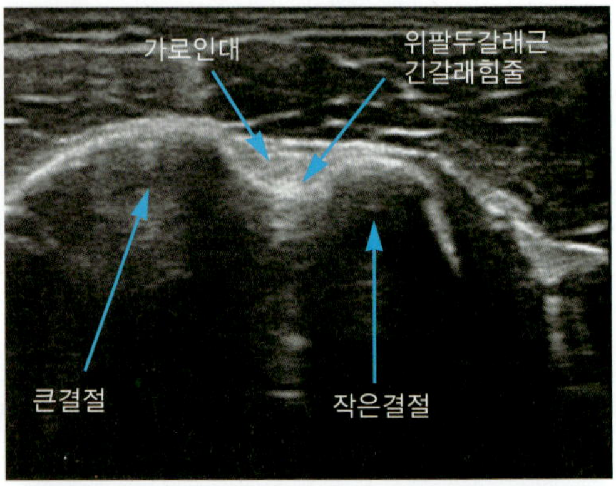

위팔두갈래근긴갈래힘줄 주위의 정상영상

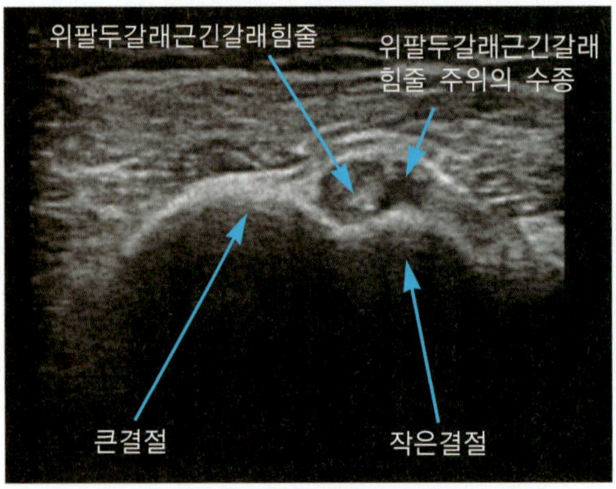

위필두갈래근긴갈래힘줄 주위의 수종

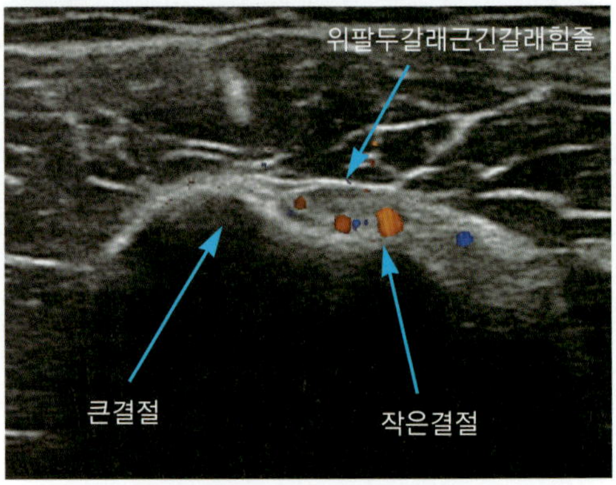

앞위팔휘돌이동맥에서부터
결절사이고랑으로 침입하는 혈관

painful arch sign

어깨밑부딪힘증후군에 관찰되는 특징적인 물리소견이다. 벌림 80~120°의 범위에서 통증을 호소하고 기타의 범위에서는 통증이 없다.

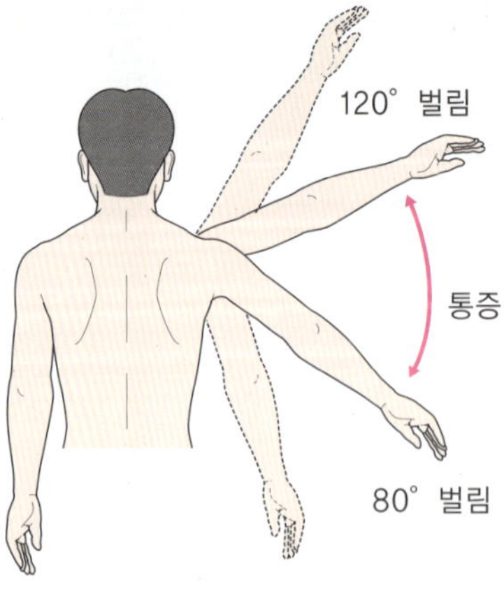

Yergason test

위팔두갈래근긴갈래힘줄의 이상을 조사하는 검사이다. 팔꿉관절을 90° 굽힘 위치에서 뒤침에 저항을 가하여 통증을 유발한다.

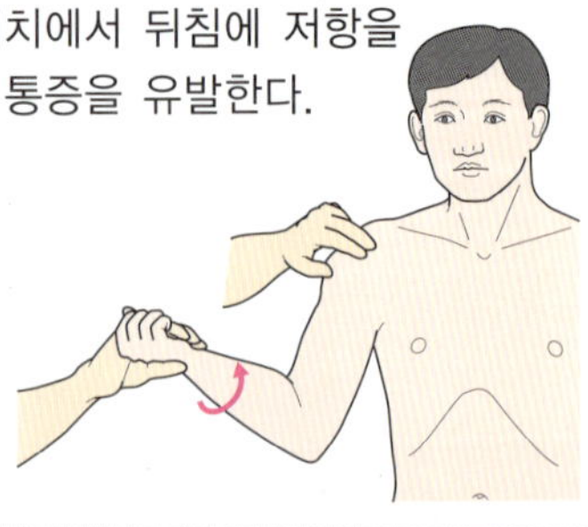

가쪽위관절융기(외측상과) lateral epicondyle
안쪽위관절융기(내측상과) medial epicondyle

해부학적 특징

- **가쪽위관절융기** : 위팔뼈 먼쪽 가쪽에 있는 뼈 융기이다.
  아래팔 폄근군, 가쪽곁인대의 이는곳(origin)이 된다.
- 가쪽위관절융기에 이르는 뼈몸통에서부터의 완만한 뼈 모서리는 가쪽관절융기위능선(외측과상능)이라 불린다. 여기에는 위팔노근(상완요골근)이나 긴노쪽손목폄근(장요측수근신근)이 부착한다.
- **안쪽위관절융기** : 위팔뼈 먼쪽 안쪽에 있는 뼈 융기이다.
  아래팔 굽힘근군, 안쪽곁인대의 이는곳이 된다.
- 안쪽위관절융기에 이르는 뼈몸통에서부터의 완만한 뼈 모서리는 안쪽관절융기위능선(내측과상능)이라 불린다.

임상과의 접점

- 가쪽위관절융기와 안쪽위관절융기를 통과하는 축이 팔꿉관절의 기본적인 굽힘/폄의 축이 된다.
- 일반적으로 일컬어지는 테니스팔꿉증(tennis elbow)은 가쪽위관절융기에 부착하는 근육군의 부착부염[**p.149 참조**]이다.
- 일반적으로 일컬어지는 야구팔꿈치(baseball elbow)는 안쪽위관절융기에 부착하는 근육군의 부착부염이다.
- 가쪽위관절융기, 안쪽위관절융기는 각종 팔 다리 길이 · 둘레길이 계측의 경계표가 된다.

관련되는 실환

- 위팔뼈가쪽위관절융기염, 위팔뼈안쪽위관절융기염, 가쪽곁인대 손상 · 안쪽곁인대 손상, 가쪽위관절융기 박리골절 · 안쪽위관절융기 박리골절 등.

그림 3-13 위팔뼈 먼쪽부위의 뼈 해부

위팔뼈의 먼쪽부위는 비교적 원기둥 형태를 한 뼈몸통(골간)부위에 비해 앞뒤로 얇고 편평하다. 안쪽관절융기(내측과), 가쪽관절융기(외측과) 각각의 가장 돌출한 뼈융기가 안쪽위관절융기, 가쪽위관절융기이다.

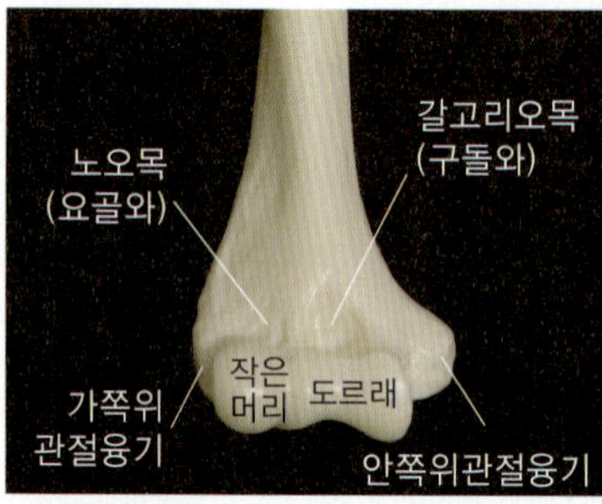

오른쪽 위팔뼈 먼쪽을 정면에서부터

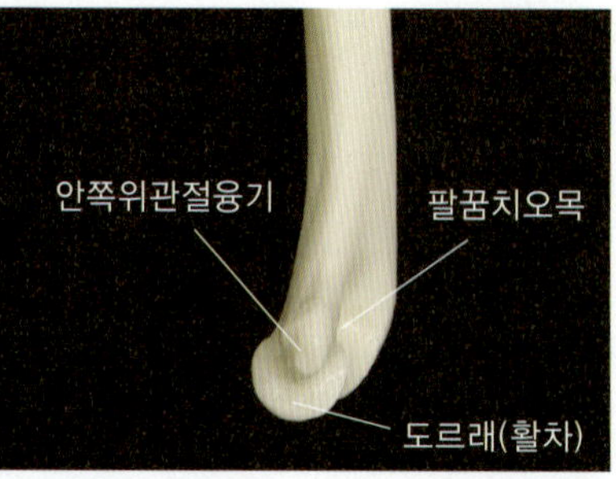

오른쪽 위팔뼈 먼쪽을 안쪽에서부터

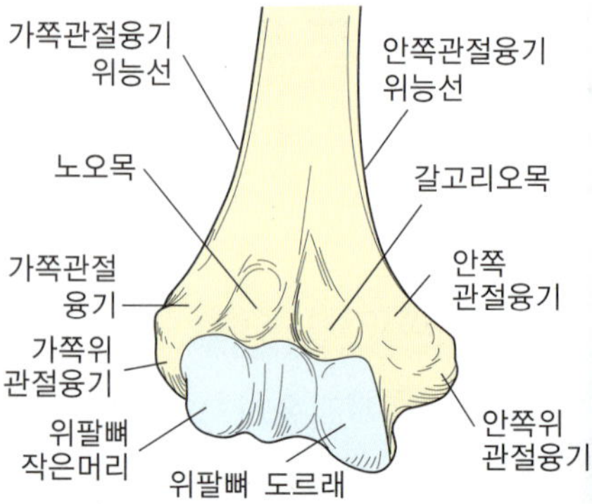

그림 3-14 Hüter line과 Hüter triangle

Hüter line이란 팔꿉관절 폄 위치에서 안쪽위관절융기와 가쪽위관절융기를 연결한 선 위에 팔꿈치머리(olecranon)가 위치하는 선을 말한다(그림 좌). Hüter triangle이란 팔꿉관절의 굽힘 위치 때에 안쪽위관절융기, 가쪽위관절융기, 팔꿈치머리 각각의 꼭짓점으로 구성되는 삼각형을 말한다(그림 우).

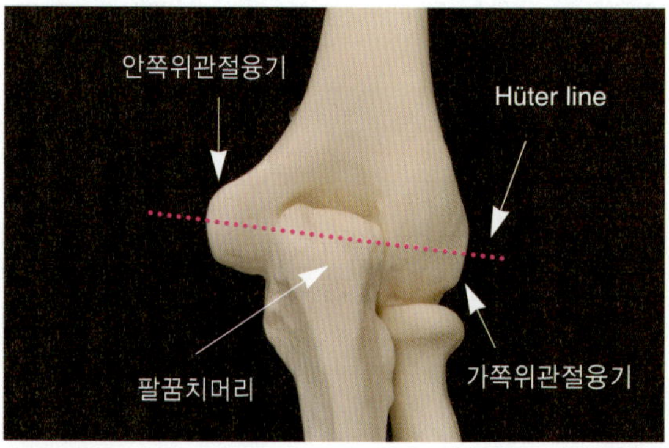

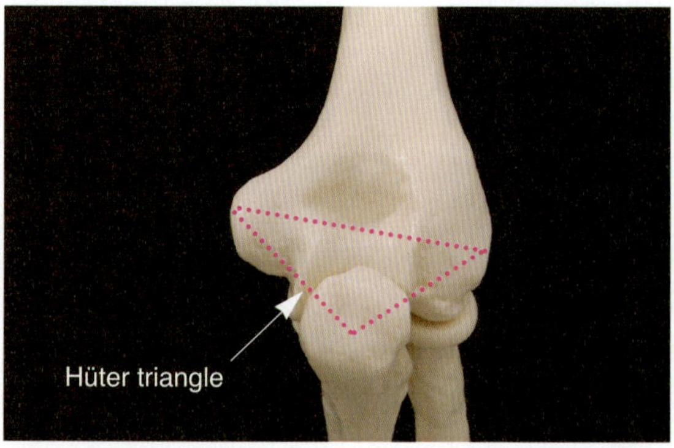

그림 3-15 안쪽관절융기위능선 · 가쪽관절융기위능선의 촉진

안쪽관절융기위능선 및 가쪽관절융기위능선의 촉진은 피검자를 앉은 자세로 하고 팔꿉관절을 90° 굽힌 자세에서 시행한다. 검사자는 엄지손가락과 가운데손가락을 사용하여 위팔뼈를 안쪽 · 가쪽에서부터 집듯이 만져간다. 그대로 먼쪽으로 만져가면 뼈몸통에서부터 서서히 끝쪽으로 갈수록 차차 펴지는 뼈 모서리를 확인할 수 있다. 이곳이 안쪽관절융기위능선 · 가쪽관절융기위능선이다.

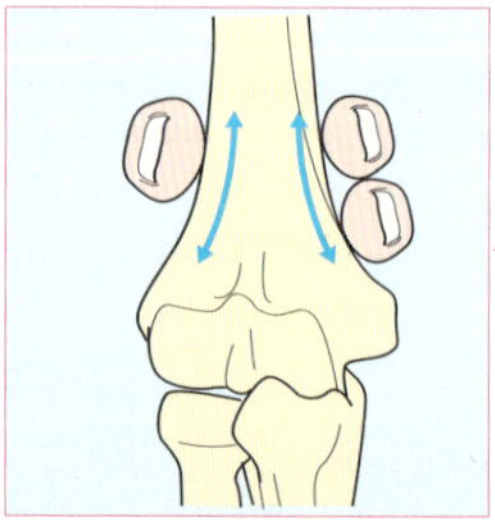

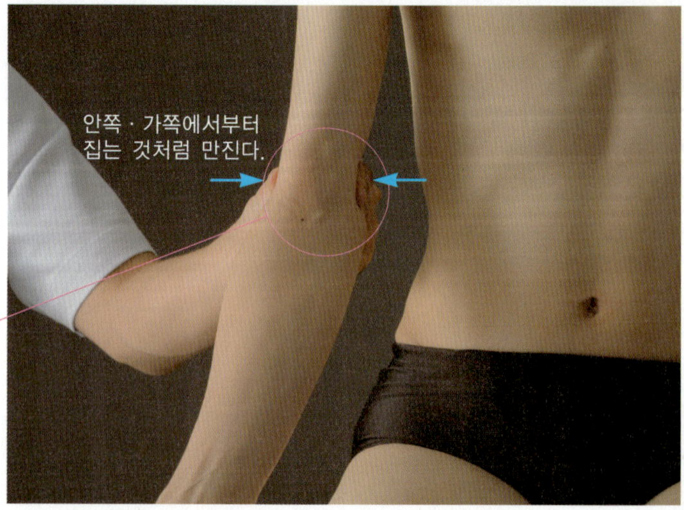

그림 3-16 안쪽위관절융기의 촉진①

안쪽위관절융기의 촉진은 위팔 먼쪽부분을 안쪽과 가쪽에서부터 집는 것처럼 가볍게 압박하고 안쪽에서 가장 돌출한 뼈융기를 만진다. 이것이 안쪽위관절융기이다.

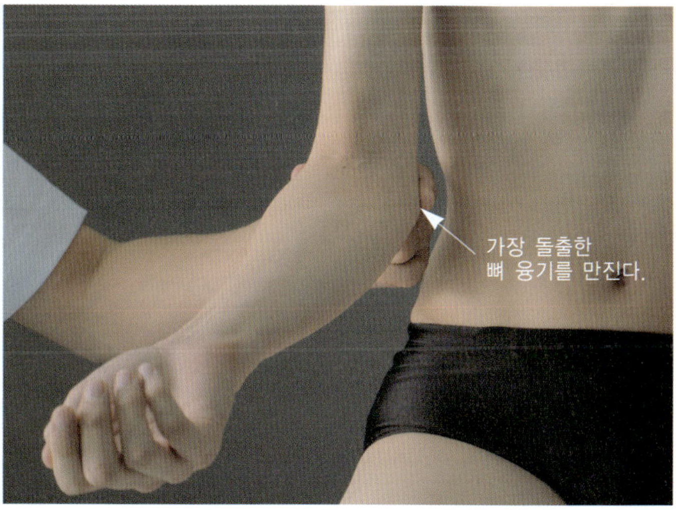

그림 3-17 안쪽위관절융기의 촉진②

안쪽위관절융기에 손가락을 대고 팔꿉관절의 굽힘/폄을 시행한다. 굽힘/폄 운동에 수반하여 촉지부위가 움직이지 않는 것을 확인한다. 손가락으로 가리키고 있는 부분이 안쪽위관절융기이다.

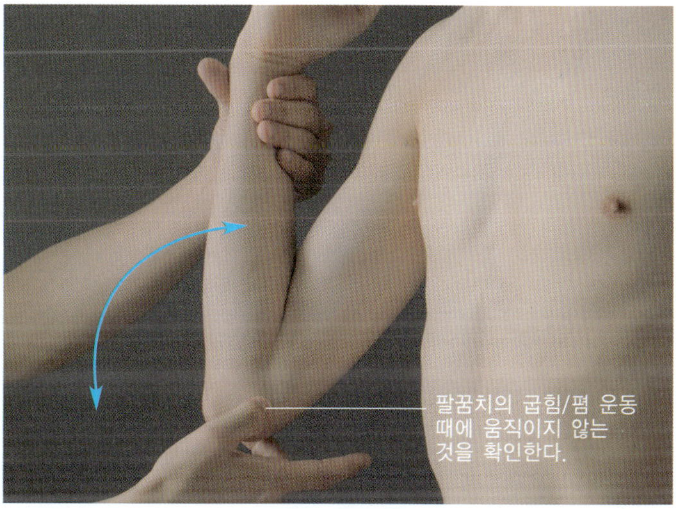

그림 3-18 가쪽위관절융기의 촉진①

가쪽위관절융기의 촉진은 위팔 먼쪽부위를 안쪽과 가쪽에서부터 집는 것처럼 가볍게 압박하여 가쪽에서 가장 돌출한 뼈융기를 만진다. 이것이 가쪽위관절융기이다.

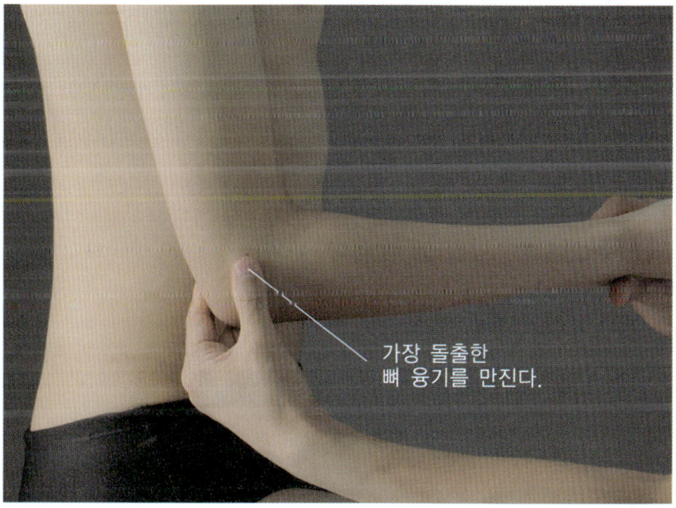

3 위팔뼈

그림 3-19 가쪽위관절융기의 촉진②

가쪽위관절융기에 손가락을 대고 아래팔의 엎침·뒤침 운동을 시행한다. 엎침·뒤침 운동에 수반하여 촉진부위가 움직이지 않는 것을 확인한다. 엎침·뒤침에 수반하여 촉진부위가 움직였을 때는 노뼈머리(요골두)이므로 조금 몸쪽을 탐색하면 좋다. 엄지손가락으로 가리키고 있는 부분이 가쪽위관절융기이다.

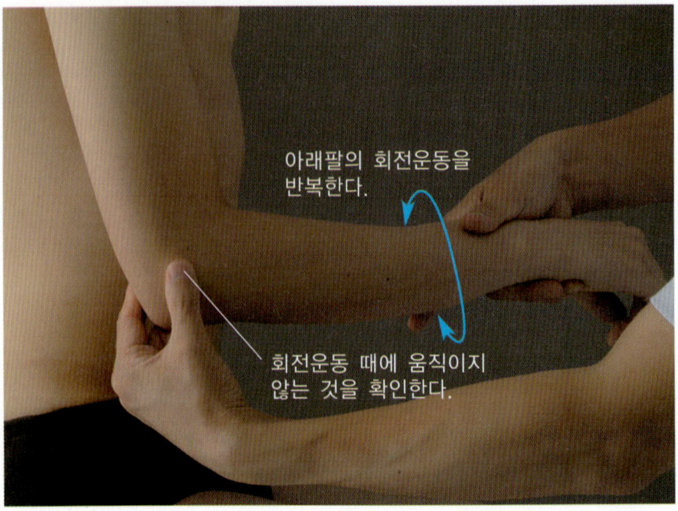

Skill Up 부착부염

근육이나 인대의 부착부에 가해지는 반복 스트레스가 원인으로 일어나는 만성외상의 하나이다. 팔에서는 부리돌기 이외에 위팔뼈가쪽위관절융기염, 위팔뼈안쪽위관절융기염, 다리에서는 아족염, 무릎인대염 등이 일상진료에서 많이 관찰된다.

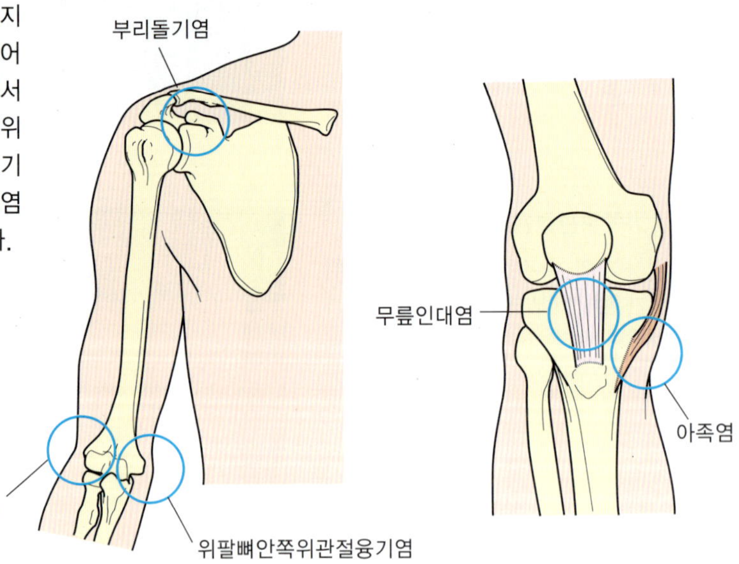

3 위팔뼈(상완골) (humerus)

위팔뼈작은머리(상완골소두) capitulum

해부학적 특징

- 위팔노관절(상완요골관절)의 몸쪽을 구성하는 연골이다.
- 형태는 돔 모양이고 관절면의 방향은 위팔뼈 장축에 대해서 90° 앞쪽을 향하고 있다.
- 위팔노관절의 적합성이 가장 좋은 것은 팔꿉관절 90° 굽힘 위치이다.
- 위팔뼈작은머리의 앞면에는 위팔근과 긴노쪽손목폄근이 위치한다. 그 폭의 비율은 작은머리 폭을 5로 하였을 때, 위팔근 3에 대해서 긴노쪽손목폄근이 2이다(그림 3-22).

임상과의 접점

- 투구장애 팔꿈치에서 가쪽에 통증이 있는 경우 위팔뼈작은머리의 연골장애가 의심된다.
- 팔꿉관절에서의 변형성팔꿉관절증으로의 진행은 작은머리를 비롯한 위팔노관절부터 선행되는 일이 많다.
- 작은머리와 노뼈머리(요골두)와의 관계는 형태적으로는 절구관절이며 위팔노관절은 회전운동에도 영향을 준다.

관련되는 질환

- 팔꿈치이단성골연골염, 변형성주관절증, 위팔뼈작은머리 골절 등

그림 3-20 위팔뼈 도르래와 작은머리

위팔뼈 먼쪽부위를 먼쪽에서부터 바라본 것을 나타냈다. 도르래는 앞쪽에서부터 뒤쪽에 걸쳐서 연골에 덮여있는 것에 반해서 작은머리는 위팔뼈의 배쪽(복측)에만 연골이 존재한다. 그 형태는 돔(dome) 모양이다.

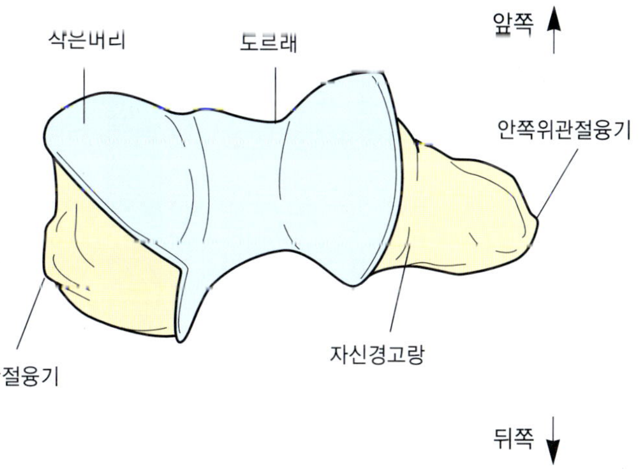

그림 3-21 위팔뼈작은머리의 특징

위팔뼈작은머리의 촉진에 대해서 뼈 표본으로 나타냈다.
작은머리는 위팔뼈 장축에 대해서 90° 앞쪽에 위치하기 때문에 팔꿉관절 폄 위치에서는 굽힘근이 방해가 되어 만지기 어렵다. 작은머리를 만지려면 노뼈머리에 등쪽 몸쪽에서부터 손가락을 대고 팔꿉관절의 굽힘과 함께 노뼈머리에서부터 손가락을 떼지 않도록 좇아가면 작은머리를 촉진할 수 있다.

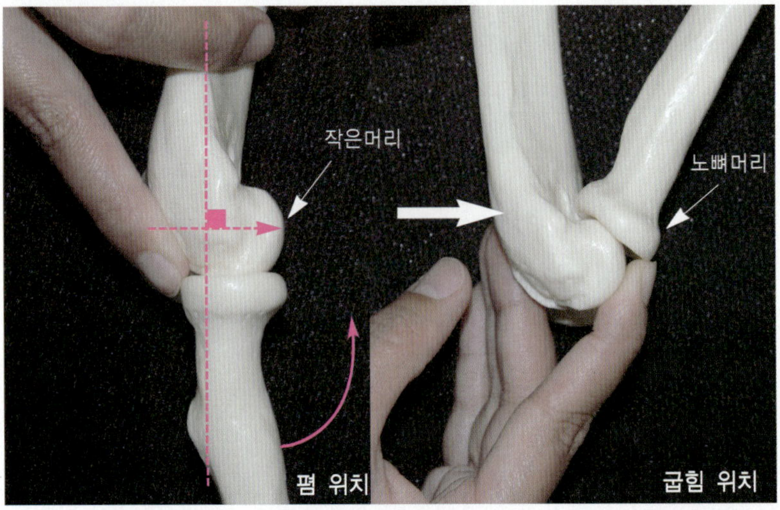

그림 3-22 위팔뼈작은머리 주변의 초음파 해부

위팔뼈작은머리 수준의 횡단영상을 에코로 나타냈다. 위팔뼈작은머리에 있는 관절주머니에는 위팔근과 긴노쪽손목폄근이 위치한다. 그 폭은 개인차가 있기는 하지만 평균하면 위팔근 3에 대해서 긴노쪽손목폄근 2의 비율이다.

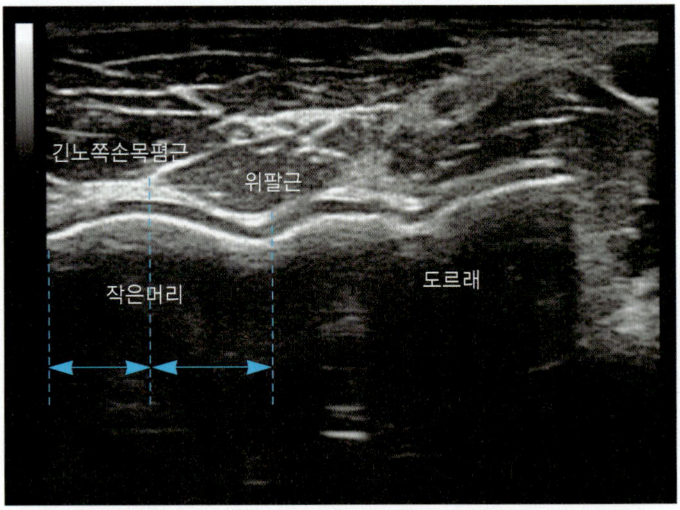

오른쪽 팔꿈치 : 작은머리 수준에서의 단축영상(횡단영상)

그림 3-23 위팔뼈작은머리의 촉진①

피검자를 앉은 자세로 한다. 검사자는 가쪽위관절융기를 확인한 후, 피검자의 팔꿉관절을 90° 굽힘 위치로 한다.

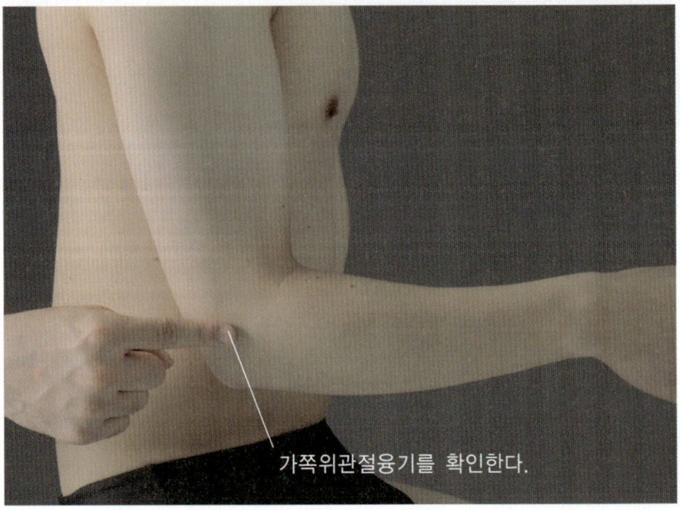

그림 3-24 위팔뼈작은머리의 촉진②

피검자의 아래팔의 엎침 · 뒤침 운동을 지시하면 가쪽위관절융기의 먼쪽에서 노뼈머리가 회전하는 상태를 확인할 수 있다. 검사자는 노뼈머리에 대해서 뒤쪽에서부터 손가락 끝을 댄다.

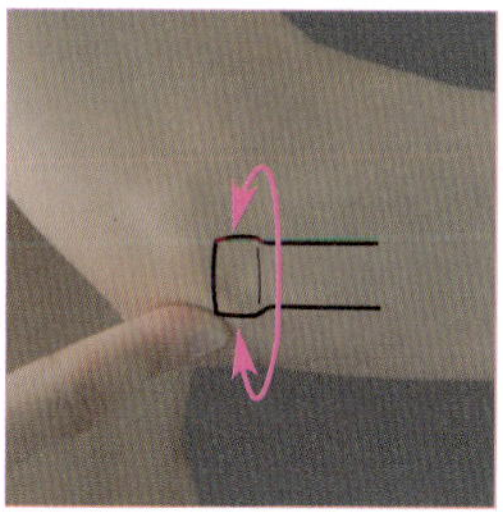

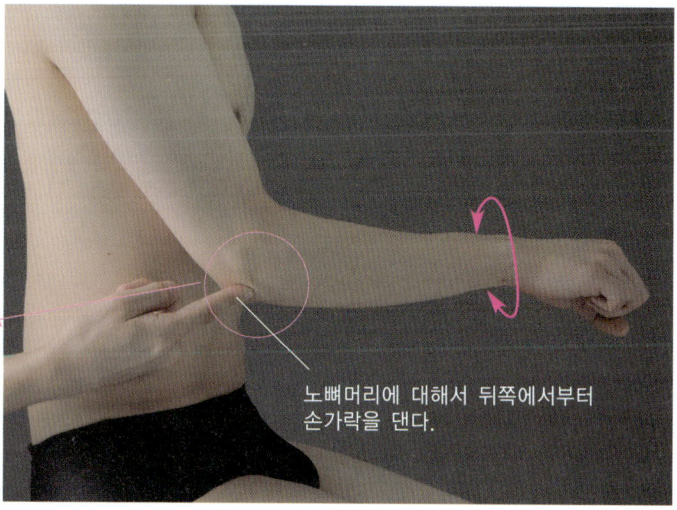

그림 3-25 위팔뼈작은머리의 촉진③

뒤쪽에서부터 노뼈머리에 접촉시킨 손가락을 떼지 않도록 서서히 팔꿉관절을 굽히게 한다. 굽힘 각도가 증가함과 더불어 검사자의 손가락은 필연적으로 작은머리 부분을 촉진하게 된다. 깊은 굽힘 위치에서는 돔 모양의 형태를 한 작은머리의 전체 형태를 촉진할 수 있다. 작은머리를 만진 채로 손가락을 움직여서 연골의 낮은 마찰감이나 가볍게 압박하여 연골 특유의 탄력성도 동시에 느끼면 좋다.

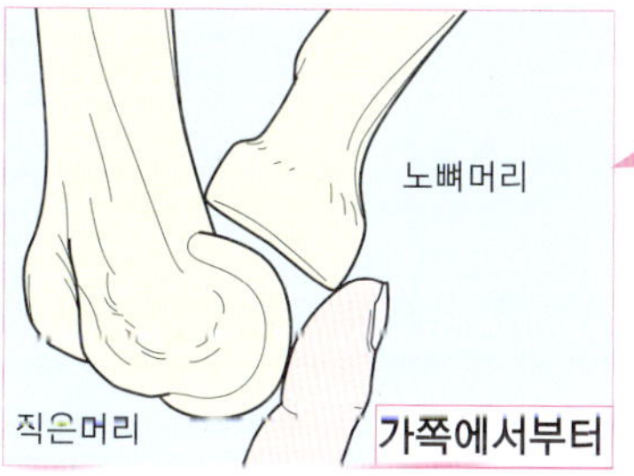

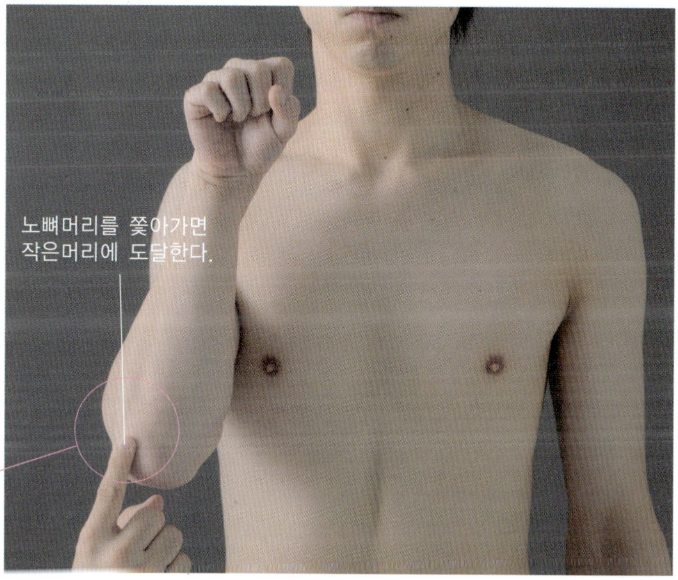

3 위팔뼈(상완골) (humerus)

팔꿈치오목(주두와) olecranon fossa
위팔뼈도르래(상완골활차) trochlea

해부학적 특징

- 팔꿈치오목은 위팔뼈의 먼쪽 등쪽에 있는 팬 곳을 말하며 팔꿉관절을 펼 때에 자뼈의 팔꿈치머리가 꼭 들어맞는 장소이다.
- 위팔뼈도르래는 실패모양을 한 연골이며 위팔자관절(상완척골관절)을 구성한다.
- 팔꿈치오목의 주위와 팔꿈치머리의 모서리에는 후방관절주머니가 덮이고 관절공간(관절강)이 형성된다.
- 관절공간 안에는 위팔자관절 · 위팔노관절 · 몸쪽노자관절 모두가 동일 관절공간 내에 포함된다.

임상과의 접점

- 팔꿈치오목에 증식한 뼈가시(골극)는 팔꿉관절 폄 제한의 원인이 되고 경우에 따라서는 관절성형술의 적응이 된다.
- 도르래의 중앙을 세로로 뻗는 중심고랑(중심구)은 크게 세 가지 유형이 있으며, 굽힘 때의 운동면을 규정한다.
- 도르래의 골절은 위팔자관절의 파탄을 의미한다. 이 골절에는 정확한 해부학적 정복과 함께 견고한 내고정을 시행하고 가급적 조기에 운동치료가 실시되지 않으면 팔꿉관절 기능장애가 반드시 발생한다.

관련되는 질환

- 변형성팔꿉관절증, 위팔뼈도르래 골절, 위팔뼈 관절융기위골절(과상골절), 외반팔꿉, 내반팔꿉 **[p.56 참조]**, 팔꿉관절 구축 등.

그림 3-26 팔꿈치오목과 위팔뼈도르래

위팔뼈 먼쪽부위를 등쪽에서부터 바라본 것을 나타냈다. 도르래의 몸쪽에는 팔꿉관절을 펼 때에 팔꿈치머리가 꼭 들어맞는 팔꿈치오목이 있다. 위팔뼈도르래에는 자뼈의 도르래 패임(활차절흔)이 적합하여 위팔자관절(상완척골관절)을 형성한다. 위팔자관절은 나선관절로 분류되고 굽힘 · 폄만을 시행하는 일축성 관절이다.

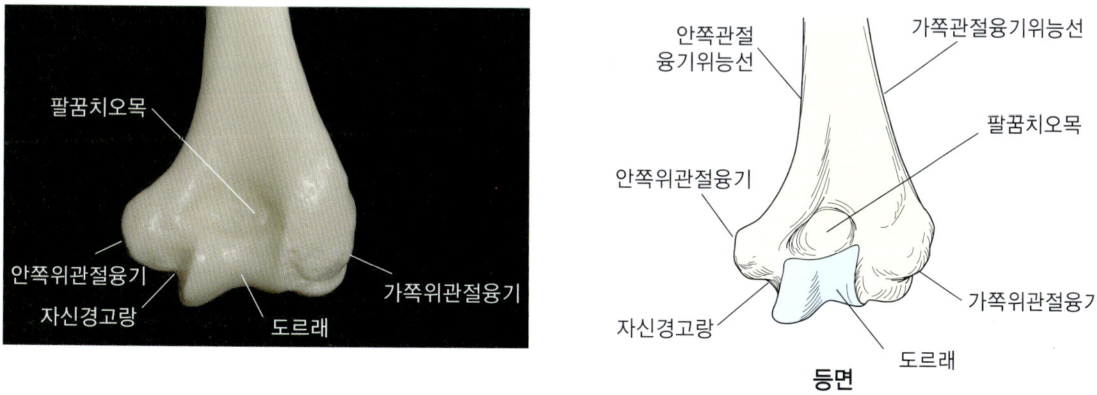

그림 3-27 위팔뼈 도르래의 특징

위팔뼈 도르래를 구성하는 연골은 앞쪽에서부터 뒤쪽에 걸쳐서 존재한다. 중앙이 움푹 팬 특징적인 형태를 하고 있다.

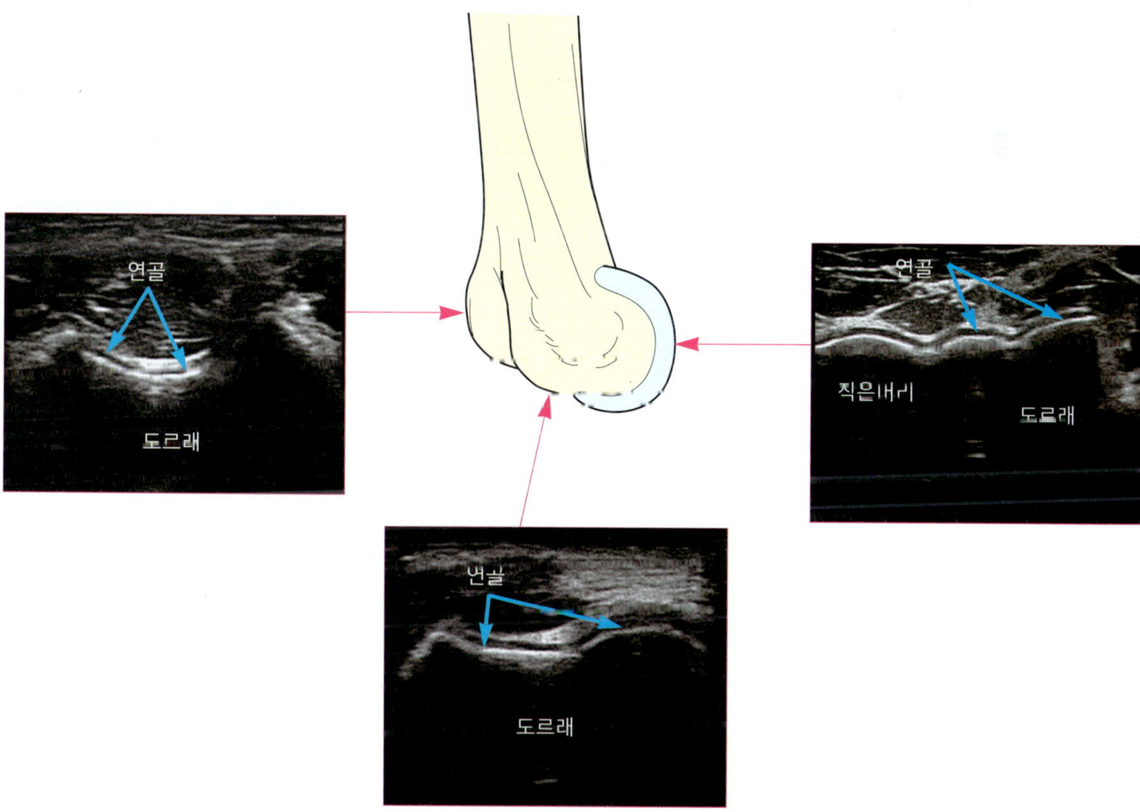

그림 3-28 **팔꿉관절 뒤쪽관절주머니의 부착부위**

팔꿉관절 뒤쪽에서부터 관절주머니가 부착하는 부위를 나타냈다. 팔꿈치오목의 주위와 팔꿈치머리의 모서리에는 관절주머니가 덮여있고 안쪽은 안쪽곁인대의 후방, 가쪽은 가쪽곁인대의 후방까지 넓게 부착하여 하나의 관절공간을 구성하고 있다.

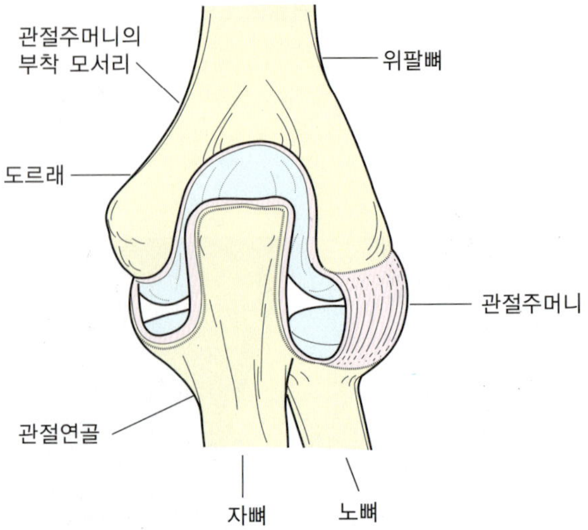

그림 3-29 **팔꿈치오목 주변의 초음파 해부**

팔꿉관절을 90° 정도 굽히면 팔꿈치머리 · 팔꿈치오목 · 위팔뼈도르래 · 지방체(fat pad)의 관계를 명료하게 관찰할 수 있다. 팔꿉관절을 폄으로써 팔꿈치오목에는 팔꿈치머리가 적합하지만 지방체는 팔꿈치머리로 밀려나가는 것처럼 몸쪽 뒤쪽으로 이동한다.

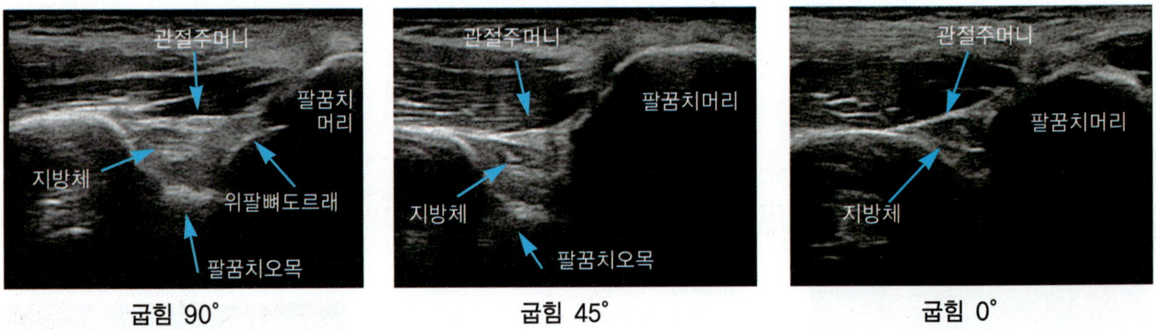

그림 3-30 **중심고랑의 뻗음과 굽힘 때의 아래팔 편위**

도르래 중앙에는 중심고랑이 있고 Kapandji는 그것이 뻗는 것을 크게 세 가지로 분류하고 있다. type I은 위팔뼈 장축에 일치한 중심고랑이고 굽힘에 의해서 아래팔과 위팔뼈가 일치한다. type II는 중심고랑이 외반방향으로 뻗고 굽힘에 의해서 아래팔은 위팔뼈의 바깥방향으로 편위한다. type III은 그 반대이고 위팔뼈에 대해서 안쪽 방향으로 편위한다. 이들은 나선관절 아니고는 없는 현상이다.

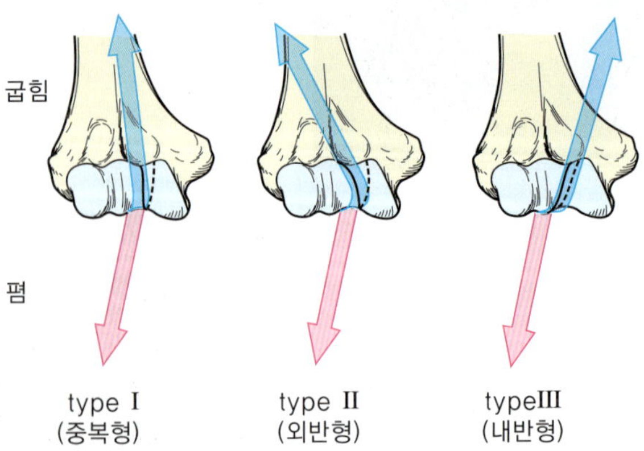

문헌 7)에서 변경

그림 3-31 팔꿈치오목의 촉진①

팔꿈치오목 및 도르래의 촉진은 앉은 자세에서 어깨관절을 90° 굽힘, 팔꿉관절을 폄 위치로 하여 팔꿈치머리를 확인한다. 손가락을 등쪽 몸쪽에서부터 팔꿈치머리에 대고 그 후 서서히 팔꿉관절을 굽히게 한다. 굽힘 운동에 수반하여 검사자의 손가락이 팔꿈치머리에서부터 떨어지지 않도록 주의한다.

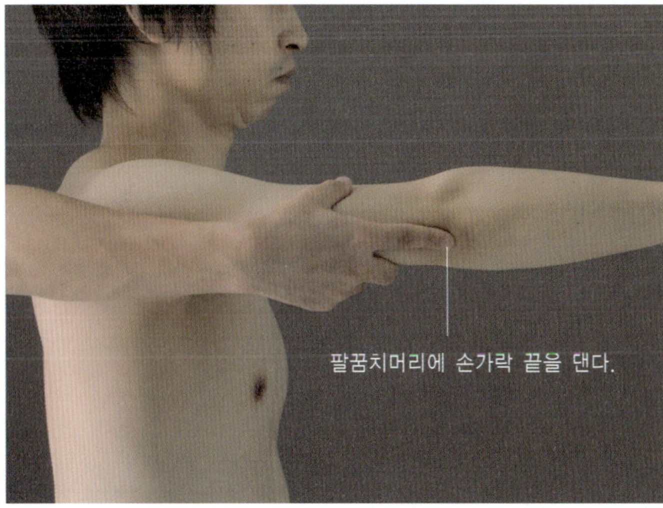

그림 3-32 팔꿈치오목의 촉진②

피검자의 팔꿉관절의 굽힘이 90°를 넘어선 부근에서 손가락을 위팔뼈를 향해서 가볍게 압박하면 팔꿈치오목의 팬 곳이 만져진다. 팔꿉관절 구축사례에서는 팔꿈치오목에 침착한 흉터조직이나 관절주머니의 뻣뻣함(stiffness)을 느낄 수 있다.

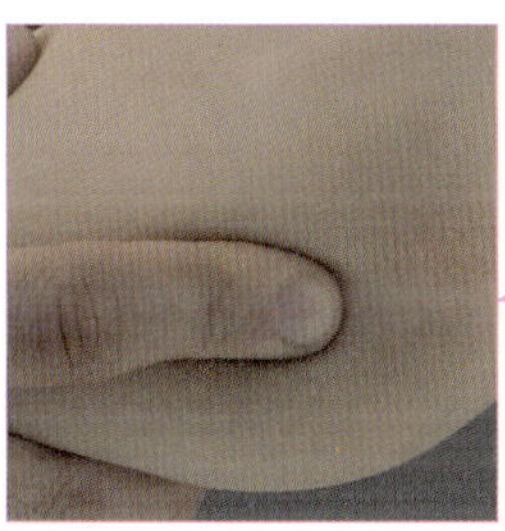

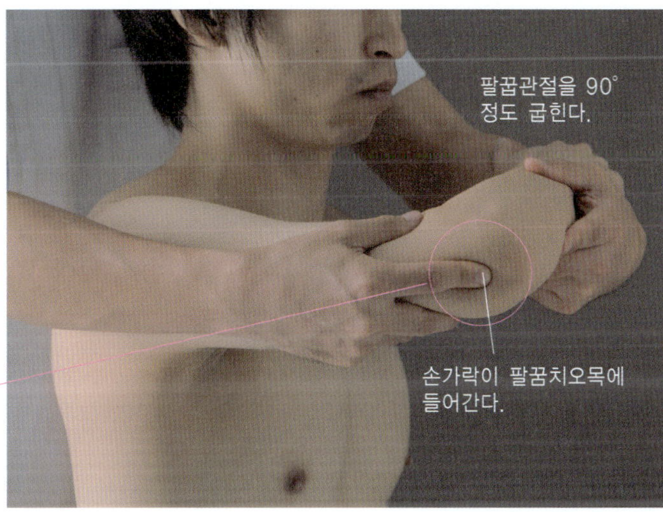

그림 3-33 위팔뼈도르래의 촉진①

피검자의 팔꿉관절을 거듭 굽히고 깊은 굽힘 위치까지 검사자의 손가락을 팔꿈치머리에 접촉한 채로 쫓아가면 위팔뼈도르래가 검사자의 손가락 아래에 위치한다.

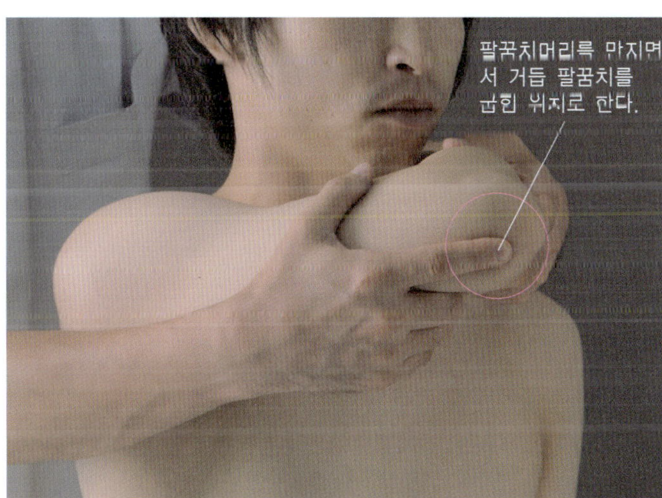

그림 3-34 **위팔뼈도르래의 촉진②**

검사자는 위팔뼈도르래를 만진 손가락을 가볍게 압박하면서 좌우로 흔들면 실패 모양을 한 도르래 특유의 형태를 확인할 수 있다. 또한 천천히 압박하면 연골 특유의 탄성을 느낄 수 있다.

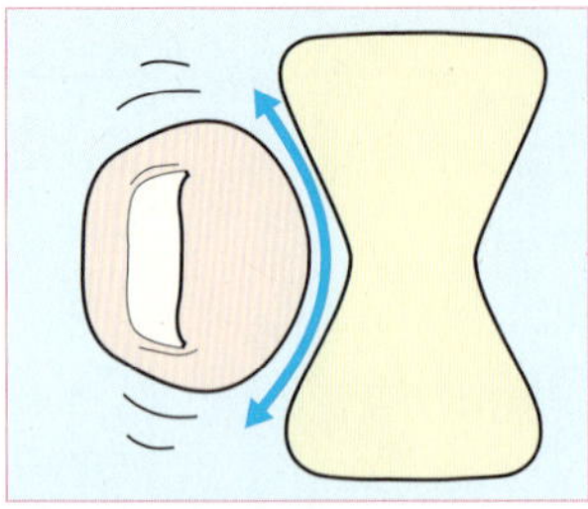

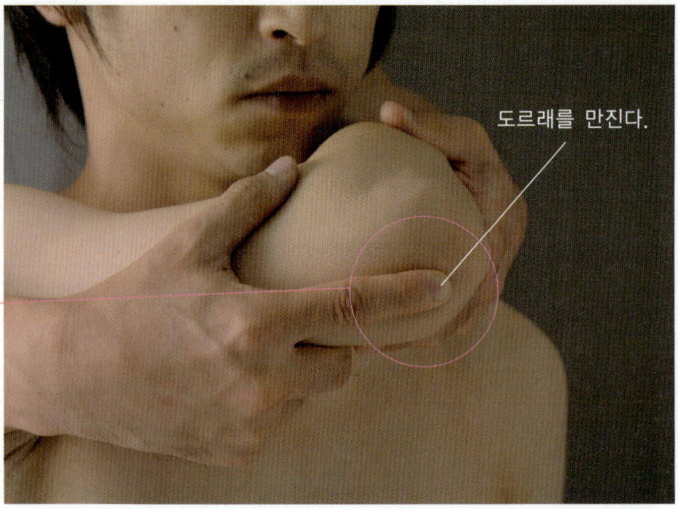

Skill Up carrying angle과 팔꿉관절 변형

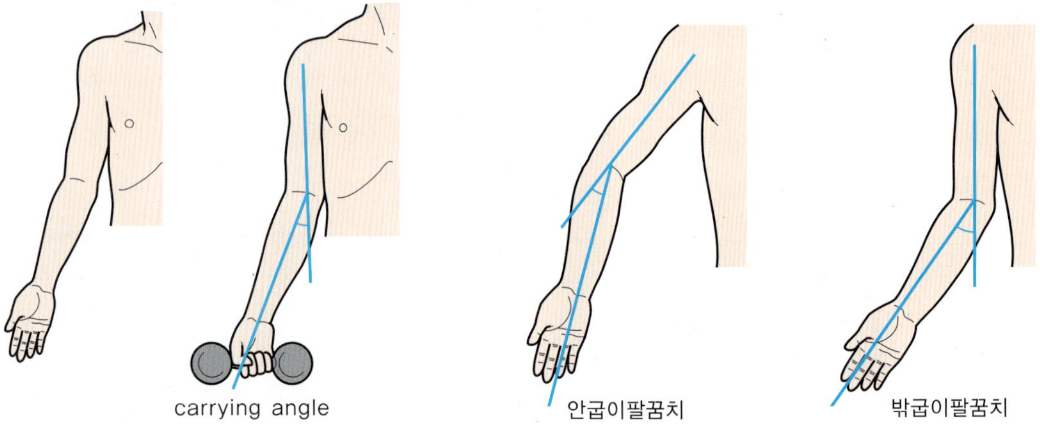

문헌 8)에서 변경

carrying angle(팔꿈치 운반 각도)

팔꿉관절을 완전히 폈을 때에 아래팔은 몸통에서부터 떨어져 외반위치를 나타내고 있다. 이때의 위팔 장축과 아래팔 장축에 의해서 이루는 각도를 carrying angle(팔꿈치 운반 각도)이라 부른다. 그림과 같이 무거운 것을 운반할 때에 외반각도가 명료해진다는 것으로부터 이름이 붙여졌다. 정상은 남성 5°, 여성 10~15° 이다.

안굽이팔꿈치(cubitus varus)

안굽이팔꿈치는 위팔뼈 관절융기위 골절(과상골절) 후의 회전변형이나 발육장애에 의해서 발병하는 일이 많고 carrying angle이 몸통에 접근하는 방향으로 변형한 팔꿉관절을 말한다.

밖굽이팔꿈치(cubitus valgus)

밖굽이팔꿈치는 위팔뼈 가쪽관절융기 골절(외과골절) 후의 발육장애에 의해서 발병하는 일이 많고 carrying angle이 몸통에서부터 더욱 떨어지는 방향으로 변형한 팔꿉관절을 말한다. 밖굽이팔꿈치에서는 지발성의 자신경마비에 주의가 필요하다.

자신경고랑(척골신경구) groove of ulnar nerve

해부학적 특징

- 위팔뼈 안쪽위관절융기의 후방에 있는 고랑이며 문자 그대로 자신경이 통과한다.
- 팔꿉관절 안쪽에서 자신경을 넣는 관을 팔꿉굴(주부관)이라 하고 안쪽위관절융기, 도르래의 안쪽모서리, fibrous band와 자쪽손목굽힘근(척측수근굴근)의 두 갈래로 구성된다.
- 팔꿉관절의 굽힘에 의해서 자신경은 긴장하고 폄에 의해서 이완한다.

임상과의 접점

- 팔꿉굴에서의 자신경의 포착성 신경장애를 총칭하여 팔꿉굴증후군이라 부른다.
- 팔꿉굴증후군의 검사방법에는 Tinel징후, 팔꿈치 굽힘 검사, 에가와 징후 등이 있고 임상에서 유용하다[**p.59 참조**].
- 자신경 포착(entrapment)의 원인으로서는 1차적 발병 이외에 변형성팔꿉관절증에 수반하는 뼈가시(골극)의 증식이나 팔꿉관절 뒤 안쪽부위의 흉터형성에 의한 신경의 활주장애 등 2차적 원인에 의한 것도 있다.
- 외상 후의 팔꿉관절 구축사례에서는 뒤 안쪽부분의 흉터에 의해서 자신경의 가동성이 저하하고 굽힘에 수반하는 자신경 증상이 출현하는 증상사례도 때때로 관찰된다.

관련되는 질환

- 팔꿉굴증후군, 변형성팔꿉관절증, 안쪽위관절융기 골절, 팔꿉관절 구축 등.

그림 3-35 자신경고랑 주변의 해부

그림은 자신경이 자신경고랑을 통과하는 모양을 팔꿉관절 전방에서부터의 투영도로 나타낸 것이다. 안쪽위관절융기와 도르래의 사이를 통과 후 깊은손가락굽힘근, 자쪽손목굽힘근에 가지를 낸다. 자신경은 팔꿉관절보다 몸쪽에서는 근육에 대한 가지를 내지 않는다.

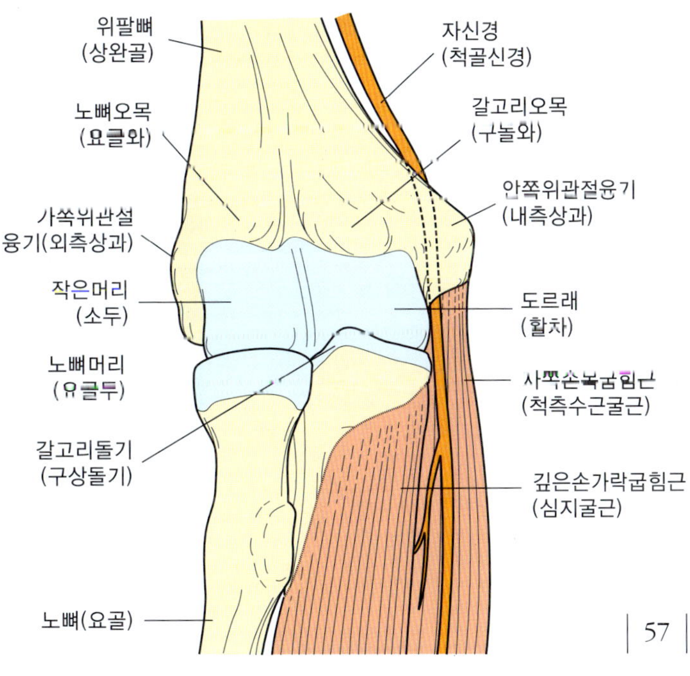

그림 3-36 팔꿉굴의 해부

자신경은 fibrous band와 자쪽손목굽힘근의 두 갈래에 의해서 구성되는 팔꿉굴을 통과하여 말초로 뻗는다. 이 부위는 자신경마비의 가장 많은 포착(entrapment)점이 된다.

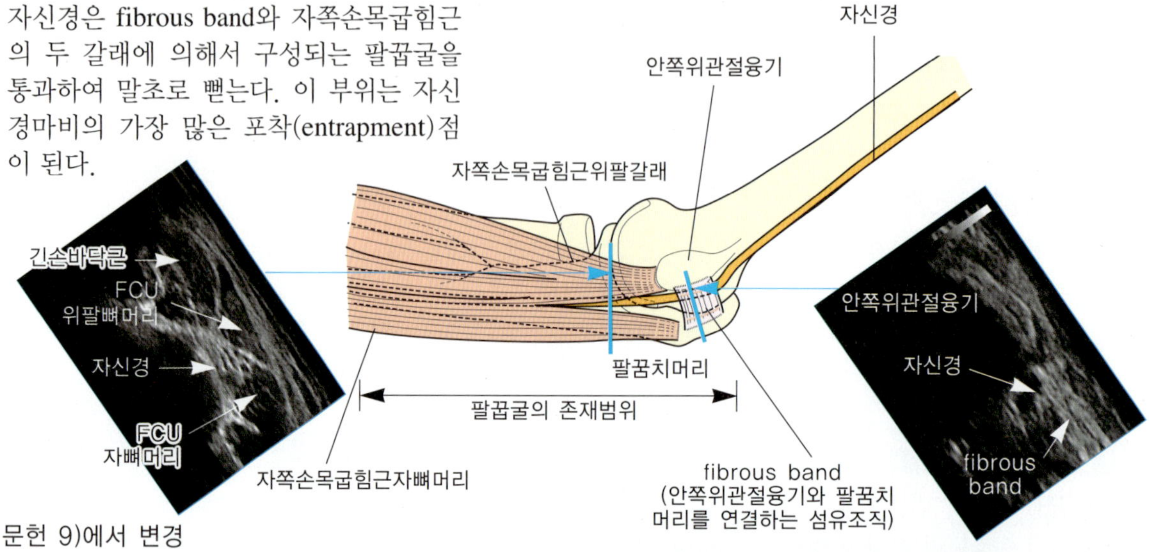

문헌 9)에서 변경

그림 3-37 자신경고랑의 촉진

자신경고랑의 촉진은 피검자를 앉은 자세로 한다. 안쪽위관절융기와 팔꿈치머리를 확인한 후 양 뼈 지표 사이에 있는 팬 곳을 따라서 만지면 파스타모양으로 몽실몽실한 자신경을 촉진할 수 있다. 이 자신경이 통과하고 있는 팬 곳이 자신경고랑이다.

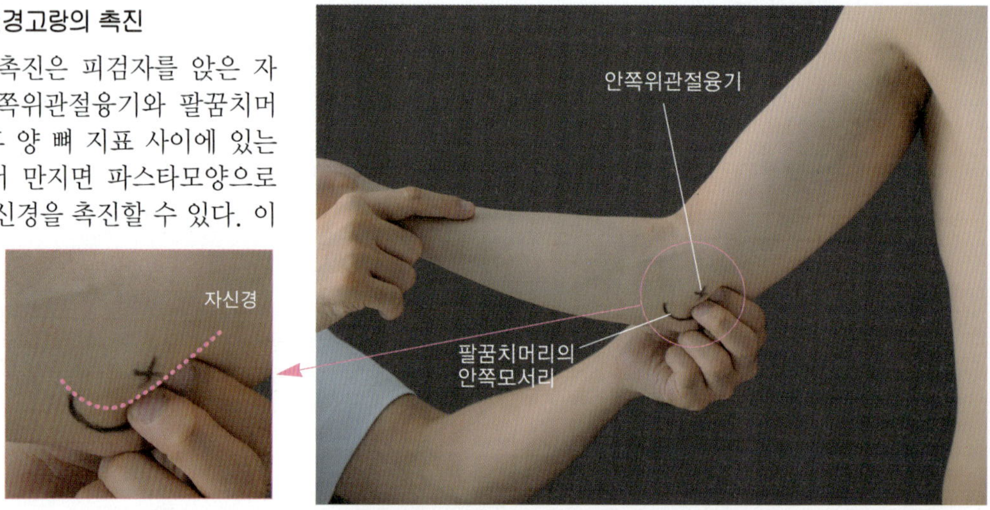

그림 3-38 자신경의 촉진

자신경이 확인되면 신경을 접촉한 채로 천천히 팔꿉관절을 굽혀본다. 팔꿉관절의 굽힘과 동시에 자신경의 긴장이 높아지는 상황을 촉진한다. 사례에 따라서는 팔꿉관절의 굽힘에 수반하여 자신경이 앞쪽으로 부분 탈구하는 상황이 만져지는 일도 있다.

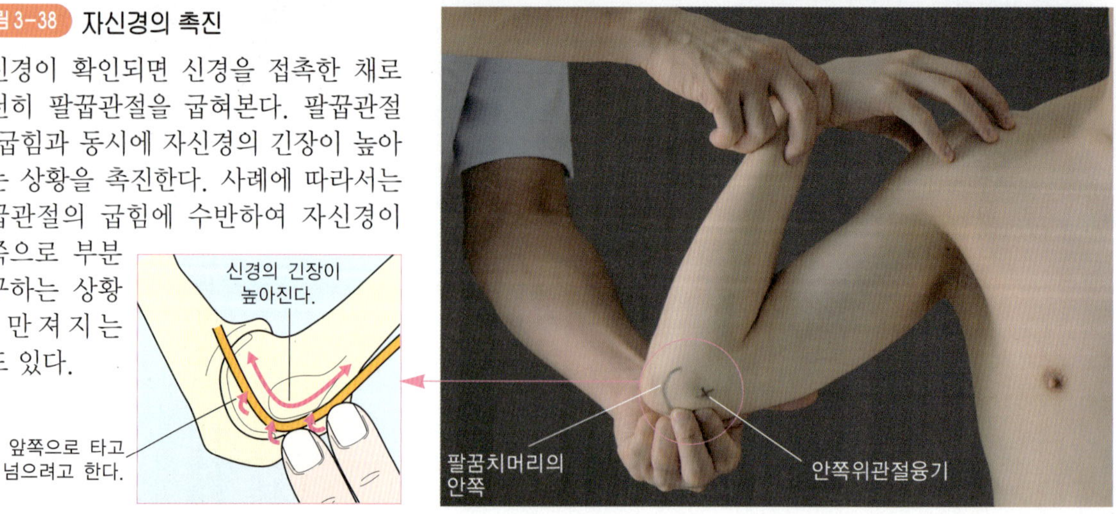

Skill Up 팔꿉굴증후군의 검사방법

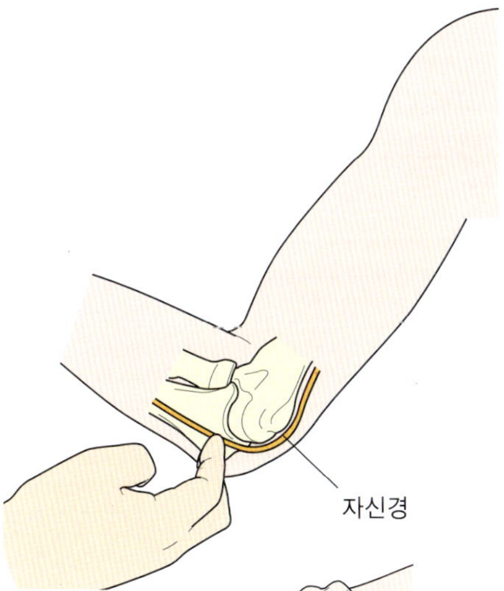

Tinel징후

- 팔꿉굴에서 자신경이 뻗는 것을 확인하면 그것을 따라서 가볍게 두드린다.
- 두드림에 수반하여 아래팔에서부터 손의 자신경 영역에서 방산통, 마비가 인지되면 양성이다.
- Tinel징후는 자신경 만이 아니라 각 신경마비의 회복 정도의 파악에도 이용되는 중요한 소견이다.

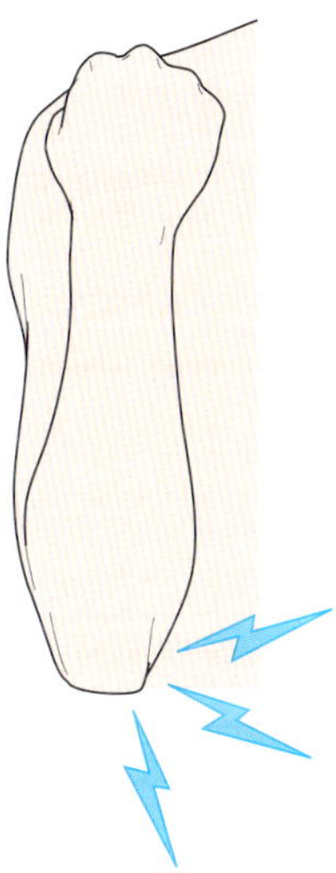

팔꿈치 굽힘 검사(elbow flexion test)

- 팔꿈치의 능동 굽힘을 하고 잠시 그 자세를 유지시킨다. 자신경에 대해서 팔꿉관절 굽힘에 수반하는 견인, Osborne인대 등에 의한 압박을 지속적으로 가힘으로써 증상을 유발시킨다.
- 일반적으로 굽힌 다음에 30초 이내에 자신경 영역에 마비, 지각둔마 등이 발생하면 양성으로 한다.

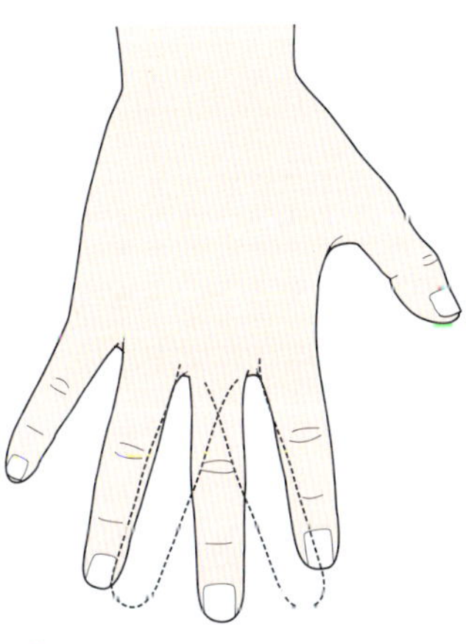

에가와 징후

- 손바닥을 벌린 상태에서 책상에 놓고 가운데손가락을 능동적으로 펴게 한다. 그 후 가운데손가락을 집게손가락, 반지손가락에 접촉시키도록 반복해서 능동운동을 시킨다.
- 가운데손가락 끝의 능동적 운동범위가 4㎝ 이하, 좌우비율이 70% 이하, 수동 벌림 거리가 50% 이하인 경우를 양성으로 한다.
- 팔꿉굴증후군 등의 자신경마비가 있으면 손안의 근육(수내근)마비가 일어나고 있기 때문에 원활하게 움직일 수 없다.
- 뼈사이근(골간근)의 위축이 일어나 있지 않는 초기의 증상사례에서도 양성으로 되기 쉬우며 자신경마비의 조기발견에 유용하다.

문헌 10)에서

4 노뼈(요골) (radius)

노뼈머리(요골두) radial head
위팔노관절(상완요골관절) humero-radial joint
몸쪽노자관절(근위요골척골관절) proximal radio-ulnar joint

해부학적 특징

- **노뼈머리** : 노뼈 몸쪽 끝에 있는 부푼 곳을 말한다.
  몸쪽 끝은 연골을 갖고 위팔뼈작은머리와 위팔노관절을 형성한다.
  자뼈의 노패임(요골절흔)과 몸쪽노자관절을 형성한다.
- 위팔노관절은 형태상 절구관절이지만 곁인대의 영향에 의해서 굽힘 · 폄과 회전의 운동에 관여한다.
- 노뼈머리의 주위는 노뼈머리띠인대(요골윤상인대)에 의해서 에워싸여 있다.
- 몸쪽노자관절에서는 노뼈머리는 고리인대(윤상인대) 안에서 회전하는 spin movement를 시행한다.

임상과의 접점

- 자뼈 뼈몸통부위 골절에 노뼈머리가 탈구한 복합외상을 Monteggia골절이라 부른다[**p.63 참조**].
- 안쪽곁인대(내측측부인대) 손상의 증상사례에서는 팔꿉관절에 강력한 외반력이 작용하고 있기 때문에 인대손상에 그치지 않고 노뼈머리 골절이 합병하는 일이 있으므로 주의가 필요하다.
- 아래팔의 회전운동은 몸쪽노자관절에서의 spin movement와 먼쪽노자관절에서의 wiper movement가 협동적으로 작용하여 달성된다.
- 아래팔의 회전 장애를 나타내는 증상사례에서는 노뼈머리의 운동을 제한하는 노뼈머리띠인대나 가쪽곁인대에서의 유착 · 흉터화가 원인이 된다.

관련되는 질환

- 노뼈머리 골절, Monteggia 골절, 몸쪽노자관절 탈구, 변형성팔꿉관절증, 아래팔 회전구축 등.

그림 4-1 노뼈머리의 주변해부

그림은 팔꿉관절을 가쪽에서 본 것이다. 노뼈머리는 몸쪽에서 위팔노관절, 안쪽에서 몸쪽노자관절을 형성한다. 촉진에 있어서 가쪽위관절융기와 노뼈머리는 착각하기 쉬우므로 주의가 필요하다.

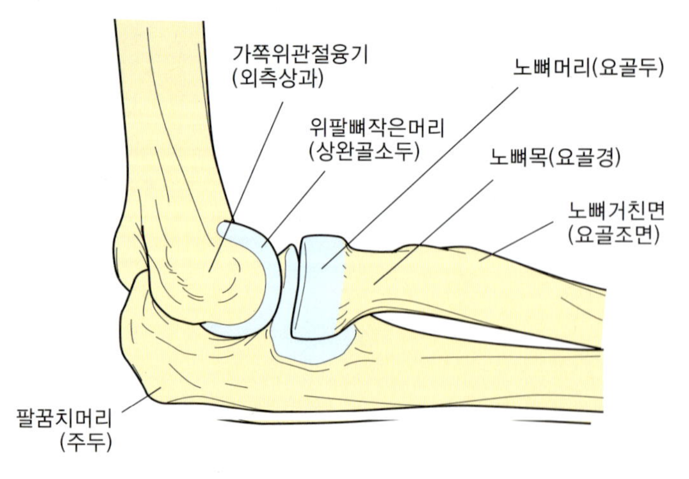

그림 4-2 아래팔 회전운동의 구조

아래팔의 회전운동은 몸쪽 및 먼쪽노자관절에 의해서 수행된다. 노뼈머리의 중심과 자뼈머리의 중심을 연결하는 선이 운동축이 된다. 몸쪽에서는 노뼈머리의 spin movement, 먼쪽에서는 노뼈의 wiper movement에 의해서 아래팔의 회전이 가능해진다.

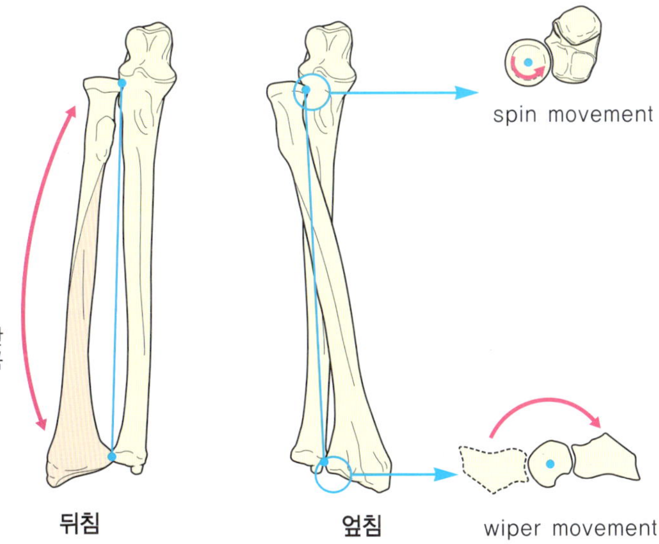

그림 4-3 노뼈머리(표본)

노뼈머리는 가쪽위관절융기의 손가락의 약 하나 폭 먼쪽에 위치한다. 체표에서 느끼는 돌출의 정도는 노뼈머리와 가쪽위관절융기에서 거의 변화가 없으므로 주의 깊은 촉진이 필요하다. 위팔노관절은 노뼈머리를 촉진 후 몸쪽에 손가락을 이동시킨 편이 확인하기 쉽다.

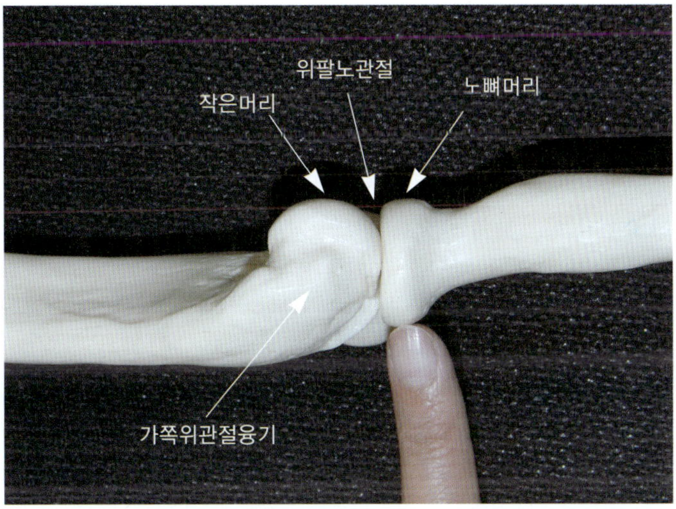

그림 4-4 노뼈머리의 촉진①

피검자의 팔꿉관절을 90° 굽힘 위치로 하고 가쪽위관절융기를 확인한다. 가쪽위관절융기를 확인하였으면 아래팔의 엎침 · 뒤침을 시행하고 촉진부위가 움직이지 않는 것을 확인한다. 엎침 · 뒤침운동에 의해서 촉진부위가 회전할 것 같으면 노뼈머리이다.

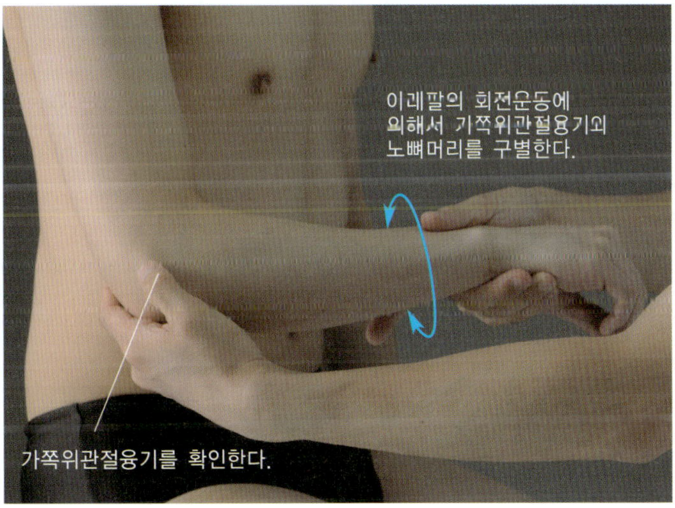

그림 4-5 노뼈머리의 촉진②

피검자의 팔꿉관절은 90° 굽힘 위치인 채로 검사자가 가쪽위관절융기에서부터 앞쪽으로 손가락 하나 폭 정도를 진행시키면 노뼈머리를 촉진할 수 있다. 아래팔의 엎침 · 뒤침운동을 시행하고 촉진부위가 아래팔에 맞춰져 회전하고 있는 상태를 확인한다.

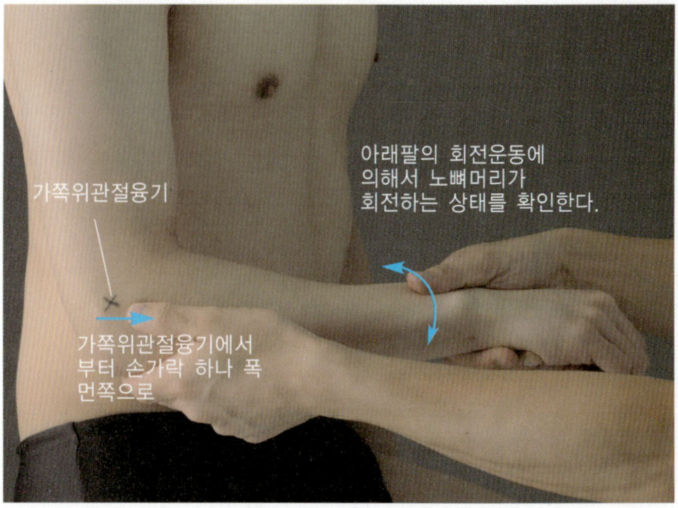

그림 4-6 위팔노관절의 촉진

검사자는 노뼈머리를 만진 손가락을 가쪽위관절융기를 향해서 손가락 절반 폭 정도 이동시키면 위팔노관절의 틈새를 촉진할 수 있다. 알기 어려울 때에는 아래팔의 엎침 · 뒤침운동을 시행하면 노뼈머리만이 회전하기 때문에 위팔노관절의 간극을 알기 쉽다.

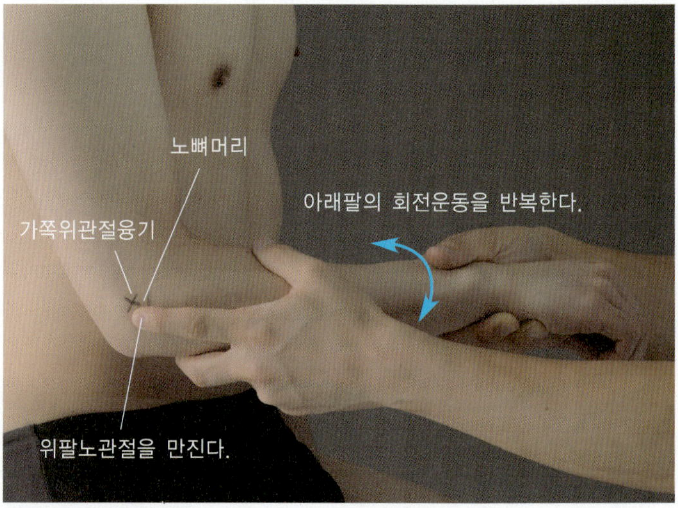

그림 4-7 몸쪽노자관절의 촉진①

몸쪽노자관절의 촉진은 노뼈머리를 만진 후 검사자의 손가락을 노뼈머리의 둥그스름함을 따라서 뒤쪽(자뼈 방향)으로 진행시킨다.

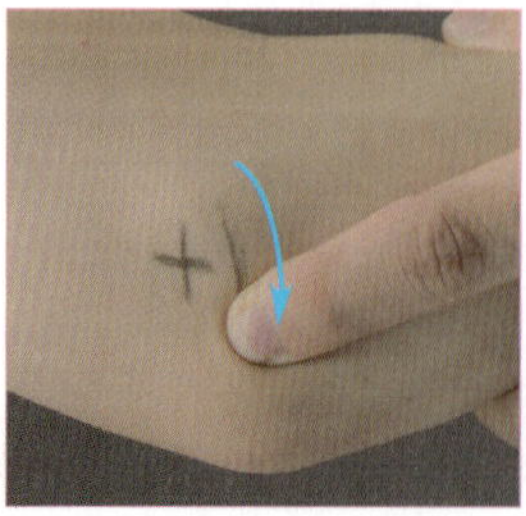

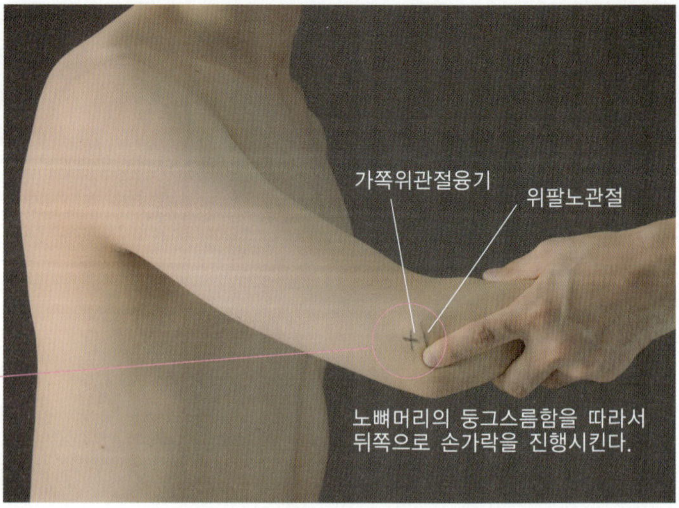

그림 4-8 몸쪽노자관절의 촉진②

검사자는 노뼈머리의 둥그스름함이 소실한 부근에 손가락을 놓고 수동적으로 아래팔의 엎침 강제를 가한다. 엎침 강제에 의해서 노뼈머리는 뒤쪽으로 이동하기 때문에 이 노뼈머리의 움직임을 확인하고 몸쪽노자관절을 촉진한다.

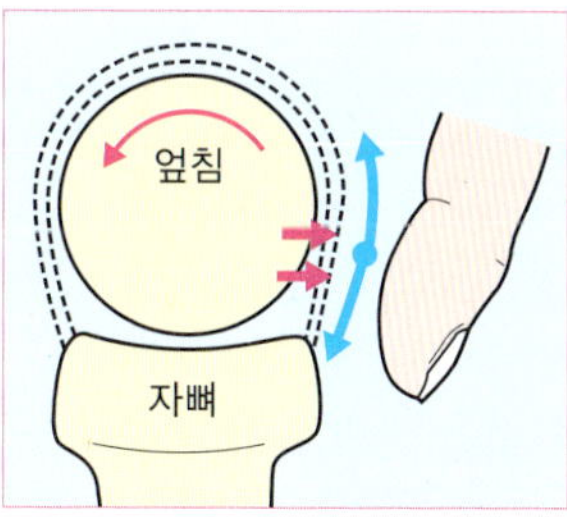

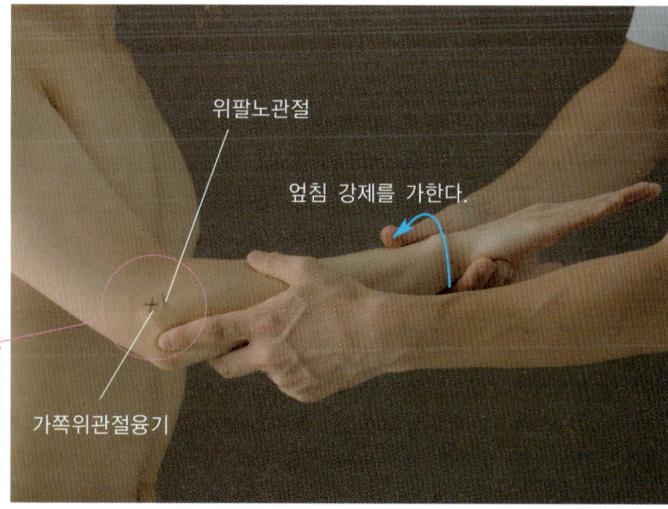

Skill Up Monteggia 골절

Moteggia골절이란 자뼈의 골절에 노뼈머리의 탈구를 합병한 것을 말한다. 이것은 1914년 Monteggia에 의한 최초의 보고로부터 그 후 그의 이름을 따서 불리게 되었다. Monteggia골절의 분류는 Bado에 의한 것이 유명하다[12].

Bado의 분류

type Ⅰ
가장 빈도가 높다. 노뼈머리는 전방으로 탈구하고 자뼈 몸통부분은 전방 볼록 변형.

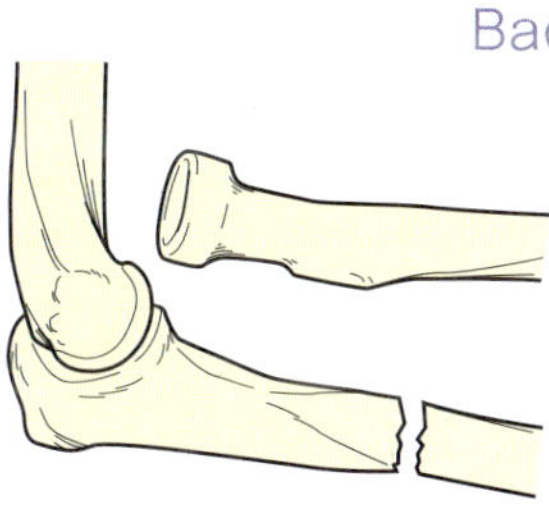

type Ⅱ
대부분이 성인. 노뼈머리는 후방 · 뒤 측방탈구, 자뼈 몸통부분은 후방 볼록 변형.

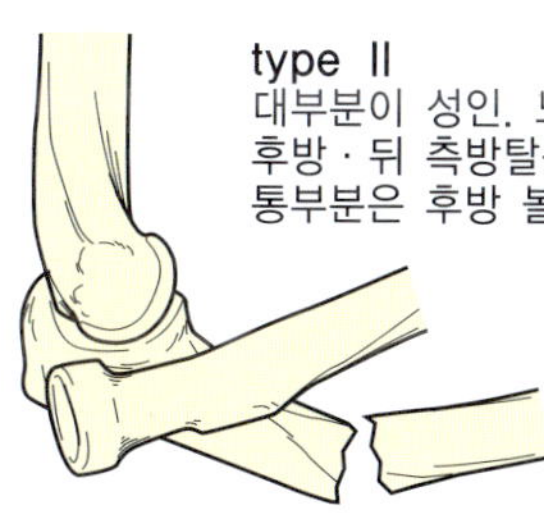

type Ⅲ
소아 특유의 것. 노뼈머리는 측방 · 앞 측방탈구. 자뼈는 뼈몸통 끝에서 골절.

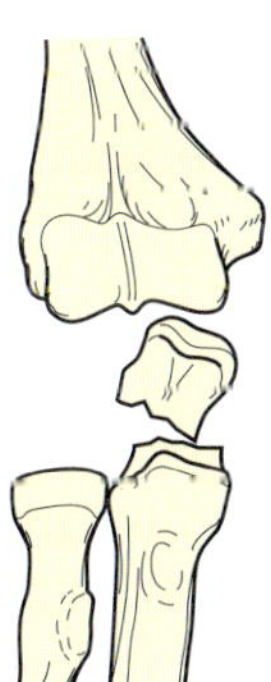

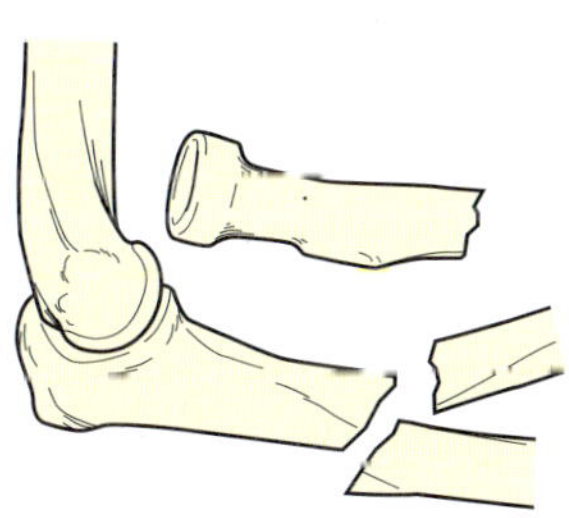

type Ⅳ
노뼈머리는 전방탈구. 노뼈, 자뼈 모두 몸쪽 1/3에서 골절.

문헌 11, 12)에서

4 노뼈(요골) (radius)

노뼈붓돌기(요골경상돌기) styloid process of radius

해부학적 특징

- 노뼈 먼쪽 끝의 노쪽에 있는 돌기를 노뼈붓돌기라 부른다.
- 노뼈붓돌기의 먼쪽에는 손배뼈(주상골)가 위치한다.
- 노뼈붓돌기의 밑부분은 위팔노근(상완요골근)의 닿는곳이 된다.
- 노뼈붓돌기의 끝은 자뼈붓돌기(척골경상돌기)보다 7~10mm 정도 먼쪽에 있다. 이것은 손목관절(요골수근관절)에서의 노쪽 방향으로의 안정성을 높이고 있다.

임상과의 접점

- 팔 길이 계측의 경계표가 된다.
- 노뼈 먼쪽 끝 골절에서의 정렬(alignment) 계측의 지표가 된다(radial length, radial tilt 등)

관련되는 질환

- Colles골절, Smith골절, Barton골절, Chauffeur골절, 손목관절불안정증 등[**p.67 참조**].

그림 4-9 노뼈붓돌기의 해부

노뼈붓돌기는 노뼈 먼쪽 끝의 노쪽에 있는 뼈 돌기이며, 그 먼쪽에는 손배뼈가 위치한다. 붓돌기는 체표에서부터도 만지기 쉽고 팔 길이 계측 등에서는 중요한 경계표로서 사용되고 있다.

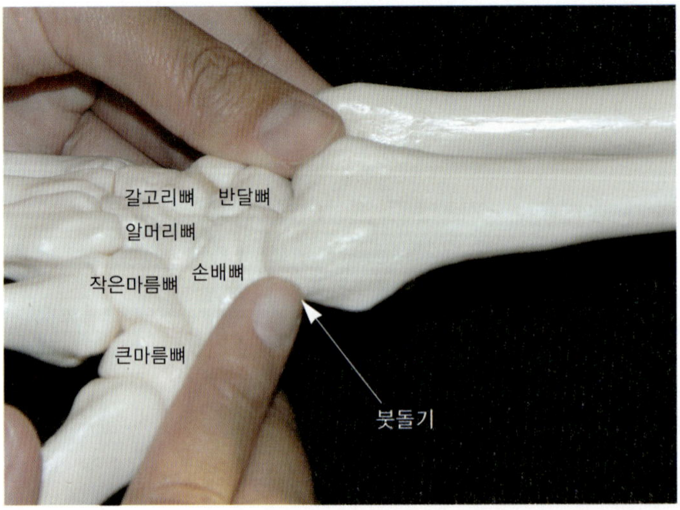

그림 4-10 노뼈 먼쪽 끝 골절의 정렬 계측

radial length란 자뼈머리(척골두)의 먼쪽 면과 노뼈붓돌기의 층계차이를 노뼈의 장축에 평행인 선 위에서 계측한 값이며 정상은 약 10mm이다. 이 값의 감소는 노뼈의 단축을 의미한다.
radial tilt란 노뼈 장축에 대한 수직선과 노뼈손목관절(요골수근관절)면의의 노쪽 및 자쪽 모서리를 연결하는 선이 이루는 각도이고 정상은 약 23°이다. 계측에 있어서는 좌우차이의 비교가 필요하다.

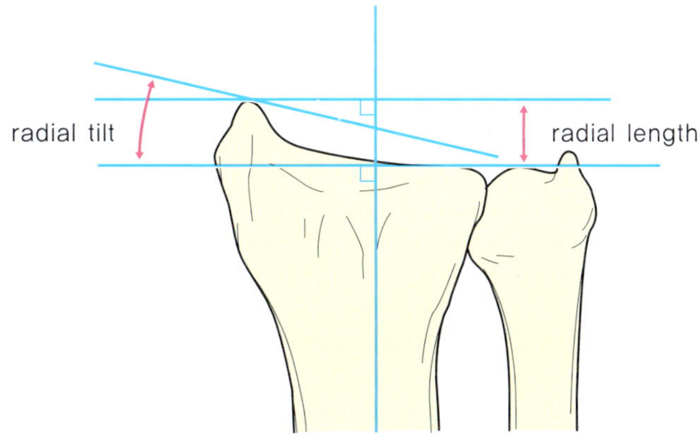

그림 4-11 노뼈붓돌기의 촉진①

노뼈붓돌기의 촉진은 피검자의 아래팔을 엎침 위치, 손목관절 중간위치부터 시작한다. 피검자의 노뼈 먼쪽 끝의 노쪽 모서리를 따라서 먼쪽 방향으로 집게손가락을 진행시키면 먼쪽 끝으로 향함에 따라서 서서히 노쪽으로 부풀어 오른다.

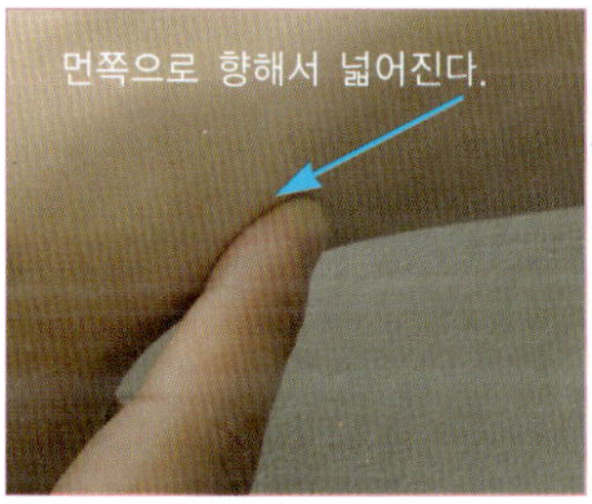

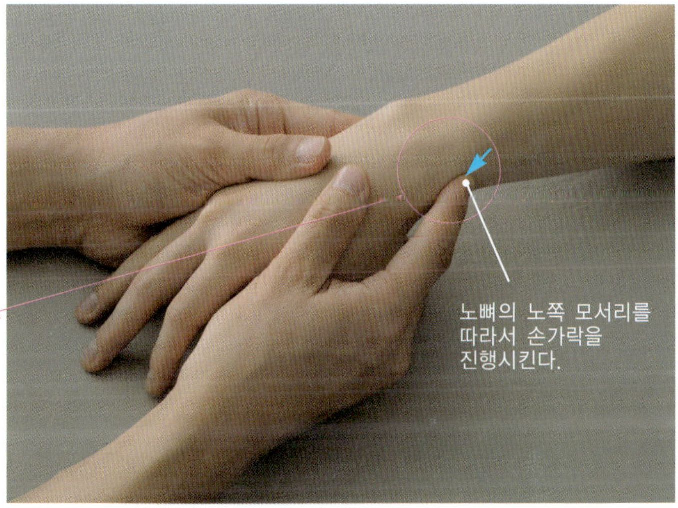

그림 4-12 노뼈붓돌기의 촉진②

노뼈 먼쪽 끝이 부풀어 오른 것을 집게손가락으로 느끼면서 더 먼쪽으로 손가락을 진행시키면 함몰부분에 검사자의 손가락이 빠진다. 검사자의 손가락 바닥부분을 함몰부분에 놓고 손가락 끝을 노뼈를 향해서 가볍게 압박하면 돌출한 노뼈붓돌기를 촉진할 수 있다.

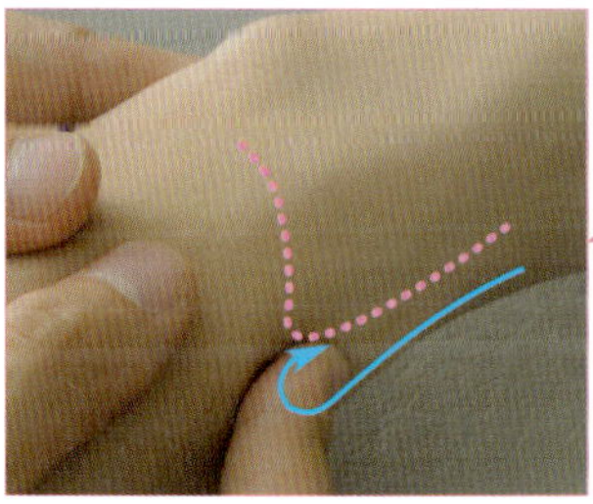

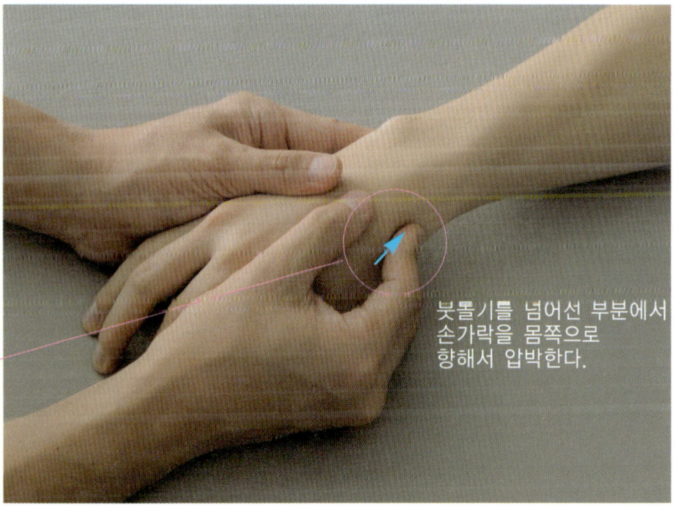

4 노뼈

그림 4-13 노뼈붓돌기의 촉진③

검사자는 붓돌기를 만진 채로 피검자의 손목관절을 천천히 자쪽 편위를 시키면 손배뼈가 노쪽으로 돌출하는 상태를 촉진할 수 있다.

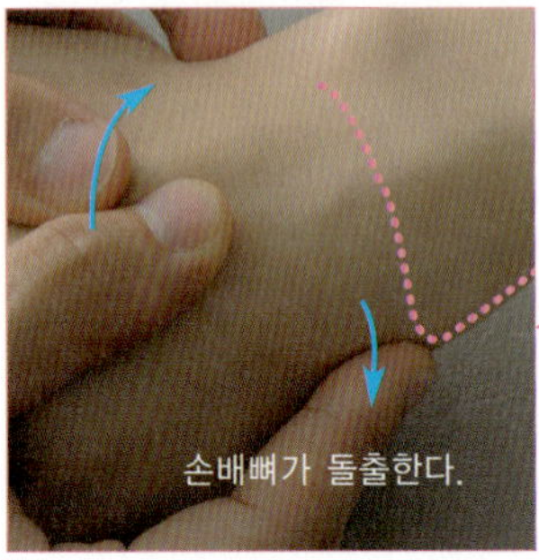

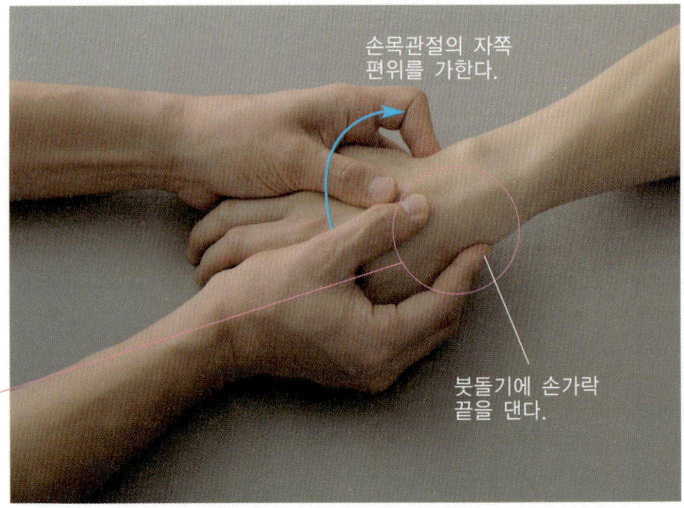

그림 4-14 노뼈붓돌기의 촉진④

손목관절의 자쪽 편위 운동에 의해서 노뼈붓돌기의 먼쪽에서 손배뼈가 돌출하는 상태를 확인하였으면 검사자의 손가락은 붓돌기를 만진 채로 손목관절을 노쪽 편위를 시키면 손배뼈가 관절 안으로 미끄러져 가는 상태를 만질 수 있다.

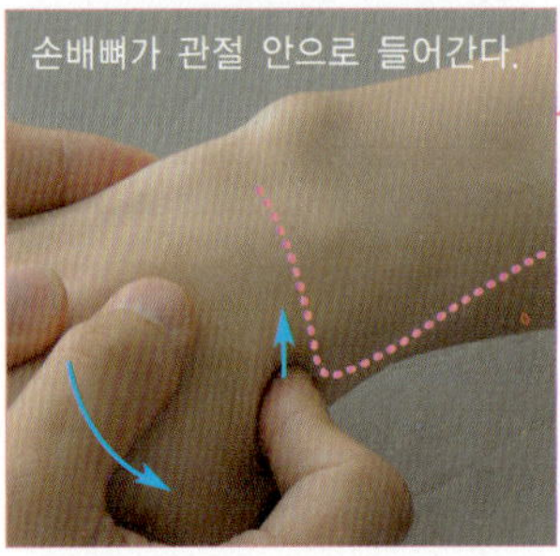

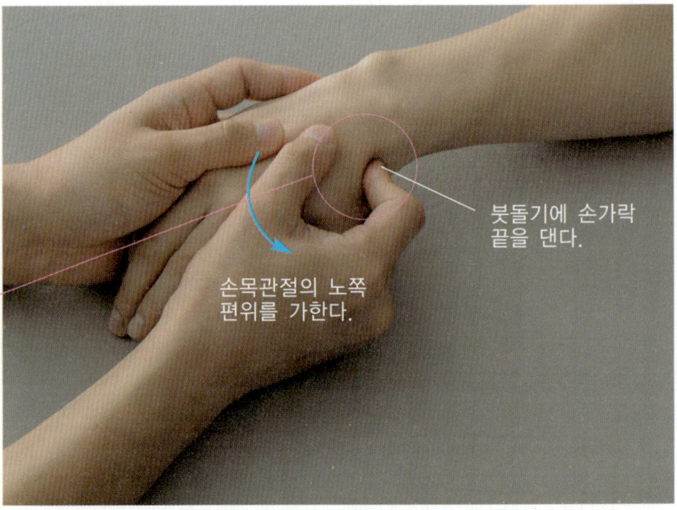

Skill Up 노뼈먼쪽끝골절의 분류(사이토의 분류)

노뼈 먼쪽 뼈끝 골절의 분류는 매우 많아서 임상에서 헤매는 부분이다. 사이토의 분류(1989)는 그 중에서도 매우 알기 쉽고 이용하기 쉽다. 여기서는 노뼈 먼쪽 끝 골절을 크게 관절 밖 골절(Ⅰ)과 관절 안 골절(Ⅱ)로 나누고 관절 안 골절은 다시 단순형(Ⅱ-①)과 분쇄형(Ⅱ-②)으로 나눠서 생각하는 것이다. 모두 기억할 필요는 없으나 증상사례를 경험하였을 때에는 확인하면 좋다.

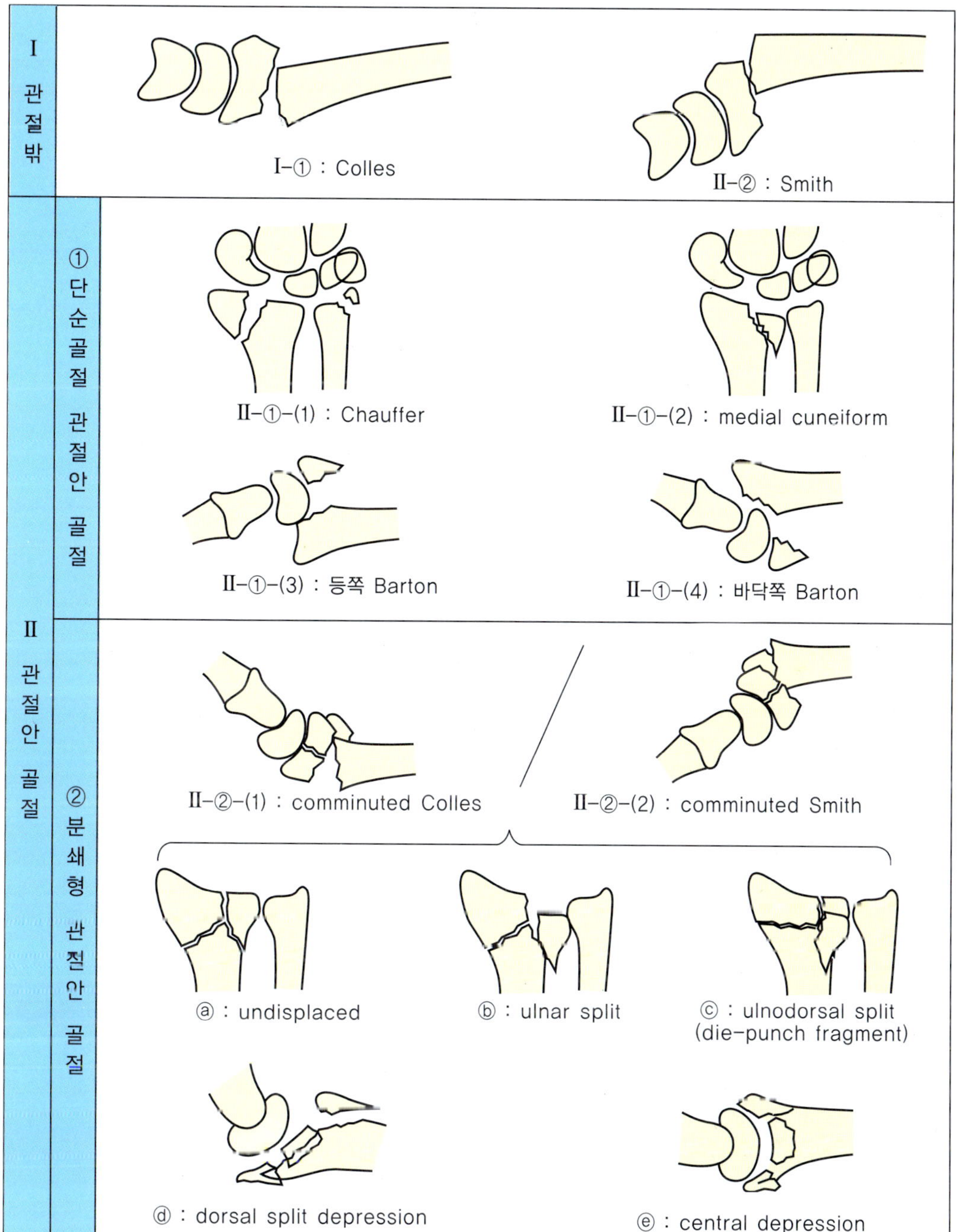

문헌 13, 14)에서

4 노뼈(요골) (radius)

리스터결절 Lister' s tubercle

해부학적 특징

- 노뼈 먼쪽 끝의 등쪽에 있는 쌀알크기의 뼈 돌기를 리스터결절이라 부른다.
- 리스터결절의 노쪽은 긴 · 짧은노쪽손목폄근힘줄(장 · 단요측수근신근건)이 통과한다.
- 리스터결절의 자쪽은 긴엄지폄근힘줄(장무지신근건)이 통과한다.

임상과의 접점

- 긴엄지폄근힘줄은 리스터결절을 도르래로서 이용하고 있으며 운동방향의 변환에 도움이 되고 있다.
- 관절류마티스나 노뼈 먼쪽 끝 골절 후에 발생하는 긴엄지폄근힘줄 파열의 대부분은 리스터결절부위에서의 기계적 마찰이 원인으로 발생하고 있다.

관련되는 질환

- 긴엄지폄근힘줄 파열, Colles골절, Smith골절 등[**p.67 참조**].

그림 4-15 리스터결절 주변의 해부

아래팔 엎침 위치에서의 노뼈 먼쪽 끝을 나타냈다. 노뼈 먼쪽 등쪽(배측)에 있는 쌀알크기의 뼈 돌기가 리스터결절이다. 리스터결절의 노쪽을 긴 · 짧은노쪽손목폄근힘줄(장 · 단요측수근신근건)이 통과하고 자쪽을 긴엄지폄근힘줄(장무지신근건)이 통과한다.

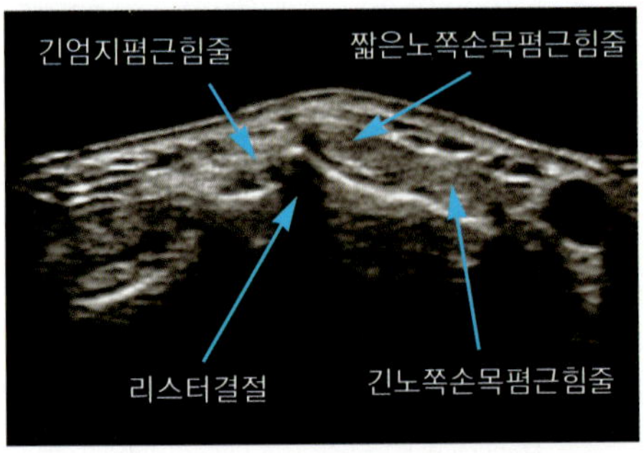

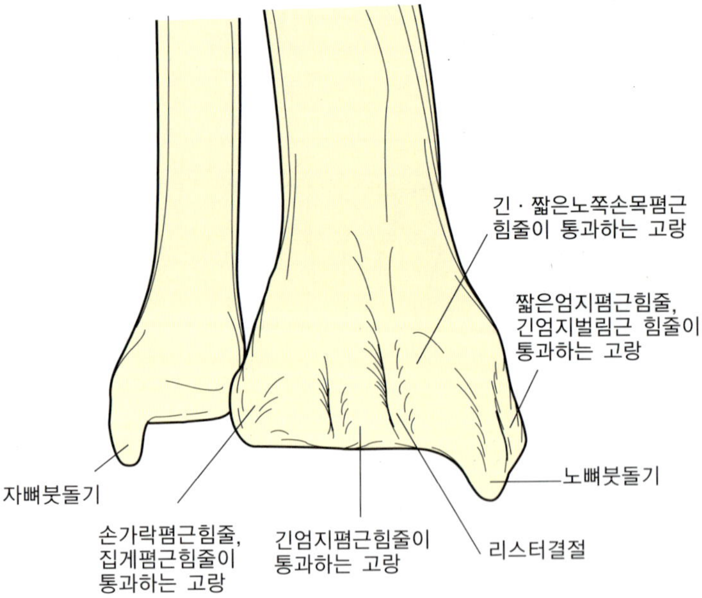

그림 4-16 리스터결절의 촉진①

리스터결절의 촉진은 피검자의 아래팔을 엎침 위치로 하고 손바닥을 받침대에 접촉시킨 자세부터 시작한다. 노뼈 먼쪽 끝의 등쪽을 가볍게 압박하면서 손가락을 안쪽 가쪽으로 전위시키면 쌀알크기의 뼈 돌기를 촉진할 수 있다.

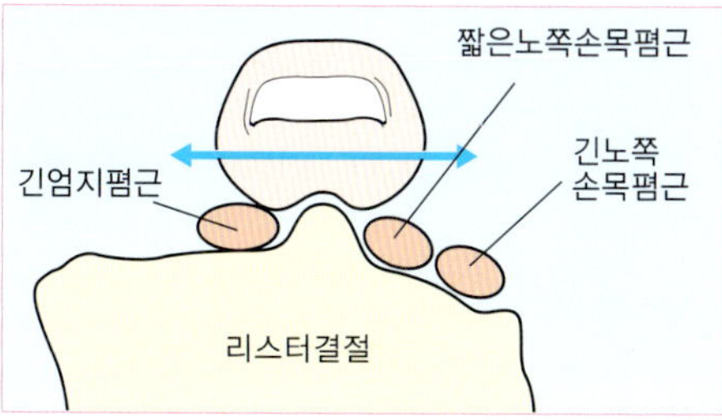

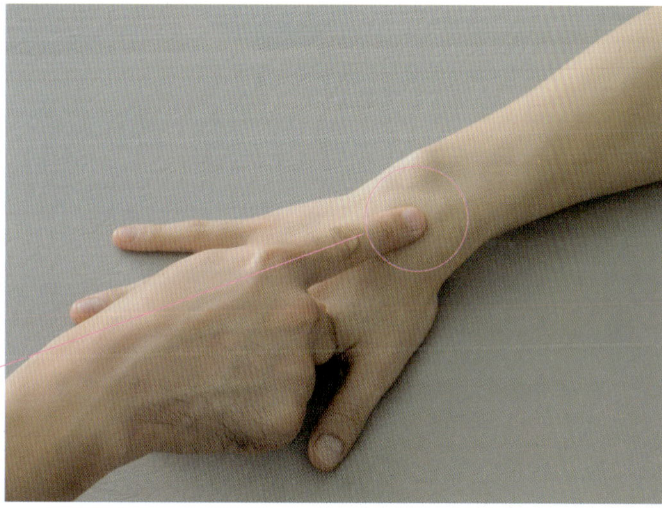

그림 4-17 리스터결절의 촉진②

노뼈 먼쪽 끝의 등쪽에 있는 뼈 돌기가 리스터결절인지 아닌지의 확인에는 긴엄지폄근힘줄이 뼈 돌기의 자쪽을 통과하는지 아닌지를 만져본다. 테이블에 접촉시킨 엄지손가락을 수직으로 들어 올리도록 지시하면 손등의 노쪽에 긴엄지폄근힘줄의 relief(▶)를 선명하게 관찰할 수 있다.

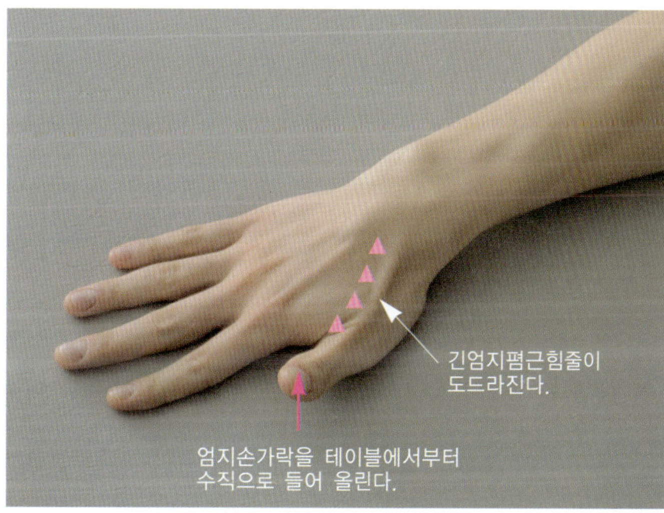

그림 4-18 리스터결절의 촉진③

피검사에게 엄지손가락의 들어 올림을 반복시키고 긴엄지폄근힘줄의 긴장을 몸쪽으로 촉진하여 간다. 먼저 확인한 뼈 돌기가 리스터결절이라면 긴엄지폄근힘줄이 그 자쪽을 통과하는 상황을 촉진할 수 있다.

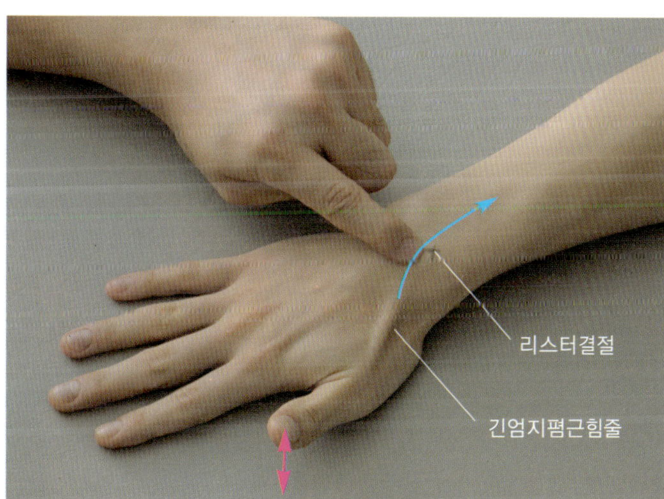

5 자뼈(척골) (ulna)

팔꿈치머리(주두) olecranon
위팔자관절(상완척골관절) humero-ulnar joint

해부학적 특징

- **팔꿈치머리** : 자뼈의 몸쪽 끝에 있는 갈고리모양의 뼈 융기이며 위팔세갈래근의 닿는곳이 된다.
- 팔꿈치머리의 바닥쪽 면은 도르래패임(활차절흔)이라 불리는 관절연골이다.
- 도르래패임과 위팔뼈도르래에 의해서 위팔자관절(상완척골관절)을 형성한다.

임상과의 접점

- 위팔뼈도르래는 위팔뼈 장축에 대해서 약 45° 전방으로 경사져 있다. 자뼈 도르래패임의 관절면의 방향은 약 45° 앞 위쪽으로 벌어져 있다. 따라서 위팔자관절은 이론상 0~180°의 가동범위를 갖고 있다.
- 야구팔꿈치에 의한 뼈가시는 팔꿈치머리의 끝에 발생하는 일이 많고 팔꿉관절 폄 제한의 원인이 된다. 이 뼈가시(골극)의 골절은 유리체의 원인이 된다.

관련되는 질환

- 팔꿈치머리 골절, 변형성팔꿉관절증, 관절내 유리체(joint mouse) 등

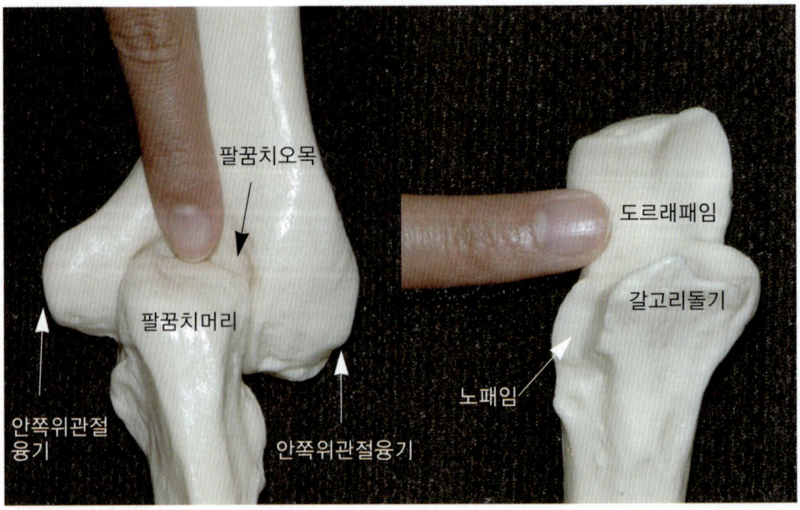

그림 5-1 팔꿈치머리, 도르래패임(표본)

그림 좌는 팔꿉관절 폄 위치에서의 팔꿈치머리를 나타낸다. 팔꿈치머리는 팔꿉관절 폄 위치에서 팔꿈치오목에 들어맞는다. 팔꿈치머리의 바닥 쪽(그림 우)은 도르래패임이라 불리는 연골이다. 이 도르래패임과 위팔뼈도르래에 의해서 위팔자관절이 구성된다.

그림 5-2 위팔자관절의 가동범위

위팔뼈도르래는 위팔뼈 장축에 대해서 45° 앞 아래쪽으로, 도르래패임은 자뼈 장축에 대해서 45° 앞 위쪽으로 열려 있다. 따라서 팔꿉관절 폄 위치에서는 팔꿈치머리가 팔꿈치오목에 충돌하여 0° 이상의 폄은 할 수 없다. 또한 굽힘은 갈고리돌기가 갈고리오목에 충돌하는 180°까지 가능하다(Kapandji에 따름)

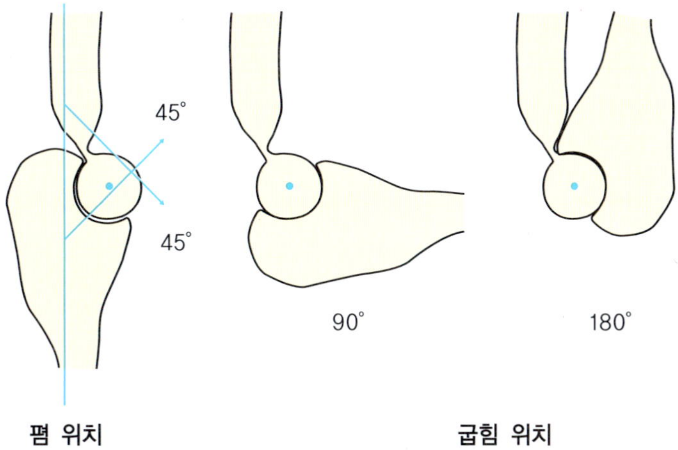

그림 5-3 팔꿈치머리의 촉진①

팔꿈치머리의 촉진은 피검자를 바로 누운 자세로 하여 시작한다. 피검자의 팔꿉관절을 약 90° 굽히면 팔꿉관절의 등쪽에 돌출한 팔꿈치머리를 확인할 수 있다.

팔꿈치머리의 안쪽에서부터 가쪽으로 주의 깊게 촉진하여 팔꿈치머리의 전체형태를 촉진한다.

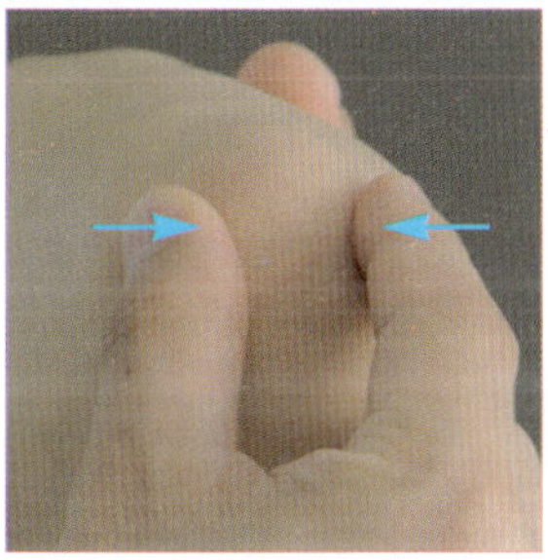

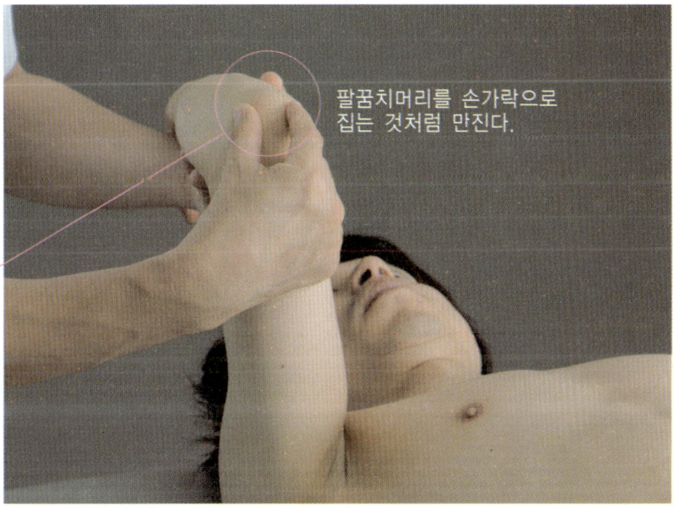

그림 5-4 팔꿈치머리의 촉진②

팔꿉관절 뒤쪽으로 돌출하는 팔꿈치머리를 확인한 후, 검사자는 팔꿈치머리의 바로 몸쪽을 가볍게 압박하면 팔꿈치오목의 움푹 팬 곳을 촉진할 수 있다. 검사자는 팔꿈치오목에 손가락을 놓은 채로 천천히 팔꿈치를 펴면 팔꿈치머리가 들어맞는 상태를 확인할 수 있다.

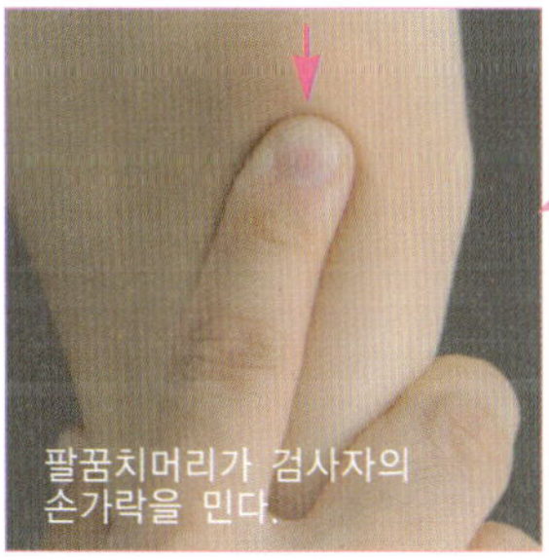

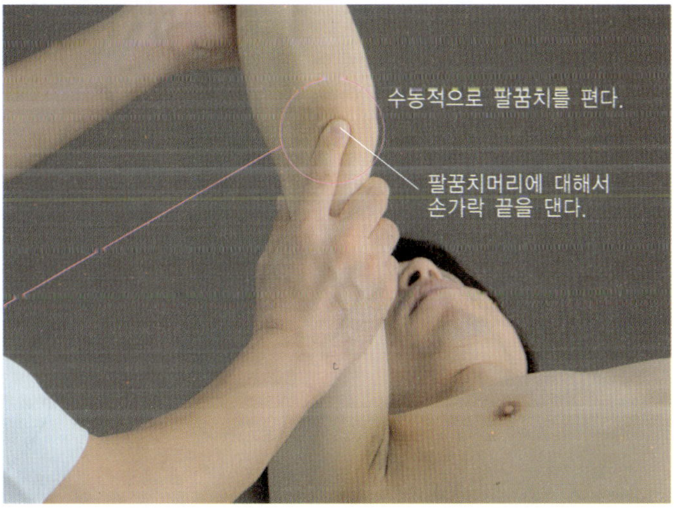

5 자뼈

그림 5-5 **위팔자관절의 촉진①**

위팔자관절의 촉진은 피검자의 팔꿉관절을 90° 굽힘 위치로 하고 팔꿈치머리의 안쪽 모서리에서부터 안쪽위관절융기를 향해서 뼈 모서리를 따라서 손가락을 진행시켜 팔꿈치머리의 안쪽 벽에 해당하는 부분을 촉진한다. 이 부분에는 자신경이 뻗어있기 때문에 팔꿈치머리 쪽에서부터 손가락을 미끄러지게 하는 것처럼 만지는 것이 요령이다.

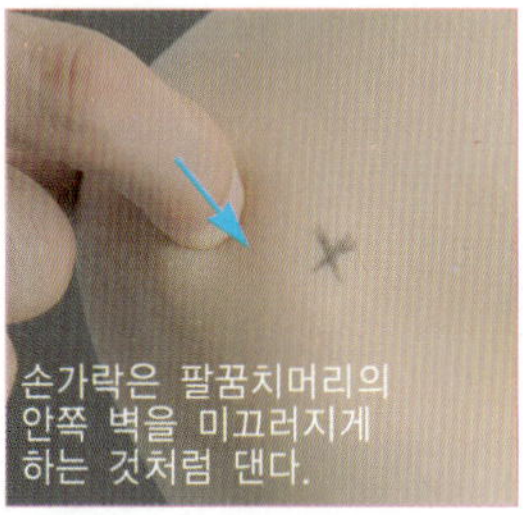

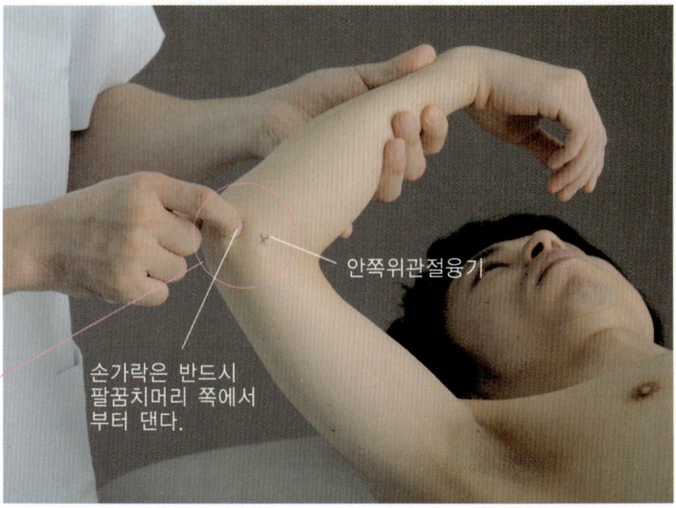

그림 5-6 **위팔자관절의 촉진②**

팔꿈치머리의 안쪽 벽을 따라서 손가락을 대고 피검자의 팔꿉관절을 천천히 굽히고 펴면 둥근 도르래를 따라서 팔꿈치머리가 움직이는 상태를 촉진할 수 있다.

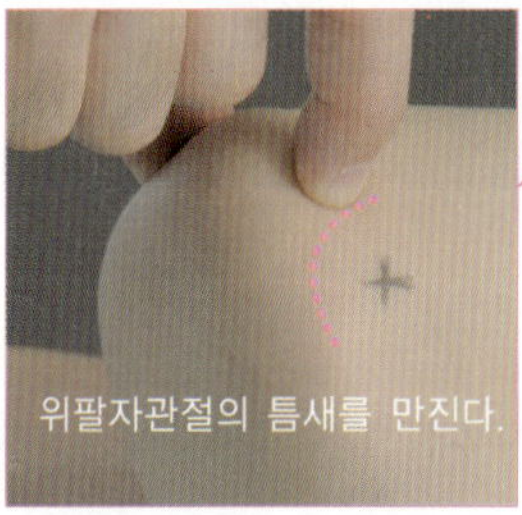

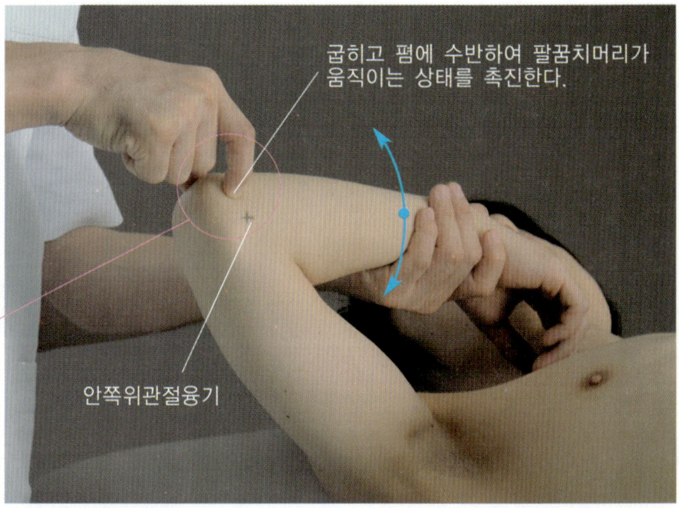

자뼈머리(척골두) ulnar head
먼쪽노자관절(원위요척관절) distal radio-ulnar joint

해부학적 특징

- 자뼈 먼쪽 끝의 뼈 팽륭부분를 자뼈머리라 한다.
- 자뼈머리의 주위는 붓돌기 부분을 제외하고 연골로 에워싸이고 먼쪽노자관절을 형성한다.
- 먼쪽노자관절은 노뼈의 자패임과 자뼈머리로 구성된다.
- 먼쪽노자관절에서는 자뼈머리의 주위를 노뼈가 회전한다. 이른바 wiper movement가 시행되고 몸쪽노자관절과 함께 아래팔의 회전에 관여한다.
- 아래팔의 뒤침에 수반하여 자뼈머리는 세모뼈(삼각골)에 대해서 바닥쪽으로 이동한다.

임상과의 접점

- 먼쪽노자관절은 세모인대의 파열에 의해서 탈구하다 그 방향은 등쪽 탈구가 압도적으로 많다.
- 노뼈 먼쪽 끝 골절에 먼쪽노자관절의 등쪽 탈구를 합병하는 것을 Galeazzi 골절이라 부른다.

관련되는 질환

- 먼쪽노자관절 탈구, 자뼈머리 골절, Galeazzi 골절, 아래팔 회전구축, 등

그림 5-7 먼쪽노자관절에서의 wiper movement

먼쪽노자관절에서는 자뼈머리의 주위를 노뼈머리가 회전하는 wiper movement가 시행된다. 따라서 뒤침 위치와 엎침 위치에서는 자뼈머리에 대한 접촉면이 변화하기 때문에 자뼈머리는 엎침 위치에서 만지기 쉬워진다.

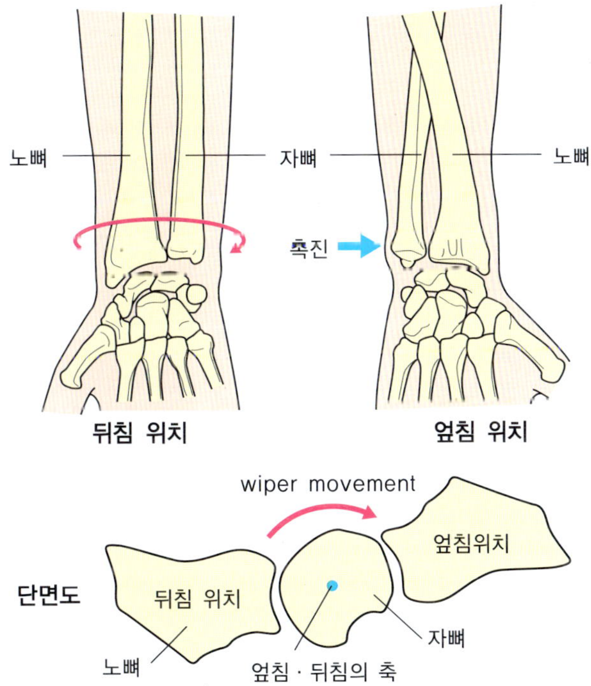

그림 5-8 아래팔 뒤침에 수반하는 세모뼈에 대한 자뼈머리의 운동

아래팔의 회전운동을 세모뼈에 대한 자뼈의 움직임으로 보면 뒤침에 수반하여 자뼈머리는 바닥쪽으로, 엎침에 수반하여 근육 쪽으로 이동한다. 바닥 자쪽의 관절주머니인대의 유연성이 뒤침 제한의 요인이 될 수 있는 가능성이 있다.

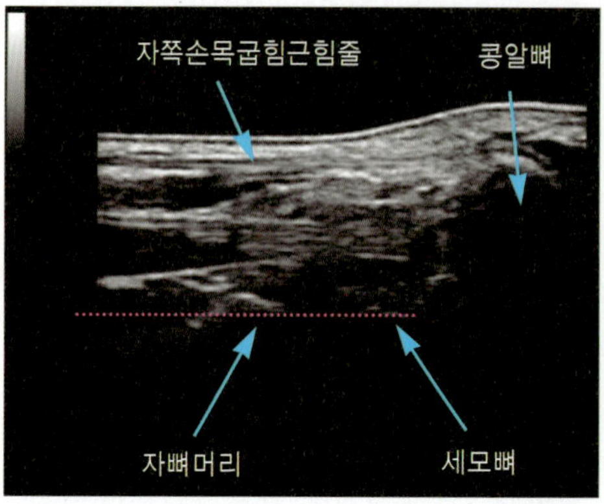

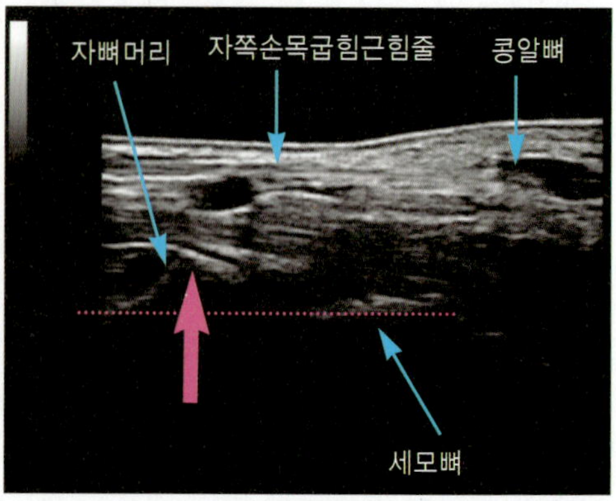

그림 5-9 자뼈머리의 촉진

자뼈머리의 촉진은 아래팔을 엎침 위치로 하여 시작한다. 피검자의 자뼈 모서리를 먼쪽으로 만져간다. 먼쪽 끝 부근까지 손가락을 진행시키면 둥글게 부풀어 오른 자뼈머리를 촉진할 수 있다.

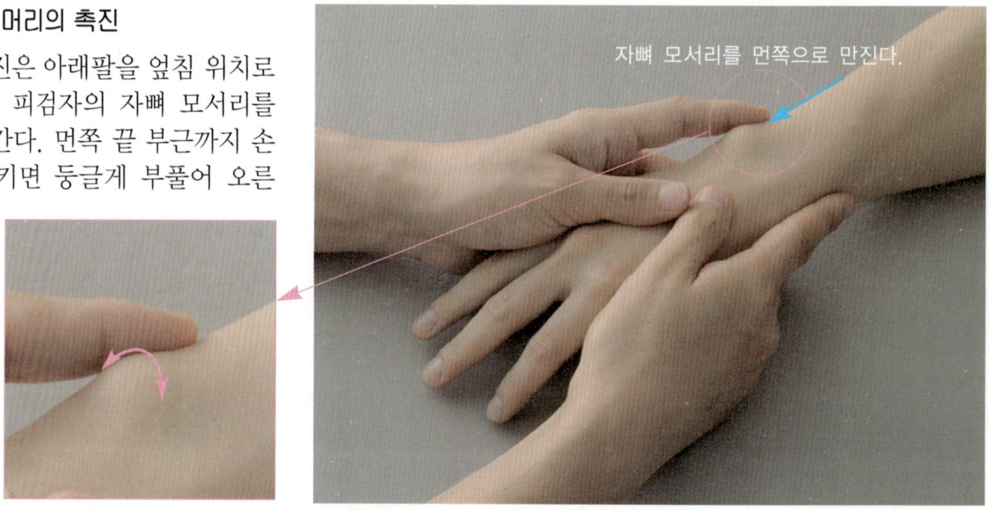

그림 5-10 먼쪽노자관절의 촉진①

먼쪽노자관절의 위치는 손목관절의 폭을 3등분하여 그 자쪽 1/3 부근에 있다.

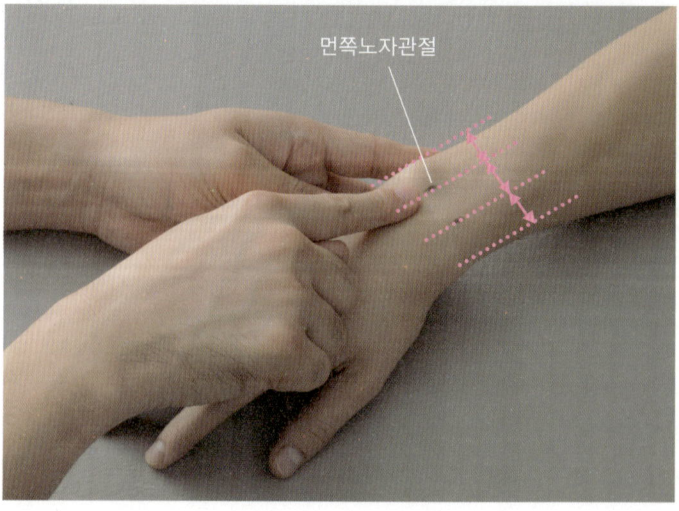

그림 5-11 먼쪽노자관절의 촉진②

먼쪽노자관절의 촉진은 피검자의 아래팔을 엎침 위치로 하여 시작한다. 피검자의 자뼈머리를 촉진하고 그 둥그스름함을 따라서 손가락을 노쪽으로 이동시킨다.

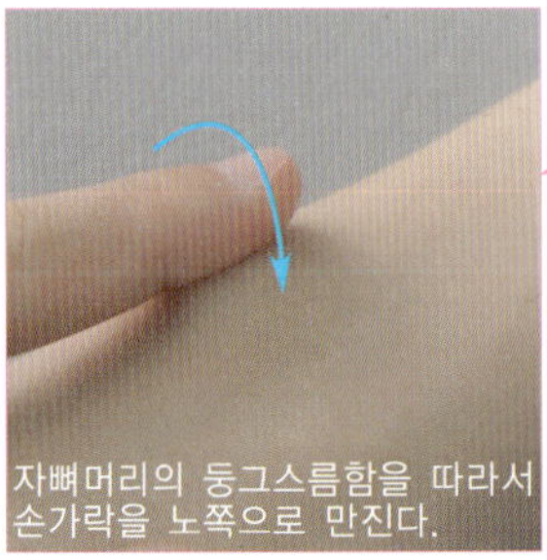

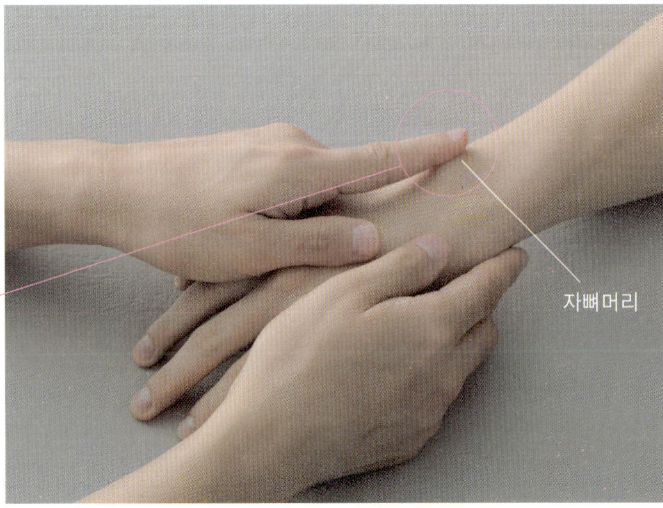

그림 5-12 먼쪽노자관절의 촉진③

검사자의 손가락을 자뼈머리의 노쪽에 댄 채로 피검사의 아래팔을 천천히 뒤침을 시킨다. 뒤침 운동에 수반하여 손가락이 노뼈에 의해서 튕겨 나오는 상태를 확인할 수 있다.

뒤침 · 엎침 조작을 반복하고 먼쪽노자관절을 촉진한다.

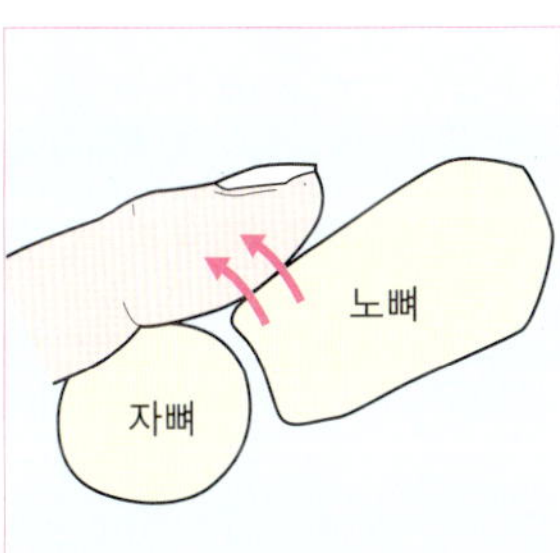

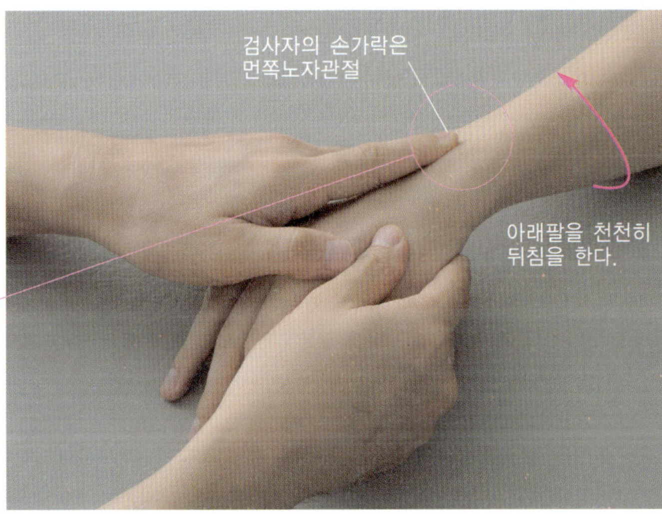

5 자뼈(척골) (ulna)

자뼈붓돌기(척골경상돌기) styloid process of ulna

해부학적 특징

- 자뼈 원위끝의 자쪽에 있는 돌기이며 노뼈붓돌기와 비교하면 훨씬 작다.
- 자뼈붓돌기의 먼쪽에는 세모뼈(삼각골)가 위치한다.
- 자뼈붓돌기와 세모뼈의 사이에는 삼각섬유연골복합체(triangular fibrocartilage complex ; TFCC[**p.79 참조**]가 있어 손목관절 자쪽의 안정화에 관여한다.

임상과의 접점

- Colles골절에는 자뼈붓돌기 골절을 합병하는 일이 많다.
- 자뼈붓돌기는 TFCC의 꼭짓점으로서 기능을 하고 이 골절에 수반하는 TFCC의 불안정화는 2차적인 손목관절 자쪽 부위 통증의 원인이 된다.

관련되는 질환

- 자뼈붓돌기 골절, 삼각섬유연골복합체(TFCC) 손상[**p.79 참조**], 자뼈 밀어올림증후군, Colles 골절[**p.67 참조**], Smith 골절 등.

그림 5-13 자뼈붓돌기(표본)

자뼈붓돌기는 자뼈 먼쪽 끝의 자쪽에 있는 뼈 돌기이며 그 먼쪽에는 세모뼈가 위치한다. 노뼈붓돌기와 비교하여 훨씬 작다. 자뼈붓돌기와 세모뼈 사이에는 TFCC가 있고 손목관절 자쪽에 가해지는 역학적 스트레스의 완충과 함께 안정화에 관여하고 있다.

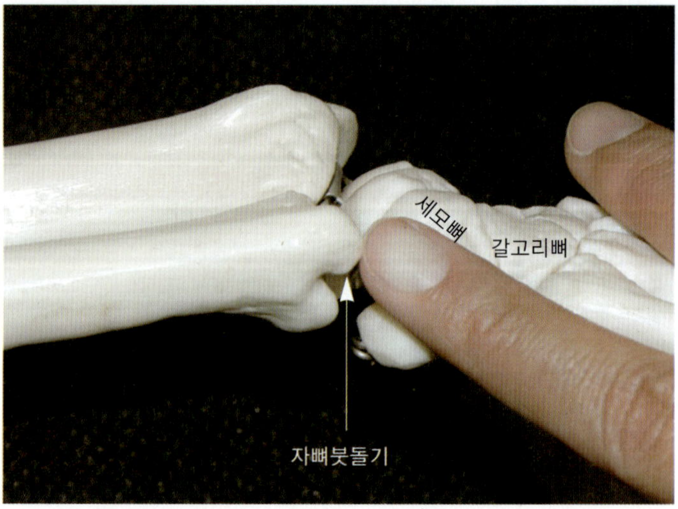

그림 5-14 자뼈붓돌기의 촉진①

자뼈붓돌기의 촉진은 피검자의 아래팔을 엎침 위치, 손목관절 중간위치부터 시작한다. 피검자의 자뼈 먼쪽 끝 부위의 자쪽모서리(척측연)를 따라서 먼쪽 방향으로 손가락을 진행시키면 서서히 부풀어 오르는 자뼈머리를 만질 수 있다.

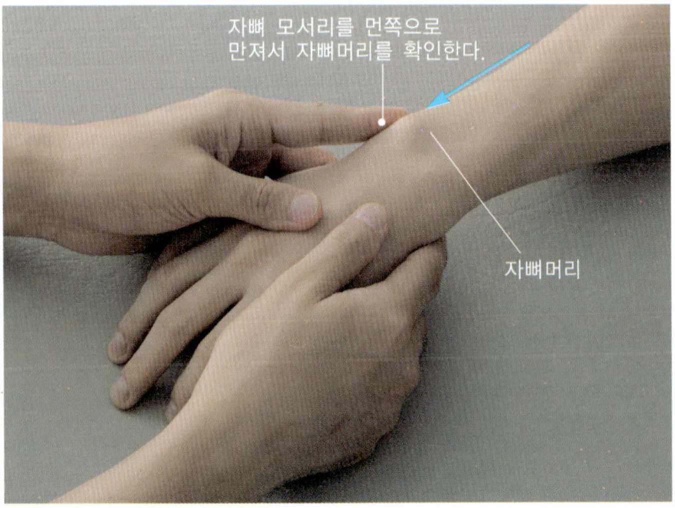

그림 5-15 자뼈붓돌기의 촉진②

검사자는 자뼈머리의 부풀어 오름을 느끼면서 그대로 먼쪽으로 손가락을 진행시키면 부푼 곳을 넘어선 부분에서 움푹 팬 곳에 들어맞는 감각이 얻어진다. 이 부분에 삼각섬유연골 복합체가 위치한다.

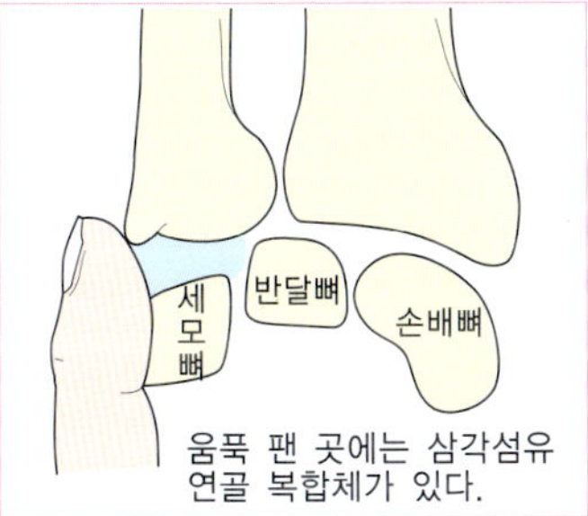

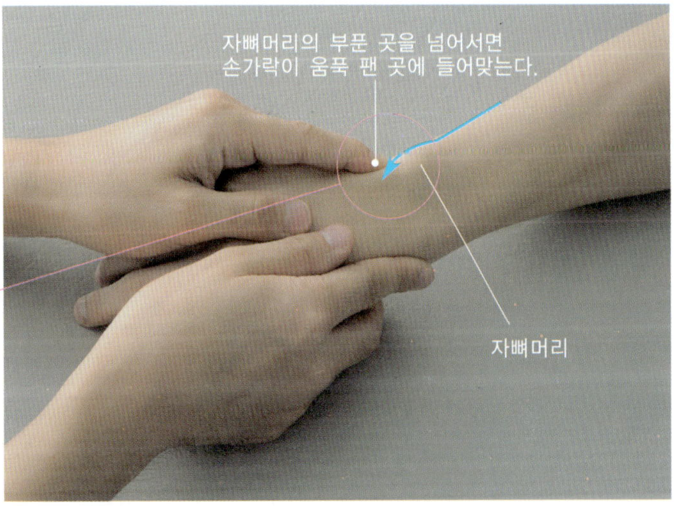

그림 5-16 자뼈붓돌기의 촉진③

자뼈머리의 먼쪽에 있는 움푹 팬 곳이 확인되었으면 검사자의 손가락을 서서히 바닥쪽으로 이동시키고 다시 자뼈머리를 향해서 가볍게 압박하면 뾰족한 자뼈붓돌기를 촉진할 수 있다.

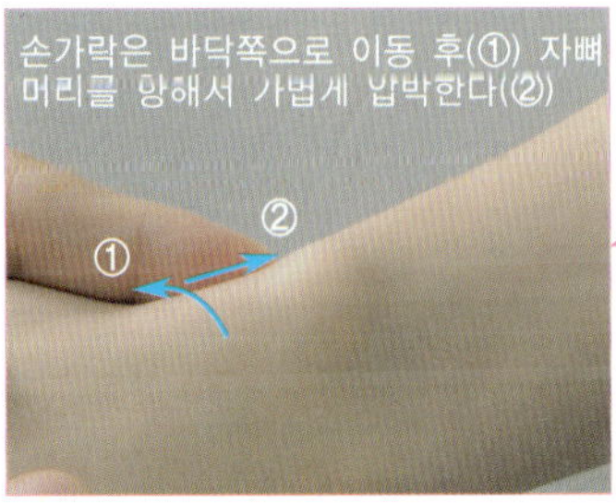

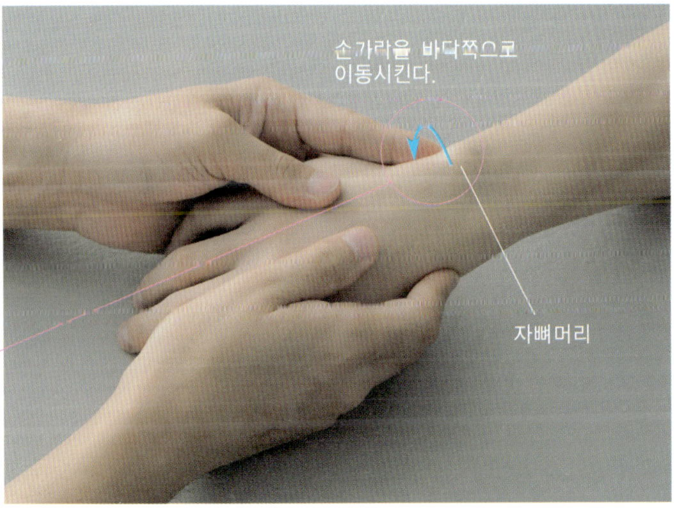

그림 5-17 **자뼈붓돌기의 촉진④**

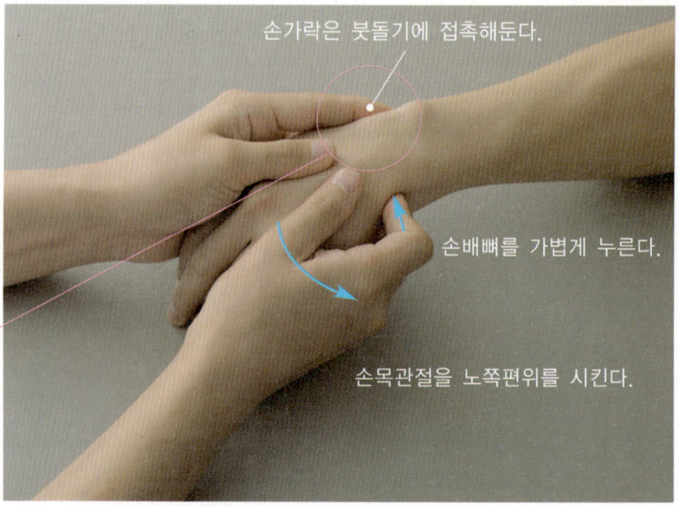

다음으로 자뼈붓돌기를 만진 채로 피검자의 손목관절을 천천히 노쪽편위를 시켜보면 손가락 바닥으로 세모뼈가 돌출하는 상태를 촉진할 수 있다. 반대로 손목관절을 자쪽 편위를 시키면 세모뼈가 관절 안으로 사라지는 상태를 만질 수 있다. 자뼈붓돌기와의 관계 속에서 확인하면 좋다.

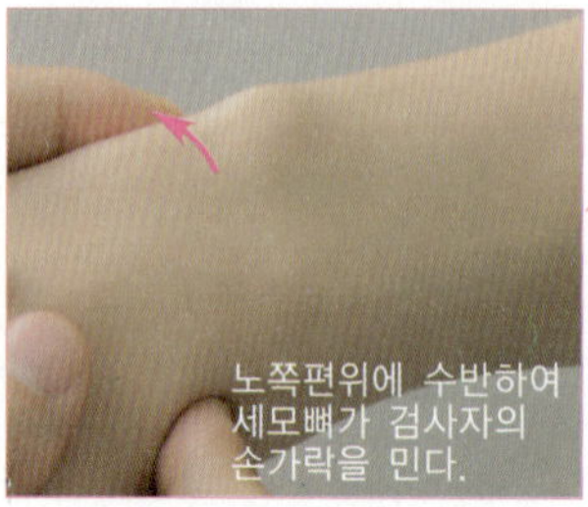

그림 5-18 **자뼈붓돌기의 촉진⑤**

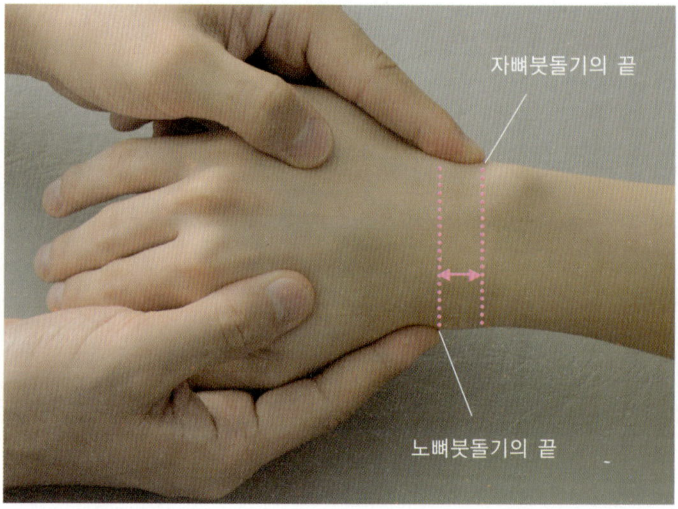

노뼈붓돌기의 끝을 오른쪽 손가락으로 가리키고 자뼈붓돌기의 끝을 왼쪽 손가락으로 가리키고 있다. 이와 같이 자뼈붓돌기보다 노뼈붓돌기 쪽이 7~10mm 정도 먼쪽에 위치한다.

Skill Up 삼각섬유연골복합체(TFCC)[15,16]

삼각섬유연골복합체(triangular fibrocartilage complex : TFCC)는 등쪽 · 바닥쪽 먼쪽노자인대(원위요골척골인대), 삼각섬유연골(TFC), 자쪽곁인대(척측측부인대)를 일괄한 총칭이며, 손목관절 자쪽의 안정성을 높이고 있다. 그 중에서도 TFC와 자쪽곁인대가 중요한 지지구조이다. TFC는 자뼈붓돌기와 노뼈를 연결하고 자쪽곁인대는 자뼈붓돌기와 갈고리뼈, 세모뼈를 연결하고 있다.

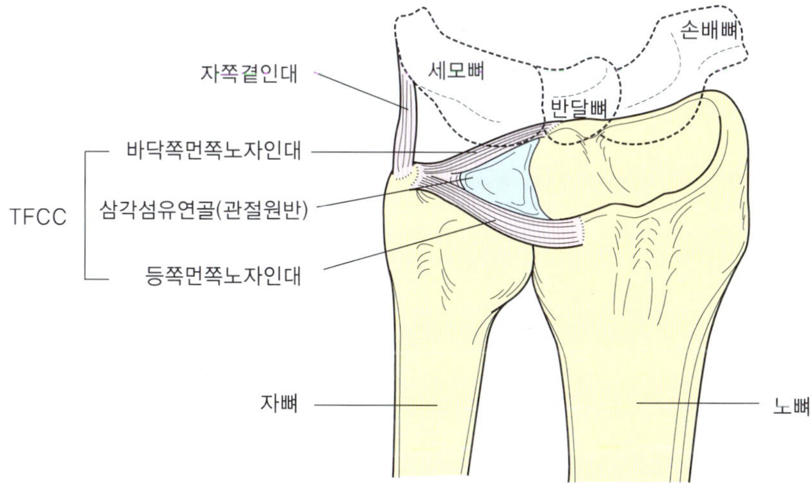

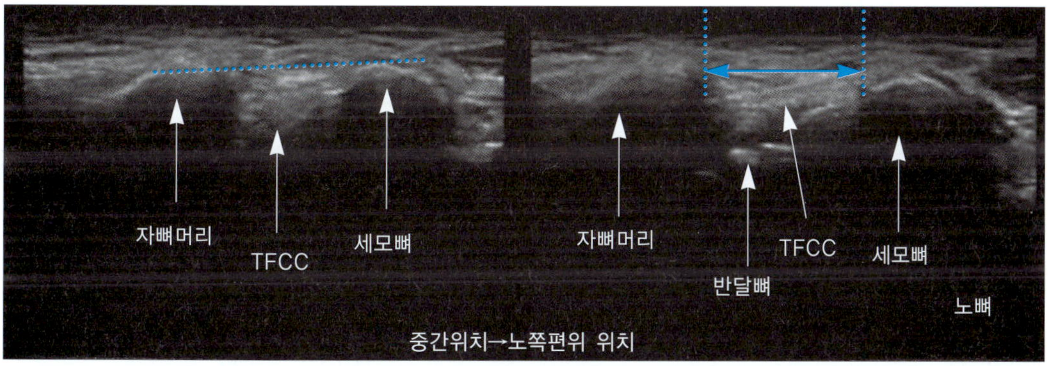

정상 손목관절

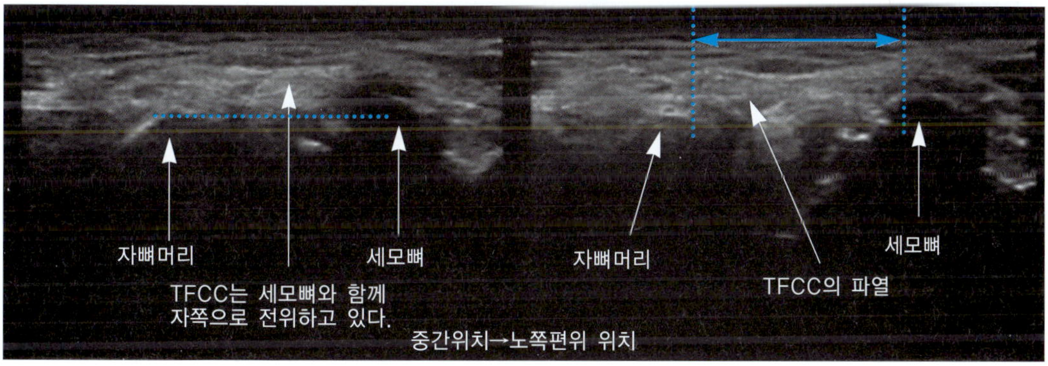

TFCC 손상

5 자뼈

콩알뼈(두상골) pisiform

해부학적 특징

- 콩알뼈는 몸쪽 손목열(수근열)을 구성하는 손목뼈의 하나이며 세모뼈의 바닥 쪽에 있다.
- 콩알뼈는 자쪽손목굽힘근이 닿는다.
- 콩알뼈는 새끼벌림근(소지외전근)의 이는곳이 된다.

임상과의 접점

- 콩알뼈는 다른 7개의 손목뼈와 달리 직접적으로 손목관절의 운동에 관여하지 않는다.
- 1951년 Jenkins에 의해서 콩알세모뼈(두상삼각골) 장애라는 병태에 대한 보고가 있었다. 이것은 일종의 무릎연골연화증의 범주에 들어가는 병태라 생각된다.

관련되는 질환

- 콩알뼈 골절, 콩알세모뼈 장애 등.

그림 6-1 콩알뼈의 위치(바닥 쪽)

콩알뼈는 세모뼈의 바닥쪽에 위치하고 등쪽에서부터는 만져지지 않는다. 콩알뼈에는 자쪽손목굽힘근 이외에 새끼벌림근이 부착한다.

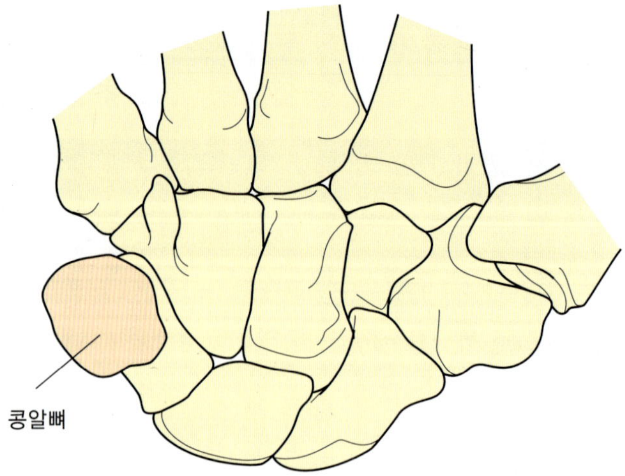

그림 6-2 **콩알뼈의 촉진①**

콩알뼈의 촉진은 피검자의 아래팔을 뒤침 위치로 하여 시행한다. 검사자는 새끼두덩(소지구)의 몸쪽에 엄지손가락을 대고 원을 그리는 것처럼 가볍게 압박하면 콩알크기의 뼈 융기를 촉진할 수 있다. 이 융기가 콩알뼈이다.

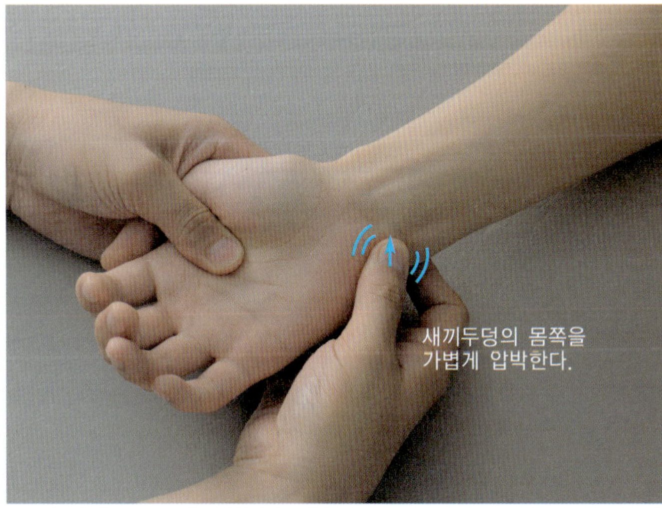

그림 6-3 **콩알뼈의 촉진②**

검사자는 콩알뼈에 대해서 먼쪽에서부터 손가락을 대고 피검자에게 새끼손가락의 벌림 운동을 지시한다. 운동에 수반하여 콩알뼈에서 시작하는 새끼벌림근의 수축을 확인한다.

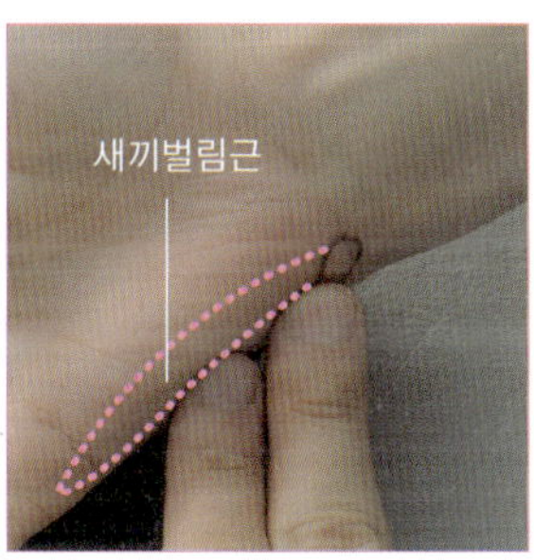

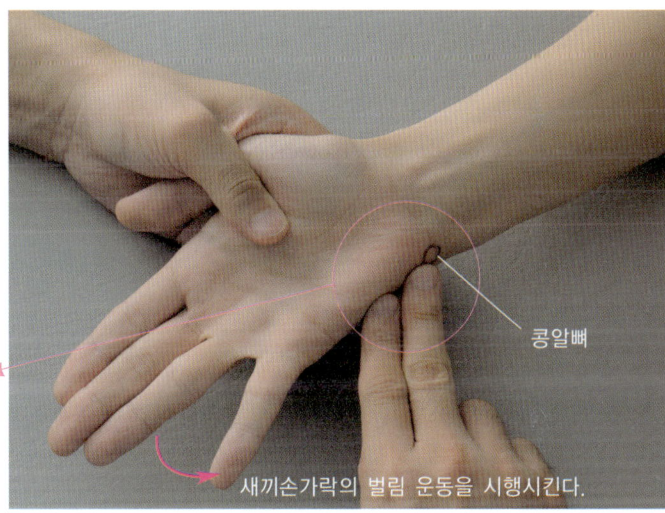

그림 6-4 **콩알뼈의 촉진③**

이어서 피검자에게 손목관절의 바닥쪽굽힘 · 자쪽편위운동을 시행시킨다. 검사자는 콩알뼈의 먼쪽에 손가락을 대고 운동에 수반하여 긴장하는 자쪽손목굽힘근힘줄을 확인한다.

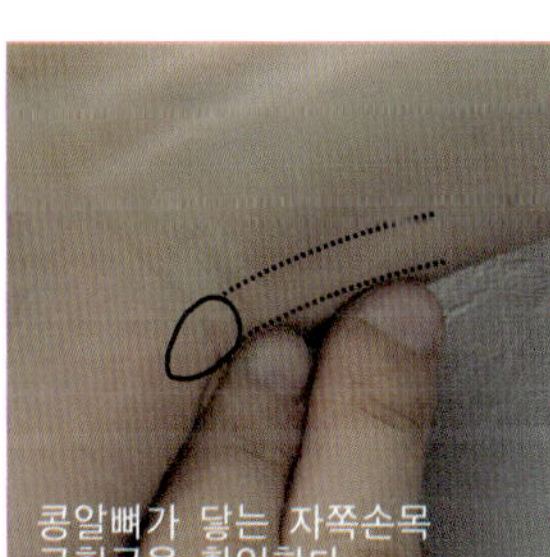

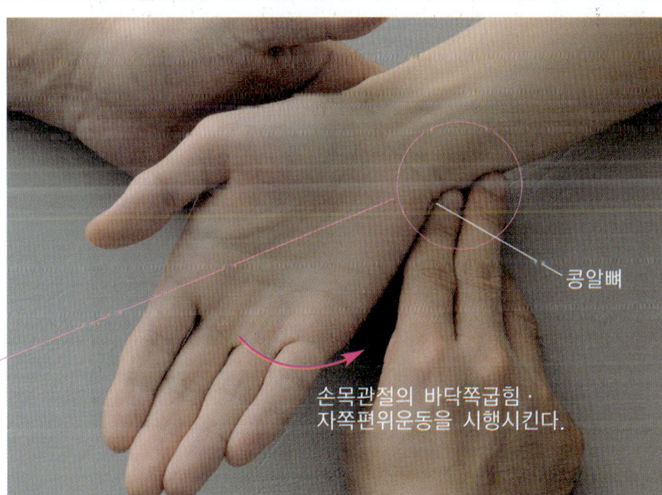

Skill Up 기용굴증후군[18~20)]

기용굴증후군(Guyon's canal syndrome)이란 콩알뼈와 갈고리뼈 갈고리 사이의 터널을 자신경과 자동맥이 통과하는 부분에서 포착(entrapment)되는 자신경 장애이다. 신경절(ganglion)에 의한 압박이 많다고 하고 있으나 만성적으로 가해지는 작은 외상의 반복도 원인으로서 많이 지적되고 있다. 특히 목수 등 망치를 사용하는 직종에 많다고 하며, hypothenar hammer syndrome이라 불리는 일도 있다. 또한 자전거 도로경기에 많이 발병한다는 것으로부터 cyclist palsy라 불리는 일도 있다. 증상은 압박되는 신경가지에 따라 다르지만 지각가지가 장애되면 새끼손가락의 마비나 지각장애, 운동가지가 장애되면 뼈사이근(골간근)을 중심으로 한 마비가 발생한다.

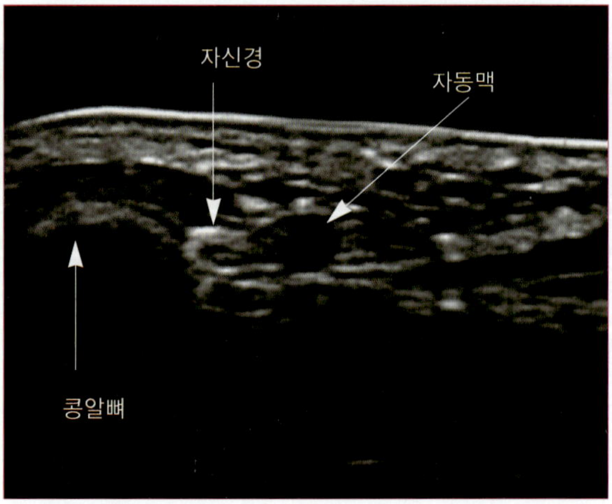

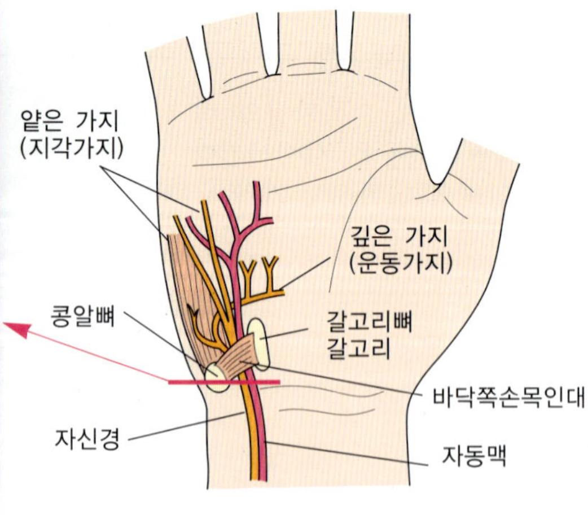

손목뼈와 손가락뼈 (carpal bones and phalangeal bones)

세모뼈 triquetrum

해부학적 특징

- 세모뼈는 몸쪽 손목열을 구성하는 손목뼈의 하나이며 콩알뼈의 등쪽에 있다.
- 세모뼈에서 시작하거나 닿는 근육은 없다.
- 세모뼈는 손목관절 등쪽굽힘(배굴)에 수반하여 등쪽 회전(dorsal tilt)을 하고 바닥쪽굽힘에 의해서 바닥쪽 회전(volar tilt)을 한다.
- 세모뼈는 손목관절의 노쪽 편위에 수반하여 자쪽으로 이동하고 자쪽 편위에 의해서 노쪽으로 이동한다.

임상과의 접점

- 세모뼈와 반날뼈를 연결하는 뼈사이인대(골간인대)가 파열하는 것은 손목관절불안정증의 원인이 된다.
- 손목관절운동에 수반하는 정상적인 반달뼈의 움직임은 세모뼈와 손배뼈에 의한 조절을 받아 조절되고 있다. 이것을 ring theory라 부른다[21].

관련되는 질환

- 세모뼈 골절, 콩알세모뼈 장애, 세모반달뼈 사이 신연, 손목관절불안정증 등.

그림 6-5 세모뼈의 위치(등쪽)

세모뼈는 바닥쪽에서 콩알뼈와 관절을 형성하고 있다. 또한 세모뼈는 노쪽에 반달뼈, 먼쪽에서 갈고리뼈와 관절을 형성하고 있다.

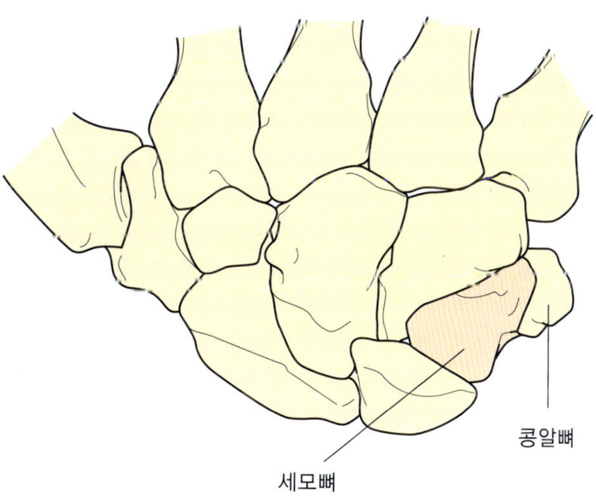

그림 6-6 세모뼈의 촉진①

세모뼈의 촉진은 피검자의 아래팔을 엎침 위치로 하여 시작한다. 검사자는 자뼈붓돌기에 대해서 먼쪽에서부터 손가락을 댄다.

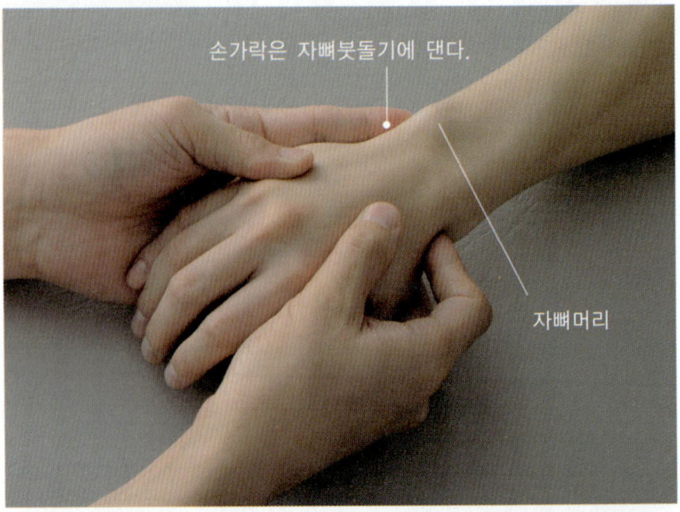

그림 6-7 세모뼈의 촉진②

검사자의 손가락은 자뼈붓돌기에 댄 채로 피검자의 손목관절을 약간 바닥쪽굽힘 기미로 노쪽 편위 운동을 가하면 검사자의 손가락을 밀어 올리는 것처럼 돌출하는 세모뼈를 촉진할 수 있다.

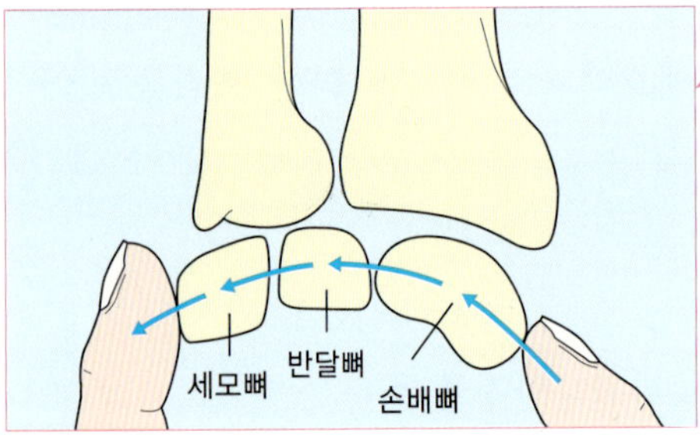

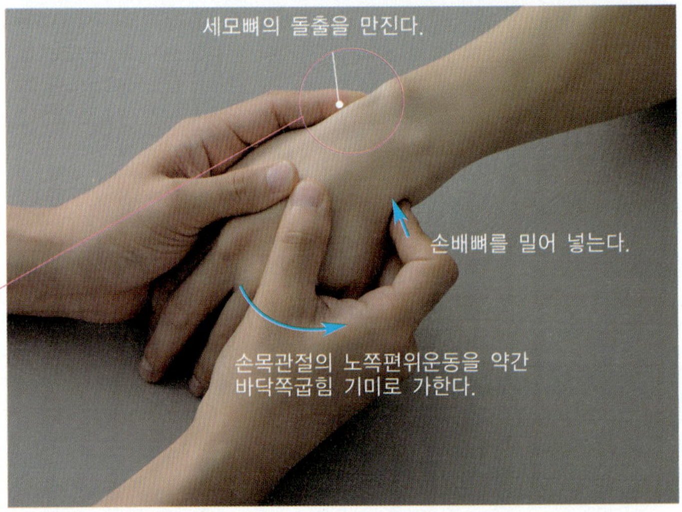

그림 6-8 세모뼈의 촉진③

다음으로 검사자는 세모뼈를 만진 채로 피검자의 손목관절을 약간 등쪽굽힘 기미로 자쪽편위운동을 가한다. 운동에 수반하여 손가락에서부터 세모뼈가 도망치는 것처럼 관절 내에 수납되어가는 상태를 아울러서 촉진한다.

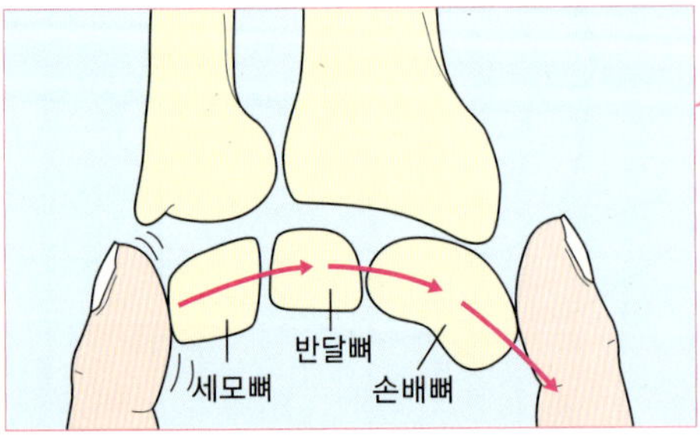

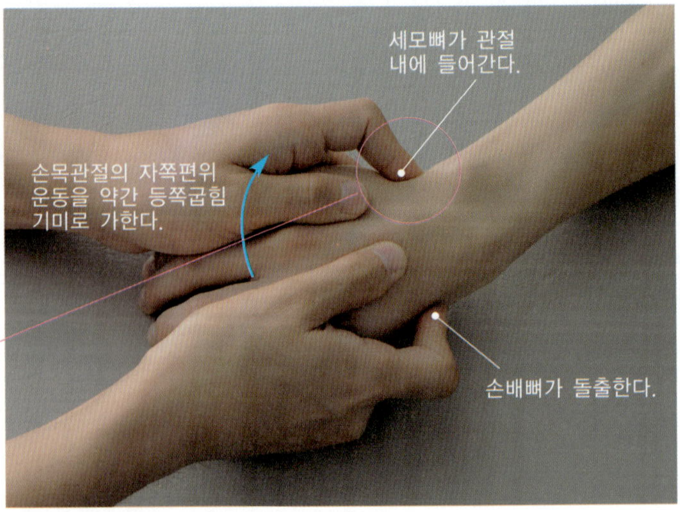

6 손목뼈와 손가락뼈 (carpal bones and phalangeal bones)

손배뼈 scaphoid

해부학적 특징

- 손배뼈는 몸쪽 손목열을 구성하는 손목뼈의 하나이며 노뼈손목관절의 노쪽을 구성한다.
- 먼쪽 바닥 쪽에는 손배뼈결절이 있으며 짧은엄지벌림근(단무지외전근)이 시작한다.
- 손배뼈에는 손 밖 근육(extrinsic muscle)의 부착은 없다.
- 손배뼈는 코담배갑(snuff box)의 바로 아래에 위치한다.
- 손목관절 바닥쪽굽힘 중간위치에서 측방에서 보면 손배뼈의 장축은 노뼈의 장축에 대해서 40~45° 바닥쪽으로 경사져 있다.
- 손배뼈는 손목관절 등쪽굽힘에 수반하여 바닥쪽의 경사가 수평으로 되고 바닥쪽굽힘에 의해서 수직으로 된다.
- 손배뼈는 손목관절의 노쪽편위에 수반하여 자쪽으로 이동하고 자쪽편위에 의해서 노쪽으로 이동한다.

임상과의 접점

- 손배뼈 골절은 손목뼈의 골절 중에서 가장 빈도가 높은 골절이다.
- 코담배갑에 국한되는 압통은 손배뼈 골절을 의심케 하는 소견이다.
- 손배뼈 골절 중에서도 그 허리부분의 골절은 인체 중에서 거짓관절(위관절)이 되기 쉬운 골절의 하나이다.
- 손배뼈 골절의 거짓관절 사례에서는 그것에 부수하여 반달뼈의 등쪽굽힘변형(DISI[dorsal intercalary segment instability]변형)을 초래하는 일이 많으며 손목관절불안정증의 가장 큰 문제가 된다.
- Taleisnik은 손배뼈를 lateral mobile column이라 규정하고 손목관절 운동을 관장하는 key bone으로 하고 있다[22].
- 손배뼈 골절을 수반하지 않는 손목관절불안정증에서는 손배뼈에 부착하는 인대의 이완 · 피열이 문제가 되고 손목관절 구축에서는 손배뼈 주위의 인대의 유착, 단축이 문제가 된다.

관련되는 질환

- 손배뼈 골절[**p.89 참조**], 오래된 손배뼈거짓관절(진구성주상골위관절), 반달뼈 등쪽굽힘 변형(DISI[dorsal intercalary segment instability]변형), 손배뼈, 반달뼈 사이 신연, 손목관절불안정증, SLAC wrist, 손목관절 구축 등.

그림 6-9 손배뼈의 위치(등쪽)

손배뼈는 몸쪽 손목열의 가장 노쪽에 위치한다. 또한 먼쪽에서는 큰마름뼈와 자쪽에서는 반달뼈와 관절을 형성하고 있다.

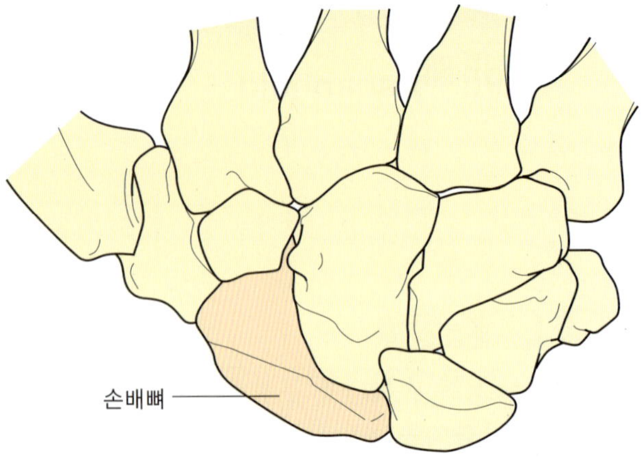

그림 6-10 손배뼈의 정렬과 반달뼈와의 연관성

측면에서부터 본 손배뼈의 장축은 손목관절 중간위치에서 노뼈의 장축에 대해서 약 45° 바닥쪽으로 경사져 있다. 손목관절 등쪽굽힘 때에는 손배뼈는 수평으로 되고 이것에 맞춰서 반달뼈는 바닥쪽으로 미끄러진다. 반대로 바닥쪽굽힘 때에는 손배뼈는 수직으로 되고 이것에 맞춰서 등쪽으로 미끄러진다.

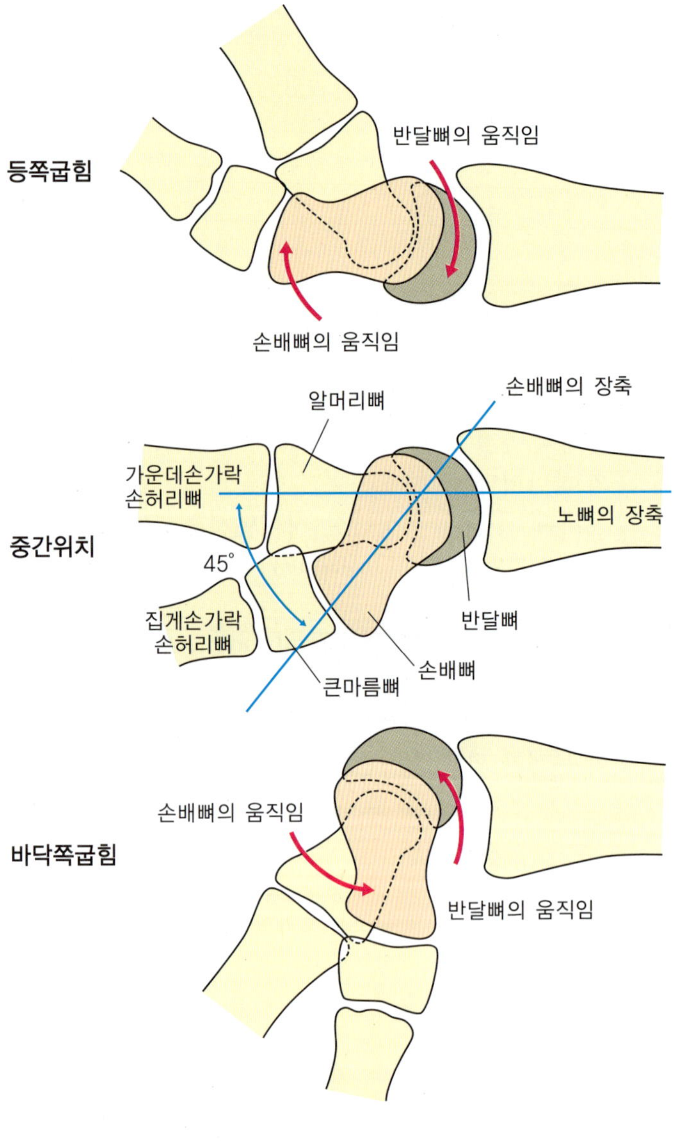

그림 6-11 손배뼈 골절에 합병하는 DISI변형

그림은 손배뼈 골절에 합병한 DISI변형을 나타낸 도식이다. 손배뼈의 골절에 의해서 몸쪽 뼈 조각은 손등 쪽으로 전위하기 때문에 이것에 부수해서 반달뼈는 바닥쪽으로 미끄러져 관절면을 등쪽으로 향하게 한다. 이것에 의해서 노뼈 · 반달뼈 사이 각도(RLA)는 등쪽으로 커진다. 또한 손배뼈의 먼쪽 뼈 조각은 그대로 위치를 바꾸지 않기 때문에 결과적으로 손배뼈 · 반달뼈 사이 각도(SLA)는 정상의 40~45° 에서부터 크게 증대하게 된다. 이러한 정렬을 나타내는 상태를 반달뼈 등쪽굽힘 변형(DISI변형)이라 부른다.

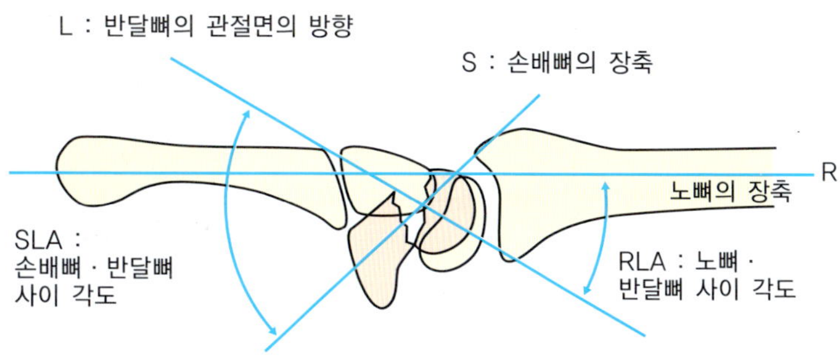

그림 6-12 손배뼈의 위치

엄지손가락을 폈을 때에 관찰되는 긴엄지폄근힘줄과 짧은엄지폄근힘줄에 의해서 구성되는 함몰부분을 코담배갑(snuff box)이라 부른다. 손배뼈는 이 코담배갑의 바로 아래에 위치한다.

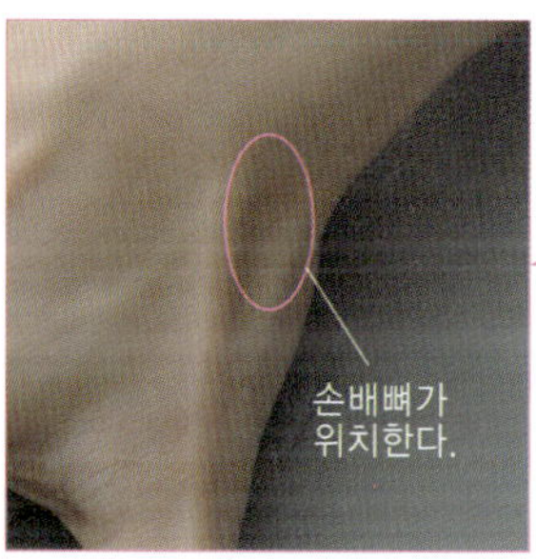

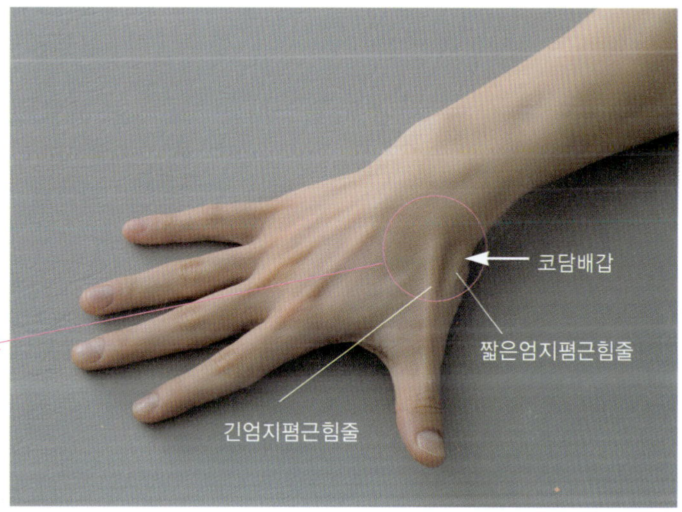

그림 6-13 손배뼈의 촉진①

손배뼈의 촉진은 피검자의 아래팔을 엎침 위치, 손목관절 중간위치로 하여 시작한다. 검사자는 노뼈붓돌기에 대해서 먼쪽에서부터 손가락을 댄다.

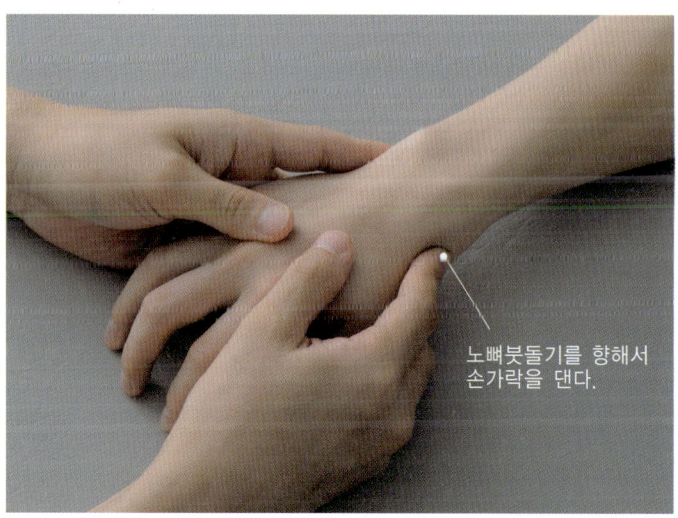

그림 6-14 손배뼈의 촉진②

검사자의 손가락은 노뼈붓돌기에 댄 채로 피검자의 손목관절을 약간 바닥쪽굽힘, 자쪽편위를 시킨다. 손목관절의 자쪽편위에 수반하여 검사자의 손가락을 밀어 올리는 것처럼 돌출하여 오는 손배뼈를 촉진한다.

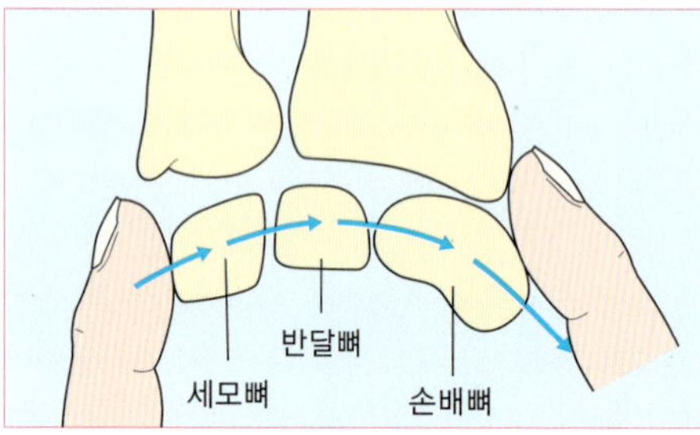

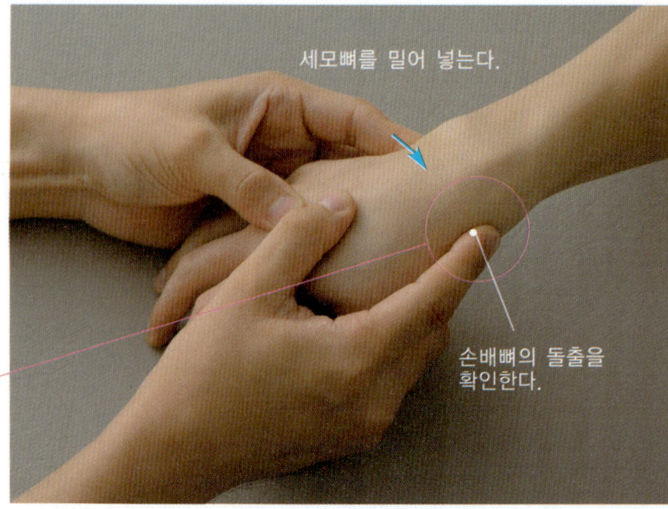

그림 6-15 손배뼈의 촉진③

이어서 노뼈붓돌기에 대해서 손가락을 댄 채로 피검자의 손목관절을 천천히 노쪽편위를 시킨다. 손목관절의 노쪽 편위에 수반하여 손가락으로부터 도망치는 것처럼 손배뼈가 관절 안으로 이동하여 가는 상태를 촉진한다.

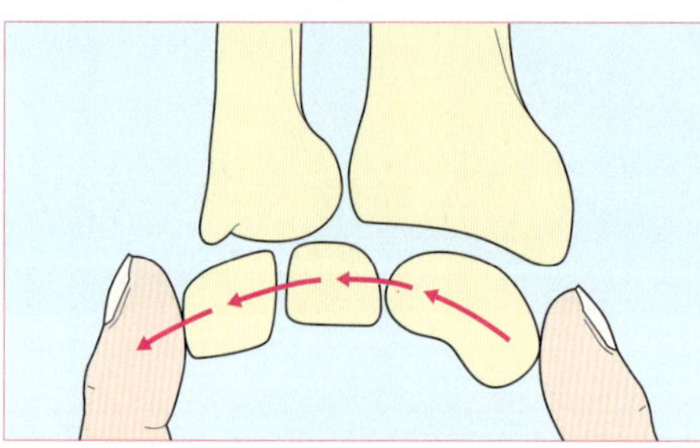

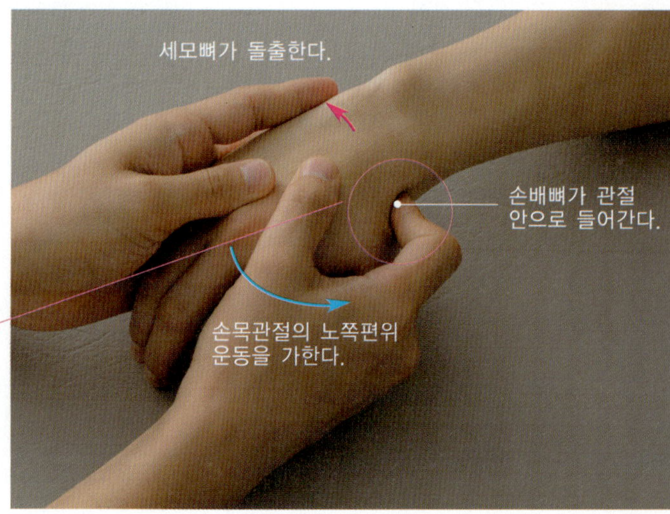

그림 6-16 손배뼈결절의 촉진①

손배뼈결절의 촉진은 노뼈붓돌기에 대해서 먼쪽에서부터 댄 손가락을 서서히 바닥쪽으로 이동시키면 짧은엄지폄근힘줄과 긴엄지폄근힘줄이 나란히 뻗는 상태를 촉진할 수 있다.

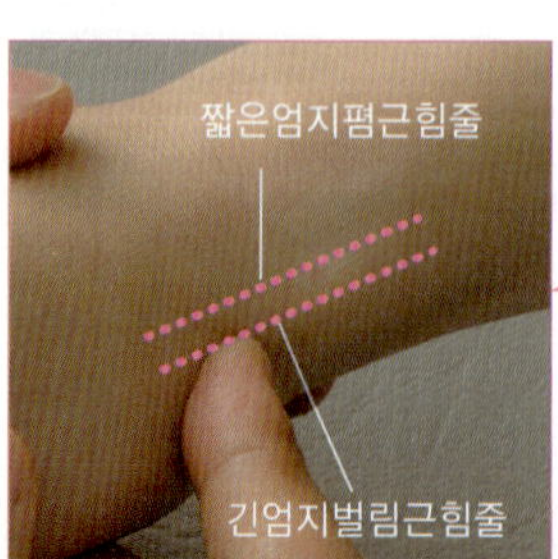

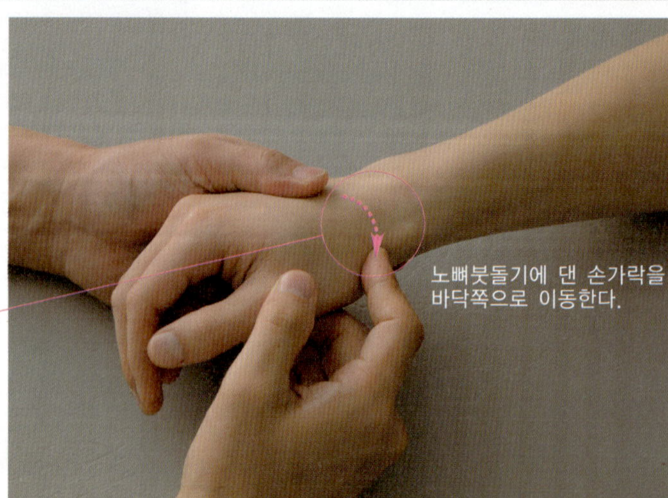

그림 6-17 **손배뼈결절의 촉진②**

검사자는 나란히 뻗는 2개의 힘줄을 넘어서 다시 바닥쪽으로 손가락을 이동하면 쌀알크기의 뼈 융기를 촉진할 수 있다. 이 뼈 융기가 손배뼈결절이다. 손배뼈결절에는 짧은엄지벌림근이 시작한다.

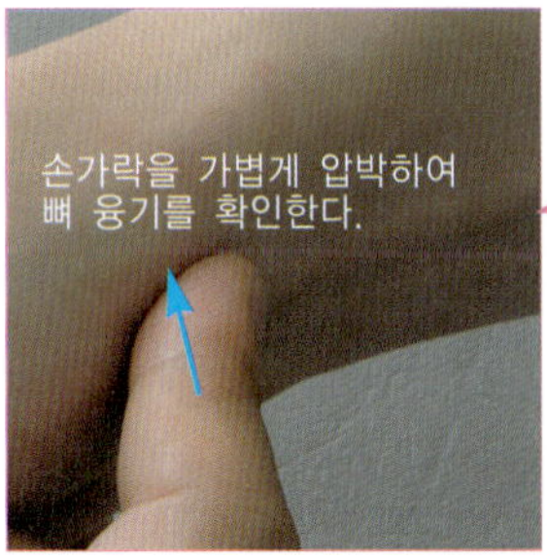

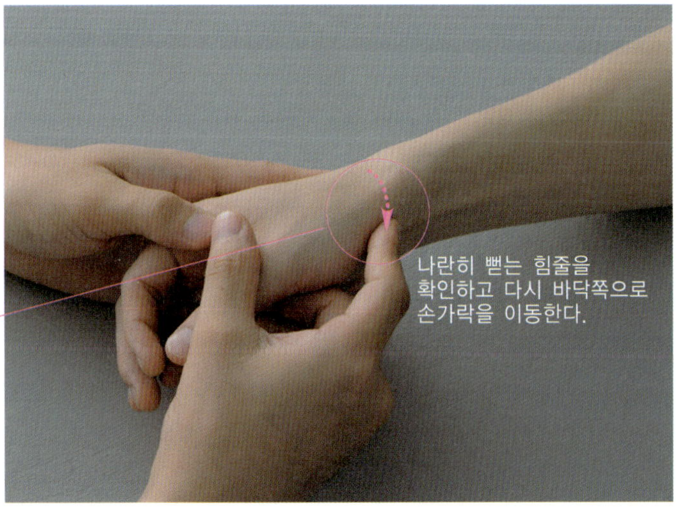

Skill Up 손배뼈 골절

손배뼈의 골절은 인체 중에서 가장 거짓관절(위관절)이 되기 쉬운 골절의 하나이다. 손배뼈결절에서의 골절은 뼈의 유합이 잘 되지만 보통 많이 발생하는 허리부위에서의 골절은 손배뼈에 대한 영양혈관이 동시에 손상되는 사례가 많아 뼈 유합이 방해를 받는다. 치료로서는 Herbert screw를 사용한 뼈 접합술이 일반적으로 널리 시행되고 있다.

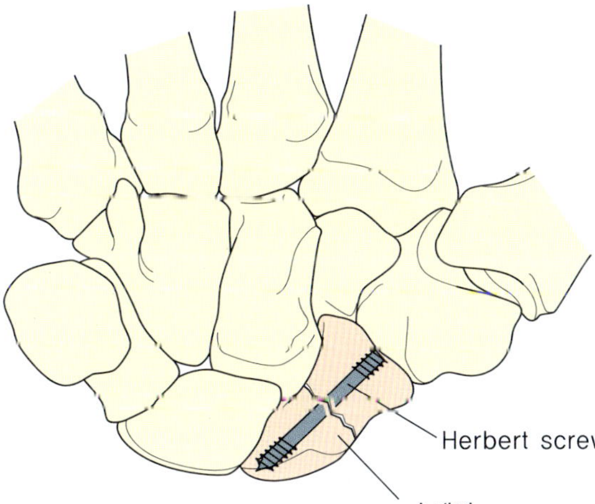

6 손목뼈와 손가락뼈 (carpal bones and phalangeal bones)

반달뼈(월상골) lunate

해부학적 특징

- 반달뼈는 몸쪽 손목열을 구성하는 손목뼈의 하나이고 손배뼈와 세모뼈 사이에 끼인다.
- 반달뼈에 시작하거나 닿는 근육은 없다.
- 반달뼈는 손목관절 등쪽굽힘에 수반하여 바닥쪽으로 미끄러지고(반달뼈 등쪽굽힘), 바닥쪽굽힘에 의해서 등쪽으로 미끄러진다(반달뼈 바닥쪽굽힘).
- 리스터결절과 가운데손가락 손허리뼈 바닥을 연결한 선 위에 반달뼈와 알머리뼈가 위치한다.

임상과의 접점

- Taleisnik는 노뼈 · 반달뼈 · 알머리뼈의 유닛(unit)을 flexion-extension column으로 하고 손목관절 등쪽굽힘 · 바닥쪽굽힘 운동의 주요부분으로 하고 있다[22].
- 반달뼈는 자체가 운동을 시작할 수는 없다. 반드시 손배뼈, 세모뼈의 운동이 먼저 일어나고 그것을 연동함으로써 반달뼈의 운동이 발현한다(ring theory).

관련되는 질환

- 반달뼈연화증(Kienböck병[**p.92 참조**]), 반달뼈 주위 탈구, 반달뼈 등쪽굽힘 변형(DISI변형), 반달뼈 바닥쪽굽힘 변형(VISI[volar intercalary segment instability]변형) 등.

그림 6-18 반달뼈의 위치(바닥쪽)

반달뼈는 몸쪽 손목열의 중앙에 위치한다. 또한 먼쪽에서는 알머리뼈와 관절을 만들고 손목관절 바닥쪽/등쪽굽힘 운동의 기본적 구성단위이다. 자쪽에서는 세모뼈와 관절을 형성하고 노쪽에서는 손배뼈와 관절을 형성하고 있다.

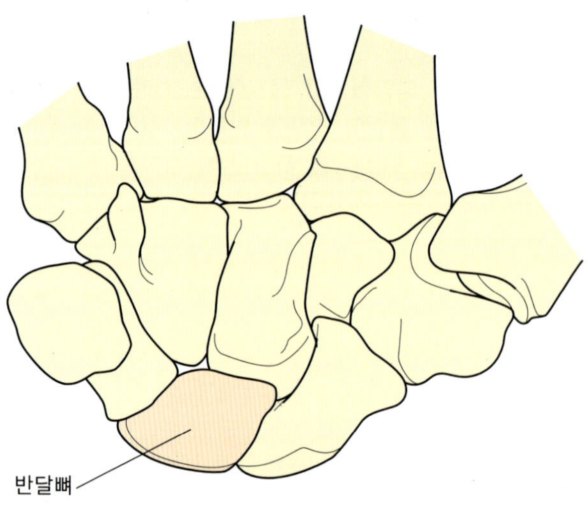

그림 6-19 손목관절 등쪽굽힘 · 바닥쪽굽힘의 유닛

손목관절의 등쪽굽힘 · 바닥쪽굽힘은 노뼈 · 반달뼈 · 알머리뼈의 관계로 규정된다. 알머리뼈와 가운데손가락 손허리뼈와의 사이에는 가동성은 없고 반달뼈에 대한 알머리뼈의 움직임으로 표현된다. 손목관절의 등쪽굽힘 운동에서는 노뼈에 대해서 반달뼈가 바닥쪽으로 미끄러지고 관절면을 등쪽으로 연다. 등쪽에 열린 관절면에 대해서 알머리뼈가 등쪽으로 회전하고 전체로서 등쪽굽힘 운동이 완성된다. 바닥쪽굽힘 운동에서는 각각 반대로 움직임으로써 시행되고 있다.

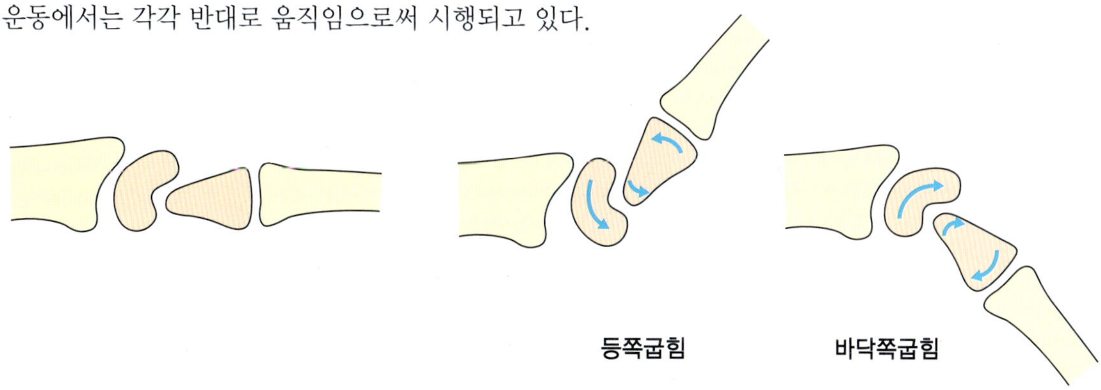

그림 6-20 반달뼈의 촉진①

반달뼈의 촉진은 피검자의 아래팔을 엎침 위치, 손목관절 약간 자쪽 편위 위치로 한다. 검사사는 리스터결절 및 가운데손가락 손허리뼈 바닥부분을 표식을 하고 서로를 선으로 연결한다. 이 선 위에 반달뼈와 알머리뼈가 위치한다.

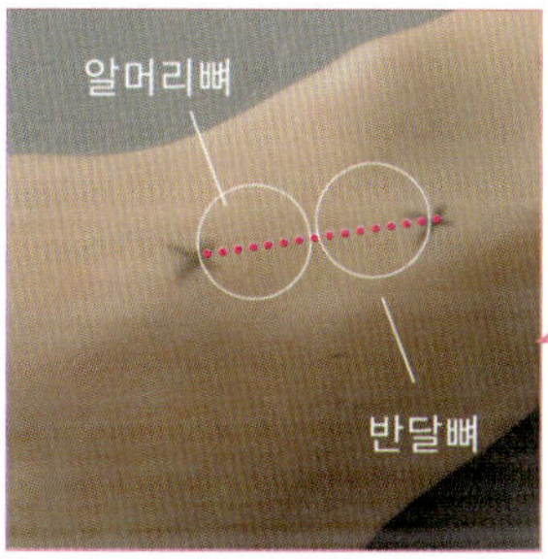

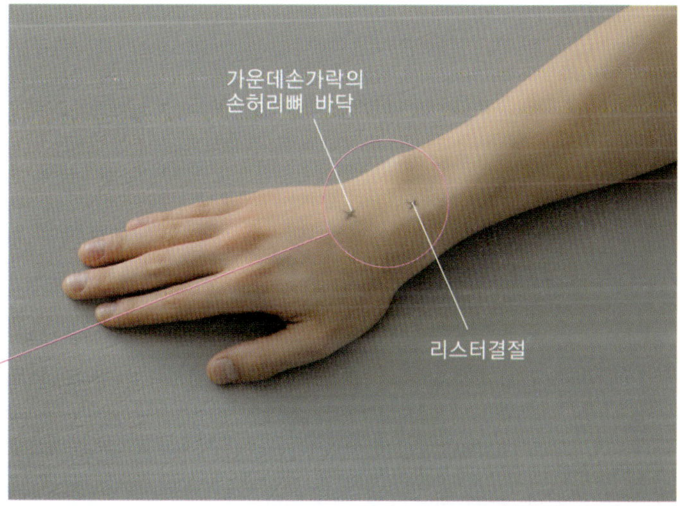

그림 6-21 반달뼈의 촉진②

리스터결절과 가운데손가락 손허리뼈 바닥을 연결하는 선을 따라서 손가락을 놓고 손가락 끝을 리스터결절에 댄다. 그 후 피검자의 손목관절을 최대로 바닥쪽굽힘을 하면 손가락 끝 바닥으로 향해서 돌출하여 오는 반달뼈를 촉진할 수 있다.

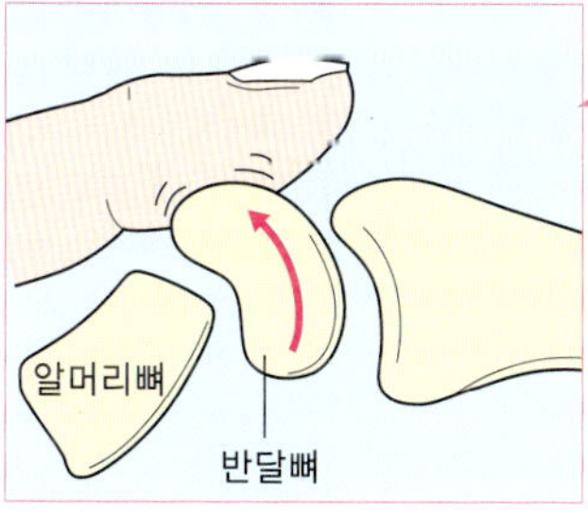

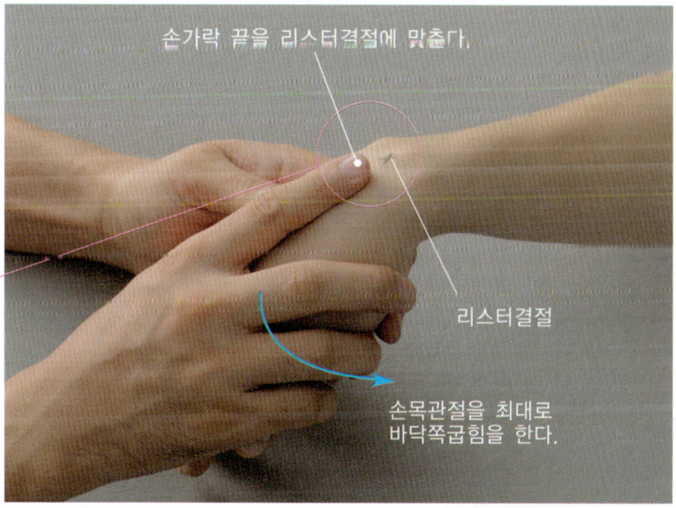

그림 6-22 반달뼈의 촉진③

바닥쪽굽힘에 수반하여 반달뼈가 돌출하여 오는 것이 확인되면 그 다음 피검자의 손목관절을 서서히 등쪽굽힘 위치로 한다. 손목관절 등쪽굽힘과 함께 반달뼈가 관절 안으로 미끄러져 들어가는 상황을 촉진할 수 있다. 그대로 최대로 등쪽굽힘을 하면 손가락 끝 바닥쪽에서는 알머리뼈가 만져진다.

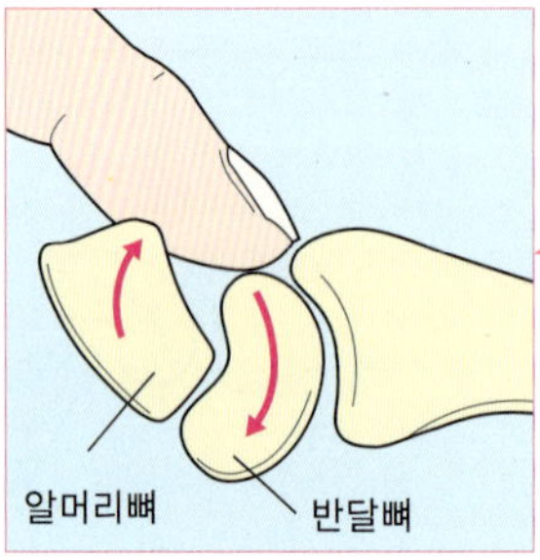

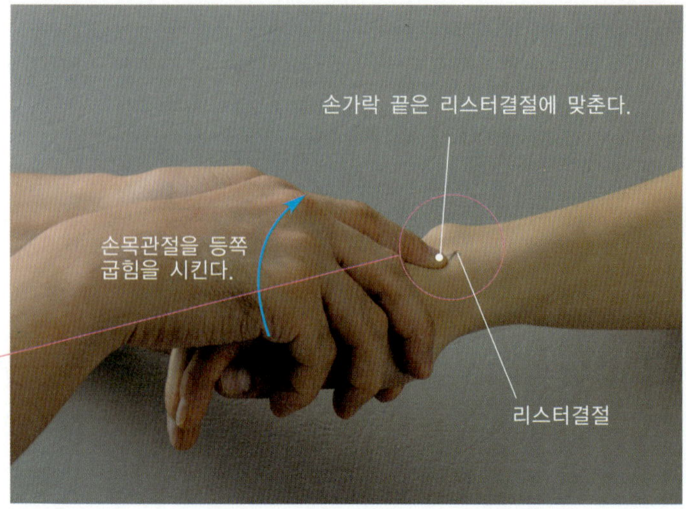

Skill Up Kienböck병

반달뼈에서의 무부성 뼈 괴사에서 어떠한 원인에 의한 혈행성 장애가 원인이라 하고 있다. 청장년의 남성에 많고 현재 가장 의견일치가 얻어져 있는 이유로서 반달뼈 자체가 가지는 소인에 1회의 외상 또는 반복되는 작은 외상이 작용하여 발병한다고 하고 있다. 병기의 분류는 X선 소견에 의한 Lichtman 분류가 이용되는 일이 많으며 stage I~stage IV로 분류된다.

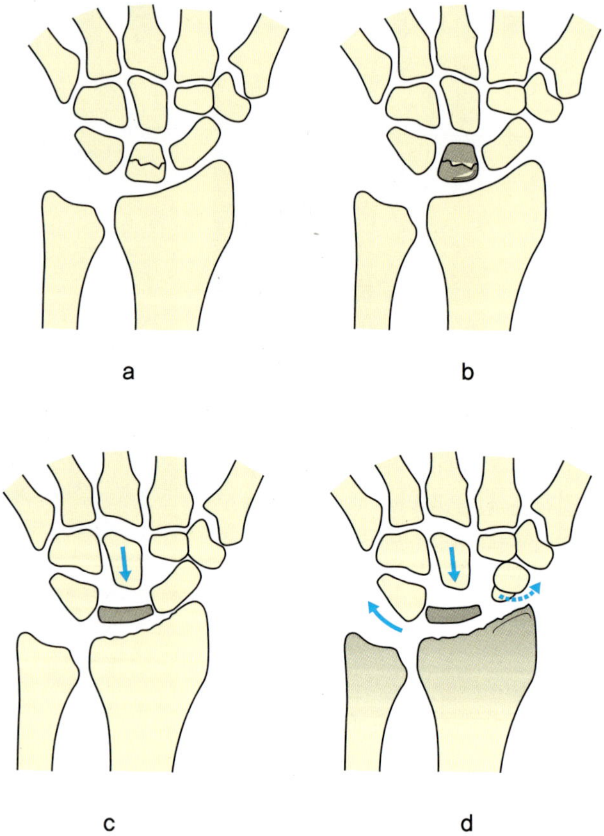

a : stage I. 정상 X선 영상, 또는 골절선만이 인지된다.

b : stage II. 반달뼈의 뼈 투과성의 변화와 반달뼈 노쪽의 가벼운 압궤가 인지된다.

c : stage III. 반달뼈 전체의 압궤가 인지되고 손배뼈의 등쪽굽힘 변형의 유무에 따라 IIIA와 IIIB로 분류된다.

d : stage IV. stage III의 소견에 더하여 손목관절 전체에 관절증성 변화가 인지된다.

문헌 23)에서 변경

큰마름뼈(대능형골) trapezium

해부학적 특징

- 먼쪽 손목열을 구성하는 손목뼈의 하나이고 가장 노쪽에 위치한다.
- 큰마름뼈를 포함한 먼쪽 손목열을 구성하는 손목뼈 사이에는 가동성은 존재하지 않으며 기능상 고정부분이라 하고 있다.
- 큰마름뼈는 몸쪽에서 손배뼈와 손목중앙관절(수근중앙관절)의 일부를 형성하고 먼쪽에서는 엄지손허리뼈(무지중수골)와 손목손허리관절(수근중수관절, carpo-metacarpal joint, CM관절)을 형성한다.
- 마름뼈와 엄지손허리뼈와의 관절은 안장관절로서 유명하며 굽힘/폄과 모음/벌림이 가능하다.

임상과의 접점

- 엄지CM관절증은 운동성이 큰 엄지CM관절이 아니고는 없는 변형성 변화이며 다른 손가락의 CM관절증은 매우 드물다.

관련되는 질환

- 큰마름뼈 골절, Bennett골절, 엄지CM관절증 등.

그림 6-23 큰마름뼈의 위치(바닥쪽)

큰마름뼈는 먼쪽 손목열의 가장 노쪽에 위치한다. 또한 먼쪽에서는 엄지손허리뼈와 CM관절을 형성하고 자쪽에서는 작은마름뼈와, 몸쪽에서는 손배뼈와 관절을 형성하고 있다.

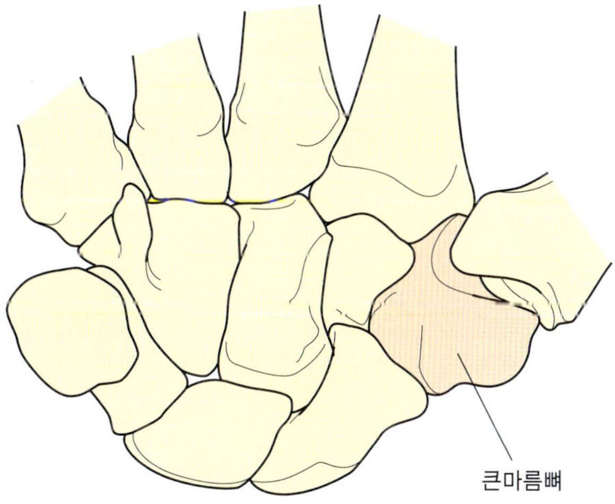

그림 6-24 큰마름뼈의 촉진①

손가락을 엄지손허리뼈 바닥부분에 대고 (○표) 또 한쪽의 손으로 피검자의 엄지 손허리뼈를 잡는다. 피검자의 CM관절의 굽힘 · 폄을 반복하고 운동하고 있는 손허리뼈와 고정되어 있는 큰마름뼈와의 경계(CM관절)를 촉진한다. 간극의 몸쪽이 큰마름뼈이다.

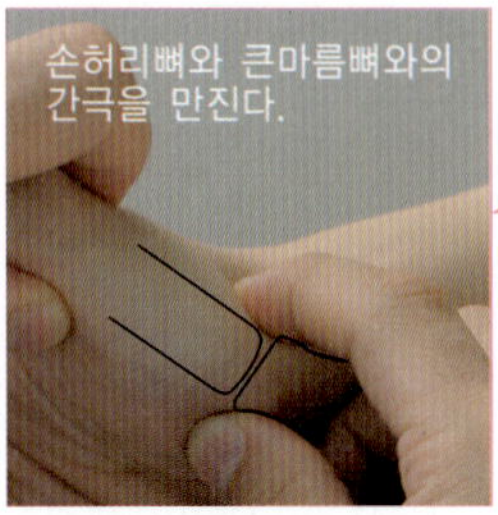

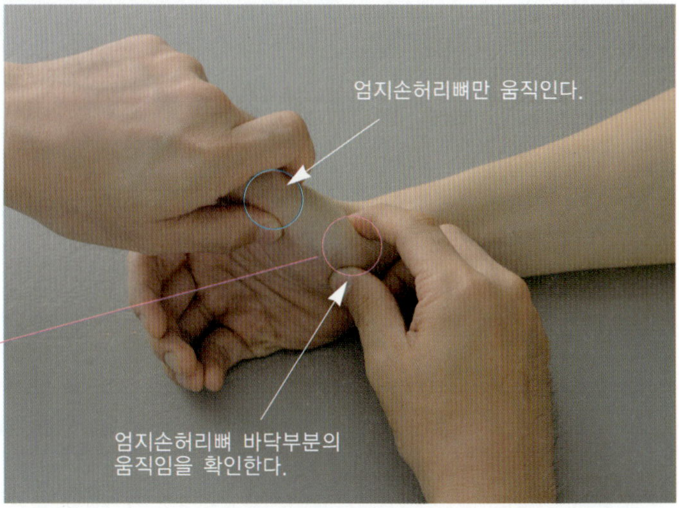

그림 6-25 큰마름뼈의 촉진②

검사자의 손가락을 노뼈붓돌기에 대해서 먼쪽에서부터 댄다. 피검자의 손목관절을 자쪽 편위를 시킴으로써 돌출하는 손배뼈를 촉진한다.

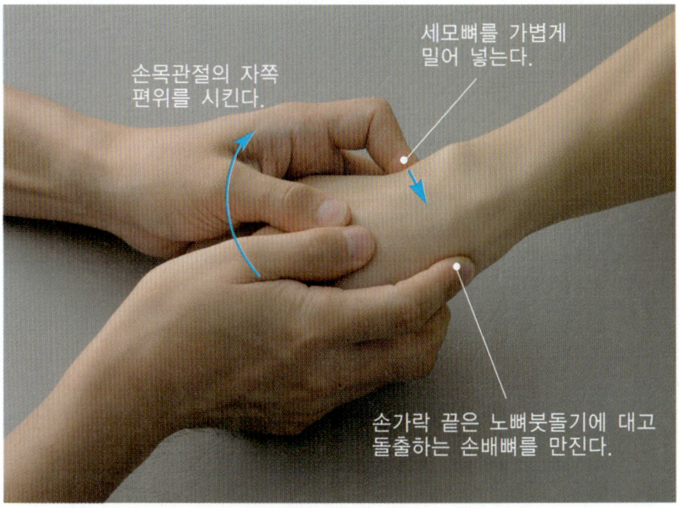

그림 6-26 큰마름뼈의 촉진③

다음으로 손가락 끝은 노뼈붓돌기에 댄 채로 피검자의 손목관절을 천천히 노쪽편위시킨다. 노쪽편위에 수반하여 손배뼈는 관절 안으로 이동하기 때문에 검사자의 손가락 아래에는 큰마름뼈가 위치하게 된다. 노쪽편위와 자쪽편위를 반복하여 큰마름뼈와 손배뼈와의 간극(손목중앙관절)을 촉진할 수 있다.

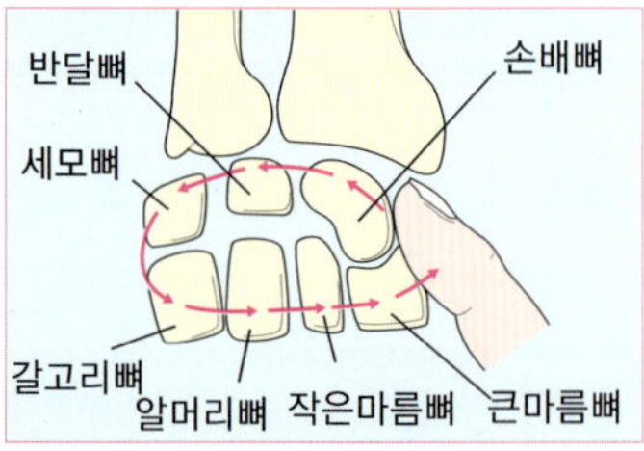

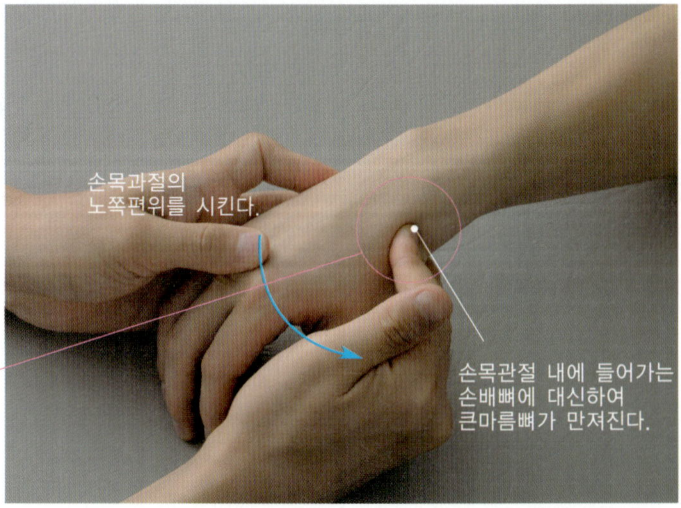

작은마름뼈(소능형골) trapezoid

해부학적 특징

- 먼쪽 손목열을 구성하는 손목뼈의 하나이고 노쪽의 큰마름뼈와 자쪽의 알머리뼈에 의해서 사이에 끼어있다.
- 작은마름뼈는 몸쪽에서 손배뼈와 손목중앙관절의 일부를 형성하고 먼쪽에서는 집게손가락 손허리뼈와 손목손허리관절(수근중수관절, carpo-metacarpal joints, CM관절)을 형성한다. 이 CM 관절에는 가동성은 없다.

임상과의 접점

- 작은마름뼈에 관계되는 골절, 탈구는 매우 적다.
- 작은마름뼈 골절이 일단 발생하면 해부학적 여러 이유에 의해서 도수정복은 거의 불가능하다고 하며 수술적 정복이 시행되는 일이 많다.

관련되는 질환

- 작은마름뼈 골절, 작은마름뼈 허혈성 괴사 등.

그림 6-27 작은마름뼈의 위치(바닥쪽)

먼쪽에서는 집게손가락 손허리뼈와 CM 관절을 형성하고 노쪽에서는 큰마름뼈, 자쪽에서는 알머리뼈와 관절을 형성하고 있다. 집게손가락, 가운데손가락의 CM 관절은 관절면의 형태나 인대결합의 강인성으로부터 거의 완전하게 고정되어 가동성은 없다.

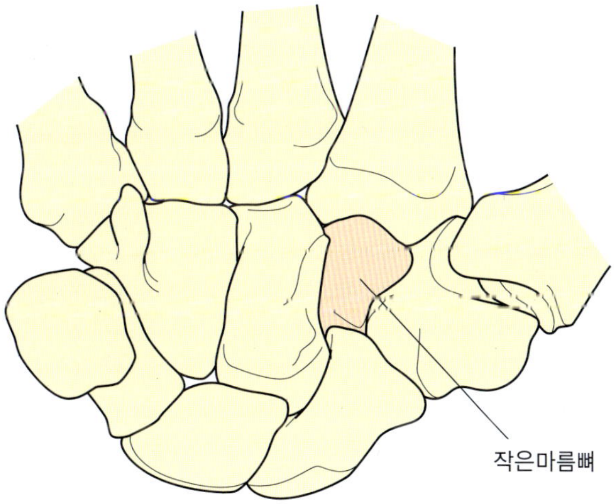

그림 6-28 **작은마름뼈의 촉진①**

피검자의 집게손가락 손허리뼈의 뼈 몸통 등쪽을 따라서 몸쪽으로 손가락을 진행시킨다. 집게손가락 손허리뼈 바닥부분의 부푼 곳을 넘어선 부분에서 작은마름뼈를 촉진한다.

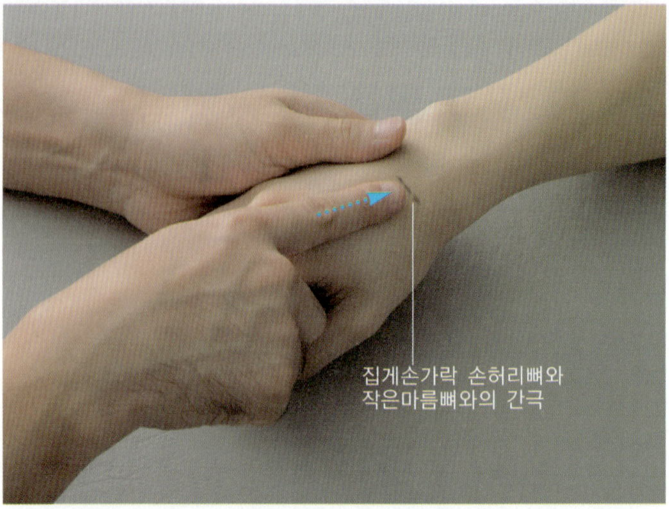

그림 6-29 **작은마름뼈의 촉진②**

이어서 피검자의 가운데손가락 손허리뼈의 뼈 몸통 등쪽을 따라서 몸쪽으로 손가락을 진행시키고(①) 가운데손가락손허리뼈 바닥부위의 부푼 곳을 넘어선 부분에서 알머리뼈를 확인한다. 그대로 노쪽에 손가락을 이동시켜서(②) 작은마름뼈와의 간극을 촉진한다.

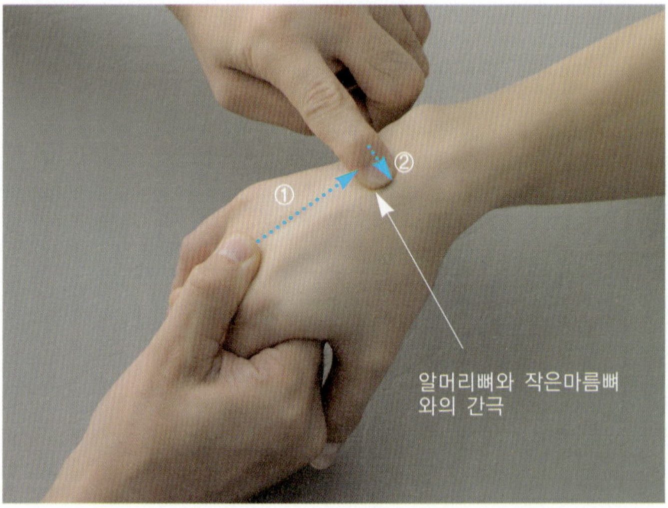

그림 6-30 **작은마름뼈의 촉진③**

마지막으로 피검자의 엄지손가락 손허리뼈의 뼈 몸통 등쪽을 따라서 몸쪽으로 손가락을 진행시키고(①) 엄지CM관절을 넘어선 부분에서 큰마름뼈를 확인한다. 그대로 자쪽으로 손가락을 이동시켜(②) 작은마름뼈와의 간극을 촉진한다.

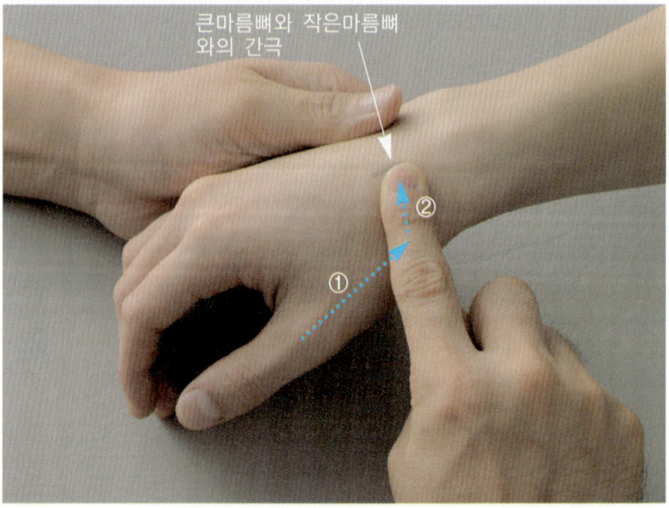

6 손목뼈와 손가락뼈 (carpal bones and phalangeal bones)

알머리뼈(유두골) capitate

해부학적 특징

- 먼쪽 손목열을 구성하는 손목뼈의 하나이며 노쪽에서는 작은마름뼈와, 자쪽에서는 갈고리뼈와 접한다.
- 알머리뼈는 몸쪽에서 반달뼈와 손목중앙관절의 일부를 형성하고 먼쪽에서는 가운데손가락 손허리뼈와 손목손허리관절(수근중수관절, carpo-metacarpal joints, CM관절)을 형성한다. 이 CM 관절에는 가동성은 없다.
- 손목관절에서의 등쪽굽힘, 바닥쪽굽힘은 알머리뼈와 반달뼈의 운동에 의해서 규정된다.

임상과의 접점

- 알머리뼈 골절은 전체 손목뼈 골절의 약 1.3%를 차지한다[24).
- 알머리뼈 단독의 골절은 드물며 일반적으로 손배뼈 골절이나 반달뼈 탈구를 합병하는 일이 많다.

관련되는 질환

- 알머리뼈 골절, 알머리뼈 허혈성 괴사, 알머리뼈 · 손배뼈골절증후군 등.

그림 6-31 알머리뼈의 위치(등쪽)

알머리뼈는 반달뼈와 함께 flexion-extension column을 구성한다. 먼쪽 손목열의 중앙에 위치하고 먼쪽에서는 가운데손가락 손허리뼈와 CM관절을 형성하고, 노쪽에서는 작은마름뼈, 자쪽에서는 갈고리뼈, 몸쪽에서는 반달뼈와 관절을 형성하고 있다.

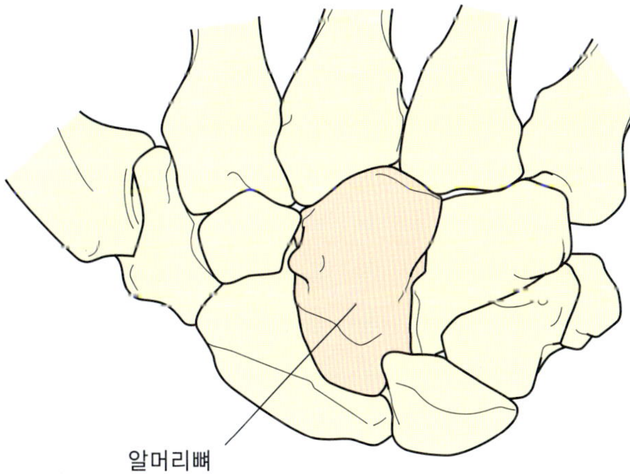

그림 6-32 알머리뼈의 촉진①

피검자의 아래팔을 엎침, 약간 자쪽 편위 위치로 하고 손가락 끝을 리스터결절에 먼쪽에서 댄다. 그 후 피검자의 손목관절을 서서히 바닥쪽굽힘을 시켜 관절 안에서부터 돌출하여 오는 반달뼈를 확인한다.

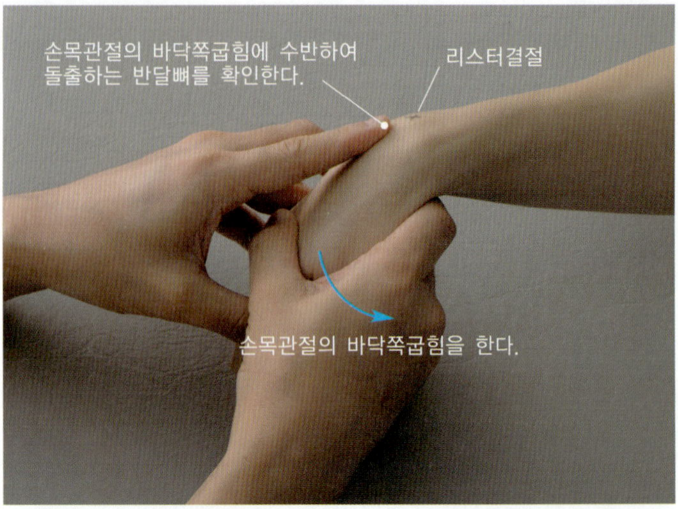

그림 6-33 알머리뼈의 촉진②

이어서 가볍게 압박을 가하면서 반달뼈의 부푼 부분을 따라서 똑바로 가운데손가락 손허리뼈 바닥으로 향해서 손가락을 이동시키면 손허리뼈 바닥과 반달뼈와의 사이에 함몰부위를 만질 수 있다. 이 함몰부위에 알머리뼈가 위치한다.

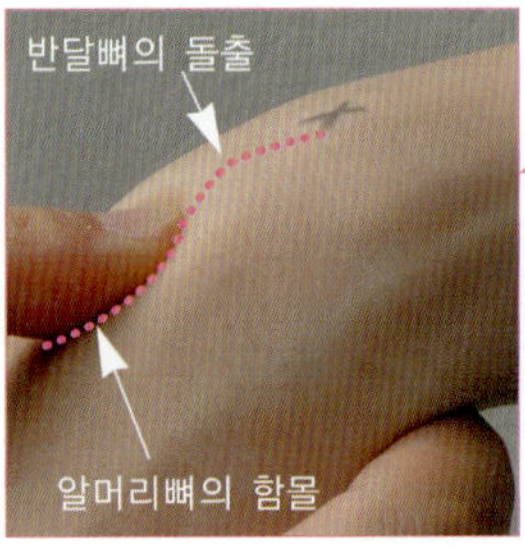

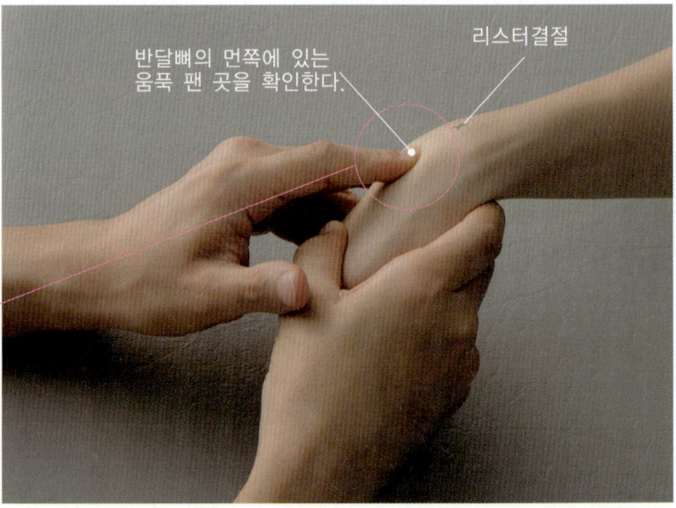

그림 6-34 알머리뼈의 촉진③

함몰부위가 촉진되면 이어서 피검자의 손목관절을 서서히 등쪽굽힘을 시킨다. 등쪽굽힘에 수반하여 반달뼈는 관절 안으로 미끄러져 들어가므로 검사자의 손가락 끝에서는 알머리뼈를 명료하게 촉진할 수 있다.

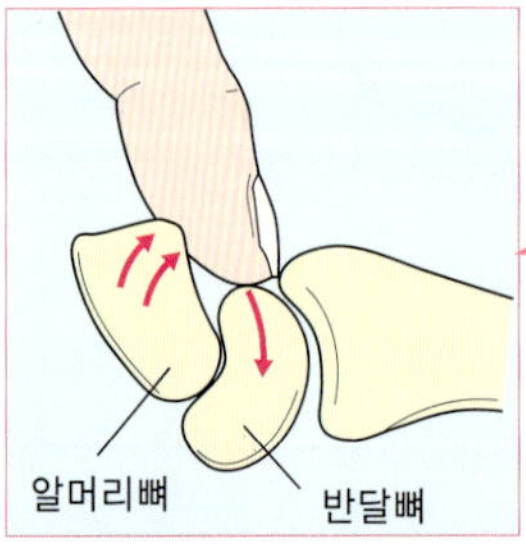

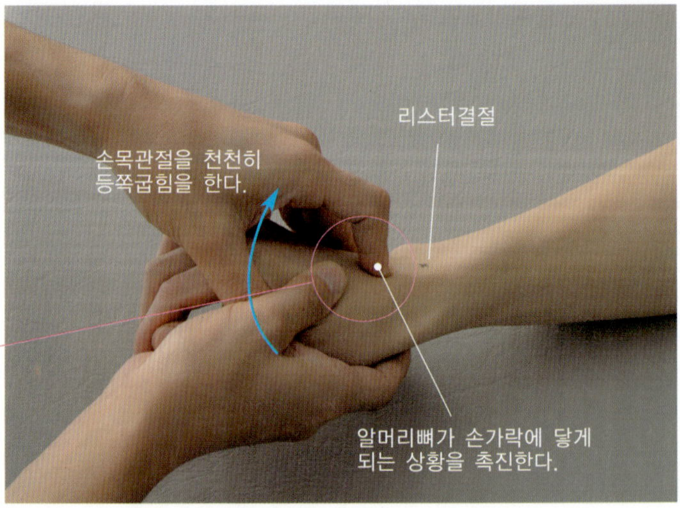

갈고리뼈(유구골) hamate

해부학적 특징

- 먼쪽 손목열을 구성하는 손목뼈의 하나이며 가장 자쪽에 위치한다.
- 갈고리뼈는 몸쪽에서 세모뼈와 손목중앙관절의 일부를 형성하고 먼쪽에서는 반지손가락(환지), 새끼손가락 손허리뼈와 손목손허리관절(수근중수관절, carpo-metacarpal joints, CM관절)을 형성한다.
- 반지손가락 · 새끼손가락의 CM관절은 집게손가락 · 가운데손가락의 CM관절과 달리 가동부분으로 분류되고 굽힘 · 폄 운동이 가능하다.
- 갈고리뼈 갈고리에는 짧은새끼굽힘근(단소지굴근), 새끼맞섬근(소지대립근), 콩알갈고리인대(두구인대)가 부착한다.

임상과의 접점

- 갈고리뼈와 세모뼈를 연결하는 뼈사이인대(골간인대)는 큰마름뼈와 손배뼈를 연결하는 뼈사이인대와 마찬가지로 먼쪽 열과 몸쪽 열을 연결하는 link구조로서 작용을 하고 손목관절 기능상 매우 중요하다.
- 갈고리뼈 갈고리골절은 야구, 테니스, 골프 등의 스포츠장애로서 여기저기서 볼 수 있다.
- 갈고리뼈 갈고리의 골절은 보통의 정면 쪽 X선 촬영으로는 묘사하기 어렵고 손목굴(수근관) 촬영이 진단에 효과적이라 한다.

관련되는 질환

- 갈고리뼈 골절, 갈고리뼈 갈고리골절[**p.101 참조**], 권투선수 골절(반지손가락, 새끼손가락 CM관절 탈구골절) 등.

그림 6-35 갈고리뼈의 위치(바닥쪽)

갈고리뼈는 먼쪽 손목열의 가장 자쪽에 위치한다. 또한 먼쪽에서는 반지손가락, 새끼손가락의 손허리뼈와 CM관절을 형성하고 노쪽에서는 알머리뼈, 몸쪽에서는 세모뼈와 관절을 형성하고 있다.

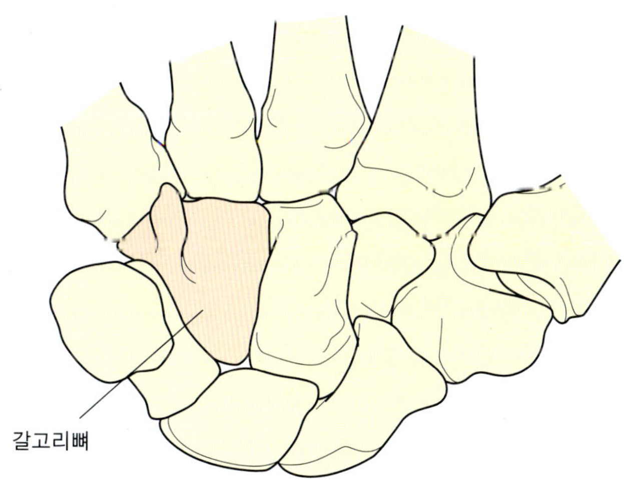

그림 6-36 갈고리뼈의 촉진①

검사자는 피검자의 새끼손가락 손허리뼈의 바닥부분 부근에 손가락을 대고 새끼손가락 손허리뼈를 수동적으로 굽힘과 폄을 시킨다. 검사자는 가동하고 있는 손허리뼈와 고정되어 있는 갈고리뼈의 경계(CM관절)를 촉진한다. 간극의 몸쪽이 갈고리뼈이다.

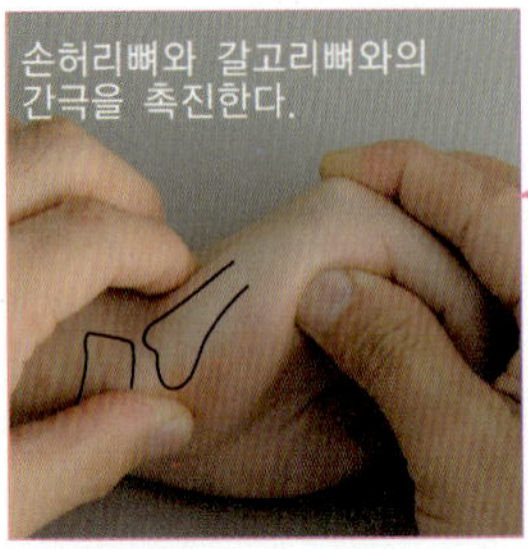

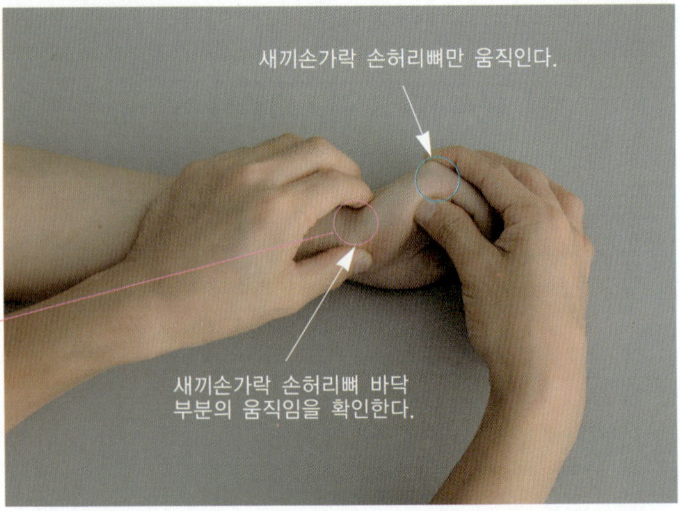

그림 6-37 갈고리뼈의 촉진②

검사자의 손가락을 자뼈붓돌기에 대해서 먼쪽에서부터 손가락을 댄 후 피검자의 손목관절을 약간 바닥쪽굽힘의 느낌으로 노쪽 편위를 하고 관절 안으로부터 돌출하는 세모뼈를 확인한다.

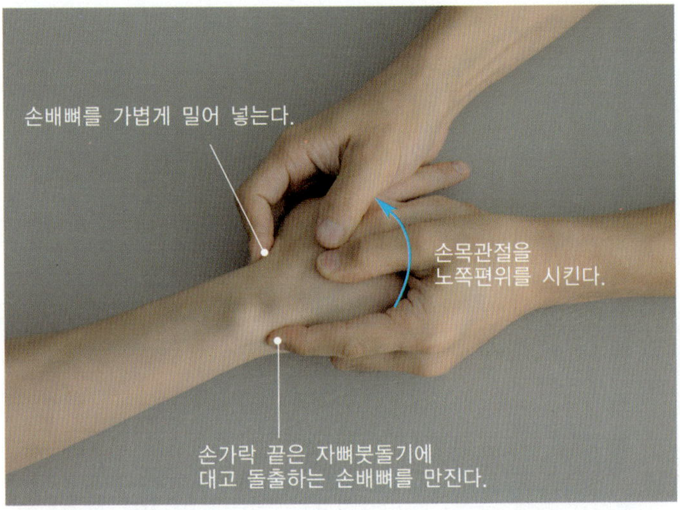

그림 6-38 갈고리뼈의 촉진③

다음으로 손가락 끝은 자뼈붓돌기에 댄 채로 피검자의 손목관절을 천천히 자쪽 편위를 시킨다. 자쪽 편위에 수반하여 세모뼈는 관절 안으로 이동하기 때문에 갈고리뼈를 명료하게 촉진할 수 있다.

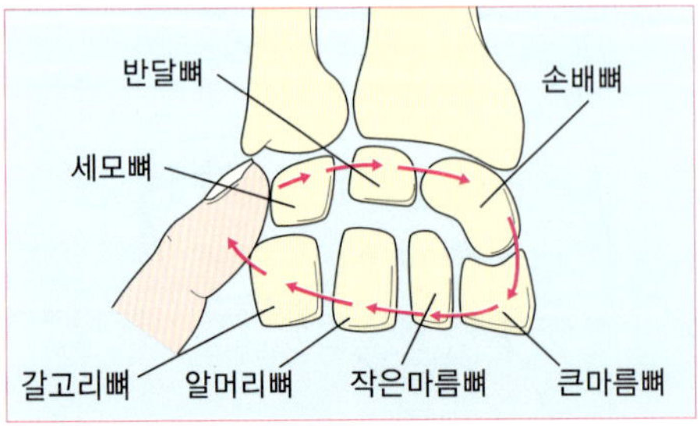

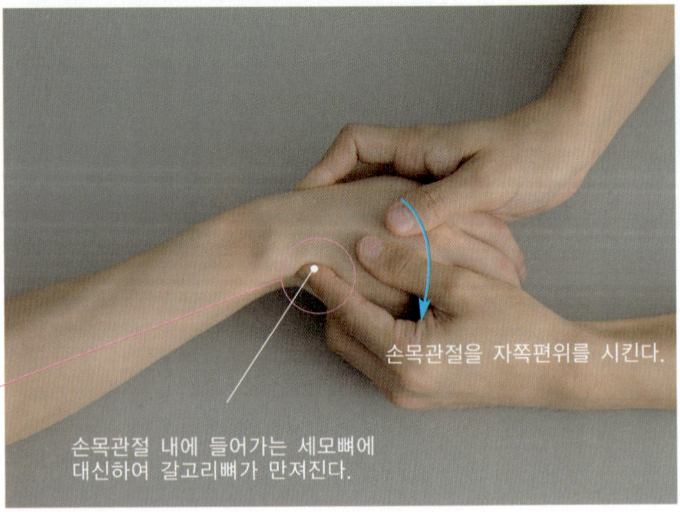

그림 6-39 갈고리뼈 갈고리의 촉진

검사자의 엄지IP관절을 피검자의 콩알뼈에 맞춰서 엄지손가락의 손가락 끝을 피검자의 집게손가락의 밑 부분을 향해서 댄다. 그대로 엄지손가락을 깊게 압박하면 갈고리뼈 갈고리를 촉진할 수 있다.

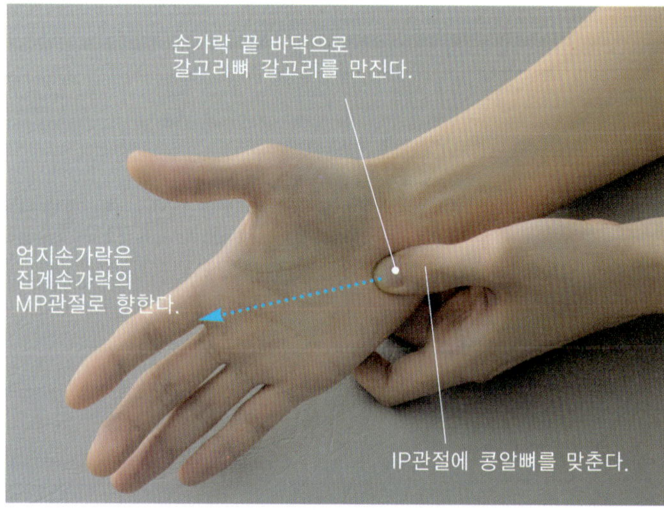

Skill Up 스포츠에 의한 갈고리뼈 갈고리 골절

- 갈고리뼈 갈고리 골절은 야구 배트, 골프 클럽, 테니스 라켓 등의 그립 엔드(grip end)의 위치관계가 발병에 관여한다. 골절 사례에서는 그립(grip)의 밑 부분이 새끼두덩(소지구)의 갈고리부분에 일치하고 있는 것이 대부분이며 여기에 파울 팁 (foul tip) 등의 직접전달 외력이 작용하여 발생한다.
- 골절의 진단에는 보통의 X선 촬영으로는 간과하는 일도 드물지 않으며 일반적으로 손목굴(수근관) 촬영[손목관절, 손가락을 젖힘(과신전)위치로 유지하여 말초 장축으로부터 촬영]이 골절선의 묘출에 효과적이라 한다.

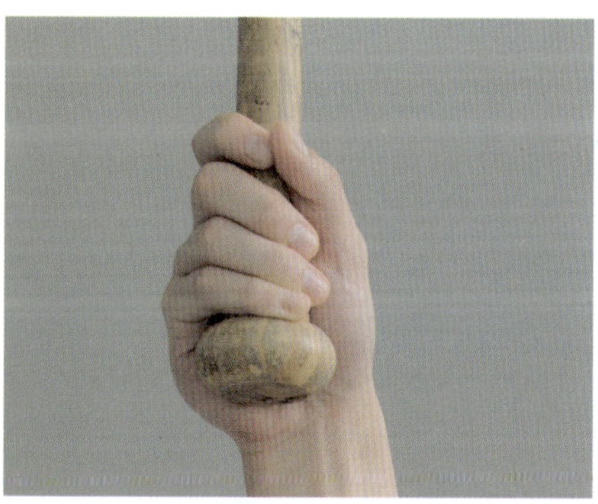
야구의 그립

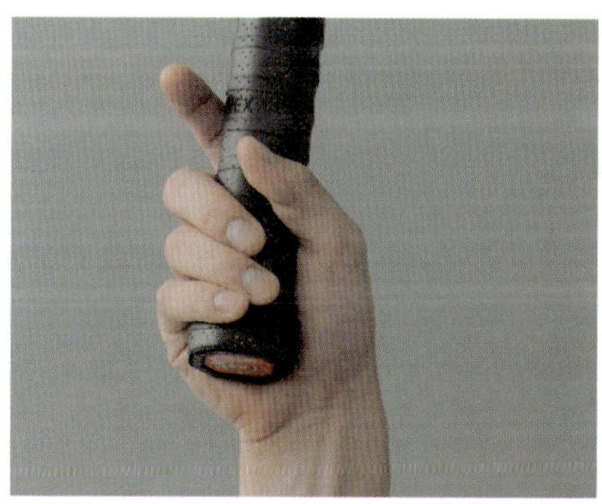
테니스의 그립

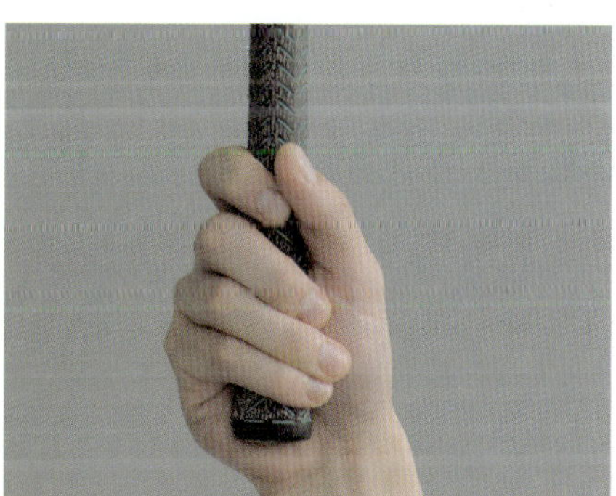
골프의 그립

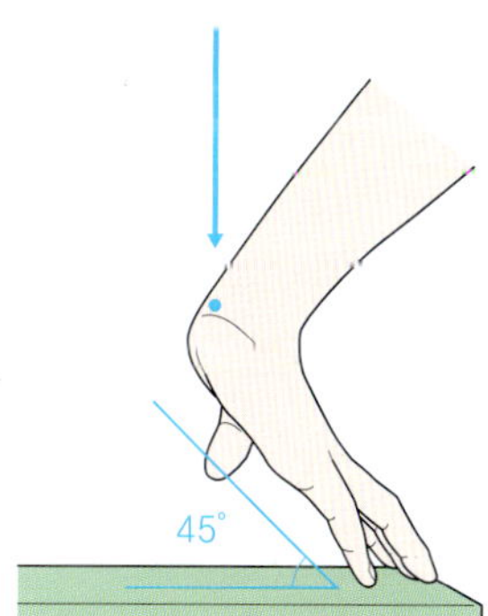

손목굴 촬영

6 손목뼈와 손가락뼈 (carpal bones and phalangeal bones)

손허리뼈머리 · 몸통 · 바닥 head(body, base) of metacarpal bone

손허리손가락관절(중수지절관절) metacarpo-phalangeal joints(MP joints)

해부학적 특징

- 손허리뼈머리(중수골두)는 첫마디뼈(기절골) 바닥(fundus)부위의 관절면과 손허리손가락관절(MP관절)을 구성한다.
- 첫마디뼈, 중간마디뼈(중절골), 끝마디뼈(말절골)는 각각 손가락뼈사이관절을 형성한다. 첫마디뼈와 중간마디뼈의 사이를 몸쪽손가락뼈사이관절(proximal interphalangeal joints, PIP관절), 중간마디뼈와 끝마디뼈 사이를 먼쪽손가락뼈사이관절(distal interphalangeal joints, DIP관절)이라 부른다.
- 손허리뼈머리의 관절면은 180°인 것에 반해서 첫마디뼈 바닥부위의 관절면은 30°로서 매우 좁다. 한편 중간마디뼈 · 끝마디뼈 바닥의 관절면은 90°이다.
- MP관절은 굽힘 · 폄 이외에 MP관절 폄 위치에서는 모음(내전) · 벌림(외전)운동이 가능하다. 그러나 MP관절을 굽힘 위치로 하면 모음 · 벌림 운동은 일어나지 않는다. 이것은 곁인대(측부인대)가 굽힘에 의해서 긴장하기 때문이다.
- 손허리뼈머리는 거의 반구모양이고 자유도가 매우 높지만 첫마디뼈, 중간마디뼈의 뼈머리 쪽의 형태는 중앙에 고랑(groove)을 가지는 2개의 곡면융기를 갖고 일종의 도르래형태를 이룬다. 이 때문에 자유도가 낮아 굽힘 · 폄 운동 밖에 할 수 없다.
- 손가락을 최대로 폄 · 벌림을 하였을 때의 손가락 열은 가운데손가락 바닥에 모인다.
- 손가락을 굽혔을 때의 손가락 열은 손배뼈에 모인다.
- 집게손가락 · 가운데손가락의 손허리뼈와 손목뼈와는 가동성이 없어 고정부분이라 한다.
- 손허리뼈 몸통부분은 뼈사이근의 이는곳이 된다.
- 집게손가락 · 가운데손가락 · 새끼손가락의 손허리뼈 바닥은 아래팔에서부터의 손목굽힘근군 · 폄근군의 닿는곳이 된다.

임상과의 접점

- MP관절, PIP관절의 가동범위훈련에서는 폄과 굽힘에서 손가락열이 다르기 때문에 splint요법이나 수동운동 때에는 주의가 필요하다.
- 첫마디뼈의 골절이 회전 전위한 채로 유합하면 cross finger 현상[**p.106 참조**]이 관찰된다.

관련되는 질환

- 권투선수 골절, MP관절 탈구, PIP관절 탈구골절, 망치손가락[**p.106 참조**] 등.

그림 6-40 손가락뼈사이관절의 명칭

손허리뼈와 첫마디뼈 사이의 관절은 MP관절, 첫마디뼈와 중간마디뼈 사이의 관절은 PIP관절, 중간마디뼈와 끝마디뼈 사이의 관절은 DIP관절이라 불린다.

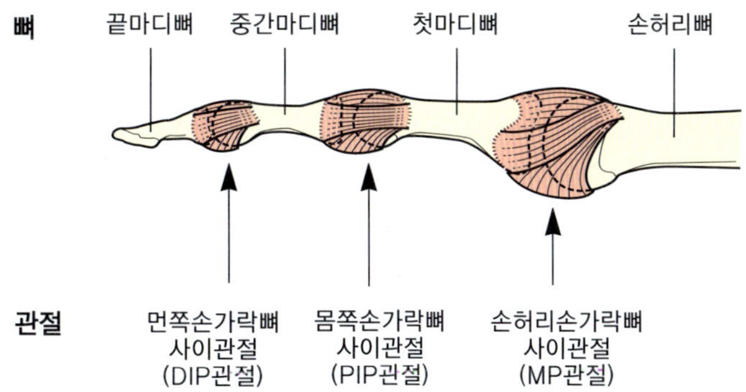

그림 6-41 MP관절의 뼈 형태의 특징

MP관절은 형태상 절구관절의 형태를 취한다. 시상면(sagittal plane)상, 손허리뼈머리의 연골은 180°로서 넓고 적응하는 첫마디뼈의 연골은 30°의 넓이 밖에 없다. 따라서 MP관절은 큰 가동성을 갖는다.

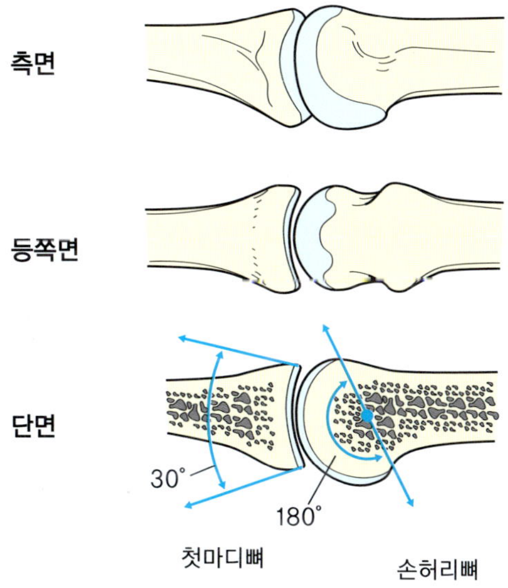

그림 6-42 IP관절(PIP관절 · DIP관절)의 뼈 형태의 특징

IP관절은 형태상 MP관절과 달리 경첩관절(hinge joint)의 형태를 취한다. 손허리뼈머리의 중앙은 함몰하여 있어 관절의 안정성이 높다. 첫마디뼈머리, 중간마디뼈머리의 연골은 180°인 것에 반해서 중간마디뼈, 끝마디뼈의 연골은 약 90°로서 MP관절과 비교하여 넓고 그 가동성은 제한된다.

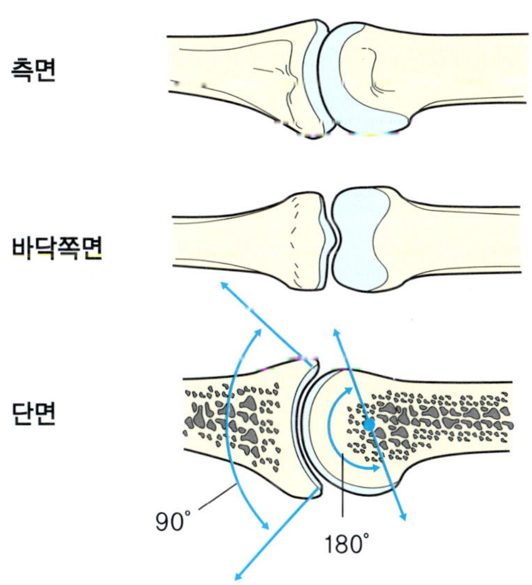

6 손목뼈와 손가락뼈

그림 6-43 손가락 열

손을 벌렸을 때의 각 손가락의 열은 가운데손가락 손허리뼈 바닥부위에 모이고 손을 쥐었을 때의 각 손가락 열은 손배뼈에 모인다. 이 지식은 손가락의 가동범위 훈련의 운동방향을 결정하는 데에 필요할 뿐만 아니라 splint요법에서의 견인방향의 결정에도 중요하다.

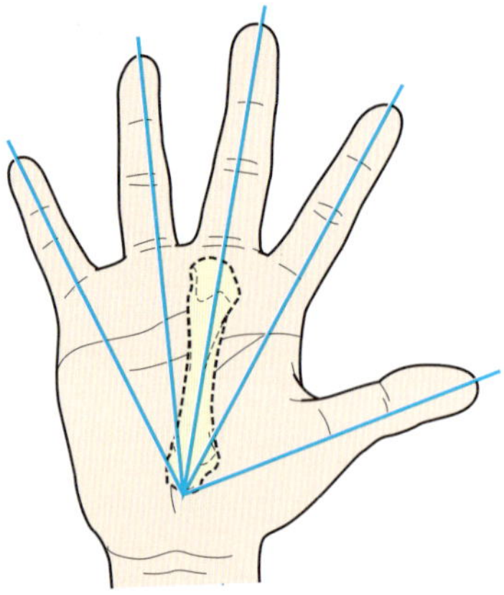

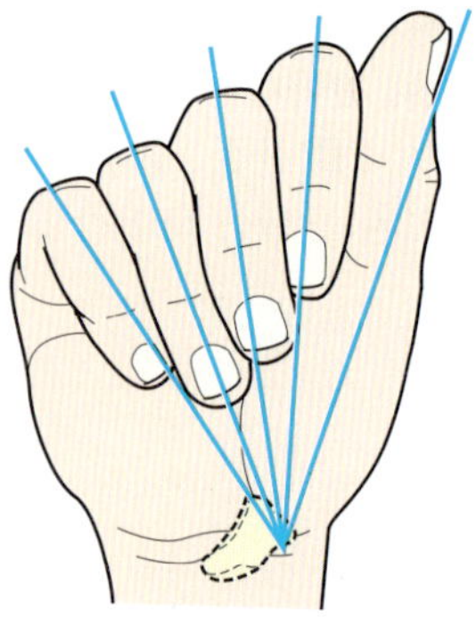

그림 6-44 손허리뼈 바닥의 촉진

집게손가락 손허리뼈를 예로 촉진한다. 집게손가락 손허리뼈의 뼈몸통에 대해서 먼쪽에서부터 검사자의 손가락을 대고 가볍게 압박하면서 몸쪽으로 손가락을 진행시키면 서서히 융기하는 상태를 만질 수 있다. 이 융기부분이 바닥부분이다.

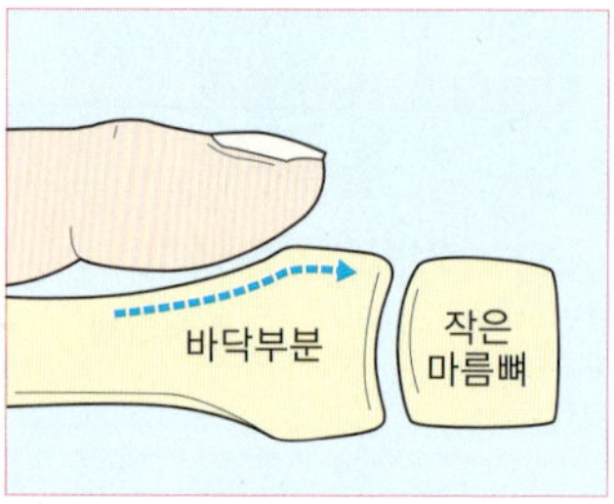

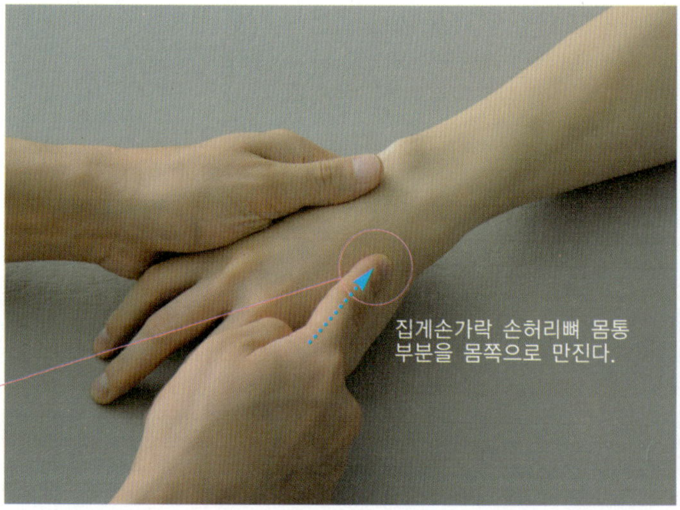

그림 6-45 손허리뼈머리의 촉진

집게손가락 손허리뼈 몸통부분에 대해서 먼쪽에서부터 검사자의 손가락을 대고 가볍게 압박하면서 몸쪽으로 손가락을 진행시키면 뼈가 융기하는 상태를 만질 수 있다. 이 융기가 머리부분이다.

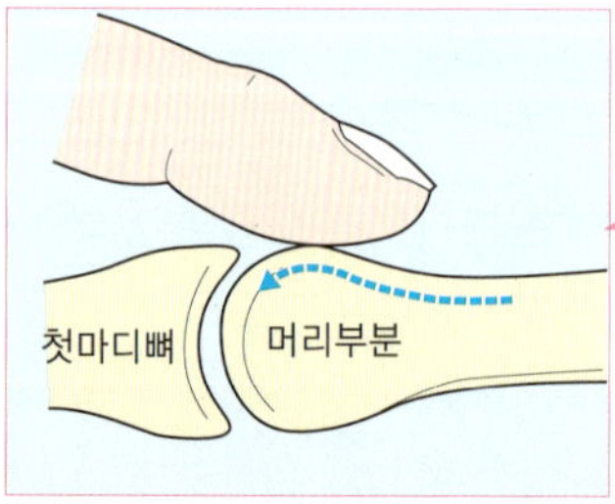

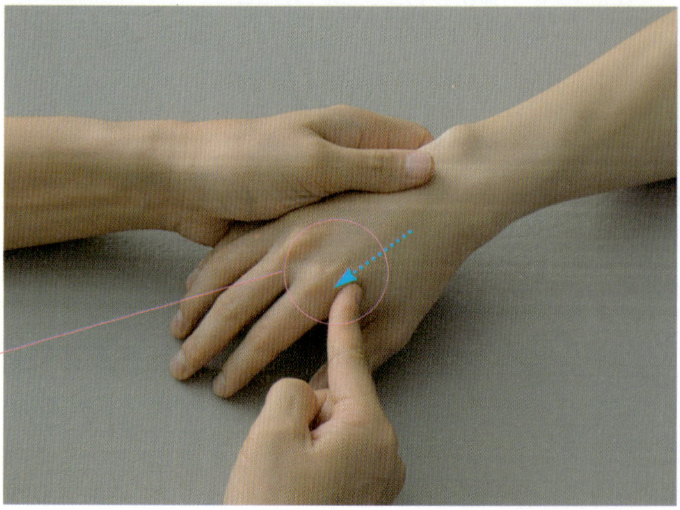

그림 6-46 MP관절의 촉진①

MP관절의 촉진은 피검자의 손가락을 젖힘 위치로 하고 검사자의 손가락을 첫마디뼈를 따라서 MP관절부분에 손가락 끝을 댄다.

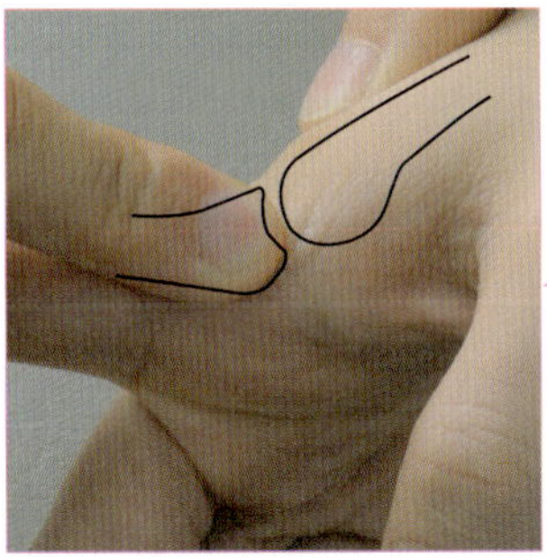

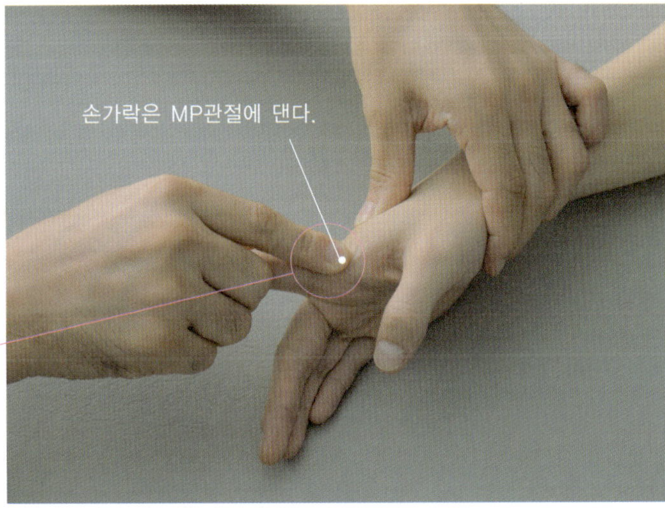

그림 6-47 MP관절의 촉진②

피검자의 MP관절을 서서히 굽히면 손허리뼈머리를 따라서 첫마디뼈가 이동하고 검사자의 손가락 끝에는 손허리뼈머리의 인대부분을 촉진할 수 있다.

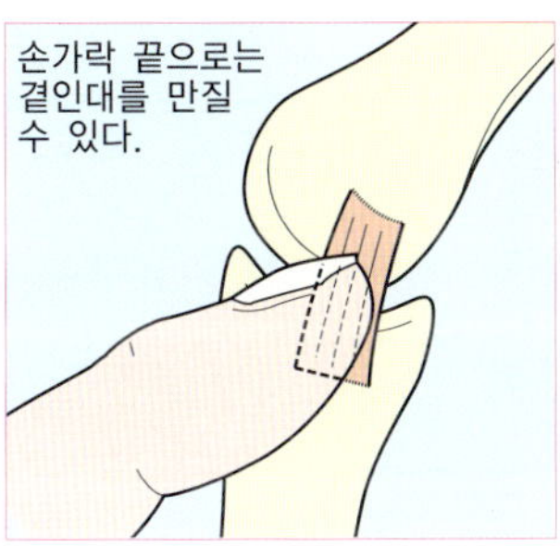

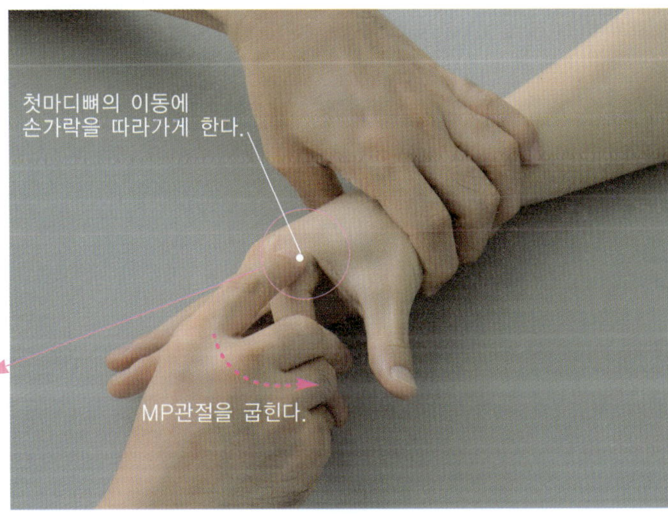

그림 6-48 MP관절의 촉진③

피검자의 MP관절을 폄 위치 그대로 장축방향으로 견인을 가한다. 그러면 MP관절의 틈새가 넓어져 촉진이 용이해진다. 굽힘 위치에서는 곁인대가 긴장하기 때문에 견인을 가하여도 충분한 틈새(열극)의 넓어짐을 얻을 수 없다.

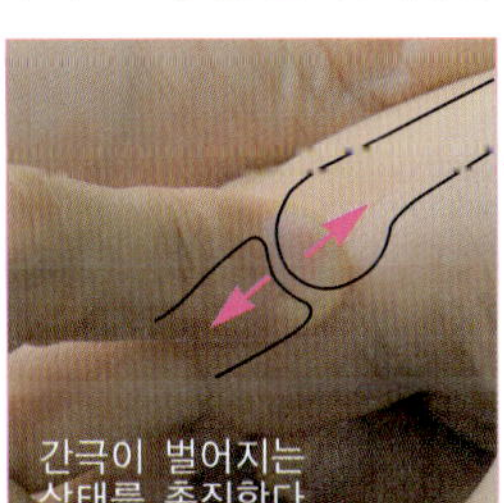

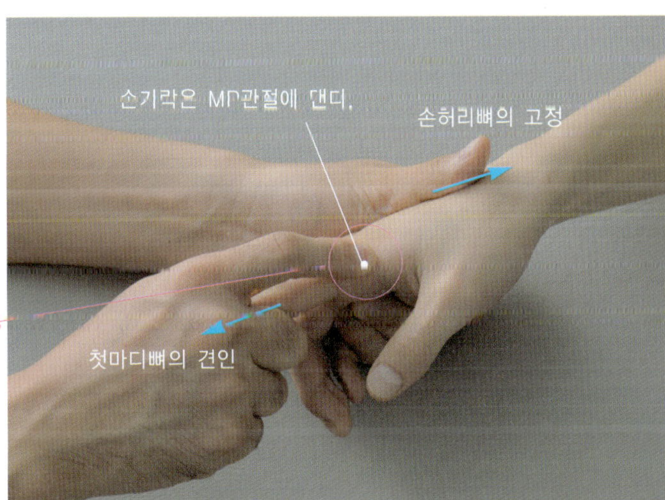

그림 6-49 **MP관절 곁인대의 특징**

MP관절의 인대는 이른바 곁인대와 덧인대(accessory ligament)가 존재한다. 곁인대는 관절 굽힘 · 폄 축의 위쪽에 위치한다는 것으로부터 폄 위치에서는 이완하고 굽힘 위치에서는 강하게 긴장한다. 손가락의 벌림 · 모음 운동이 MP 폄 위치에서밖에 할 수 없는 것은 곁인대의 긴장이 관계하고 있다.

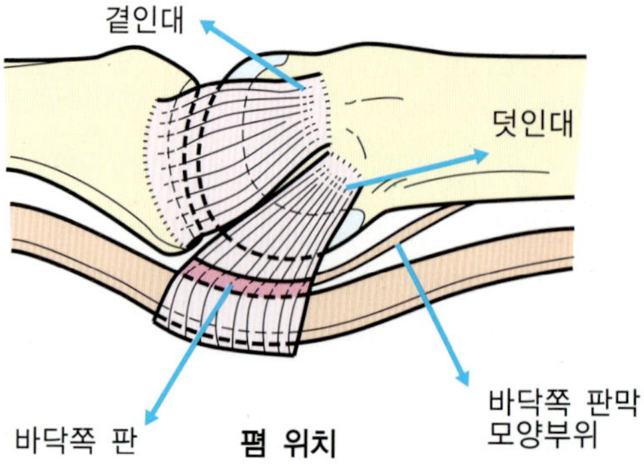

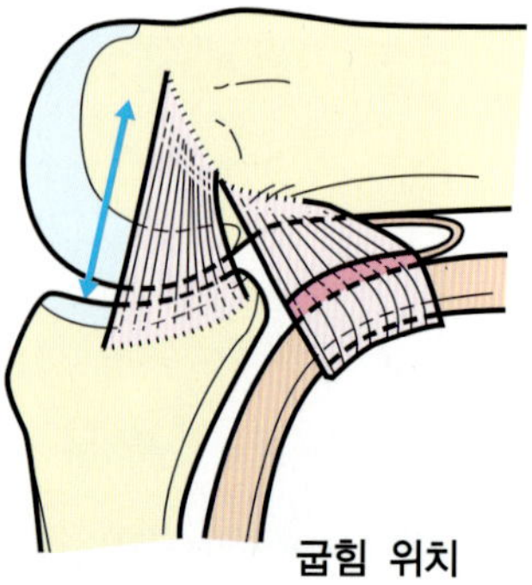

그림 6-50 **MP관절 곁인대의 촉진**

MP관절 곁인대의 촉진은 손가락을 MP관절의 노쪽에 대고 MP관절을 폄 위치에서부터 천천히 굽히게 한다. 굽힘 각도의 증가에 따라 긴장하여 오는 곁인대를 촉진한다. 알기 어려울 때는 MP관절의 모음을 가하면서 굽히면 보다 기장이 높아져 촉진하기 쉽다.

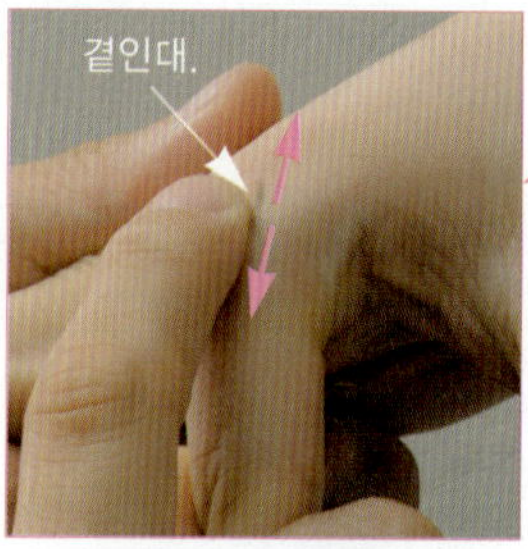

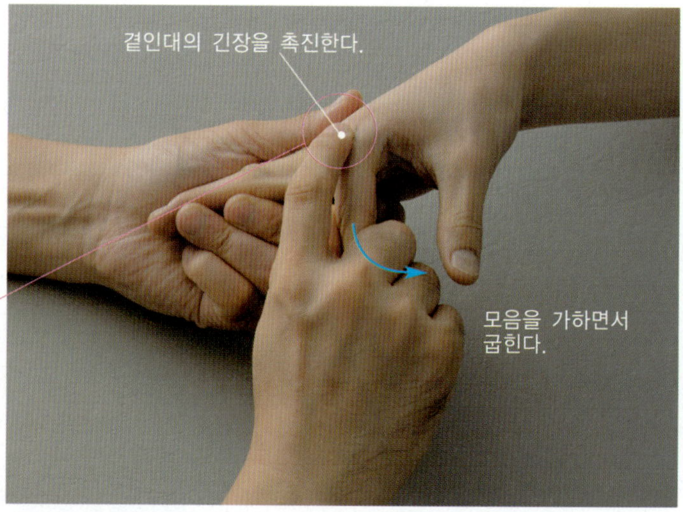

Skill Up

cross finger

첫마디뼈의 골절에서 먼쪽 뼈 조각이 회전 전위한 채로 유합하면 PIP관절의 운동축이 전위하기 때문에 굽힘에 의해서 손가락 열에 흐트러짐이 일어나는 현상을 말한다.

망치손가락(그림 참조)

mallet finger라고도 불린다. 손가락 폄근의 종말힘줄의 파열이나 박리골절 등으로 끝마디뼈에 대한 장력전달이 불가능해지면 DIP관절이 굽은 상태로 되어 마치 망치처럼 보인다는 것으로부터 망치손가락이라 불린다.

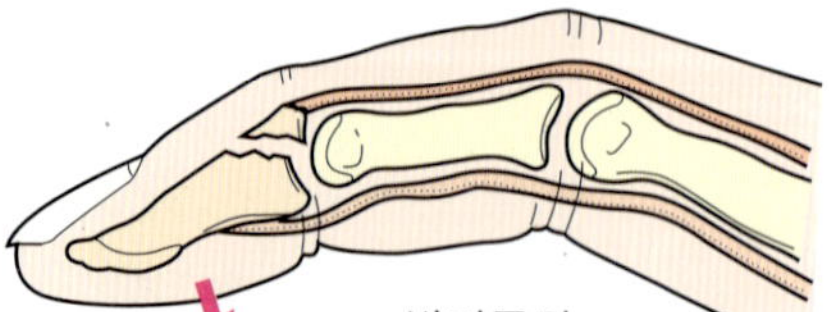

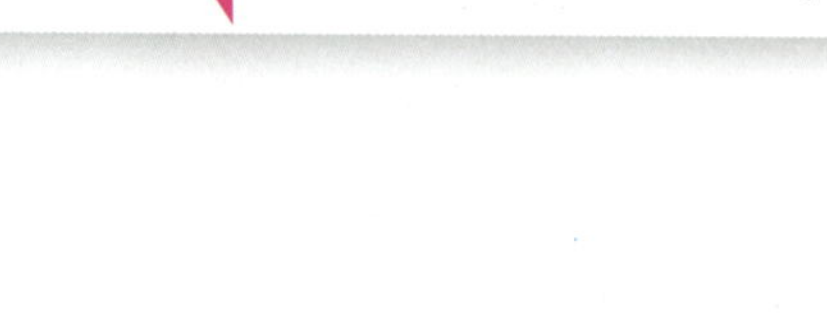

Ⅲ. 인대

1. 어깨관절 복합체에 관련되는 인대
2. 팔꿉관절 복합체에 관련되는 인대
3. 손허리손가락관절에 관련되는 인대

1 어깨관절 복합체에 관련되는 인대

부리봉우리인대(오훼견봉인대) coraco-acromial ligament

해부학적 특징

- **[이는곳]** 부리돌기의 위 가쪽면
  [닿는곳] 봉우리의 앞면
- 부리봉우리인대, 부리돌기(오훼돌기), 봉우리를 합쳐서 부리어깨봉우리 아치(오훼견봉궁, coraco-acromial arch)라 부르고 이것에 회전근개를 더하여 제2어깨관절을 형성하고 있다.
- 부리봉우리인대의 기능으로서는 올림(거상)에 수반하는 뼈머리의 상승 방지와 가시위근의 작용 방향을 보다 구심위치로 향하게 하기 위한 도르래 기능이 있다.
- 부리봉우리인대의 아래쪽에는 봉우리밑주머니(견봉하활액낭)가 넓어져 있고 어깨관절 운동 때의 회전근개의 활주성을 원활하게 하고 있다.

임상과의 접점

- 부리봉우리인대의 비후는 봉우리밑부딪힘증후군(견봉하 임핀지먼트증후군)의 요인의 하나가 된다.
- 회전근개 손상에 대한 수복(McLaughlin법)에서는 수술영역의 확보를 위해 부리봉우리인대는 절단 분리된다.
- 오래된 봉우리빗장관절(견쇄관절) 탈구에 대한 수술의 재건재료로서 이용되는 일이 있다(Neviaser법[**p.115 참조**] 등).
- 부리봉우리인대는 같은 어깨뼈의 뼈 부위 끼리를 연결하는 인대이며 운동에 수반하는 긴장의 변화는 없고 보통의 인대가 수행하는 제동효과와는 다른 기능의 존재를 생각할 수 있다.
- 부리봉우리인대는 나이가 듦에 따라 딱딱해지는 경향이 있다. 또한 회전근개 손상이 있는 어깨에서는 나이가 듦에 수반하여 일단 딱딱해진 부리봉우리인대가 더 변성이 진행되면 부드러워지는 경향이 있다[1] (그림 1-1).

관련되는 질환

- 어깨밑부딪힘증후군, 어깨밑윤활주머니염(견봉하활액낭염), 회전근개염, 회전근개 손상 등.

그림 1-1 위쪽에서 본 부리봉우리인대

사진 좌는 부리위팔인대(오훼상완인대)가 존재하는 상태에서 위쪽에서 관찰하고 사진 우는 부리위팔인대를 절제한 상태이다. 부리봉우리인대가 부리돌기의 윗면에서부터 봉우리의 앞 모서리로 뻗고 있는 상태를 잘 알 수 있다. 또한 부리봉우리인대의 아래에는 가시위근과 위팔두갈래근긴갈래힘줄이 뻗고 있는 것을 알 수 있다.
부리봉우리인대를 따라가는 초음파 영상에서는 부리돌기와 봉우리를 연결하는 섬유다발을 명료하게 관찰할 수 있다. 부리봉우리인대의 심부에는 회전근개가 위치한다.

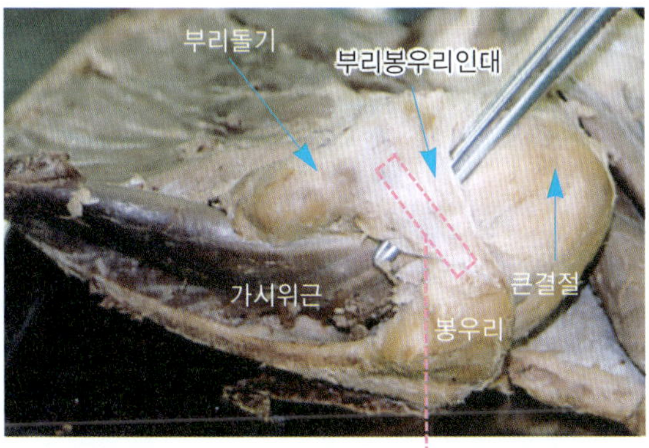

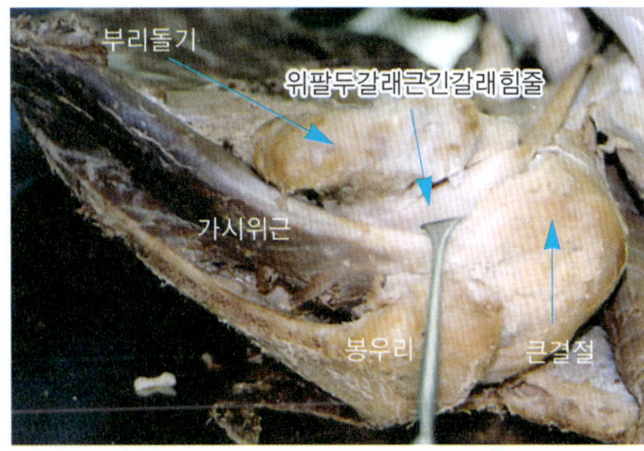

(사진은 青木隆明 선생의 호의에 따름)

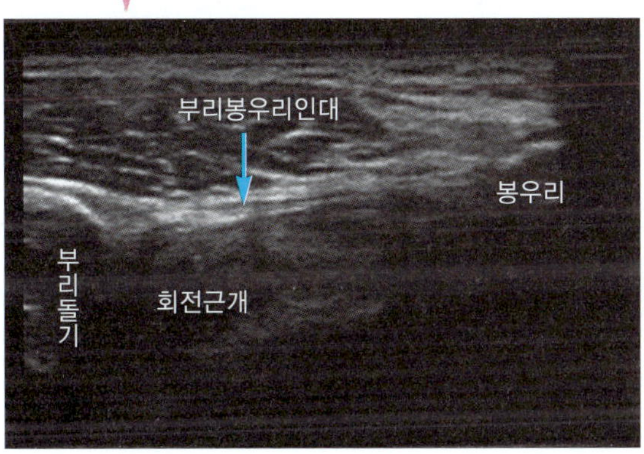

그림 1-2 부리봉우리인대에 의한 도르래 기능

부리봉우리인대의 기능의 하나에 구심력을 높이기 위한 도르래 기능이 있다. 이것은 가시위근을 위쪽에서부터 누르는 것에 의해서 큰결절에 걸리는 견인 벡터(vector)를 관절오목(관절와)의 방향으로 변환하여 뼈머리의 받침점 형성력을 증가시키는 역할이 있다.

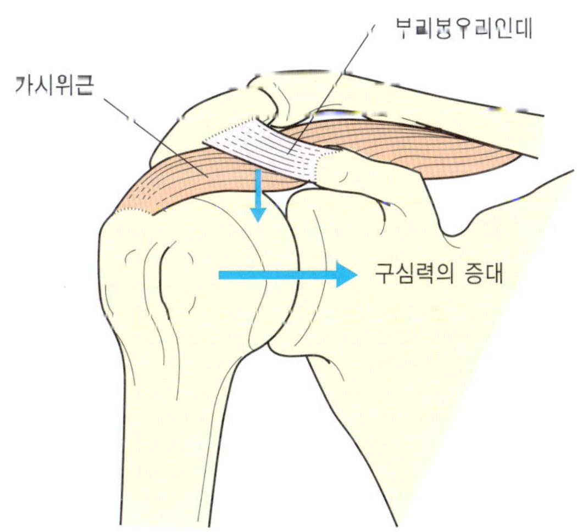

그림 1-3 **부리봉우리인대의 촉진①**

부리봉우리인대의 촉진은 그 이는곳 및 닿는곳인 부리돌기와 봉우리를 확인하는 것부터 시작한다. 피검자를 바로 누운 자세로 하여 부리돌기의 위 가쪽면을 확인한다.

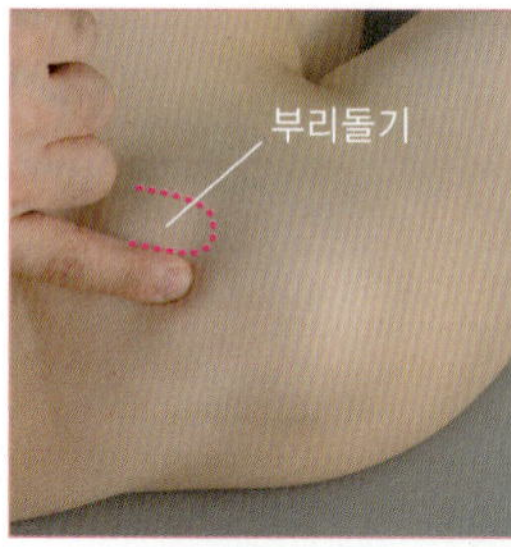

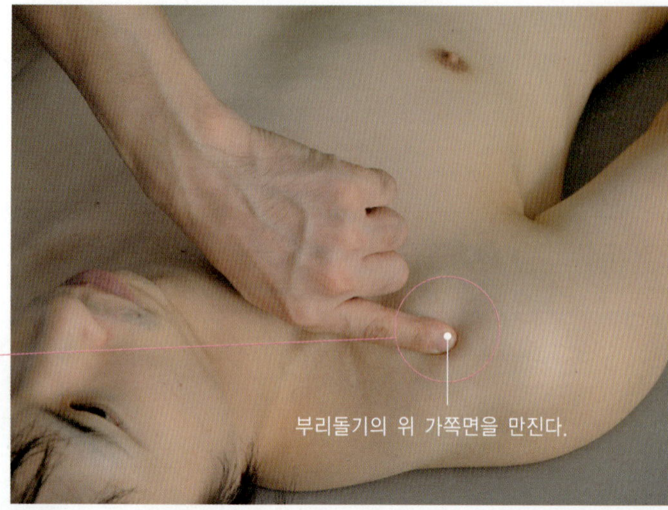

그림 1-4 **부리봉우리인대의 촉진②**

이어서 검사자는 봉우리의 앞면을 확인하고 앞서 촉진한 부리돌기의 위 가쪽면과를 선으로 연결한다. 이 선의 아래에 부리봉우리인대가 위치한다.

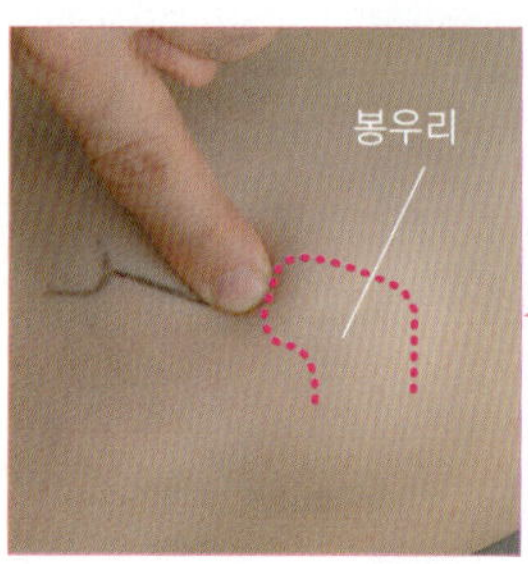

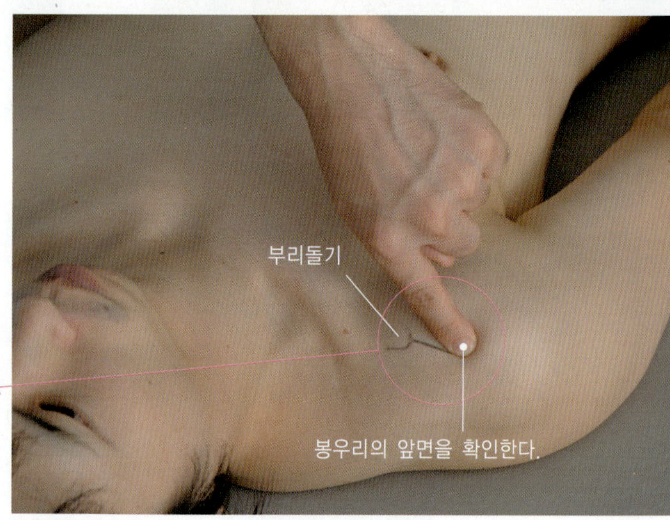

그림 1-5 **부리봉우리인대의 촉진③**

검사자는 앞서 그린 부리봉우리인대의 주행의 중앙을 위쪽에서부터 압박하면 천막(tent)모양으로 덮인 탄력성이 있는 조직이 만져진다. 이것이 부리봉우리인대이다. 몇 번인가 압박을 반복해보면 압박에 대해서 되미는 감각을 촉진할 수 있다.

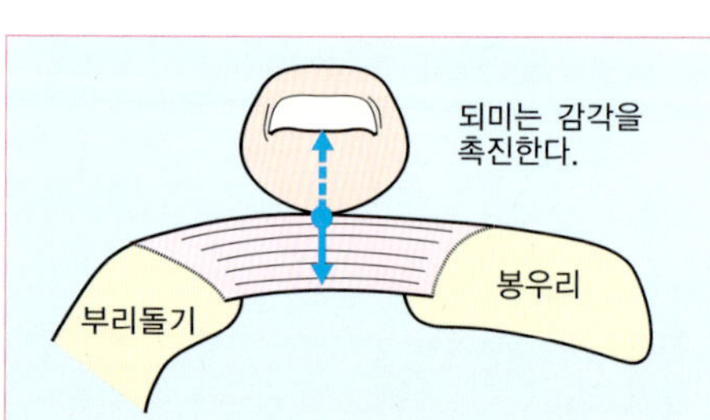

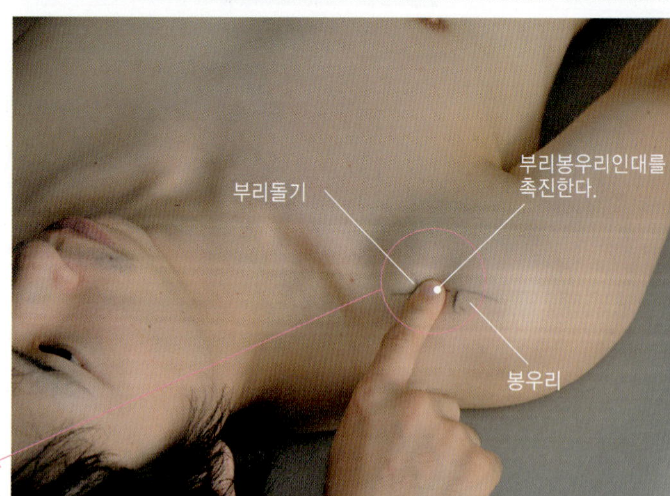

그림 1-6 부리봉우리인대의 촉진④

부리봉우리인대의 탄력성을 알기 어려울 때는 인대가 존재하지 않는 장소를 마찬가지로 손가락으로 압박하면 되밀어 오는 감각이 없고 손가락이 가라앉는다. 인대가 존재하는 부분과 존재하지 않는 부분을 비교하면서 촉진을 시행하면 알기 쉽다.

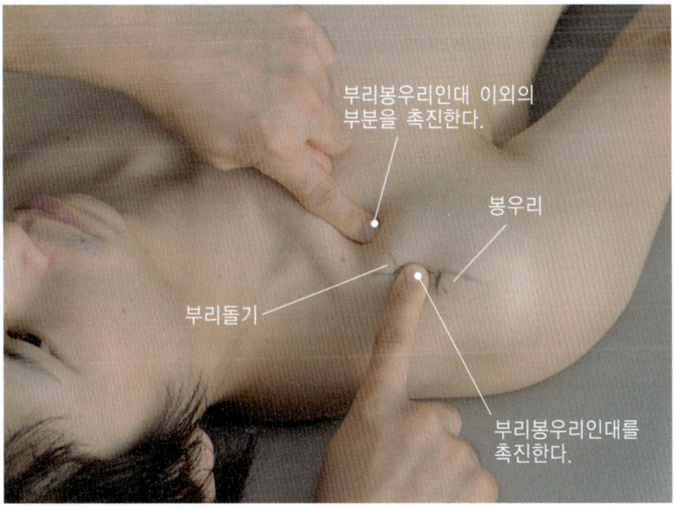

그림 1-7 부리봉우리인대의 촉진⑤

부리봉우리인대를 중앙부분에서 확인하였으면 가볍게 압박하면서 검사자의 손가락을 부리돌기의 위모서리를 따라서 안쪽으로 진행시킨다. 그리면 마름인대(능형인대)와의 사이에 있는 틈새에 손가락이 들어가는 감각이 있다. 검사자는 여기서 손가락을 약간 가쪽으로 향하고 부리봉우리인대의 안쪽을 촉진한다.

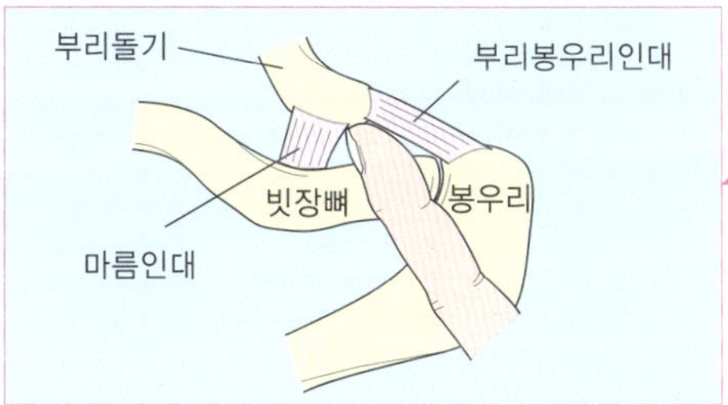

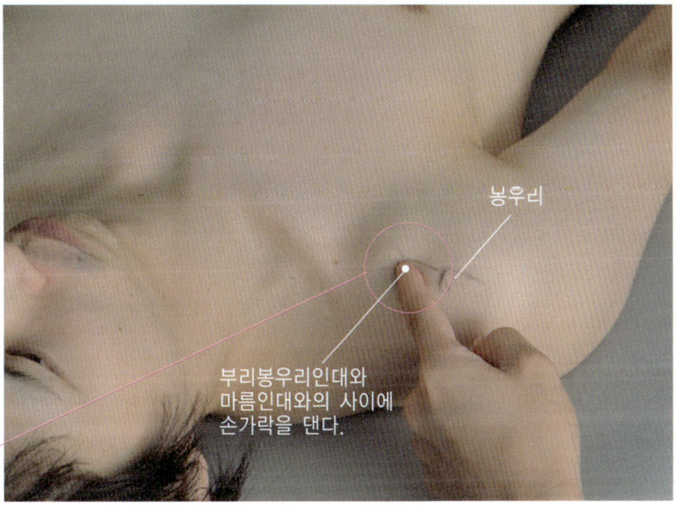

그림 1-8 부리봉우리인대의 촉진⑥

이어서 검사자는 부리봉우리인대를 중앙부분에서 확인한 후, 가볍게 압박한 채로 손가락을 가쪽으로 이동시키면 네모난 모서리를 촉진할 있다. 이 부분이 부리봉우리인대의 가쪽 모서리에 상당한다. 이 모서리의 아래쪽에는 회전근개가 위치한다.

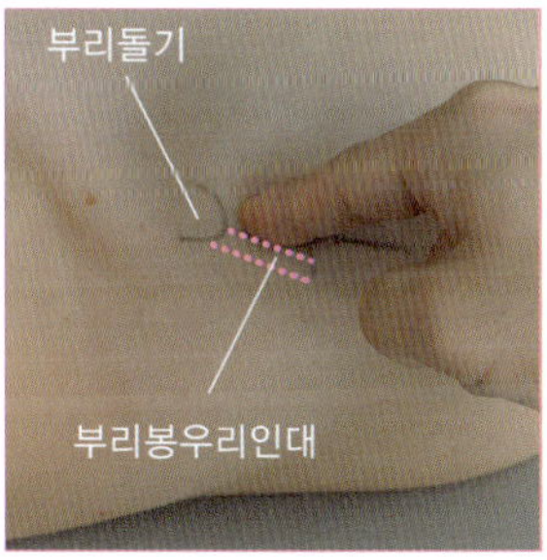

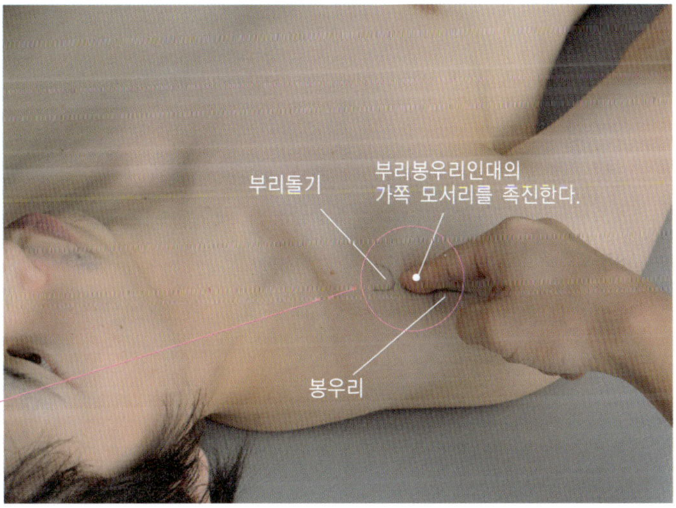

1 어깨관절복합체에 관련되는 인대

1 어깨관절 복합체에 관련되는 인대

부리빗장인대(오훼쇄골인대) coraco-clavicular ligament [마름인대(능형인대) trapezoid ligament, 원뿔인대(원추인대) conoid ligament]

해부학적 특징

- **마름인대** : **[이는곳]** 부리돌기의 위 안쪽면
  [닿는곳] 빗장뼈의 마름인대선
- **원뿔인대** : **[이는곳]** 부리돌기의 밑 부분
  [닿는곳] 빗장뼈의 원뿔인대결절
- **부리빗장인대의 기능** : • 어깨뼈의 매달음
  • 빗장뼈의 상승 제어
  • 가시빗장각(극쇄각)의 증감 제어
- 마름인대는 어깨뼈를 모음을 하면 가시빗장각이 감소하기 때문에 긴장한다.
- 원뿔인대는 어깨뼈를 벌림을 하면 가시빗장각이 증가하기 때문에 긴장한다.
- 마름인대는 어깨뼈의 아래쪽회전에 의해서 부리돌기의 끝이 아래쪽으로 내려가기 때문에 긴장한다.
- 원뿔인대는 어깨뼈의 위쪽회전에 의해서 부리돌기의 밑 부분이 아래쪽으로 내려가기 때문에 긴장한다.
- 건전한 사람의 가시빗장각은 아래로 늘어뜨린 자세에서 평균 56°, 150° 벌림 위치에서 평균 70°이다

임상과의 접점

- 봉우리빗장관절의 완전한 탈구(Tossy분류 **III**형[**p.124 참조**])는 부리빗장인대의 파열이 그 본태이다.
- 봉우리빗장관절 탈구에 대한 정형외과적인 치료는 외고정에 의한 보존치료 이외에 부리빗장인대의 수복을 목적으로 한 수복술(Phemister 변법, Bosworth법, Walter plate를 사용한 방법 등)과 별개의 조직으로 봉우리빗장관절의 지지성을 보완하는 재건술(Dewar법, Neviaser법 등)이 있다[**p.115 참조**].

관련되는 질환

- 봉우리빗장관절 탈구, 어깨관절주위염 등.

그림 1-9 부리빗장인대의 기능해부

가쪽에 마름인대, 안쪽에 원뿔인대가 있다. 부리돌기의 끝이 아래쪽으로 이동(아래쪽 회전)하면 마름인대가 긴장하고 반대로 부리돌기의 밑 부분이 아래쪽으로 이동(위쪽 회전)하면 원뿔인대가 긴장한다. 두 인대의 합동기능은 어깨뼈를 매다는 기능과 빗장뼈 상승의 억제기능이다.

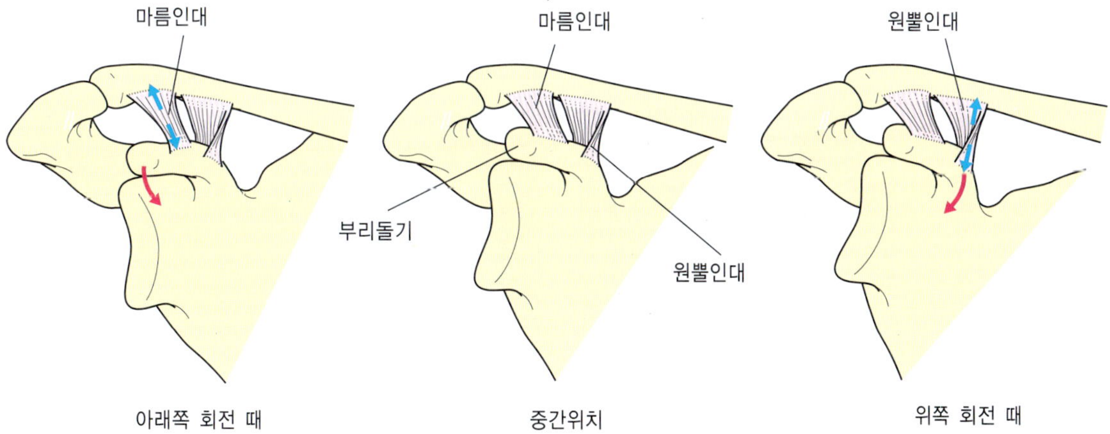

그림 1-10 가시빗장각과 부리빗장인대

가시빗장각(극쇄각)이란 어깨뼈가시(견갑극)와 빗장뼈의 장축이 이루는 각도를 관상면에서 본 것이며 아래로 늘어뜨린 자세에서 약 56°, 150° 벌림 위치에서 약 70°이다. 가시빗장각은 어깨관절의 굽힘 · 벌림으로 증가하고 폄 · 모음으로 감소한다. 가시빗장각의 감소를 제한하는 것이 마름인대, 증가를 제한하는 것이 원뿔인대이다.

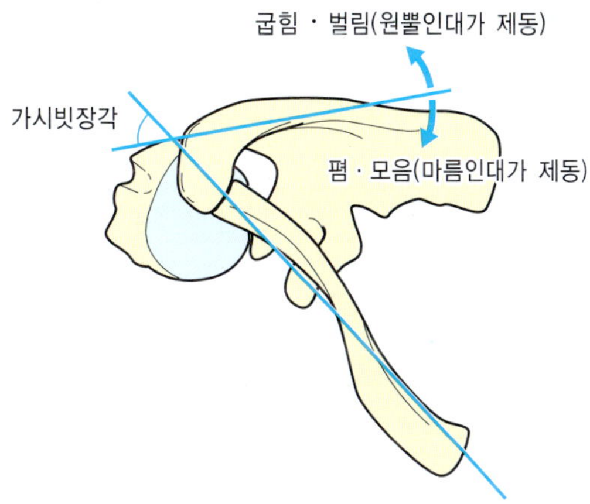

그림 1-11 마름인대의 촉진①

부리빗장인대의 촉진에서는 빗장뼈와의 간극을 넓히기 위해 팔을 아래로 늘어뜨린 앉은 자세에서 시행한다. 마름인대의 촉진은 빗장뼈와 부리돌기의 간극을 부리돌기를 따라서 안쪽으로 향해서 손가락을 진행시키면 비교적 명료한 마름인대를 촉진할 수 있다.

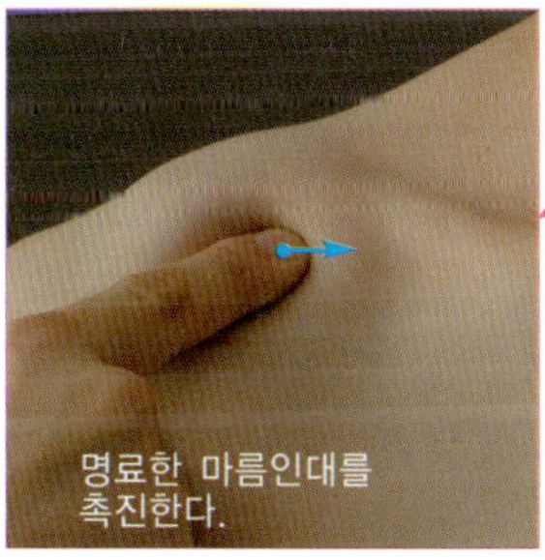

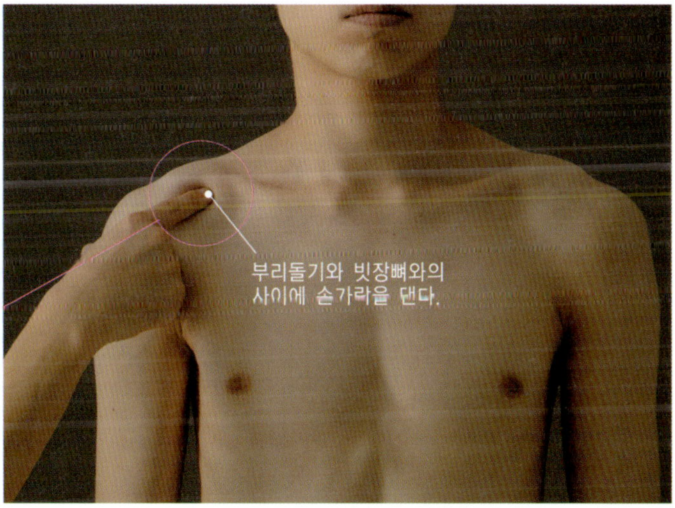

그림 1-12 마름인대의 촉진②

검사자는 마름인대를 만진 채로 또 한쪽 손으로 수동적으로 어깨뼈의 아래쪽회전을 시행한다(**a**). 이때의 어깨뼈 조작은 부리돌기를 중심으로 회전시키면 마름인대의 긴장을 촉진하기 쉽다(**b**). 위쪽회전을 시키면 마름인대의 긴장이 소실하여 극단적으로 만지기 어려워지는 변화도 아울러서 확인하면 좋다.

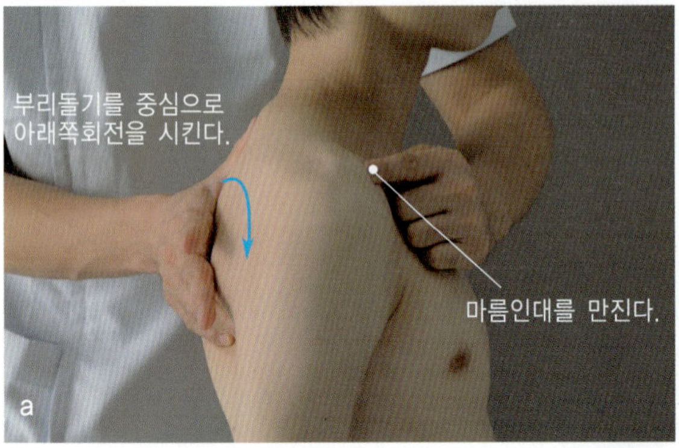

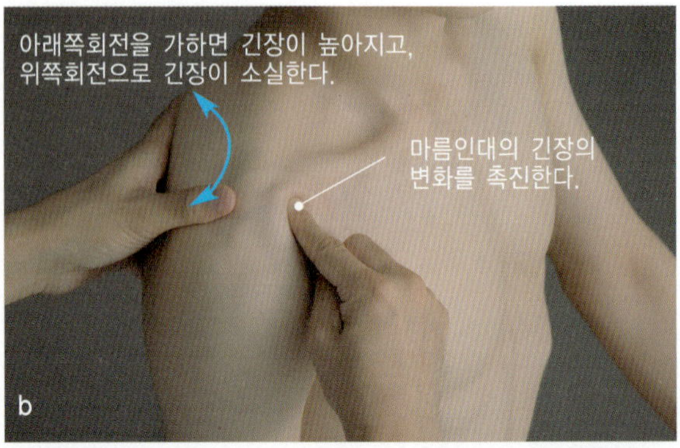

그림 1-13 원뿔인대의 촉진①

원뿔인대의 촉진은 검사자의 손가락을 부리돌기의 위모서리를 따라서 안쪽으로 진행시키고 밑 부분으로 구부러지는 모서리부분을 만진다. 검사자는 모서리부분을 향해서 약간 깊이 손가락을 대면 원뿔인대를 촉진할 수 있다.

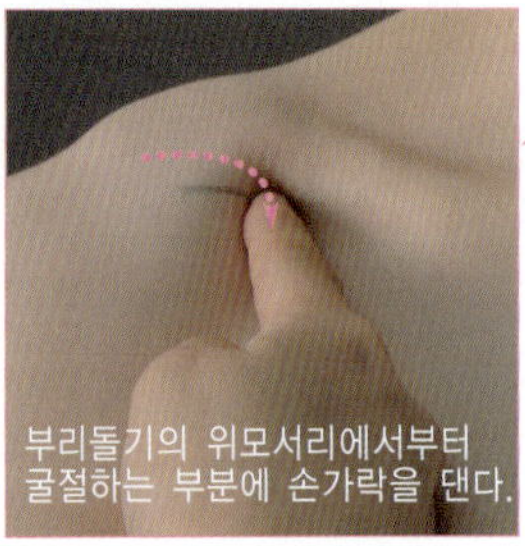

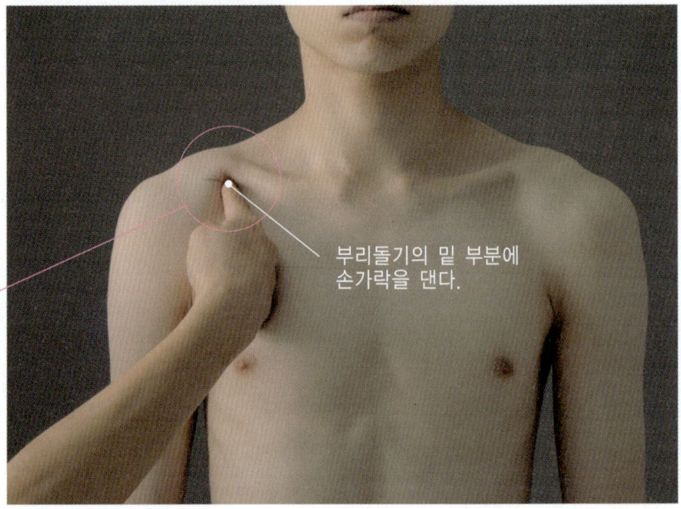

그림 1-14 원뿔인대의 촉진②

검사자는 원뿔인대를 만진 채로 또 한쪽의 손으로 수동적으로 어깨뼈의 위쪽회전을 시행한다(**a**). 이때의 어깨뼈 조작은 부리돌기를 중심으로 회전시키면 원뿔인대의 긴장을 촉진하기 쉽다(**b**). 반대로 아래쪽회전을 시키면 원뿔인대의 긴장이 소실하여 극단적으로 만지기 어려워지는 변화도 확인하면 좋다.

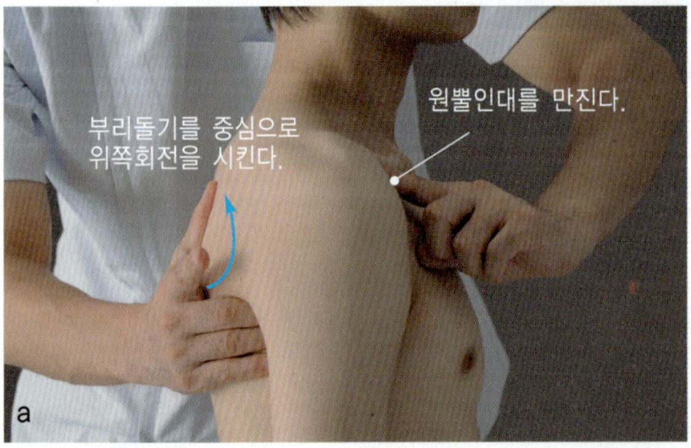

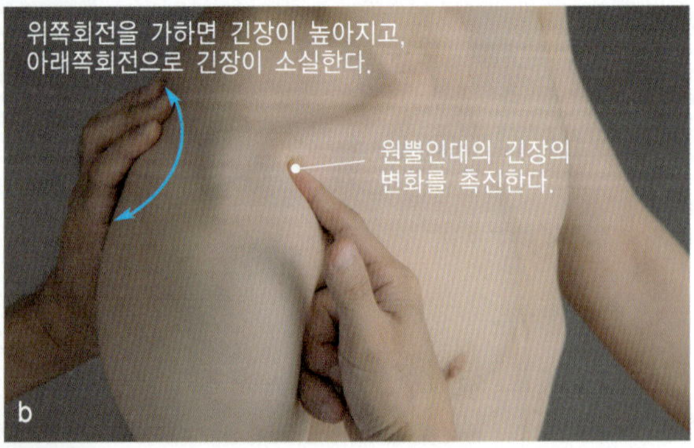

Skill Up 봉우리빗장관절 탈구에 대한 각종 수술방식

봉우리빗장관절 탈구에 대한 수술은 수복술과 재건술로 크게 나뉜다. 수술 후 운동치료를 수행하는 데에는 수술에 의해서 어느 조직이 어떻게 조작되어 있는지를 알아두는 것은 각종 운동의 선택을 포함하여 충분한 어깨관절 기능의 재획득을 위해 필요하다.

봉우리빗장관절의 수복술

파열한 인대를 각각 봉합하고 봉우리빗장관절을 구성하는 인대의 수복을 지향하는 수술이다. Phemister 변법은 파열된 인대를 봉합 후 봉우리빗장관절을 키르쉬너 강선으로 고정하는 것이며 Bosworth법은 나사를 사용해서 빗장뼈와 부리돌기를 고정하는 방법이다.

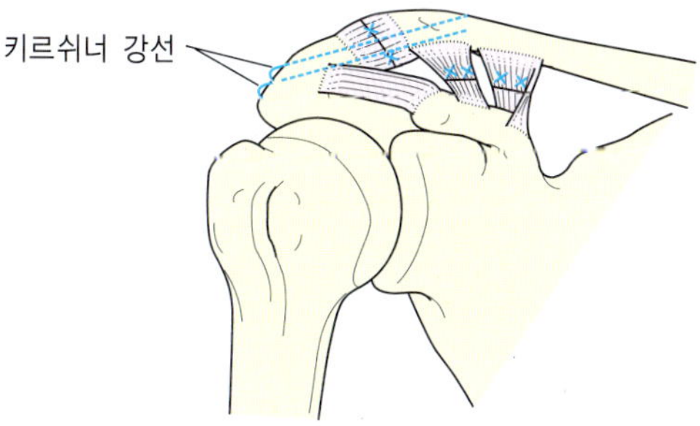

Phemister변법

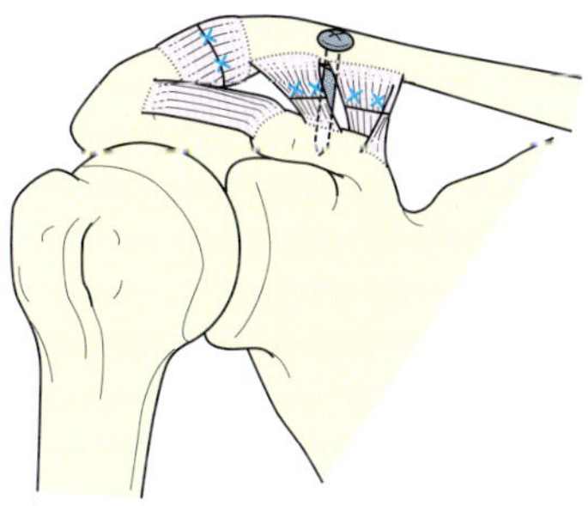

Bosworth법

봉우리빗장관절의 재건술

파열된 인대는 봉합하지 않고 별개의 조직을 이용해서 봉우리빗장관절의 안정성을 재획득하는 것을 지향하는 수술이다. Dewar법은 위팔두갈래근짧은갈래와 부리위팔근을 붙인 채로 부리돌기를 절단분리하고 이것을 빗장뼈 먼쪽 끝으로 옮겨가는 방법이며 Neviaser법은 부리봉우리인대를 봉우리빗장인대의 대신에 옮겨가는 수술이다.

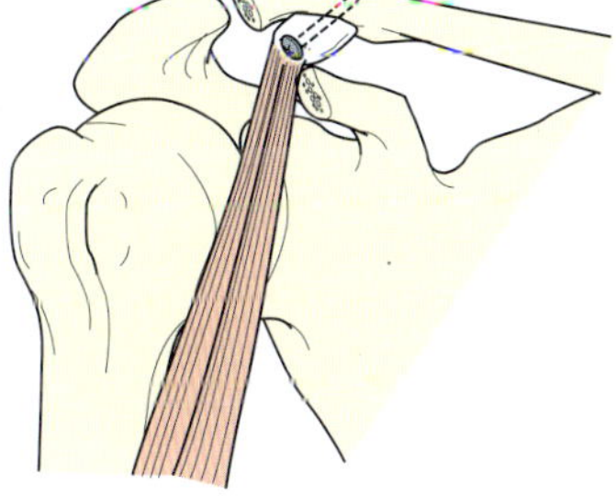

Dewar법

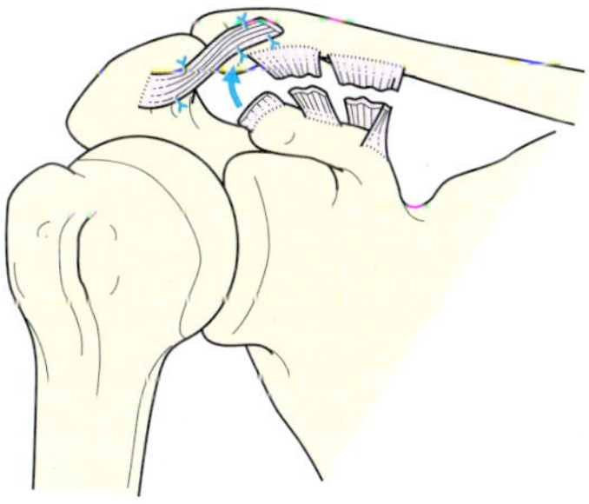

Neviaser법

문헌 2)에서

1 어깨관절 복합체에 관련되는 인대

부리위팔인대(오훼상완인대) coraco-humeral ligament

해부학적 특징

- **[이는곳]** 부리돌기의 밑 부분
  [닿는곳] 위팔뼈의 큰결절, 작은결절
- 부리위팔인대에는 일부 작은가슴근(소흉근)으로부터의 섬유가 그대로 합류하여 구성되어 있다.
- 부리위팔인대는 모음, 폄, 수평 폄으로 긴장하고 벌림, 굽힘, 수평 굽힘으로 이완한다.
- 부리위팔인대는 어깨관절을 아래로 늘어뜨린 자세에서의 가쪽회전으로 강하게 긴장하고 이 긴장은 뼈머리의 아래쪽 불안정성에 저항하고 있다.
- 부리위팔인대는 회전근개 성긴 부분을 보강하는 형태로 뻗고 그 바로 아래에는 위팔두갈래근긴갈래힘줄이 위치한다.

임상과의 접점

- 부리위팔인대의 유착, 비후는 어깨관절 가쪽회전 가동범위를 현저하게 제한하고 어깨관절 구축의 key point가 되는 조직이다.
- 부리위팔인대를 포함한 회전근개의 성긴 부분이 이완하면 뼈머리의 아래쪽 불안정성이 일어난다.
- 어깨관절 가쪽회전위치에서 아래쪽 불안정성(Sulcus sign[**p.119 참조**])이 관찰될 때에는 부리위팔인대를 포함한 위 앞쪽 지지조직의 이완이 의심된다.
- 어깨 앞쪽 불안정성을 기반으로 하는 투구장애 어깨에서는 위팔두갈래근긴갈래힘줄을 포함한 회전근개 성긴 부분 손상(rotator interval lesion)을 병발하고 있는 경우가 많다(그림 1-17).

관련되는 질환

- 어깨관절 구축, 어깨관절불안정증, 회전근개 성긴 부분 손상(rotator interval lesion), 봉우리밑부딪힘증후군 등.

그림 1-15 시상면 · 이마면에서의 부리위팔인대의 2점 사이 거리

시상면에서의 부리위팔인대는 아래로 늘어뜨린 자세에서부터 펴면 부리위팔인대의 앞쪽부분(소결절 닿는곳)의 2점 사이 거리가 넓어지고 뒤쪽부분(큰결절 닿는곳)은 축소한다. 굽힘에서는 앞쪽부분의 2점 사이 거리는 축소하고 뒤쪽부분은 벌어진다. 이마면에서는 모음에 의해서 2점 사이 거리는 벌어지고 벌림에 의해서 축소한다.

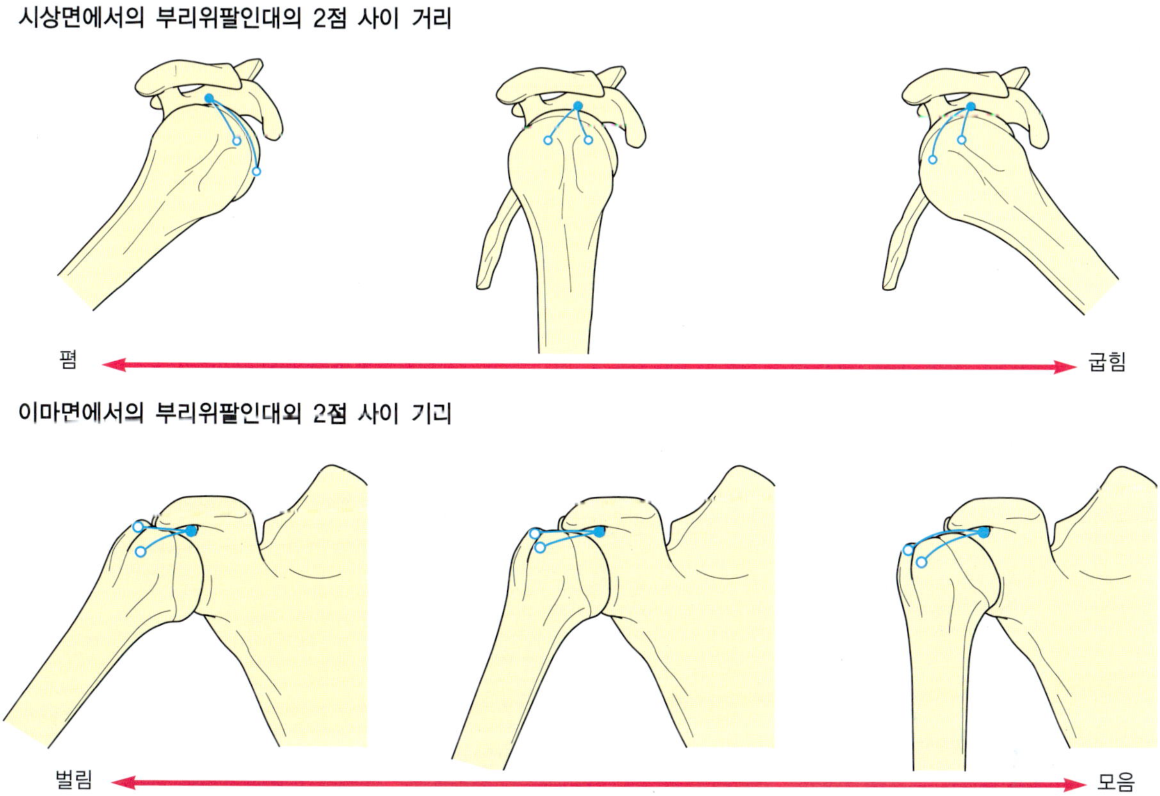

그림 1-16 부리위팔인대의 주변 해부

부리위팔인대는 부리돌기의 밑 부분에서부터 위팔뼈의 큰결절·작은결절을 연결하는 인대이지만 많은 예에서 작은가슴근으로부터의 힘줄섬유가 합류하여 구성되어 있다. 성긴 결합조직이 주체인 인대이며 매우 유연성이 풍부한 한편, 일단 흉터가 되면 현저한 구축을 일으킨다. 임상에서 매우 중요한 조직이다.

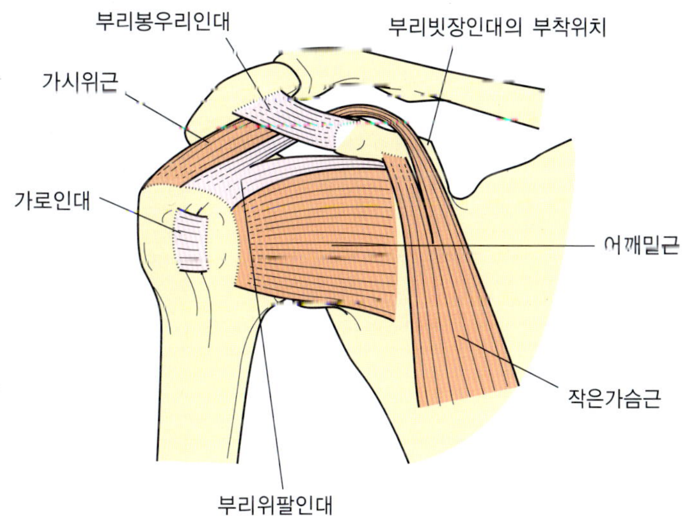

그림 1-17 부리위팔인대의 기능해부

부리위팔인대는 어깨관절을 아래로 늘어뜨린 위치 가쪽회전에서 강하게 긴장한다. 동시에 회전근개 성긴 부분(rotator interval)은 앞뒤방향으로 협소화하여 뼈머리의 안정화에 관여한다. 안쪽회전에서는 부리위팔인대는 이완하고 회전근개 성긴 부분도 앞뒤로 확대한다. 아래쪽 불안정 어깨에서 가쪽회전위치에서 아래쪽 불안정성(Sulcus sign)이 관찰되는 경우는 부리위팔인대를 포함한 앞 위쪽 조직의 이완이 의심된다.

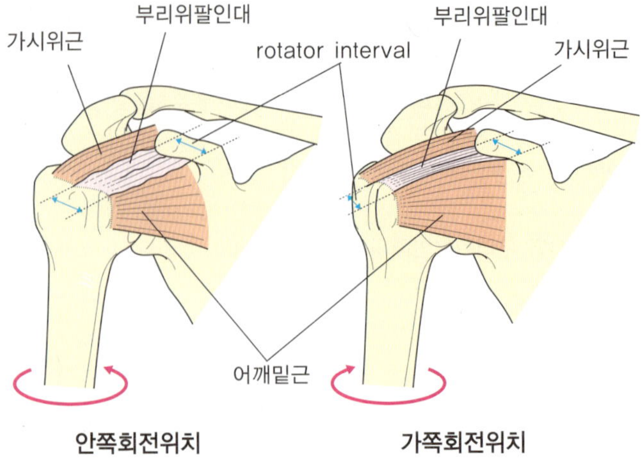

그림 1-18 초음파 영상에서 보는 부리위팔인대의 긴장 동태

사진 좌에서부터 어깨관절 안쪽회전 위치, 중간위치, 가쪽회전 위치의 에코(echo) 영상이다. 부리위필인대는 회전 중간위치에서부터 가쪽회전으로 향함에 따라 신장하고 있는 상태를 잘 알 수 있다. 이 신장성이 저하하면 현저한 가쪽회전 제한의 원인이 된다.

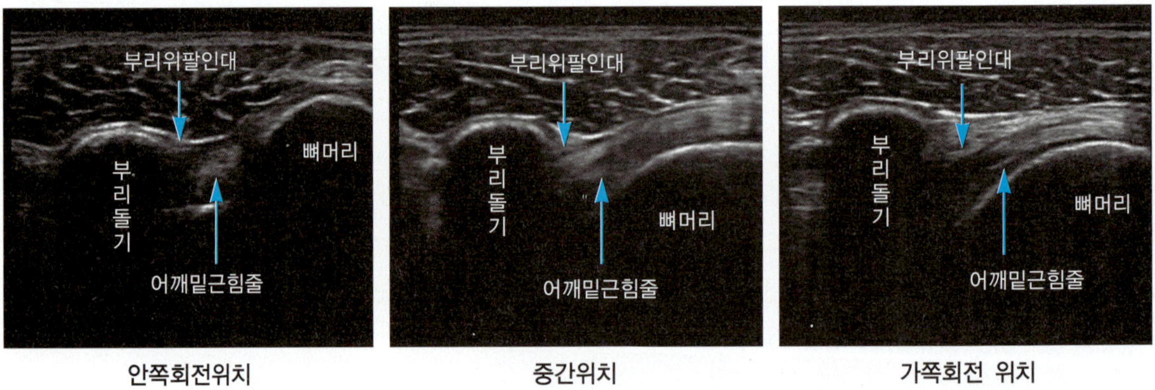

그림 1-19 부리위팔인대의 촉진①

피검자를 바로 누운 자세로 하고 팔을 침대의 아래쪽에서 조작할 수 있는 자세로 한다. 어깨관절을 약간 폄으로 하고 검사자는 작은결절과 큰결절의 윗면을 확인한다.

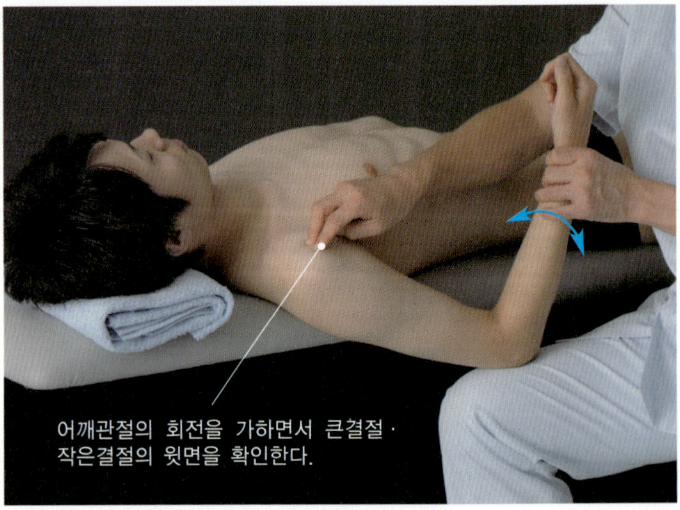

그림 1-20 부리위팔인대의 촉진②

검사자는 작은결절과 큰결절의 윗면에 손가락을 댄 채로 어깨관절을 가쪽회전을 하면 서서히 긴장하는 부리위팔인대를 촉진할 수 있다.

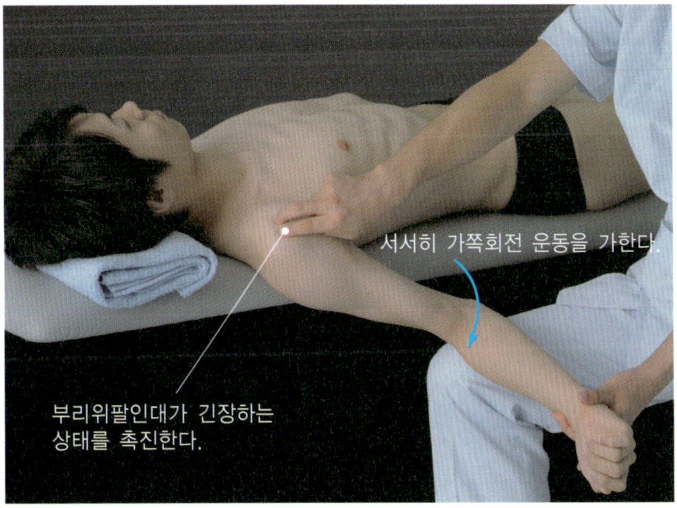

그림 1-21 부리위팔인대의 촉진③

이어서 어깨관절의 가쪽회전을 유지한 채로 모음 · 폄을 시키면 부리위팔인대가 더욱 긴장하는 상태를 촉진할 수 있다. 알기 어려울 때는 일단 어깨관절을 굽힘 · 가쪽회전을 시켜 인대의 긴장을 제거한 후, 다시 긴장자세로 가져가면 알기 쉽다.

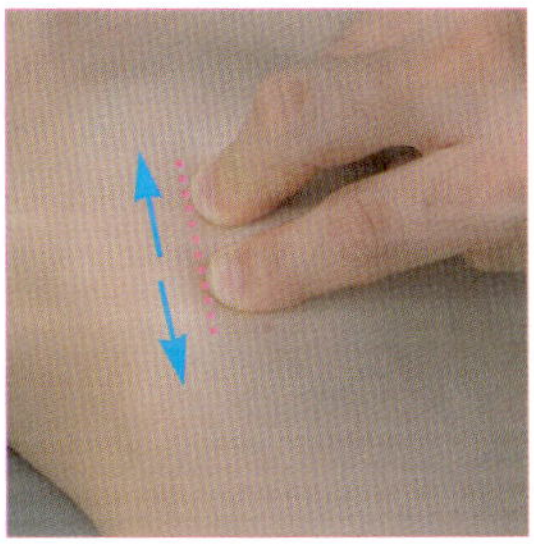

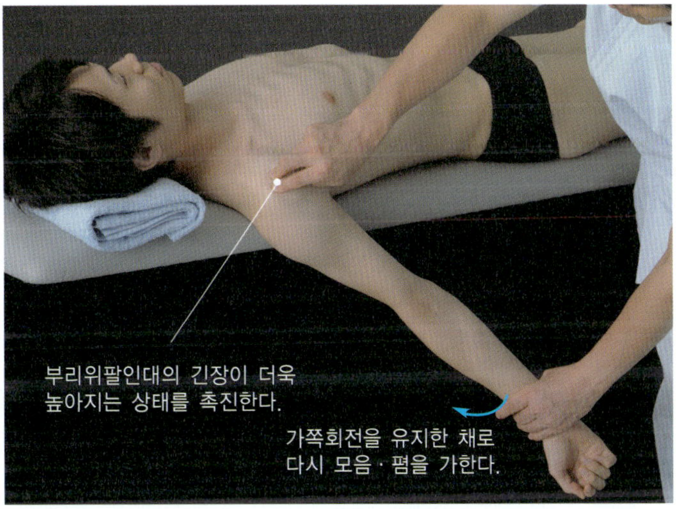

Skill Up 어깨관절의 아래쪽 불안정성 검사

Sulcus sign

어깨관절을 아래로 늘어뜨린 자세로 하고 환자의 위팔을 잡고 아래쪽으로 견인력을 가한다. 이때, 봉우리와 위팔뼈머리와의 사이에 함몰이 인지되는 경우를 양성으로 한다. 어깨관절 안쪽회전 위치, 중간위치, 가쪽회전 위치의 세 가지 자세에서 비교하는 것이 중요하다. 가쪽회전 위치에서 불안정성이 인지되었을 때는 부리위팔인대도 포함한 앞위쪽 지지조직의 이완이 의심된다.

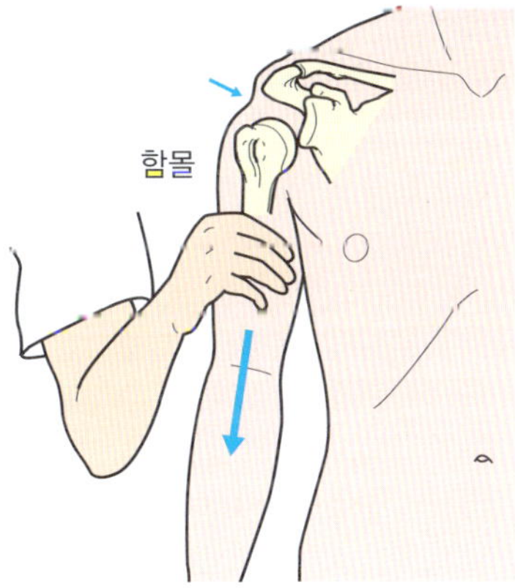

문헌 5)에서

1 어깨관절 복합체에 관련되는 인대

봉우리빗장인대(견쇄인대) acromio-clavicular ligament

해부학적 특징

- **[이는곳]** 빗장뼈 봉우리 끝 윗면
  [닿는곳] 봉우리의 윗면
- 봉우리빗장관절은 어깨뼈 운동의 받침점으로서 기능한다.
- 봉우리에 대해서 빗장뼈의 상승을 제어한다.
- 어깨뼈의 위쪽회전에서는 봉우리빗장인대의 뒤쪽부분이 긴장하고 아래쪽회전에서는 앞쪽부분이 긴장한다.
- 봉우리빗장관절의 운동은 수직축에서 최대 약 50°, 시상축에서 최대 약 30°, 이마축에서 최대 약 30°의 가동성이 있다.

임상과의 접점

- 봉우리빗장관절의 부분탈구(Tossy 분류 II형[**p.124 참조**])에서는 부리빗장인대는 파열되어 있지 않으나 봉우리빗장인대는 파열되어 있다.
- 봉우리빗장관절의 완전한 탈구(Tossy 분류 III형)에서는 부리빗장인대, 봉우리빗장인대 모두 파열되어 있다.
- 수동적으로 160°~최대 앞쪽 올림(전방거상)을 시행하여 봉우리빗장관절 부분에 통증이 유발되는 경우는 봉우리빗장관절 안의 손상이 의심된다(high arch test[**p.124 참조**]).
- 어깨뼈를 고정하여 수동적으로 수평모음을 가했을 때에 봉우리빗장관절 부분에서 통증이 유발되는 경우는 봉우리빗장관절 안의 손상이 의심된다(horizontal arch test[**p.124 참조**]).
- 가슴문증후군(흉곽출구증후군, thoracic outlet syndrome : TOS) 등의 장기간에 걸친 불량 자세를 나타낸 증상사례에서는 봉우리빗장인대의 구축이 드문드문 관찰된다.

관련되는 질환

- 봉우리빗장관절 탈구, 어깨관절 구축, 가슴문증후군, 어깨관절불안정증 등.

그림 1-22 봉우리빗장관절에서의 운동

봉우리빗장관절은 평면관절로 분류되기는 하지만 돌기사이관절(추간관절) 등에 관찰되는 것 같은 직선적인 운동은 아니다. 빗장뼈 봉우리 끝의 둥그스레함을 따라서 봉우리가 미끄러지는 것 같은 운동을 상상하면 된다. 빗장뼈에 대해서 봉우리가 뒤쪽으로 이동하는 움직임을 모음(retruction)이라 부르고 봉우리가 앞쪽으로 이동하는 움직임을 벌림(protruction)이라 부른다.

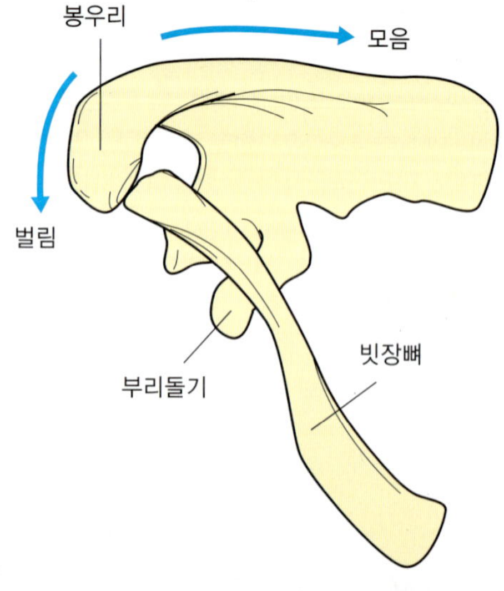

그림 1-23 어깨뼈운동에 의한 봉우리빗장인대의 긴장의 차이

봉우리빗장인대는 어깨뼈운동의 차이에 따라 그 제동부위(긴장부위)가 변화한다. 어깨뼈의 벌림에는 위쪽회전이 수반하기 때문에 봉우리는 운동에 수반하여 앞쪽으로 이동하면서 안쪽이 아래쪽으로 내려간다. 이 움직임에 대해서 저항하는 부분은 봉우리빗장인대의 후방섬유군이다. 어깨뼈의 모음 때에는 반대로 전방섬유군이 긴장한다.

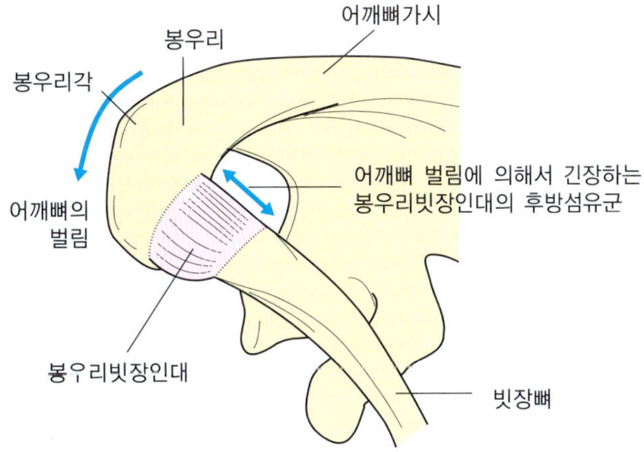

그림 1-24 봉우리빗장관절을 중심으로 한 어깨뼈운동

봉우리빗장관절에서의 어깨뼈의 운동에 대해서 Moseley가 상세히 보고하고 있다. 그 운동은 수직축에서 최대 약 50°, 시상축에서 최대 약 30°, 이마축에서 최대 약 30°의 움직임이 있다고 하였다.

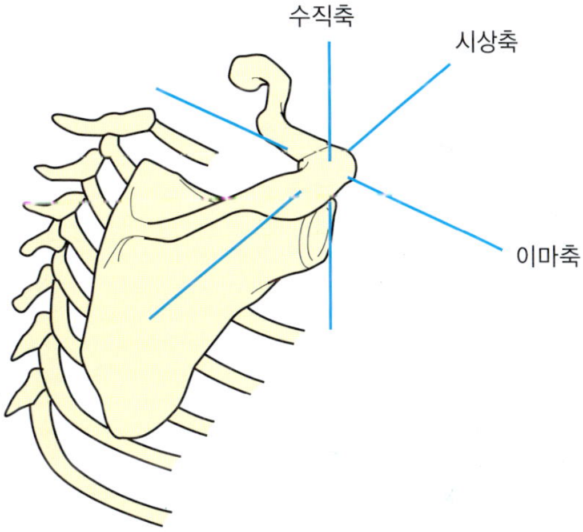

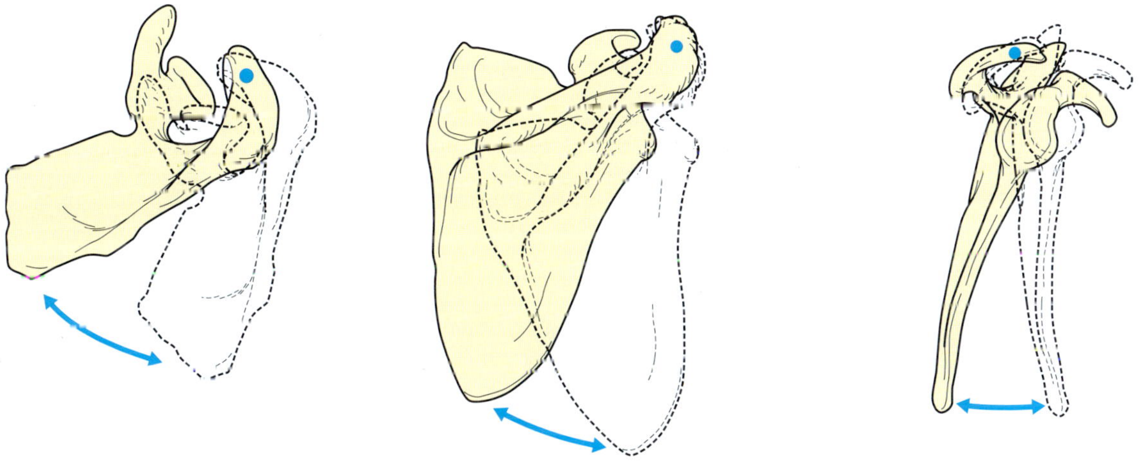

수직축에서의 운동(최대 50°)　　시상축에서의 운동(최대 30°)　　이마축에서의 운동(최대 30°)

문헌 3)에서 변경

그림 1-25 **봉우리빗장관절 탈구의 X선 사진**

봉우리빗장관절 탈구 증상사례의 X선 사진을 나타냈다. 빗장뼈의 봉우리 끝은 봉우리에 대해서 명백히 위쪽으로 전위하여 전혀 접촉이 없다. 이러한 경우에는 봉우리빗장인대, 부리빗장인대는 모두 파열되어 있다.

문헌 4)에서 전재

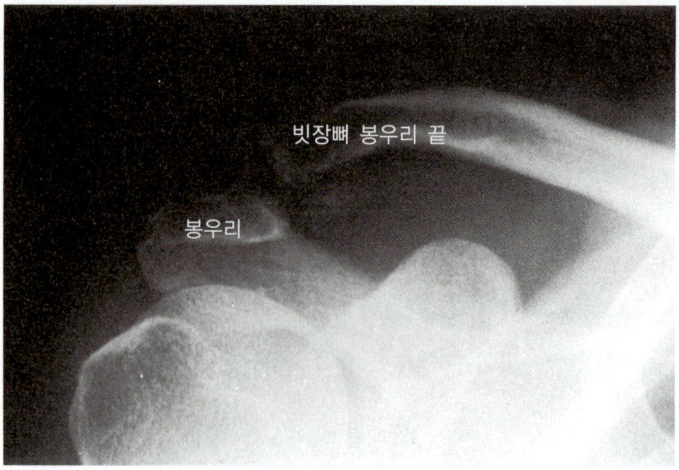

그림 1-26 **봉우리빗장인대의 촉진①**

피검자를 앉은 자세로 하고 한쪽의 손으로 빗장뼈의 봉우리 끝을 잡고, 다른 쪽 손으로 봉우리를 감싸는 것처럼 잡은 상태에서 시작한다. 이때, 빗장뼈를 잡는 데에는 엄지손가락과 가운데손가락을 사용하고 집게손가락을 봉우리빗장관절부분에 대면 봉우리빗장관절의 위치를 촉진하기 쉽다.

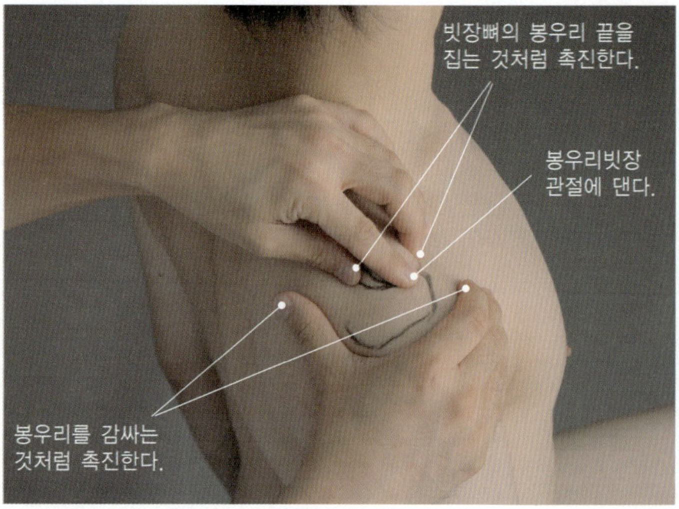

그림 1-27 **봉우리빗장인대의 촉진②**

검사자가 봉우리를 잡은 손을 빗장뼈의 만곡을 따라서 앞뒤로 미끄러지게 하면 봉우리빗장관절의 틈새를 용이하게 발견할 수 있다.

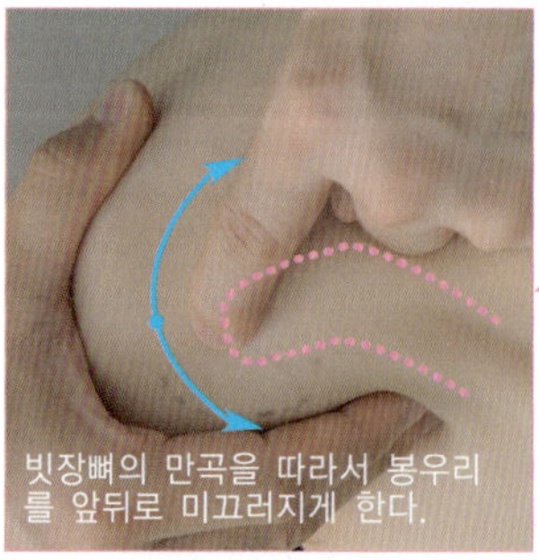

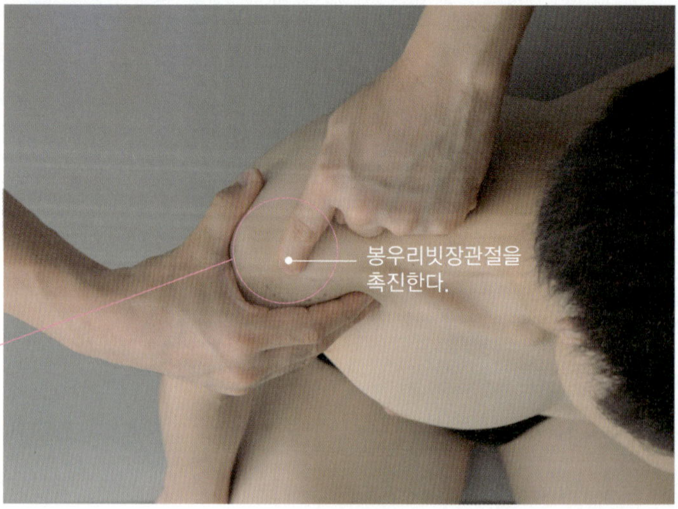

그림 1-28 봉우리빗장인대의 촉진③

봉우리빗장인대의 앞쪽부분의 촉진은 빗장뼈의 봉우리 끝을 엄지손가락과 가운데손가락으로 고정하고 봉우리의 앞 모서리를 먼쪽으로 내리면서(①) 뒤쪽으로 미끄러지게 한다(②). 봉우리의 조작에 수반하여 봉우리빗장인대의 전방섬유가 긴장하게 되는 상황을 촉진할 수 있다.

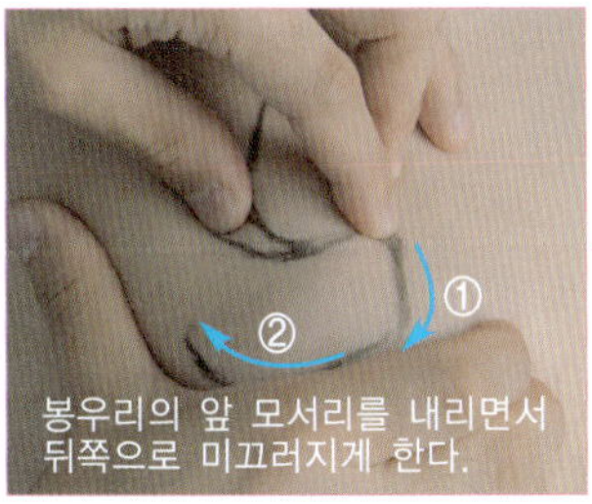

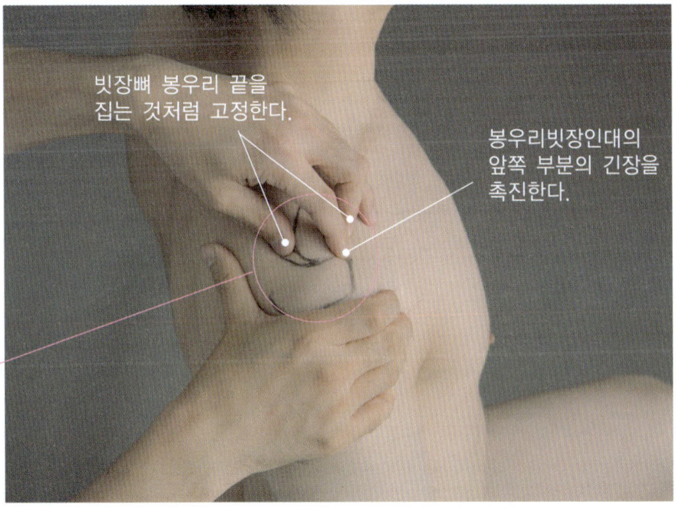

그림 1-29 봉우리빗장인대의 촉진④

봉우리빗장인대의 뒤쪽부분의 촉진은 빗장뼈의 봉우리 끝을 엄지손가락과 가운데손가락을 사용하여 고정하고 봉우리각부분을 먼쪽으로 내리면서(①) 앞쪽으로 미끄러지게 한다(②) 봉우리의 조작에 수반하여 봉우리빗장인대의 후방섬유가 긴장하게 되는 상황을 촉진할 수 있다.

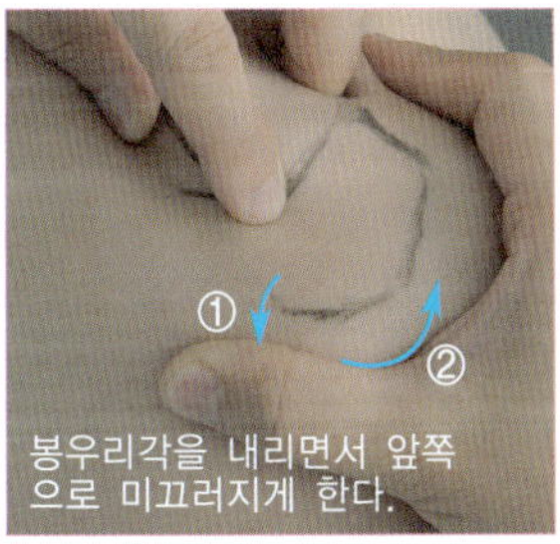

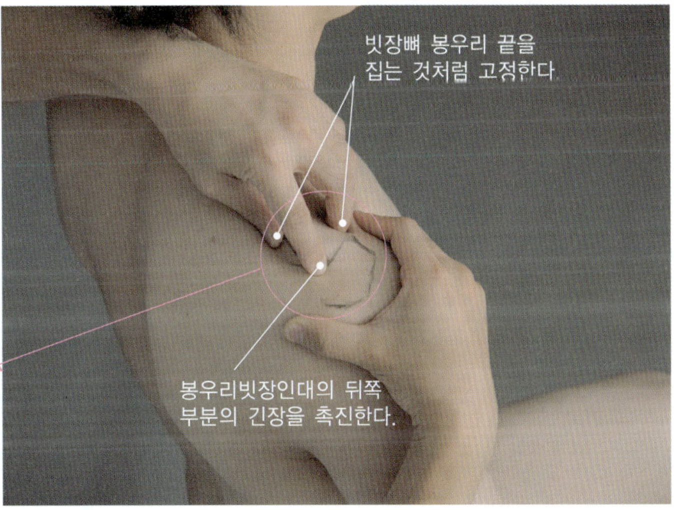

Skill Up 봉우리빗장관절에 관련되는 임상소견

Tossy 분류

봉우리빗장관절 탈구에서의 분류법의 하나이다. 3개의 유형으로 나뉘고 I형은 불안정성이 없는 것, II형은 봉우리빗장인대는 파열하여 있으나 부리빗장인대는 잔존하여 있는 것으로 부분탈구를 나타내는 것, III형은 모든 인대가 파열하여 봉우리빗장관절은 완전한 탈구위치에 있는 것을 말한다.

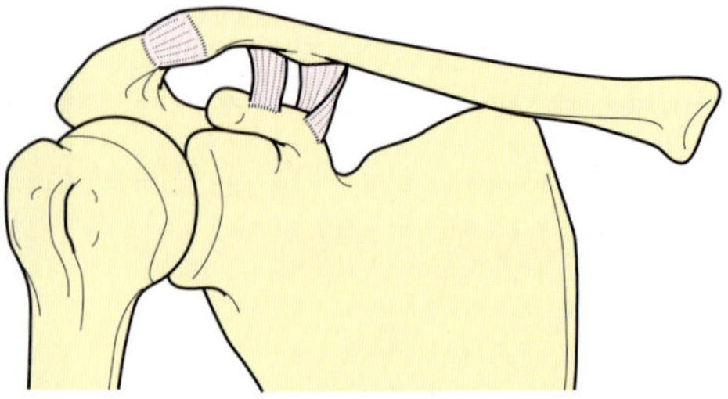

I형

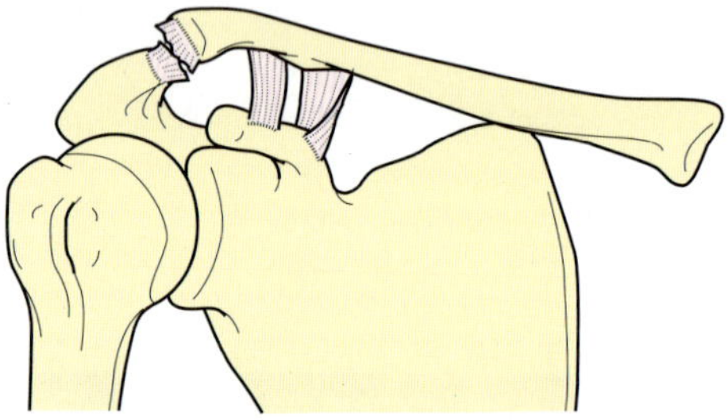

II형

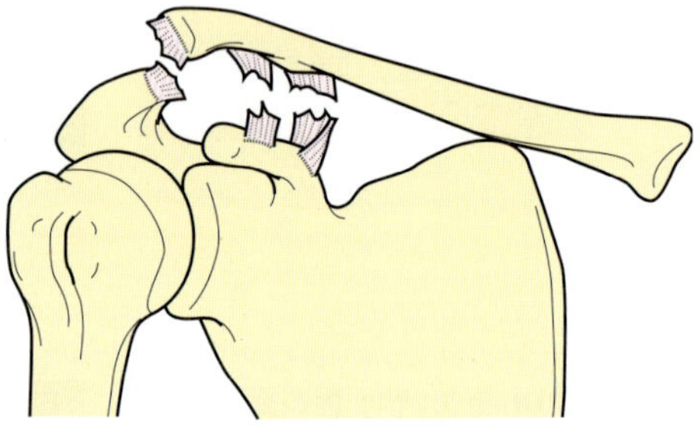

III형

문헌 6, 7)에서

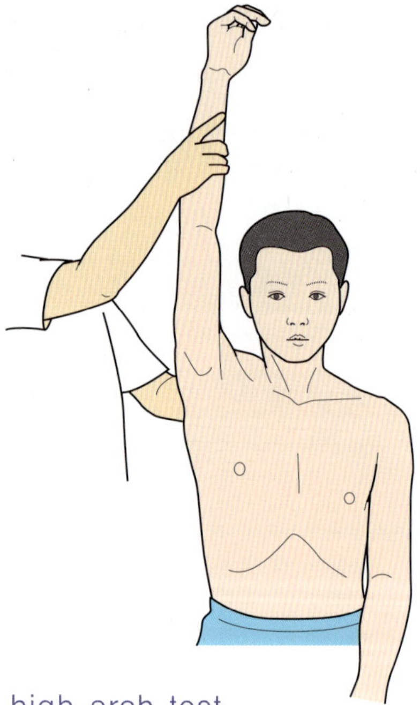

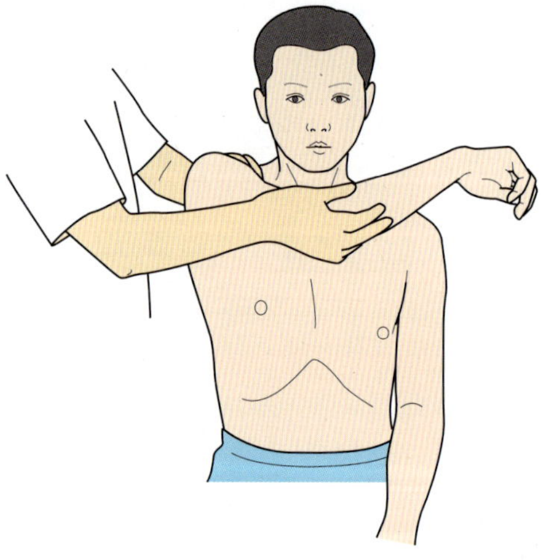

high arch test

수동적으로 160°~최대 앞쪽 올림을 시행하고 봉우리빗장관절 부분에 통증이 유발되는 경우는 봉우리빗장관절 안의 손상이 의심된다.

horizontal arch test

어깨뼈를 고정하고 수동적으로 수평모음을 가하였을 때에 봉우리빗장관절 부분에서 통증이 유발되는 경우는 봉우리빗장관절 안의 손상이 의심된다.

앞복장빗장인대(전흉쇄인대) anterior sterno-clavicular ligament

갈비빗장인대(늑쇄인대) costo-clavicular ligament

해부학적 특징

- **앞복장빗장인대** : **[이는곳]** 빗장뼈의 복장뼈(흉골) 끝 앞면
  [닿는곳] 복장뼈자루(흉골병)의 앞면
- **갈비빗장인대** : **[이는곳]** 제1갈비연골 안쪽 끝의 윗면
  [닿는곳] 빗장뼈의 갈비빗장인대의 자국(압흔)
- 빗장사이인대(쇄골간인대)는 좌우의 빗장뼈 복장뼈 끝을 복패임 위에서 연결하는 인대이다.
- 복장빗장관절 관절주머니의 앞면의 보강에는 앞복장빗장인대, 뒷면의 보강에는 뒤복장빗장인대가 존재한다.
- 복장빗장관절은 자유도 3의 관절이며 형태상으로는 절구관절이다.
- 빗장뼈의 폄을 앞복장빗장인대가 제동하고 빗장뼈의 굽힘을 뒤복장빗장인대가 제동한다.
- 빗장뼈의 올림과 뒤쪽회전을 갈비빗장인대가 제동한다.
- 빗장뼈의 내림을 빗장사이인대가 제동한다.

임상과의 접점

- 복장빗장관절 탈구는 매우 드문 외상의 하나이다. 앞쪽 탈구가 대부분을 차지한다. 이 경우 앞복장빗장인대가 파열된다.
- 뒤쪽탈구가 발생한 경우에는 식도, 기관, 큰 혈관을 압박할 가능성이 있어 생명의 위험을 수반하는 경우가 있다. 이 경우 뒤복장빗장인대가 파열한다.
- 복장빗장관절 탈구의 X선 분류에는 Allman이 분류가 이용된다(그림 1-32)
- 가슴문증후군(thoracic outlet syndrome ; TOS) 등의 장기간에 걸친 불량 자세를 나타낸 증상사례에서는 복장빗장관절에서의 폄, 올림이 제한되는 일이 많다. 이들의 증상사례에서는 앞복장빗장인대나 갈비빗장인대에 대한 스트레칭은 중요한 치료가 된다.

관련되는 질환

- 복장빗장관절 탈구, 어깨관절 구축, 가슴문증후군 등.

그림 1-30 복장빗장관절의 주변 해부

복장빗장관절은 관절주머니 안에 관절원반(disc)을 갖는다. 앞·뒤복장빗장인대, 갈비빗장인대, 빗장사이인대 등으로 보강되어 있다.

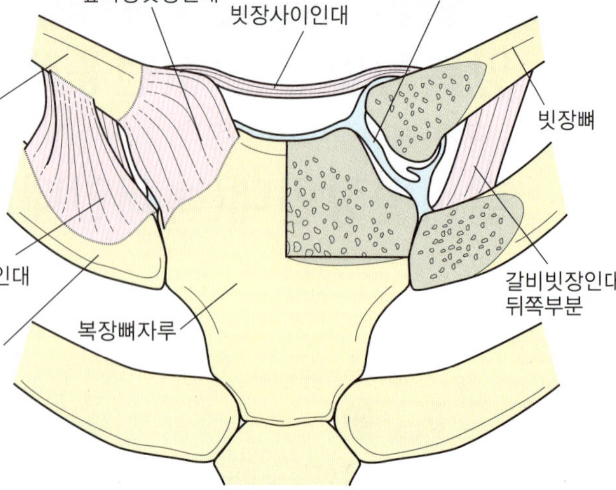

그림 1-31 복장빗장관절을 중심으로 한 빗장뼈운동

복장빗장관절의 운동은 기본적으로 3개의 운동으로 분류된다. 시상축에서는 위쪽으로 약 45°, 아래쪽으로 약 5°, 수직축에서는 앞쪽으로 약 15°, 뒤쪽으로 약 15°, 이마축에서는 뒤쪽으로의 회전이 약 50°이다.

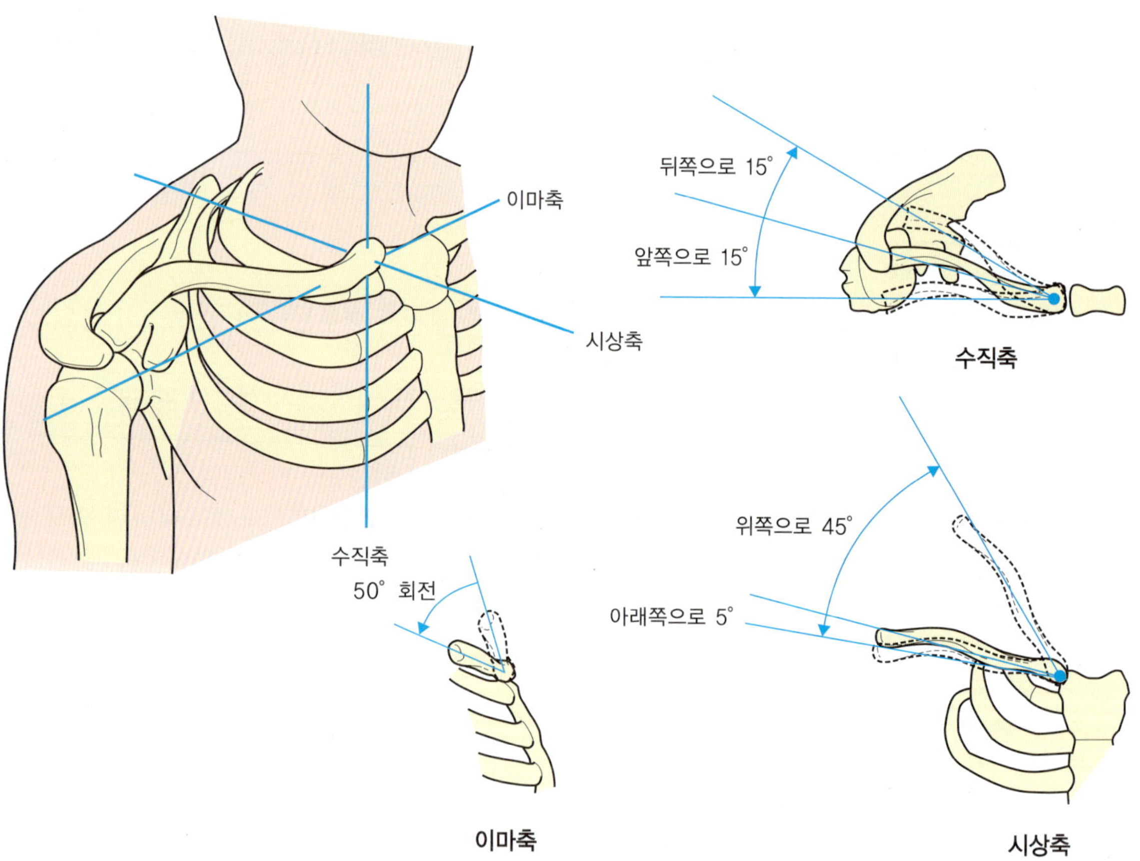

문헌 7)에서 변경

그림 1-32 복장빗장관절 탈구의 X선 분류(Allman분류)

정상에서는 좌우의 빗장뼈 장축을 연결한 선은 일직선이 된다. 앞쪽 탈구에서는 위쪽으로 전위하고 뒤쪽 탈구에서는 아래쪽으로 전위한다.

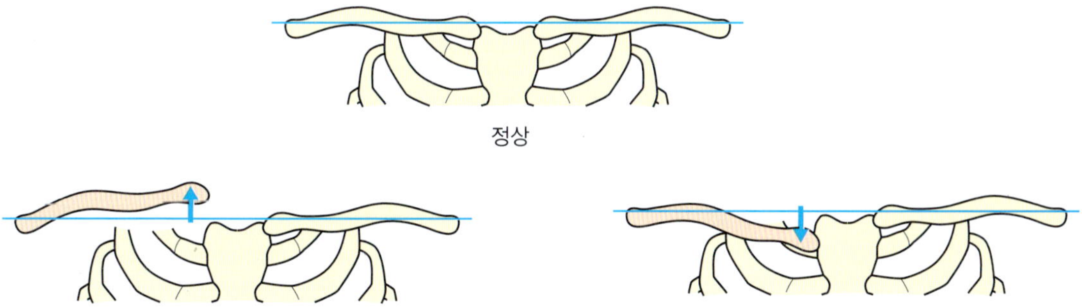

문헌 8)에서

그림 1-33 앞복장빗장인대의 촉진①

피검자를 옆으로 누운 자세로 한다. 검사자의 한쪽의 손으로 빗장뼈의 봉우리 끝부분을 잡고 다른 쪽 손가락은 빗장뼈의 복장뼈 끝 앞면에 둔 자세를 촉진 시작자세로 한다.

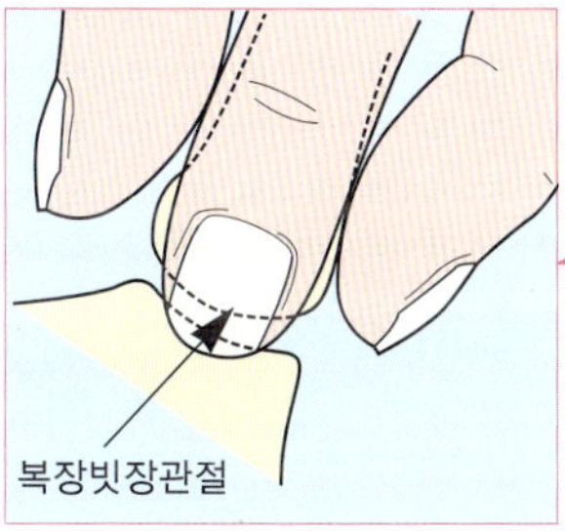

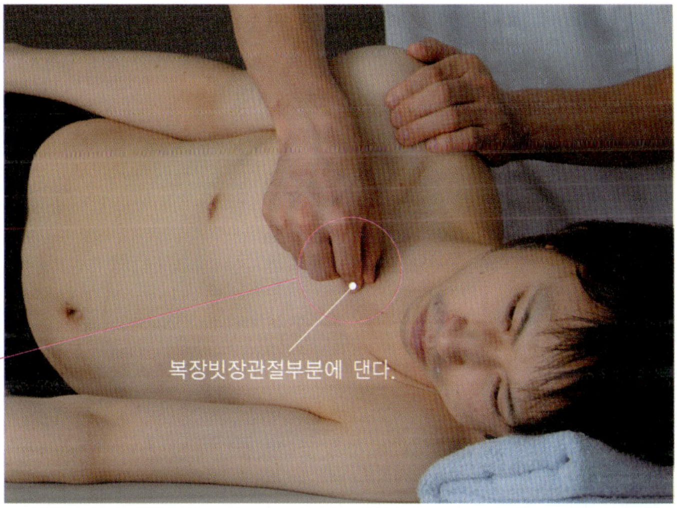

그림 1-34 앞복장빗장인대의 촉진②

검사사는 빗장뼈를 내리게 하면서 뒤쪽으로 펴게 한다. 빗장뼈의 폄에 수반하여 앞복장빗장인대가 긴장하여 오는 상황을 촉진할 수 있다.

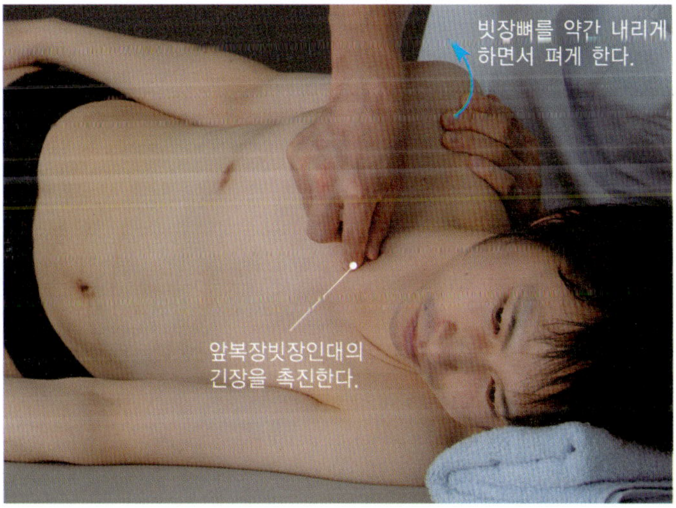

그림 1-35 갈비빗장인대의 촉진①

피검자를 옆으로 누운 자세로 한다. 검사자의 한쪽의 손으로 빗장뼈의 봉우리 끝부분을 잡고 약 20° 정도 올림 위치로 한다. 이것은 갈비빗장인대에 어느 정도 긴장을 준 자세에서부터 촉진하기 위한 것이다.

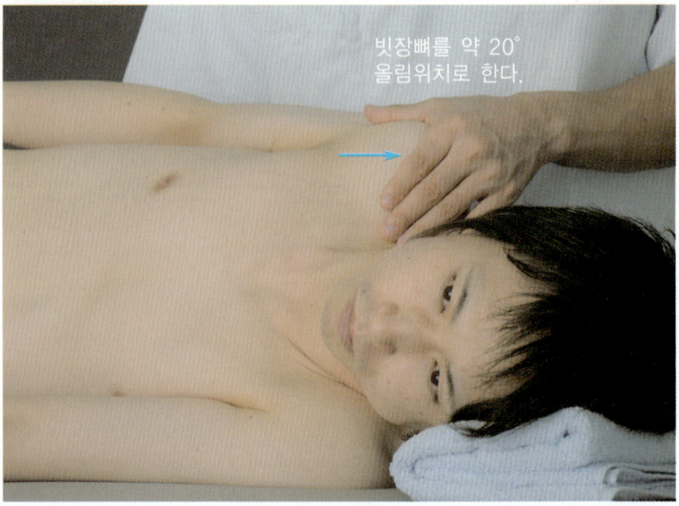

그림 1-36 갈비빗장인대의 촉진②

검사자는 복장뼈 쪽에서부터 빗장뼈의 아래모서리를 따라서 손가락을 가쪽으로 진행시키면 비교적 분명한 섬유다발을 만질 수 있다. 이것이 갈비빗장인대이다.

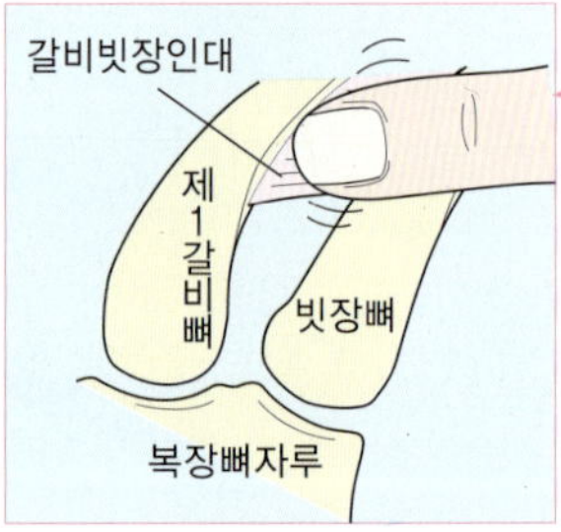

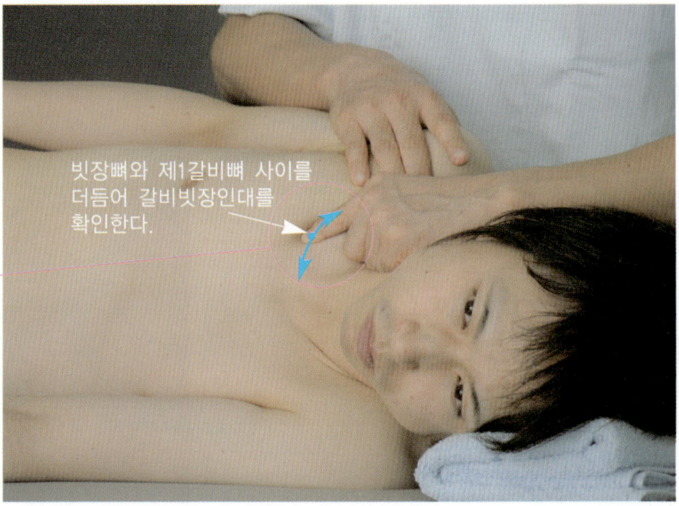

그림 1-37 갈비빗장인대의 촉진③

검사자의 한쪽의 손가락은 갈비빗장인대에 대고 또 한쪽의 손으로 빗장뼈의 약간 올림(약 20°)을 유지한 채로 빗장뼈를 펴지게 한다. 폄에 수반하여 긴장이 강해지는 갈비빗장인대를 촉진한다.

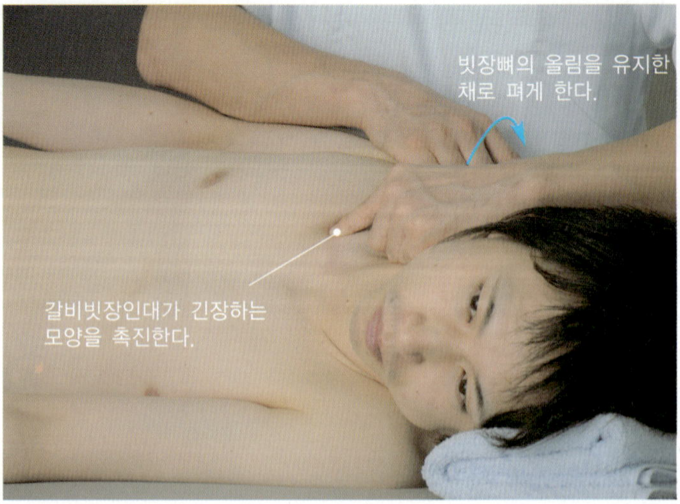

그림 1-38 빗장사이인대의 촉진①

피검자를 옆으로 누운 자세로 한다. 검사자의 한쪽의 손가락은 빗장뼈 · 복장뼈 끝과 목패임과의 경계부분에 머리 쪽부터 댄다. 또 한쪽의 손은 봉우리부분에 놓고 빗장뼈의 내림운동을 가한다.

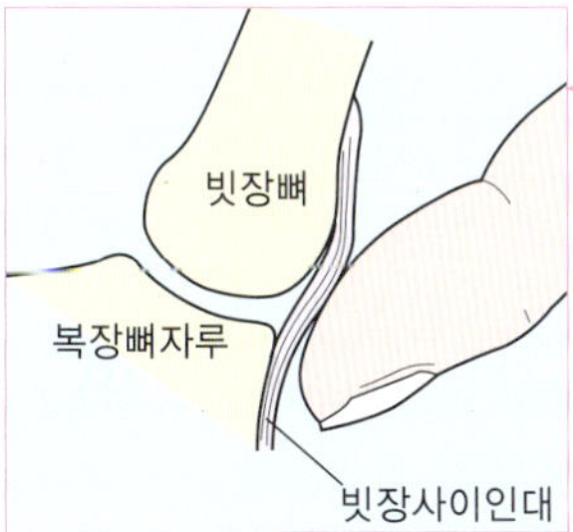

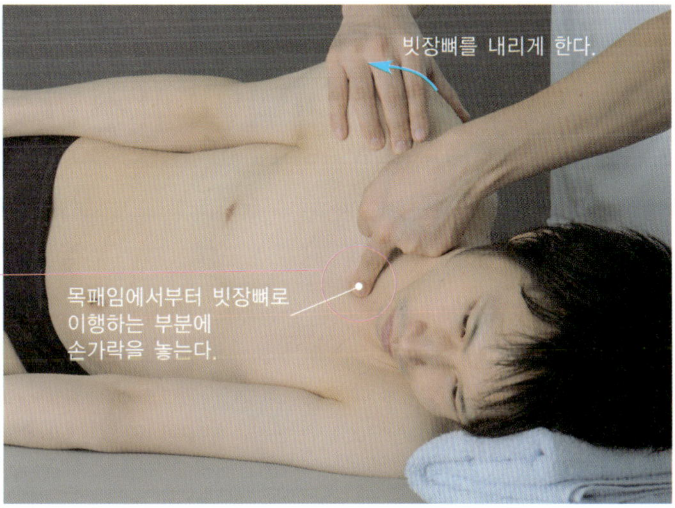

그림 1-39 빗장사이인대의 촉진②

검사자는 빗장뼈를 충분히 내리면서 빗장뼈를 약간 펴게 하면 빗장사이인대의 긴장이 높아지는 상태를 촉진할 수 있다.

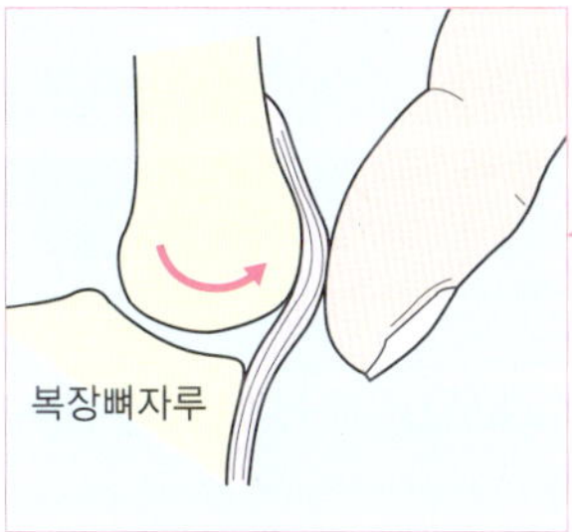

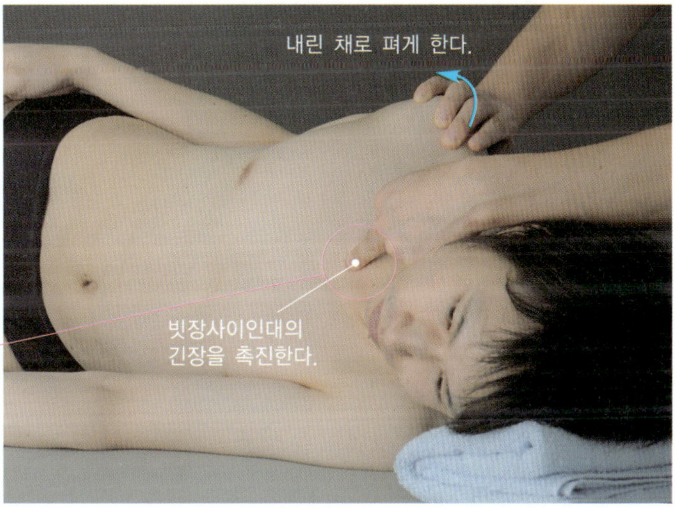

1 어깨관절 복합체에 관련되는 인대

어깨관절주머니인대(견관절낭인대)
capsular ligaments of the shoulder joint

해부학적 특징

- **어깨관절주머니** : **[이는곳]** 어깨뼈목(견갑경) 및 관절테두리(관절순)와 그 바깥둘레
  [닿는곳] 위팔뼈의 해부목(해부경), 큰 · 작은결절
- **위관절위팔인대(상관절상완인대, superior gleno-humeral ligament : SGHL)** :
  [이는곳] 위팔두갈래근긴갈래힘줄 부착부위의 앞쪽
  [닿는곳] 작은결절의 위쪽
- **가운데관절위팔인대(중관절상완인대, middle gleno-humeral ligament ; MGHL)** :
  [이는곳] 앞 위쪽의 관절오목 및 관절테두리
  [닿는곳] 작은결절의 안쪽
- **앞아래관절위팔인대(전하관절상완인대, anterior inferior gleno-humeral ligment : AIGHL)** :
  [이는곳] 앞쪽 관절테두리
  [닿는곳] 해부목의 아래모서리
- **뒤아래관절위팔인대(후하관절상완인대, posterior inferior gleno-humeral ligament PIGHL)** :
  [이는곳] 뒤쪽 관절테두리
  [닿는곳] 해부목의 아래모서리
- AIGHL과 PIGHL 사이는 겨드랑 함몰이라 불리며 합쳐서 아래관절위팔인대 복합체(inferior gleno-humeral ligament complex ; IGHLC)라 부른다.

임상과의 접점

- 어깨관절을 아래로 늘어뜨린 자세에서의 가쪽회전 제한은 SGHL과 부리위팔인대가 그 원인이 된다.
- 어깨관절을 벌린(외전) 자세에서의 가쪽회전 제한은 MGHL과 AIGHL이 그 원인이 된다.
- 어깨관절 굽힘 자세에서의 안쪽회전 제한은 PIGHL이 그 원인이 된다.
- 어깨관절 수평 굽힘 제한은 뒤쪽관절주머니 및 PIGHL이 그 원인이 된다.
- 어깨관절 수평 폄 제한은 앞쪽관절주머니 및 MGHL, AIGHL이 그 원인이 된다.
- 어깨관절 앞쪽탈구는 MGHL과 AIGHL의 파열과 앞 아래쪽의 관절테두리의 파탄이 그 본태이다.
- 어깨관절 직립탈구는 IGHLC의 파열이 그 본태이다.
- 이른바 loose shoulder는 관절주머니인대가 과도하게 이완한 상태이다.

관련되는 질환

- 어깨관절주위염, 어깨관절 탈구, loose shoulder, 반복성어깨관절 탈구, 어깨관절 구축 등.

그림 1-40 어깨관절주머니인대의 주변 해부

A : 봉우리
LHB : 위팔두갈래근긴갈래힘줄
CH : 부리위팔인대
SGHL : 위관절위팔인대
C : 부리돌기
MGHL : 가운데관절위팔인대
ALGHL : 앞아래관절위팔인대
PIGHL : 뒤아래관절위팔인대

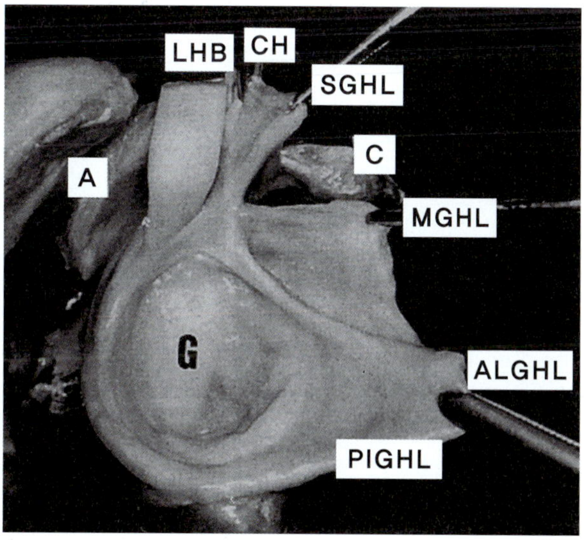

문헌 9)에서 전재

그림 1-41 어깨관절주머니인대의 안정화 구조

어깨관절주머니인대는 위팔뼈 장축에 대해서 약 45° 의 각도로 부착하여 있다. 이 때문에 아래로 늘어뜨린 자세에서는 윗부분이 긴장하고 45° 이상의 벌림 위치에서는 아랫부분이 긴장한다. 이 자세의 차이에 따른 조직긴장의 변화에 의해서 뼈머리가 안정한다. 가쪽회전에서는 앞쪽이, 안쪽회전에서는 뒤쪽이 긴장하여 마찬가지로 뼈머리의 안정화에 관여한다.

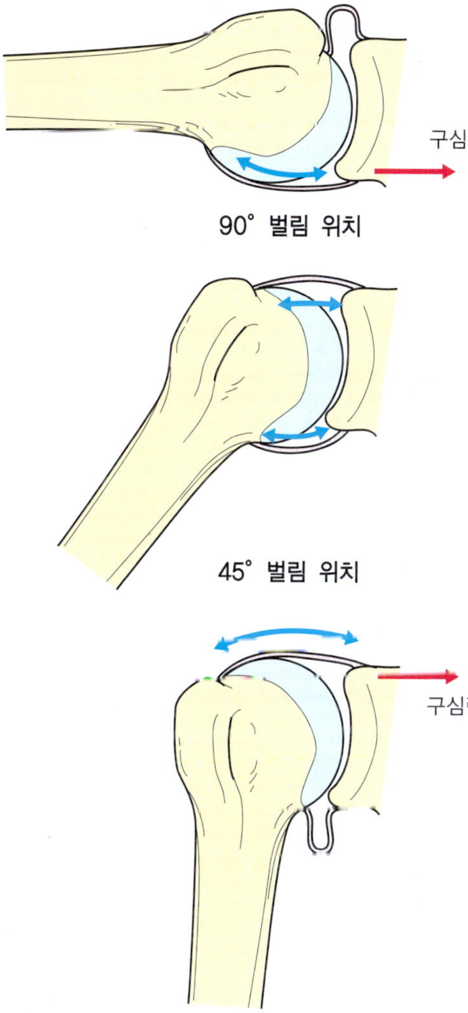

그림 1-42 어깨관절주머니인대 뒤 아래쪽 부분(PIGHL)의 촉진①

어깨관절주머니인대의 촉진은 조직을 직접 만질 수는 없기 때문에 긴장부위를 변화시켜 그 저항감의 차이를 감지하는 것이 필요하다. 피검자를 바로 누운 자세로 하고 운동은 수평 굽힘을 사용한다. 한쪽의 손으로 어깨뼈를 확실하게 고정하고 어깨관절을 가쪽회전위치에서 수동적으로 수평 굽힘을 시행하고 그 가동범위와 저항감을 확인한다. 이때의 어깨뼈의 고정은 어깨뼈가시와 빗장뼈를 잡는 것처럼 시행하면 좋다.

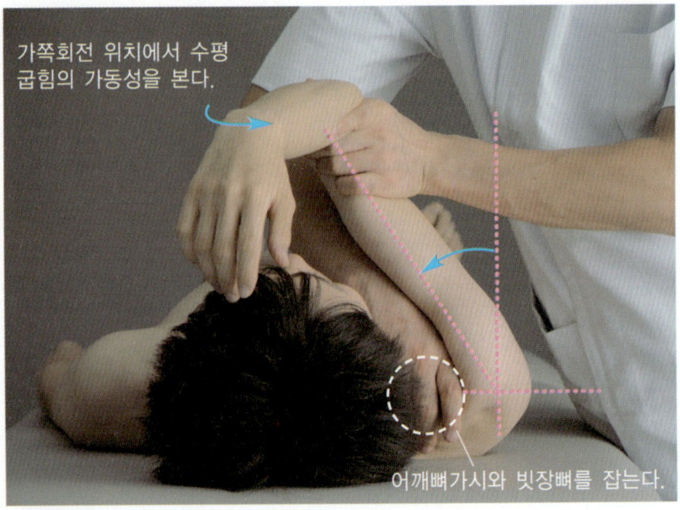

그림 1-43 어깨관절주머니인대 뒤 아래쪽 부분(PIGHL)의 촉진②

이어서 어깨관절을 안쪽회전위치로 하고 마찬가지로 어깨관절의 수평 굽힘을 시행하면 명백한 가동범위의 감소와 함께 보다 강한 저항감을 느낄 수 있다. 이 방법은 그대로 어깨관절주머니인대의 뒤 아래쪽부분을 겨냥한 스트레칭으로서 사용해도 효과적이다. 그러나 여기서 느끼는 저항감의 증대는 모두가 PIGHL의 긴장이라 판단하기보다 가시아래근의 아래쪽부분, 작은원근의 긴장도 가미한 현상이라 해석하는 편이 타당하다.

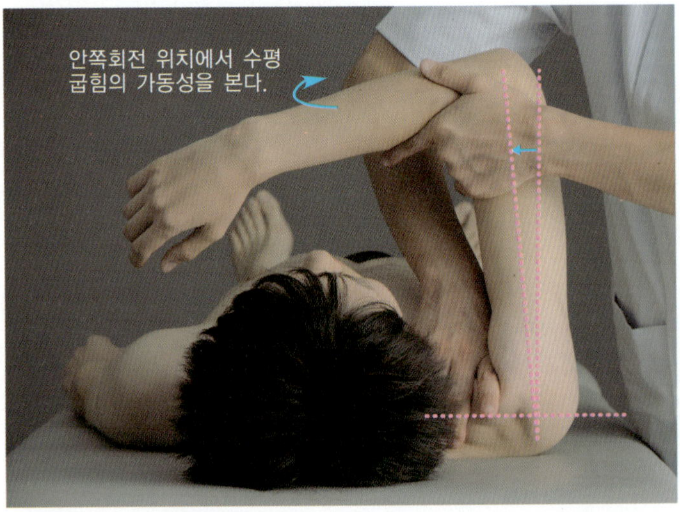

그림 1-44 어깨관절주머니 앞 아래쪽부분 (MGHL & AIGHL)의 촉진①

운동은 수평 폄을 사용한다. 한쪽의 손으로 어깨뼈를 확실하게 고정하고 어깨관절을 안쪽회전위치에서 수동적으로 수평 폄을 시행하여 그 가동범위와 저항감을 확인한다.

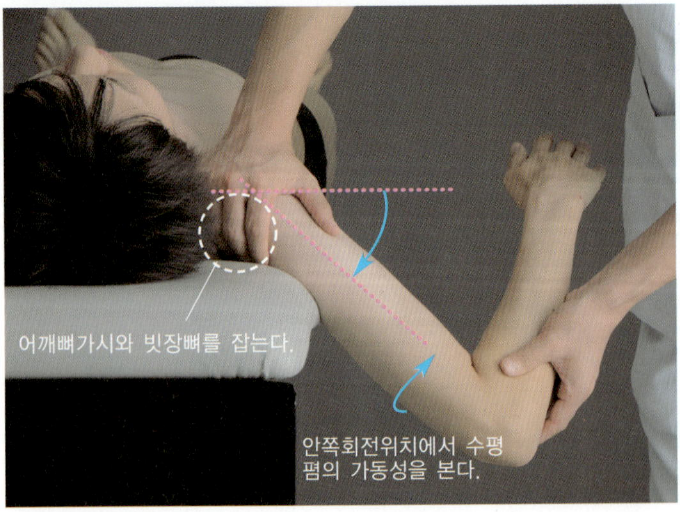

그림 1-45 어깨관절주머니 앞 아래쪽부분 (MGHL & AIGHL)의 촉진②

이어서 어깨관절을 가쪽회전위치에서 수동적으로 수평 폄을 시행하여 그 가동범위와 저항감을 확인한다. 안쪽회전 때와 비교하여 명백한 가동범위의 감소와 저항감의 증대가 느껴진다. 그러나 여기서 느끼는 저항감의 증대는 모두가 MGHL & AIGHL의 긴장이라 판단하기보다 어깨밑근의 긴장도 가미한 현상이라 해석하는 편이 타당하다.

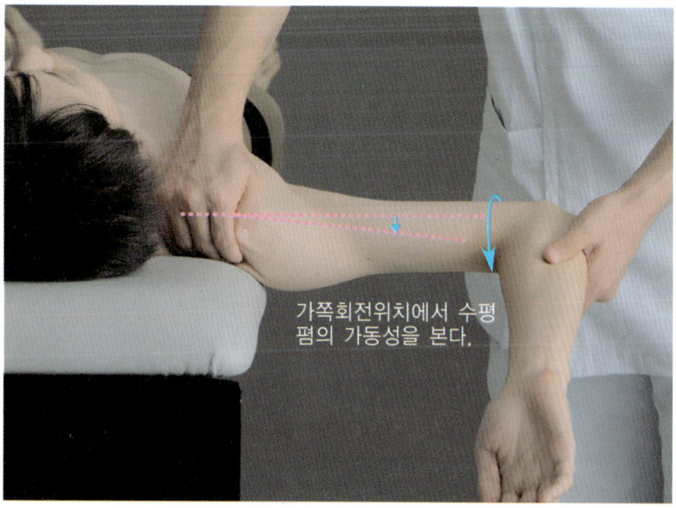

그림 1-46 어깨관절주머니인대 뒤 위쪽 부분의 촉진①

운동은 가슴부위의 앞을 횡단하는 어깨관절 모음을 사용한다. 한쪽의 손으로 어깨뼈를 확실하게 고정하고 어깨관절을 중간위치에서 수동적으로 모음을 시행하여 그 가동범위와 저항감을 확인한다.

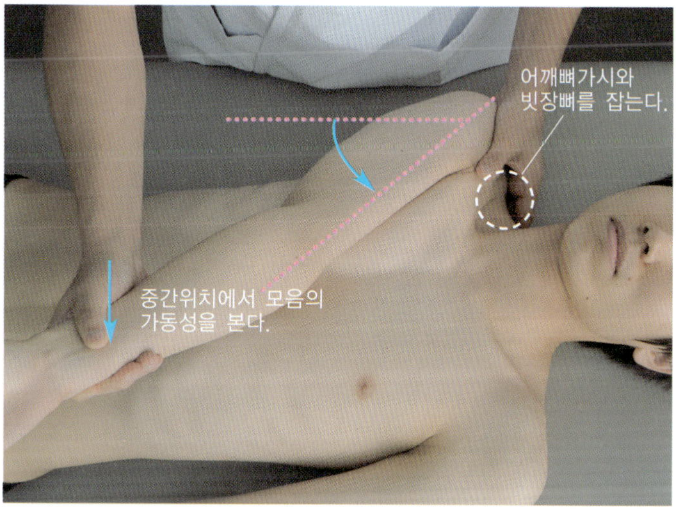

그림 1-47 어깨관절주머니인대 뒤 위쪽 부분의 촉진③

이어서 어깨관절을 안쪽회전위치에서 수동적으로 모음을 시행하여 그 가동범위와 저항감을 확인한다. 가쪽회전 때와 비교하여 명백한 가동범위의 감소와 저항감의 증대가 느껴진다. 그러나 여기서 느끼는 저항감의 증대는 모두가 어깨관절주머니 뒤 위쪽부분의 긴장이라 판단하기보다 가시위근 뒤쪽부분 · 가시아래근 위쪽부분의 긴장도 가미한 현상이라 해석하는 편이 타당하다.

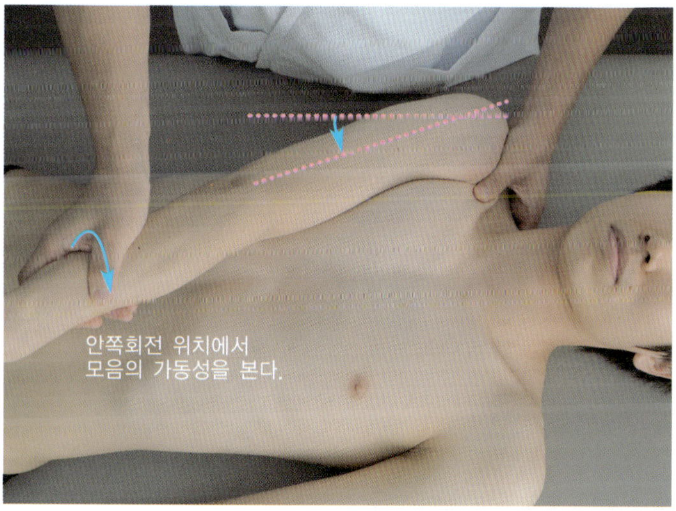

2 팔꿉관절 복합체에 관련되는 인대

안쪽곁인대(내측측부인대) medial collateral ligament

해부학적 특징

- 안쪽곁인대는 앞빗섬유(전사주섬유), 뒤빗섬유(후사주섬유), 가로섬유(횡주섬유)로 나뉜다.
- **앞빗섬유(anterior oblique ligament : AOL)**
  [이는곳] 위팔뼈 안쪽위관절융기 배쪽
  [닿는곳] 자뼈 갈고리돌기의 안쪽 면
- **뒤빗섬유(posterior oblique ligament : POL)**
  [이는곳] 위팔뼈 안쪽위관절융기 등쪽
  [닿는곳] 자뼈 팔꿈치머리의 안쪽 면
- 팔꿉관절의 굽힘 · 폄 운동을 할 때에 있어서 앞빗섬유의 길이는 거의 변화하지 않는다. 이것은 어느 각도에서서도 항상 일정한 긴장을 유지하는 것을 의미하며 외반제동의 주된 안정화 조직이라 하고 있다.
- 팔꿉관절 굽힘 · 폄 운동을 할 때에 있어서 뒤빗섬유의 길이는 약 2배 정도 변화한다. 팔꿉관절을 굽힐 때에 있어서 가장 긴장하기 때문에 팔꿉관절 굽힘 위치에서의 외반제동 조직이라 하고 있다.
- 가로섬유는 자뼈 사이를 연결하고 있고 그 기능에 대해서는 밝혀져 있지 않다.

임상과의 접점

- 투구장애 팔꿈치 중에서 안쪽 불안정성을 가진 증상사례에서는 앞빗섬유의 이완이 문제가 된다.
- 사춘기의 투구장애 팔꿈치에서는 안쪽곁인대의 문제인가, 안쪽위관절융기 뼈끝핵의 문제인가의 감별이 임상에서 매우 중요하다. 그 감별에는 안쪽위관절융기에 스트레스를 직접 가하여 통증을 유발하거나 초음파를 이용한 동요성 체크가 보고되어 있다.
- 앞빗섬유는 굽힘 · 폄에서 길이의 변화가 적기 때문에 구축과의 관련성은 적다.
- 안쪽곁인대 손상이 의심되는 경우에는 보통의 X선 촬영 이외에 외반 스트레스 하에서의 X선 촬영을 하여 양자를 비교함으로써 인대 손상에 대한 진단이 이루어진다.
- 뒤빗섬유는 굽힘 · 폄에서 길이가 크게 변화하기 때문에 팔꿉관절 폄 구축과의 연관성이 매우 강하다.
- 팔꿉관절 주변 외상 후의 폄 구축사례에서는 뒤빗섬유를 포함한 뒤 안쪽부분의 유착, 흉터발생이 원인인 경우가 많고 이 조직의 절제에 의해서 양호한 가동범위의 획득이 가능하다는 보고가 많다.

관련되는 질환

- 안쪽곁인대 손상, 위팔뼈 안쪽위관절융기 열리골절, 투구장애 팔꿈치, 외상 후 팔꿉관절 폄 구축 등.

그림 2-1 안쪽곁인대의 주변 해부

안쪽곁인대는 앞빗섬유, 뒤빗섬유, 가로섬유로 분류된다. 외반제동에 가장 관여하는 것은 앞빗섬유이고 뒤빗섬유는 팔꿉관절 구축과의 연관성이 강하다.

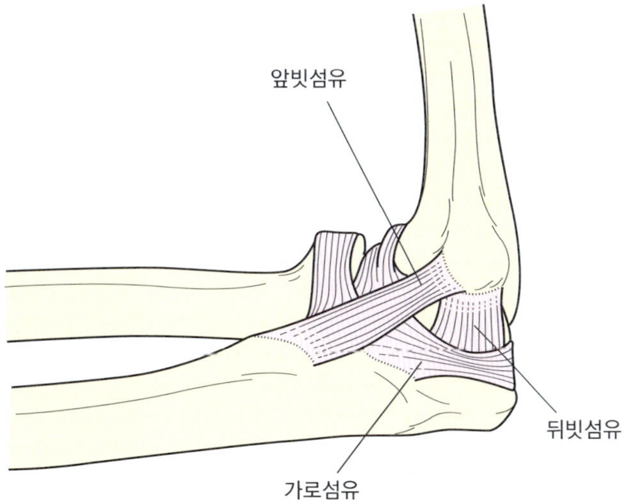

그림 2-2 안쪽곁인대의 2점 사이 거리

앞빗섬유(L_1)는 굽힘 각도에 관계없이 일정한 거리를 유지한다. 한편, 뒤빗섬유(L_5)는 굽힘에 수반하는 2점 사이 거리는 크게 변화한다. 굽힘에 수반하는 2점 사이 거리의 연장이 얻어지지 않으면 두드러진 구축을 나타내게 된다.

문헌 10)에서

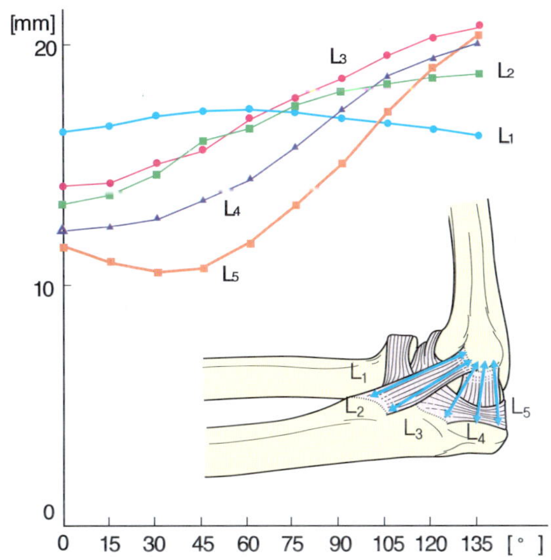

그림 2-3 안쪽곁인대 앞빗섬유의 촉진①

안쪽곁인대 앞빗섬유의 촉진은 앉은 자세에서 시행한다. 피검자의 팔꿉관절을 가벼운 굽힘으로 하고 검사자는 한쪽의 손으로 피검자의 위팔을 잡으면서 엄지손가락을 안쪽위관절융기의 배쪽 먼쪽에 댄다.

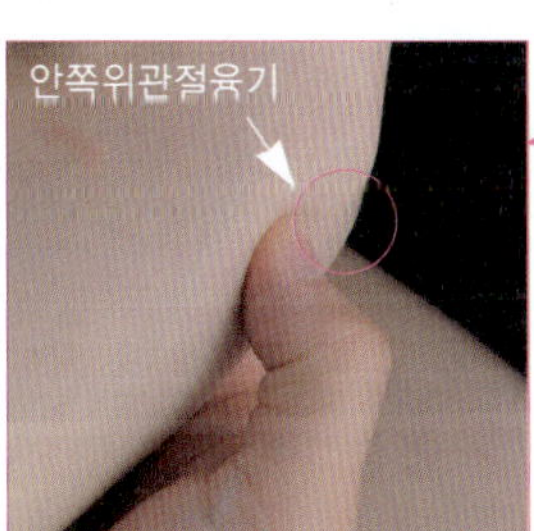

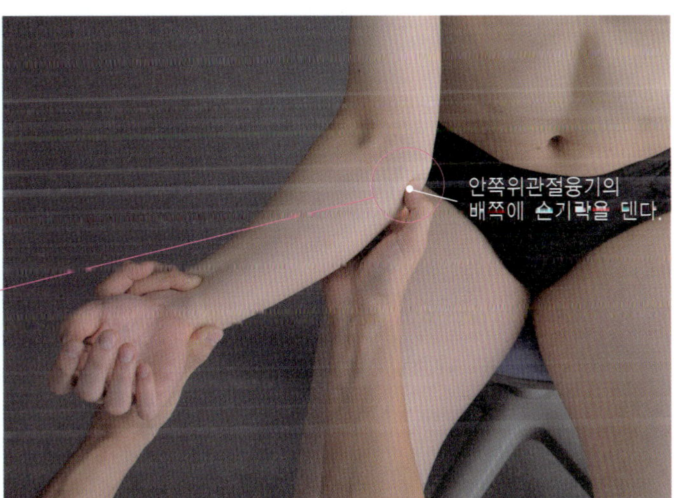

그림 2-4 안쪽곁인대 앞빗섬유의 촉진②

검사자의 손가락은 안쪽위관절융기의 배쪽 면쪽에 댄 채로 피검자의 팔꿉관절에 외반과 폄을 가한다. 이 조작에 수반하여 긴장하게 되는 앞빗섬유를 촉진한다.

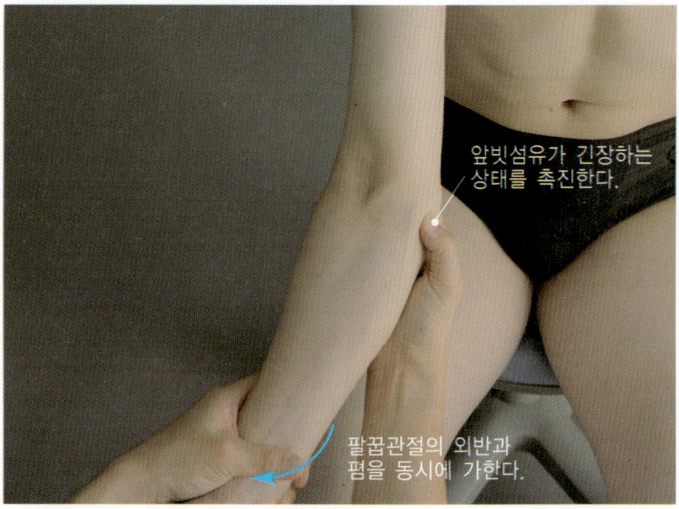

그림 2-5 안쪽곁인대 앞빗섬유의 촉진③

팔꿉관절의 외반과 폄에 의해서 긴장하는 안쪽곁인대 앞빗섬유를 촉진하였으면 피검자의 팔꿉관절을 굽히게 한다. 굽힘과 함께 앞빗섬유의 긴장이 일단 소실한다.

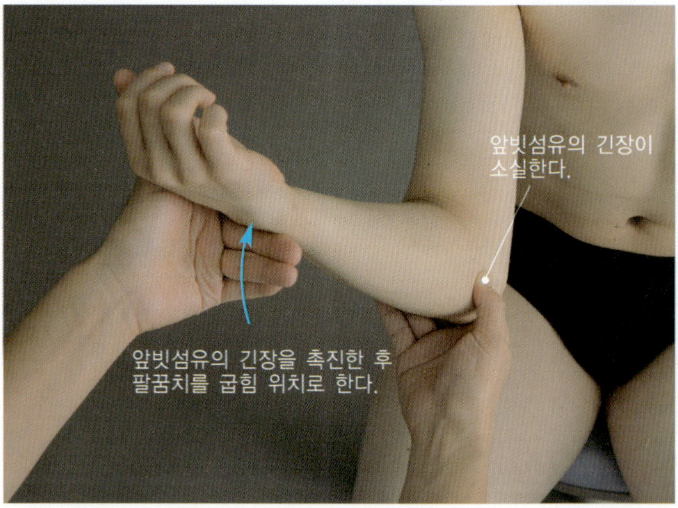

그림 2-6 안쪽곁인대 앞빗섬유의 촉진④

팔꿉관절의 굽힘에 의해서 앞빗섬유의 긴장이 소실하는 상태를 확인하였으면 여기서 다시 외반부하를 가한다. 외반부하와 더불어 다시 긴장하게 되는 앞빗섬유를 촉진한다.

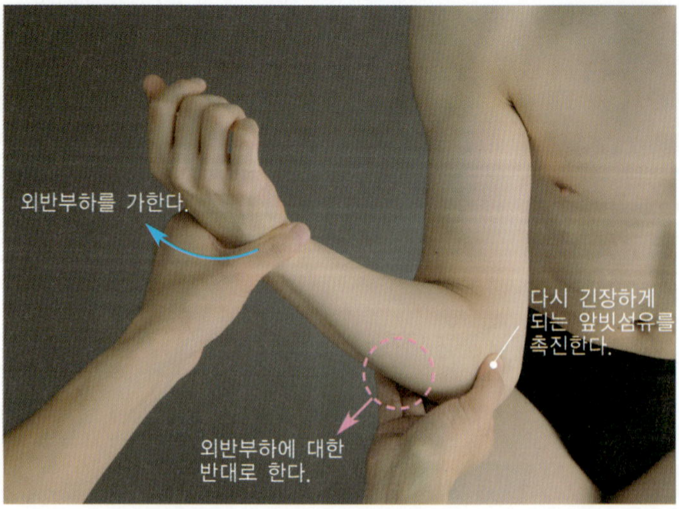

그림 2-7 안쪽곁인대 뒤빗섬유의 촉진①

안쪽곁인대 뒤빗섬유의 촉진은 앉은 자세에서 시행한다. 피검자의 팔꿉관절을 약 90° 굽히고 손가락은 안쪽위관절융기를 통과하는 위팔뼈 장축과 팔꿈치머리의 안쪽 면이 교차하는 위치에 댄다.

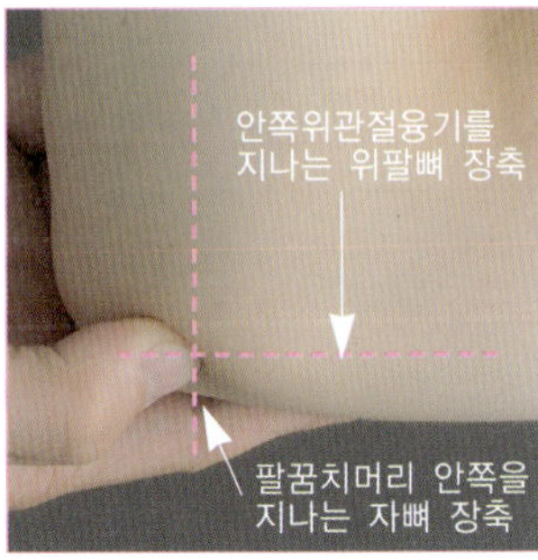

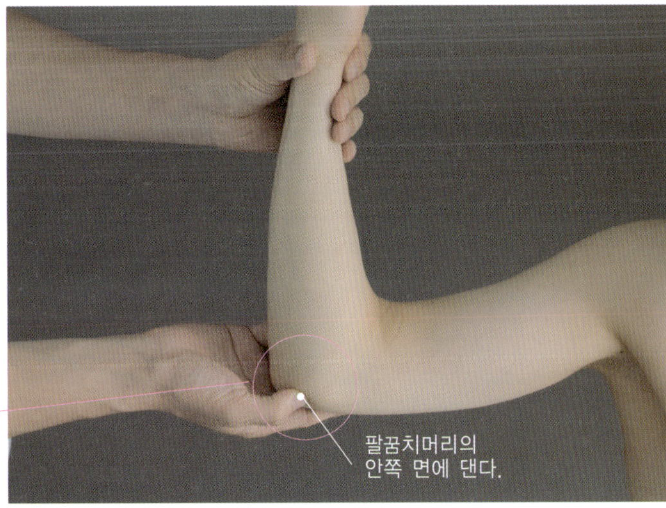

그림 2-8 안쪽곁인대 뒤빗섬유의 촉진②

이어서 피검자의 팔꿉관절을 서서히 굽혀가지만 굽힘에 수반하여 팔꿈치머리 부분은 이동하기 때문에 최초에 만진 팔꿈치머리 안쪽 면에서부터 손가락이 떨어지지 않도록 주의한다.

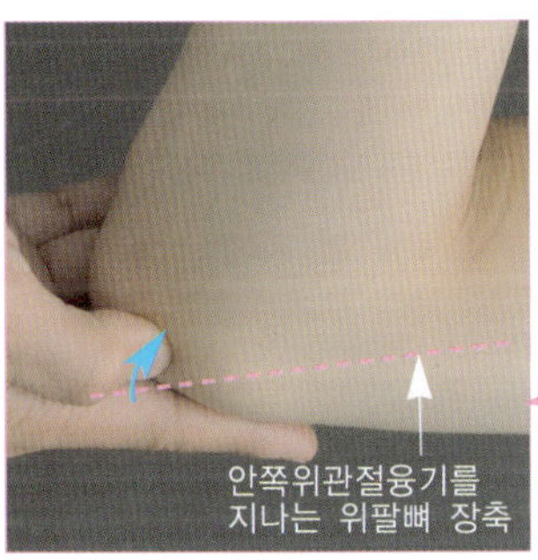

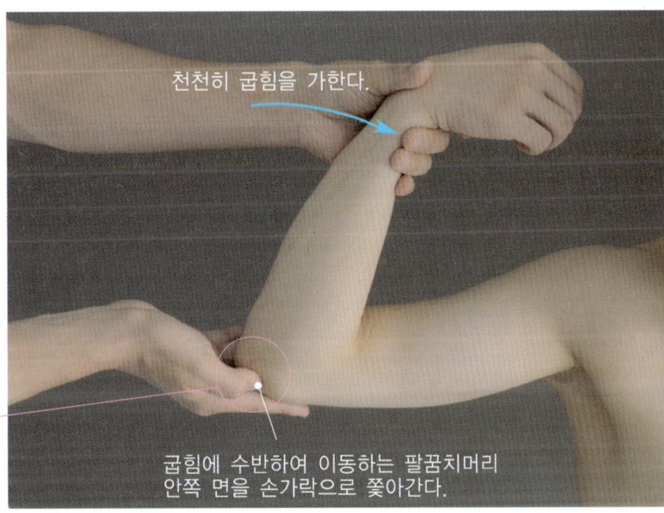

그림 2-9 안쪽곁인대 뒤빗섬유의 촉진③

팔꿉관절의 굽힘 각도가 약 120°를 넘어서 부근에서부터 뒤빗섬유의 긴장이 높아지는 상황을 촉진한다. 인대의 긴장을 알기 어려울 때는 깊은 굽힘 위치에서부터 외반을 가하면 긴장이 더 높아져 촉진하기 쉽다.

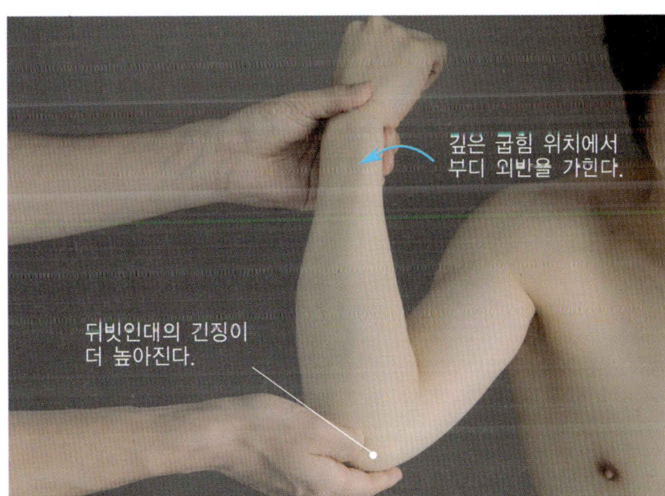

2 팔꿉관절복합체에 관련되는 인대

Skill Up 스포츠에 의해서 발생하는 팔꿉관절 장애

스포츠에 의한 팔꿉관절 장애는 안쪽형, 가쪽형, 뒤쪽형으로 대별된다. 투구장애에서는 안쪽형의 빈도가 압도적으로 많다. 가쪽형, 뒤쪽형에서는 골성의 원인이 대부분을 차지한다.

<table>
<tr><th>안쪽형</th><th>가쪽형</th></tr>
<tr><td rowspan="3">뼈연골장애
안쪽위관절융기 뼈끝선 손상
뼈끝핵(골단핵) 장애
뼈가시(골극) 형성
유리 뼈 조각

연부조직 손상
안쪽위관절융기염(내상과염)
엎침굽힘근군 장애
안쪽곁인대 손상
자신경염, 자신경 탈구
팔꿈치굴증후군(주부관증후군)</td><td>외상성이단성골연골염
관절유리체(corpora libera)
가쪽위관절융기염(외상과염)</td></tr>
<tr><th>뒤쪽형</th></tr>
<tr><td>유리체 형성
팔꿈치머리 뼈끝선 해리, 피로골절
뼈끝선 폐쇄 지연
뼈가시 형성(팔꿈치머리)
변형성팔꿉관절증
부딪힘(impingement) 장애</td></tr>
</table>

문헌 11)에서

가쪽자뼈곁인대(외측척골측부인대) lateral ulnar collateral ligament

해부학적 특징

- **[이는곳]** 위팔뼈가쪽위관절융기
  [닿는곳] 자뼈뒤침근능선(척골회외근능선)
- 1985년 Morrey에 의해서 보고가 된 인대이며 가쪽에 있는 인대이고 유일하게 위팔자관절(상완척골관절)의 안정성에 관여한다.
- 팔꿉관절의 내반 제동과 함께 위팔자관절의 뒤가쪽회전 불안정성을 제동한다.

임상과의 접점

- 1991년 O' Driscoll 등이 제창한 팔꿉관절 뒤가쪽회전불안정증(posterolateral rotatory instability ; PLRI)과의 연관성이 강하다고 한다.
- 가쪽의 인대이고 가장 후방에 위치하기 때문에 팔꿉관절 굽힘에 수반하는 신장 거리가 크고 굽힘 제한의 요인의 하나가 된다.

관련되는 질환

- 팔꿉관절 뒤가쪽회전불안정증, 가쪽곁인대 손상[p.144 참조], 팔꿉관절 구축 등.

그림 2-10 가쪽자뼈곁인대의 해부

가쪽자뼈곁인대는 가쪽위관절융기에서 시작되고 자뼈뒤침근능선에 닿는 인대이다. 가쪽에 존재하는 인대 중에서 위팔자관절의 안정에 기능을 하는 특수한 인대이다.

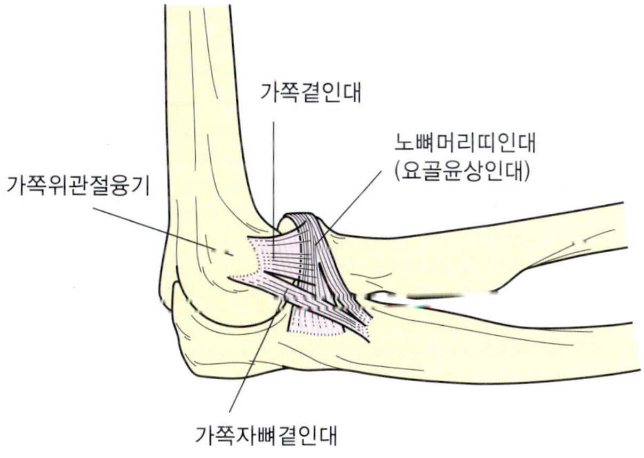

그림 2-11 뒤가쪽회전불안정증(PLRI)

뒤가쪽회전불안정증(PLRI)은 노뼈 · 자뼈가 한 덩어리가 되어 뒤가쪽으로 불안정성을 나타내는 것으로 1991년 O' Driscoll에 의해서 보고가 되었다. 그 원인으로서 가쪽자뼈곁인대의 파열 · 이완을 열거하고 있다.

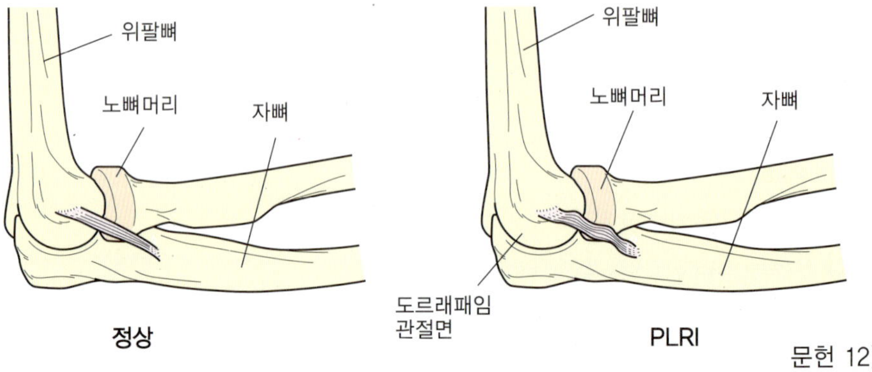

문헌 12)에서 변경

그림 2-12 가쪽자뼈곁인대의 촉진①

가쪽자뼈곁인대의 촉진은 앉은 자세에서 시행한다. 피검자의 팔꿉관절을 굽힘, 아래팔을 뒤침을 한 자세에서부터 시작한다. 검사자의 손가락을 위팔뼈 가쪽위관절융기와 노뼈머리 뒤 모서리를 연결하는 선 위에서 노뼈머리의 약간 먼쪽에 댄다.

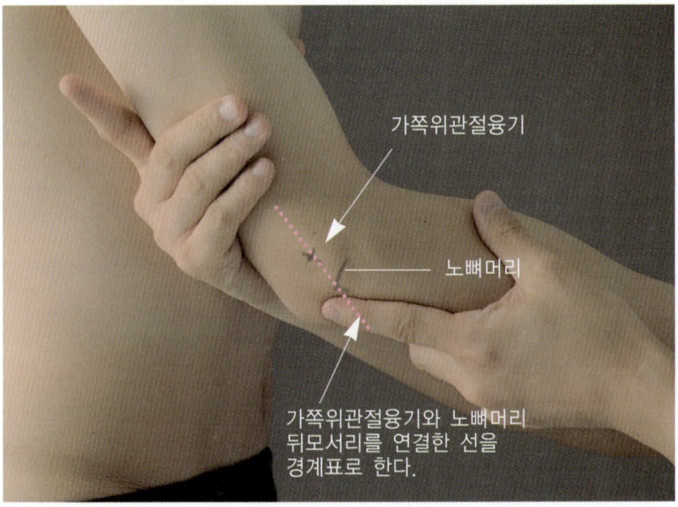

그림 2-13 가쪽자뼈곁인대의 촉진②

그 후, 피검자의 아래팔에 거듭나는 뒤침 강제를 가하면서(①) 팔꿉관절을 내반을 시키면(②) 가쪽자뼈곁인대의 긴장이 높아지는 상태를 촉진할 수 있다.

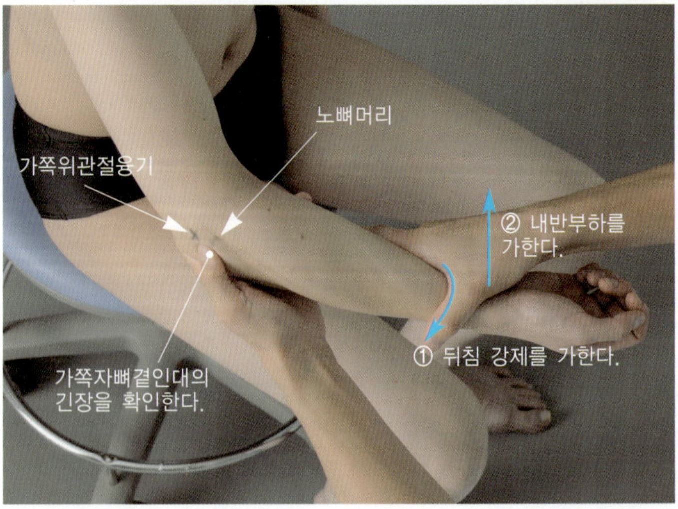

가쪽곁인대(외측측부인대) lateral collateral ligament(LCL)

해부학적 특징

- **[이는곳]** 위팔뼈 가쪽위관절융기 **[닿는곳]** 노뼈머리띠인대
- 팔꿉관절의 가쪽을 보강하는 인대이며 팔꿉관절 내반을 제동한다.
- 가쪽곁인대의 앞쪽섬유는 팔꿉관절의 폄에 의해서 긴장하고 뒤쪽섬유는 굽힘에 의해서 긴장한다.

임상과의 접점

- 가쪽곁인대의 파열에서는 뚜렷한 내반 불안정성이 출현하지만 내반 동요성의 도수검사는 팔꿉관절을 약간 굽힘 위치에서 시행해야 한다. 폄 위치에서는 골성으로 위필자관절이 안정하기 때문에 바른 결과를 얻을 수 없는 경우가 있다.
- 위팔뼈 가쪽위관절융기염(외측상과염)의 증상사례에서는 LCL 자체에 강한 압통을 가지는 예도 드문드문 볼 수 있다.
- 아래팔 엎침 제한을 가지는 증상사례에서는 그 원인으로서 LCL의 구축에 수반하는 제한도 많다. 이것은 LCL이 아래팔 엎침에 수반하는 노뼈머리의 바깥쪽 경사를 제한하기 때문이다.

관련되는 질환

- 가쪽곁인대 손상**[p.144 참조]**, 위팔뼈 가쪽위관절융기 열리골절, 위팔뼈 가쪽위관절융기염(테니스 팔꿈치), 팔꿈관절 구축, 아래팔 엎침 제한 등.

그림 2-14 가쪽곁인대의 해부

가쪽곁인대는 가쪽위관절융기에 시작하고 노뼈머리띠인대에 닿는 인대이다. 가쪽곁인대의 단축은 간접적으로 노뼈머리띠인대의 긴장을 높이고 몸쪽 노자관절 운동에 영향을 준다.

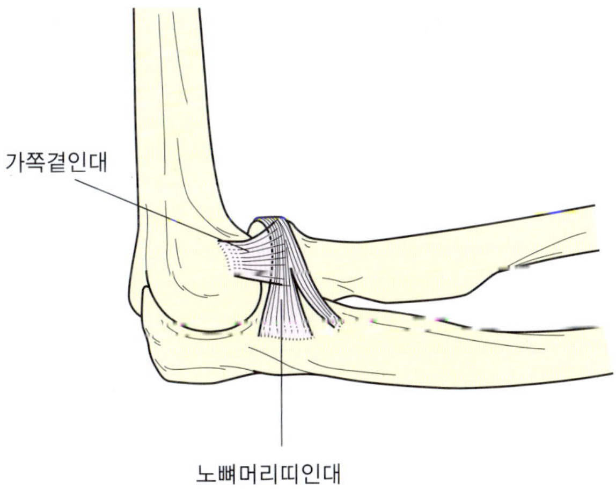

그림 2-15 가쪽곁인대의 2점 사이 거리

중간섬유(L_2')는 굽힘 각도에 관계없이 일정한 거리를 유지하는 한편 뒤쪽으로 뻗는 섬유(L_3')는 굽힘에 수반하는 2점 사이 거리는 커진다. 그러나 안쪽곁인대의 뒤빗섬유의 변화에 비하면 그 변화는 적고 5mm정도이다.

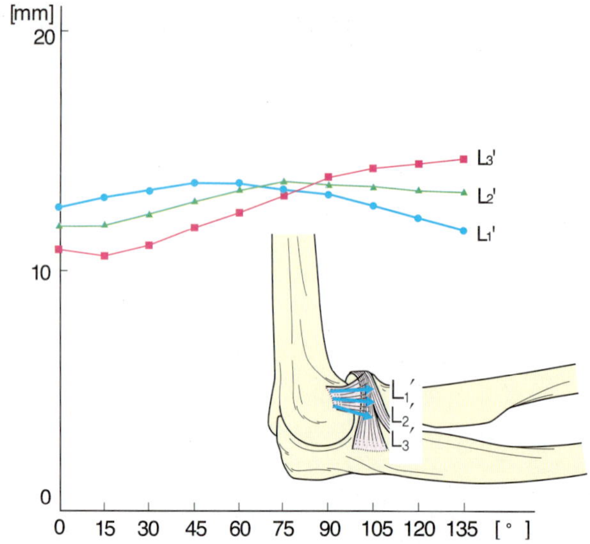

문헌 10)에서

그림 2-16 가쪽곁인대의 촉진①

가쪽곁인대의 촉진은 앉은 자세에서 시행한다. 피검자의 팔꿉관절을 90° 굽힘, 회전중간위치로 하고 검사자의 손가락을 가쪽위관절융기에 댄다.

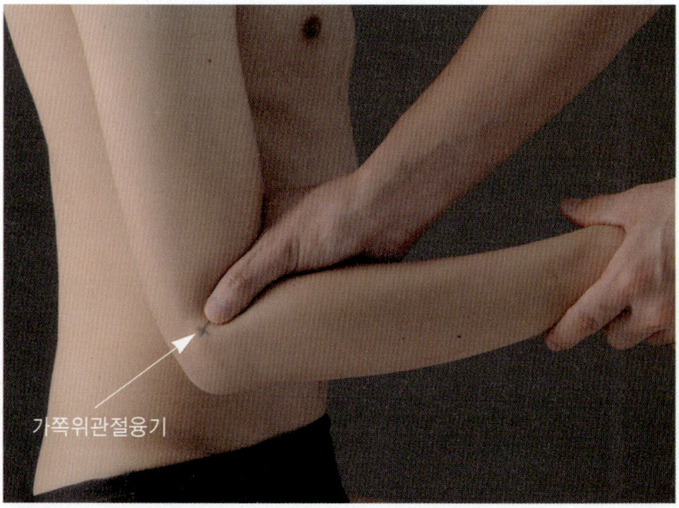

그림 2-17 가쪽곁인대의 촉진②

가쪽위관절융기에 댄 손가락을 배쪽으로 이동시키고 위팔노관절의 틈새를 탐색하면 비교적 딱딱한 가쪽곁인대의 앞모서리를 촉진할 수 있다.

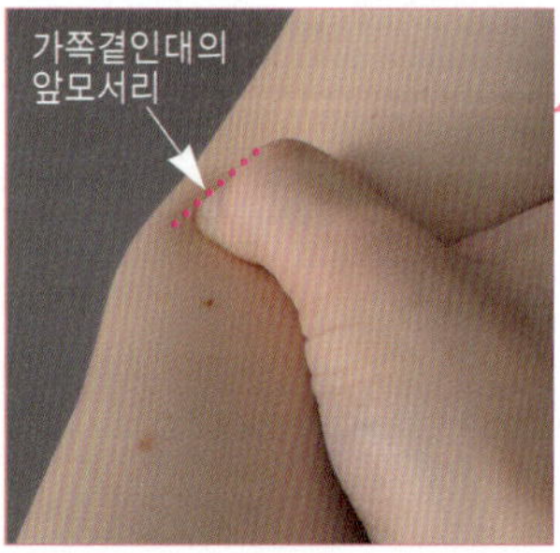

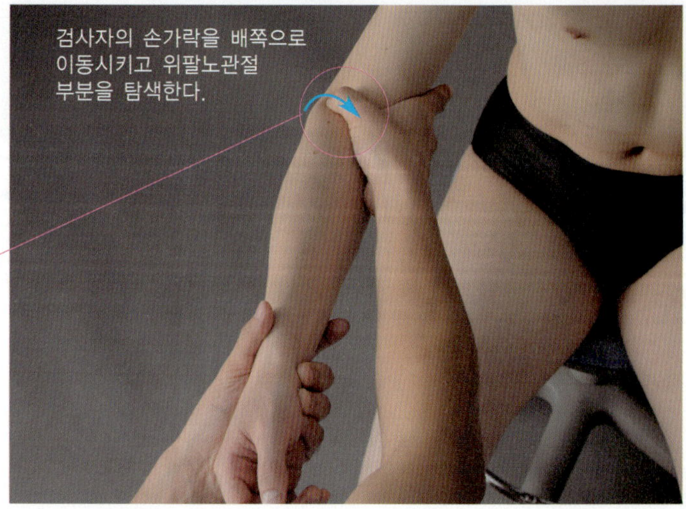

그림 2-18 가쪽곁인대의 촉진③

검사자는 가쪽곁인대의 앞모서리를 촉진하면서 피검자의 팔꿉관절을 펴게 하면서 내반을 가하면 가쪽곁인대의 앞모서리의 긴장이 높아지는 상태를 촉진할 수 있다.

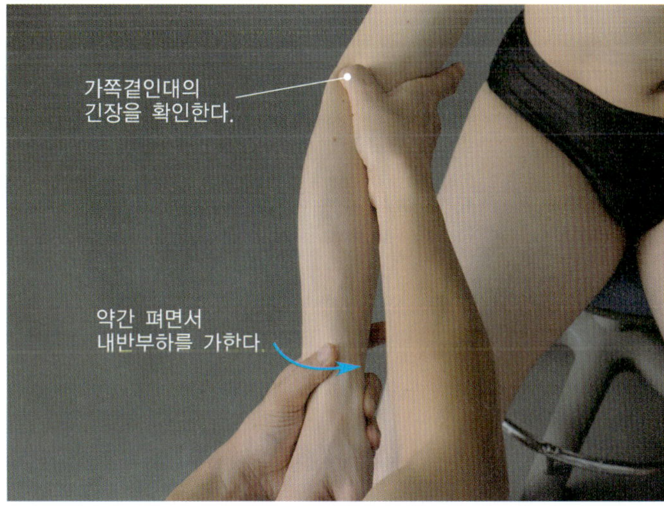

그림 2-19 가쪽곁인대의 촉진④

이어서 가쪽곁인대의 뒤 모서리의 촉진을 시행한다. 가쪽위관절융기에 댄 검사자의 손가락을 등쪽으로 이동시키면서 위팔노관절의 틈새를 탐색하면 가쪽곁인대의 뒤모서리를 촉진할 수 있다.

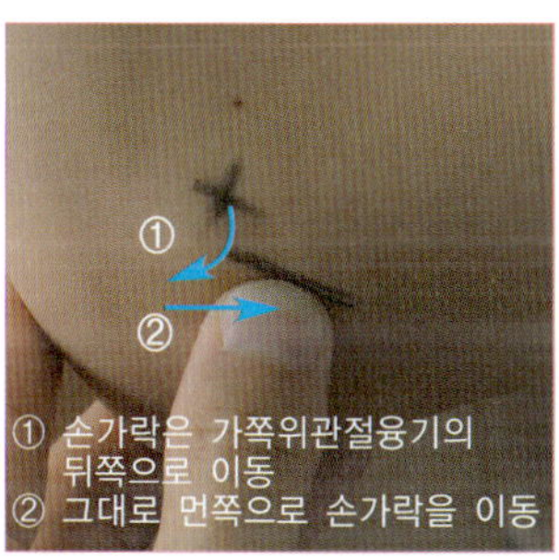

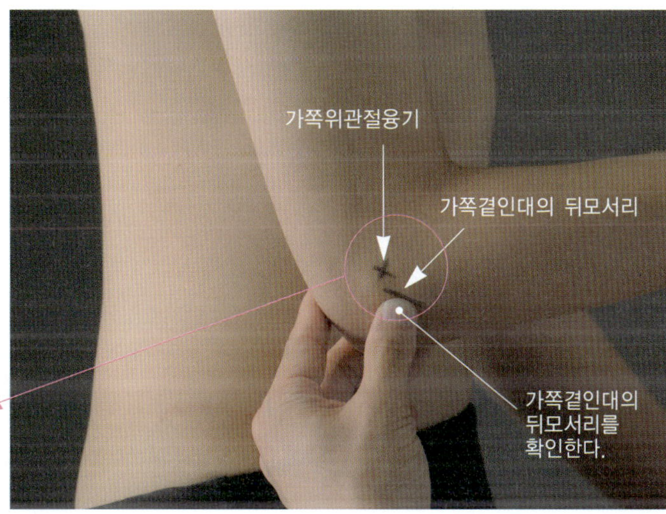

그림 2-20 가쪽곁인대의 촉진⑤

검사자는 가쪽곁인대의 뒤모서리를 촉진하면서 피검자의 팔꿉관절을 굽히게 하면서 내반을 가하면 가쪽곁인대의 뒤모서리의 긴장이 높아지는 상태를 촉진할 수 있다.

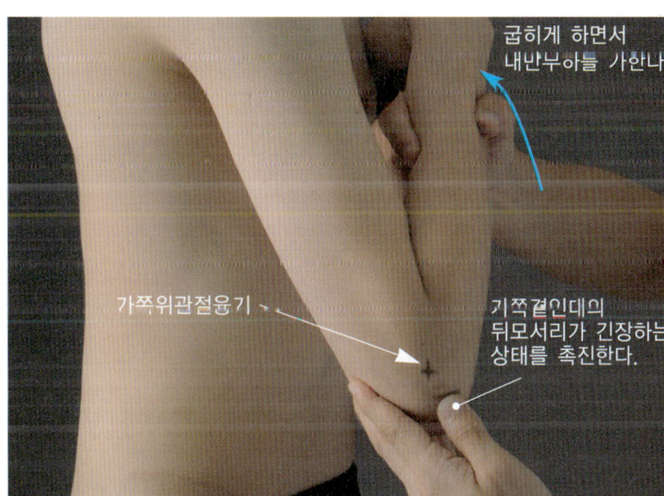

Skill Up 팔꿉관절 곁인대 손상

가쪽곁인대 손상

팔꿉관절에 강력한 내반 부하가 가해졌을 때에 그 제동조직인 가쪽곁인대가 파열된다. 그 힘이 이는곳(위팔뼈 가쪽위관절융기)에 집중하여 그 부위에서의 골절이 일어난 것이 위팔뼈 가쪽위관절융기의 열리골절이다. 인대 파열의 유무를 확인하는 도수검사로서 내반 스트레스 검사가 있다.

내반 스트레스 검사

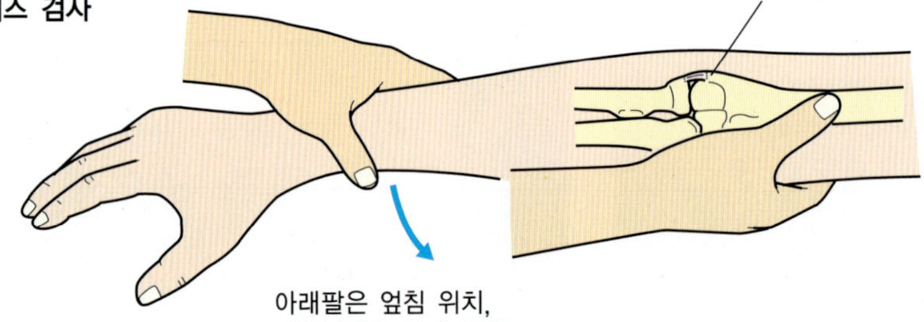

안쪽곁인대 손상

팔꿉관절에 강력한 외반부하가 가해졌을 때에 그 제동조직인 안쪽곁인대가 파열된다. 그 힘이 이는곳(위팔뼈 안쪽위관절융기)에 집중하여 그 부위에서의 골절이 일어난 것이 위팔뼈 안쪽위관절융기의 열리골절이다. 인대파열의 유무를 확인하는 도수검사로서 외반 스트레스 검사가 있다.

외반 스트레스 검사

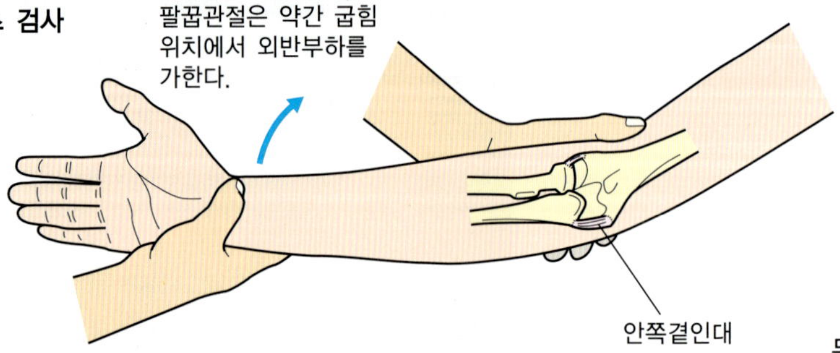

문헌 13)에서

2 팔꿉관절 복합체에 관련되는 인대

노뼈머리띠인대(요골윤상인대) anular ligament of radius

해부학적 특징

- **[이는곳]** 자뼈의 노패임(요골절흔) 앞모서리 **[닿는곳]** 자뼈 노패임의 뒤모서리
- 노뼈머리띠인대에는 가쪽곁인대가 부착한다.
- 노뼈머리의 관절 고리 면을 에워싸고 몸쪽노자관절의 안정에 관여한다.
- 아래팔의 엎침에 의해서 노뼈머리는 가쪽으로 전위하기 때문에 노뼈머리띠인대의 긴장은 높아져 몸쪽노자관절은 안정된다.
- 노뼈머리띠인대의 주위에는 뒤쪽에서부터 팔꿈치근, 자쪽손목폄근, 손가락폄근, 긴 · 짧은노쪽손목폄근, 위팔근이 위치하고 있다.
- 노뼈머리띠인대의 긴 · 짧은노쪽손목폄근이 위치하는 구획에는 뒤침근의 근섬유가 침입해 있다.
- 아래팔 엎침운동 때에는 손가락폄근이 위치하는 구획과 긴 · 짧은노쪽손목폄근이 위치하는 구획에서 엎침에 수반하는 노뼈머리띠인대의 길이 조정이 시행된다.

임상과의 접점

- 소아의 팔을 잡아당겼을 때에 발병하는 일이 많은 팔꿈치의 안 장애(주내장, internal derangement of elbow joint)는 노뼈머리띠인대가 끼어들어가는 것에 의해서 발병한다.
- 노뼈머리띠인대나 가쪽곁인대의 단축은 아래팔 엎침 제한의 원인이 된다.
- 난치성 위팔뼈 가쪽위관절융기염의 증상사례의 일부에는 노뼈머리띠인대의 부분절제(Bosworth법)에 의해서 통증의 완화를 얻을 수 있다고 하는 보고[14]가 있다.

관련되는 질환

- 몸쪽노자관절 탈구, 팔꿈치의 안 장애, 아래팔의 엎침 제한, 위팔뼈 가쪽위관절융기염(테니스 팔꿈치), Monteggia골절 등.

그림 2-21 fibro-osseous ring의 해부

fibro-osseous ring이란 자뼈의 노패임과 노뼈머리띠인대에 의해서 구성되는 고리(ring)이며 노뼈머리의 관절 고리모양 면을 에워싸고 있다. 이것에 의해서 몸쪽노자관절은 안정된다. 네모인대(방형인대)도 보조적으로 관절을 안정시킨다.

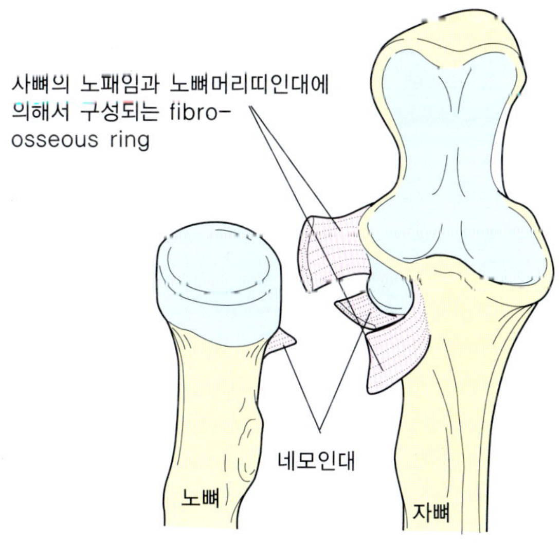

문헌 15)에서

그림 2-22 노뼈머리띠인대에 부착하는 가쪽곁인대의 초음파 영상

가쪽위관절융기에서 시작된 가쪽곁인대가 노뼈머리띠인대에 부착하는 상태를 관찰할 수 있다. 양 조직의 사이를 구별하는 명백한 간극은 없으며 2개의 인대는 일체화하여 기능한다고 예상된다. 일반적으로 일컬어지는 가쪽곁인대 복합체(LCL complex)라 불리는 이유일지도 모른다.

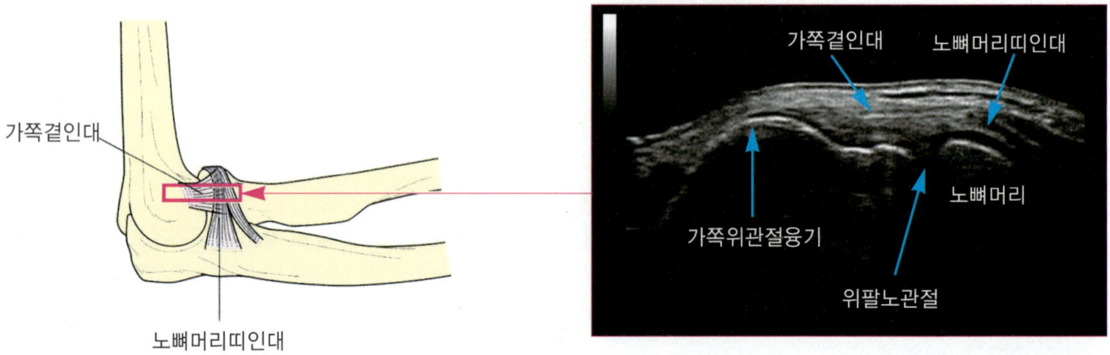

그림 2-23 아래팔의 회전에 의한 노뼈머리의 운동

노뼈머리는 아래팔의 엎침에 부수하여 fibro-osseous ring 안에서 바깥쪽 경사와 함께 약 2mm 가쪽으로 전위한다. 즉, 노뼈머리띠인대에는 회전에 수반하는 노뼈머리의 운동을 허용할 만큼의 유연성이 필요하다.

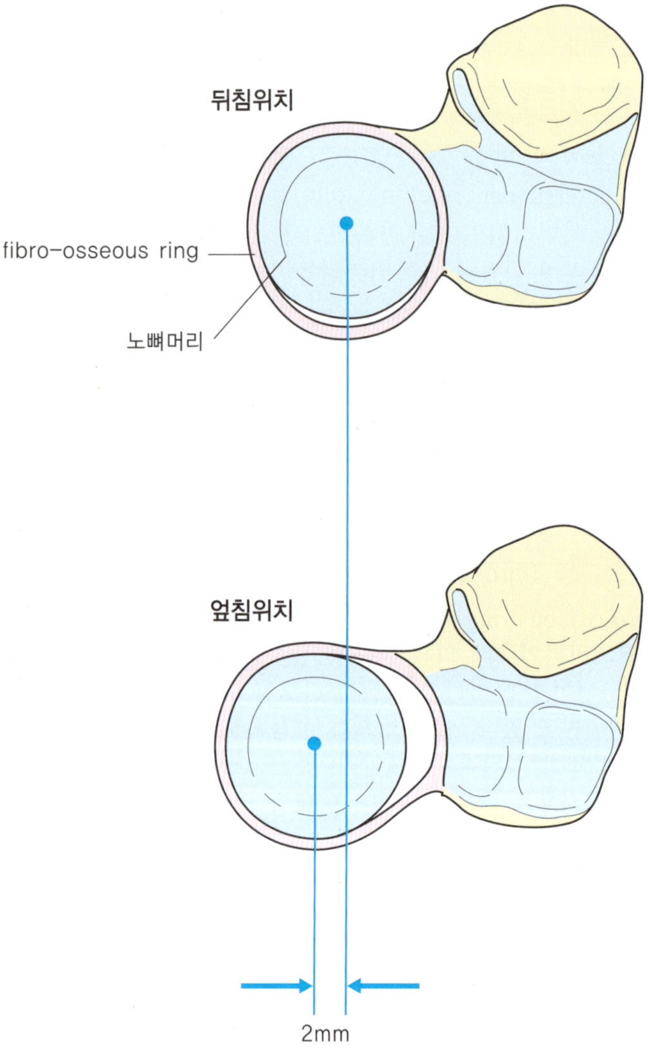

문헌 15)에서 변경

그림 2-24 노뼈머리띠인대의 주위에 위치하는 근육의 구획

노뼈머리띠인대의 주위는 뒤쪽에서부터 팔꿈치근, 자쪽손목폄근, 손가락폄근, 긴·짧은노쪽손목폄근, 위팔근이 위치하고 있다. 아래팔 엎침에 수반하는 노뼈머리띠인대의 신장은 주로 손가락폄근과 긴·짧은노쪽손목폄근의 구획으로 일어나고 있다. 또한 긴·짧은노쪽손목폄근의 구획에는 뒤침근이 침입하여 있다.

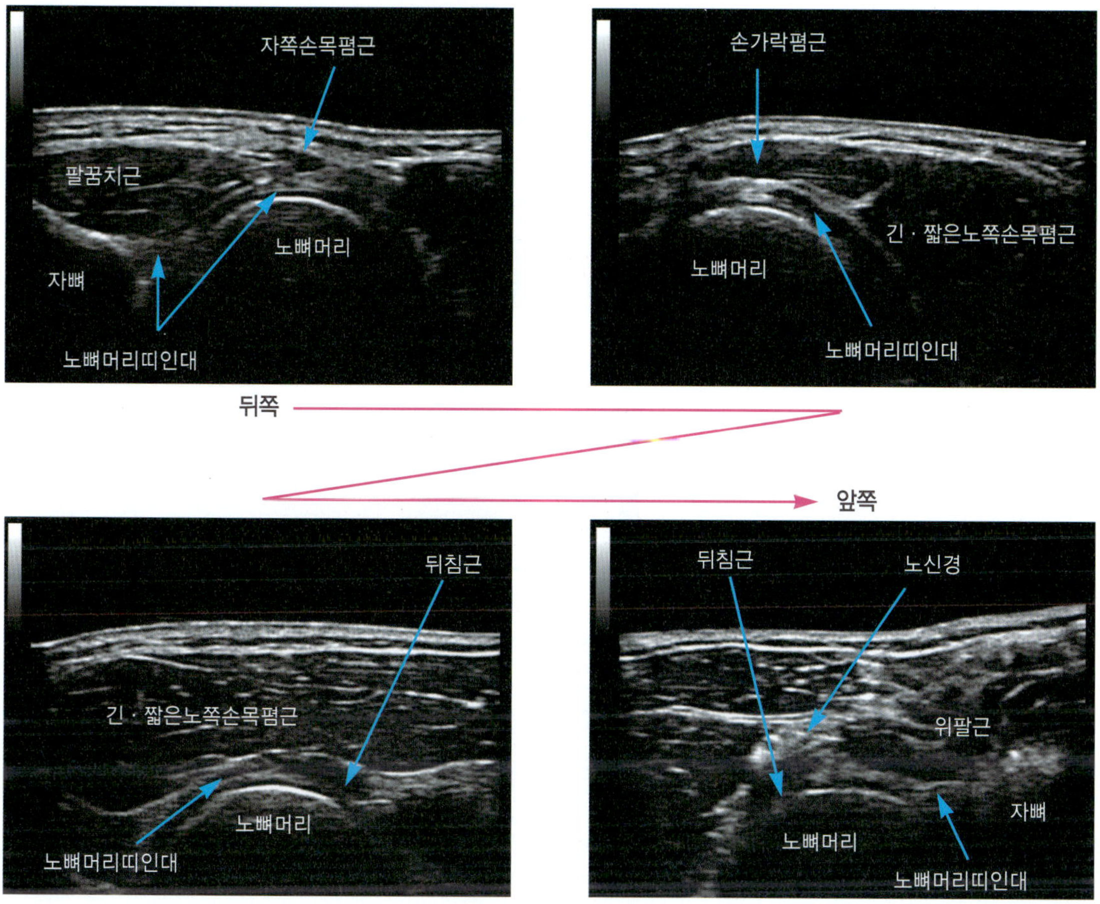

그림 2-25 노뼈머리띠인대의 촉진①

노뼈머리띠인대의 촉진은 피검자의 팔꿉관절을 90° 굽힘, 아래팔 뒤침 위치에서부터 시작한다. 손가락은 노뼈머리를 확인 후 노뼈머리의 둥그스레함을 따라가면서 등쪽(배측)으로 이동시켜 몸쪽노자관절부위에 댄다.

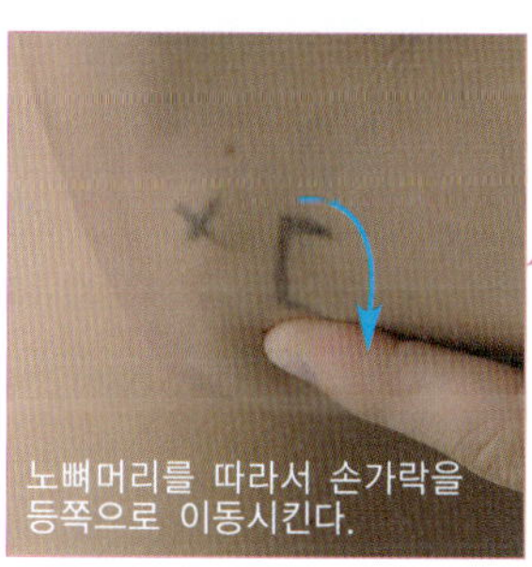

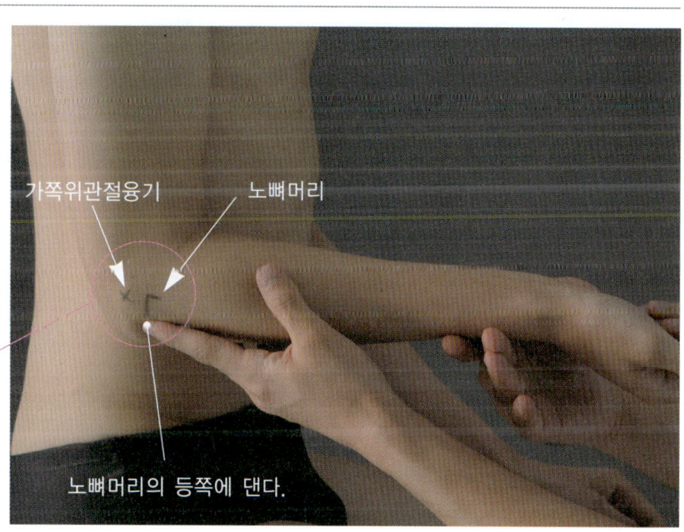

그림 2-26 노뼈머리띠인대의 촉진②

그 후, 피검자의 아래팔에 엎침 강제 스트레스를 가하면 검사자의 손가락 밑에서는 노뼈머리가 회전하는 상태와 함께 노뼈머리의 움직임에 부수하여 긴장하게 되는 노뼈머리띠인대를 촉진할 수 있다.

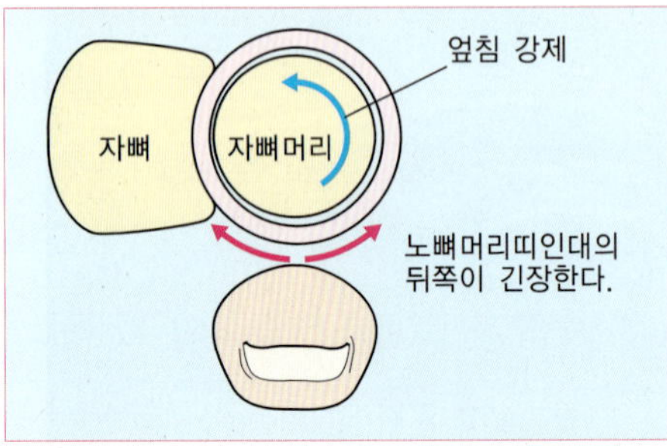

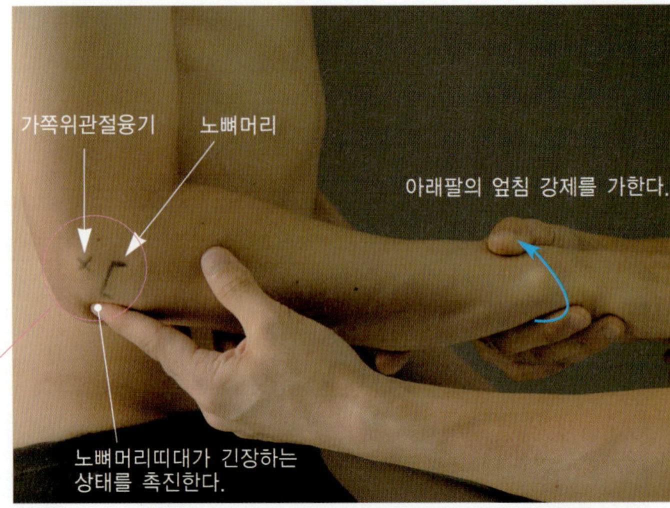

그림 2-27 노뼈머리띠인대의 촉진③

노뼈머리띠인대에 스트레스를 직접 가하고 그 긴장을 촉진하는 방법을 소개한다. 피검자는 바로 누운 자세로 하고 팔꿉관절을 45° 굽힘위치로 한다. 검사자의 엄지손가락을 아래팔 몸쪽 1/3 부근의 노뼈 · 자뼈 사이에 놓고 가운데손가락은 노뼈머리에 댄다.

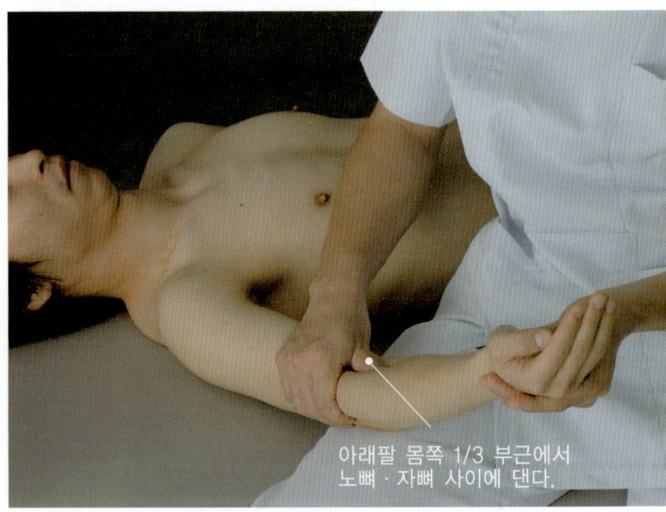

그림 2-28 노뼈머리띠인대의 촉진④

검사자는 다른 쪽의 손으로 피검자의 팔꿉관절을 굽히게 하면서 노뼈 · 자뼈 사이에 놓은 엄지손가락의 위에 노뼈를 싣는 요령으로 굽힘 · 엎침 · 내반을 가하면 노뼈머리에 가쪽으로 돌출시키는 움직임을 가할 수 있다. 이때에 발생하는 노뼈머리띠인대의 긴장을 촉진한다.

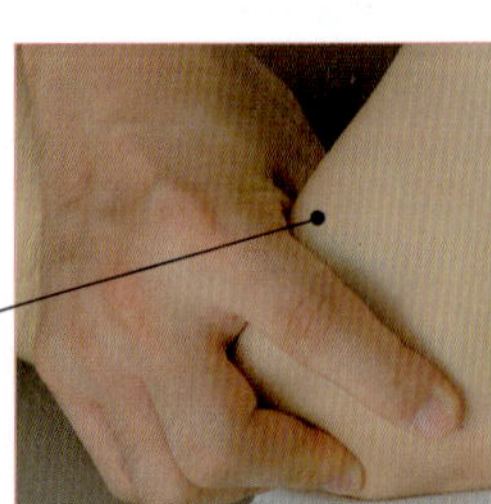

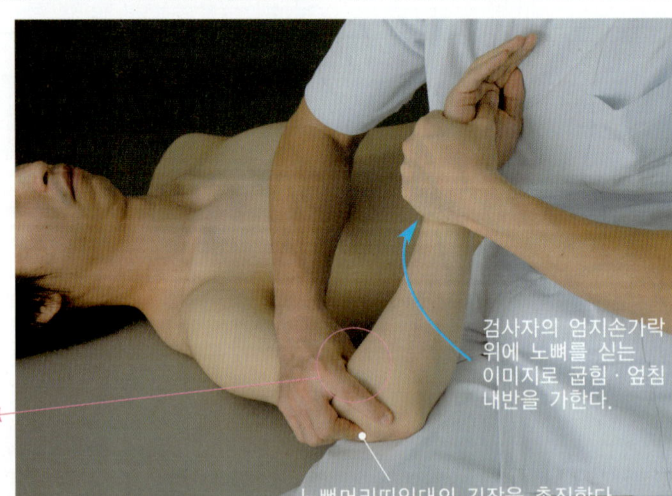

Skill Up 위팔뼈 가쪽위관절융기염(테니스 팔꿈치)

위팔뼈 가쪽위관절융기염(외측상과염)은 별명 테니스 팔꿈치(tennis elbow)라고도 불리지만 반드시 테니스선수에게만 발병하는 상해는 아니다. 가쪽위관절융기염의 병태에 대해서는 Cyriax(1936)의 보고가 유명하며 25개의 병태에 대해서 요약하였다[16]. 최근에 이들을 정리하여 ① 가쪽위관절융기의 이는곳의 파열 · 섬유화 · 변성, ② 고리인대의 병변, ③ 윤활막염, ④ 신경염, ⑤ 관절증, ⑥ 목신경 병변의 여섯 가지로 대별하고 있다. 여기서는 Cyriax의 보고를 영어표기 그대로 게재한다.

1. Traumatic periostitis
2. Arthritis, synovitis, sprain, adhesion, or torn capsule of the radio-humeral joint.
3. Arthritis, synovitis, sprain, adhesion, or torn capsule of radio-ulnar joint.
4. Displaced, frayed, torn, inflamed, orbicular ligament.
5. Sprained, torn, radial collateral ligament.
6. Inflamed or calcified radio-humeral bursa.
7. Inflamed or calcified subcutaneous epicondylar bursa.
8. Nippled synovial fringe in radio-humeral or radio-ulnar joint.
9. Tear or fibrosis of extensor origin.
10. Tear or fibrosis of supinator brevis.
11. Torn pronator radii teres.
12. Torn extensor carpi radialis longus.
13. Torn extensor carpi radialis brevis.
14. Tear or fibrosis of brachioradialis.
15. Tear, sprain, fibrosis of extensor digitorum communis.
16. Myositis or tear of extensor muscles.
17. Torn anconeus.
18. Radial incongruence.
19. Twist of whole radius.
20. Rheumatism, gout, influenzal sequelae, focal sepsis, arthritic diasthesis.
21. Neuritis of radial posterior interosseous, or cutaneus antebrachii lateralis.
22. Saturnism
23. Osteomalacia.
24. Deposits about olecranon
25. Osteochondritis

문헌 16)에서

3 손허리손가락관절(중수지절관절)에 관련되는 인대

MP관절의 곁인대 collateral ligaments of MP joints

해부학적 특징

- 손허리뼈머리의 측면에 있는 작은 융기와 첫마디뼈 바닥을 연결하는 인대이며 노쪽 · 자쪽의 쌍방에 존재한다.
- 집게손가락의 노쪽에 있는 곁인대를 예로 들면, MP관절의 모음으로 긴장하고 벌림으로 이완한다.
- MP관절의 곁인대는 굽힘 · 폄 축의 등쪽에 위치하고 굽힘 · 폄위치에서는 타원형을 한 손허리뼈머리의 긴지름(major axis)과 주행이 일치하기 때문에 굽힘위치에서 그 긴장은 높아진다. 즉, 폄위치에서는 MP관절의 측방동요성이 존재하지만 굽힘 위치에서는 인대의 긴장에 의해서 측방동요성이 소실한다.

임상과의 접점

- Colles골절 등에서의 석고붕대 고정 때, MP관절을 걸쳐서 폄 위치로 고정하면 곁인대의 구축에 의해서 두드러진 MP관절 굽힘 제한이 출현한다.
- MP관절 폄위치에서 내반 또는 외반 강제를 받았을 때, 곁인대 손상 또는 이는곳(손허리뼈머리 쪽)에서의 열리골절이 일어난다.
- 손의 외과영역의 고정자세로 유명한 safety position이란 MP관절을 포함한 각 손가락관절의 곁인대에 어느 정도의 긴장을 가한 자세를 말하며 고정을 제거한 후의 구축발생을 최소한으로 예방하기 위한 자세이다.
- MP관절 폄 위치에서의 장기간 고정은 곁인대가 단축하여 두드러진 굽힘 제한이 출현하기 때문에 주의가 필요하다.

관련되는 질환

- MP관절의 곁인대 손상, 손허리뼈머리의 열리골절, MP관절 폄 구축 등.

그림 3-1 초음파 영상으로 보는 곁인대(모음 · 벌림의 차이)

왼쪽 집게손가락 노쪽의 곁인대를 예로 들면, MP관절 폄 위치에서 집게손가락의 벌림을 하면 곁인대는 이완하고 집게손가락의 모음을 하면 곁인대가 긴장하는 상태를 관찰할 수 있다.

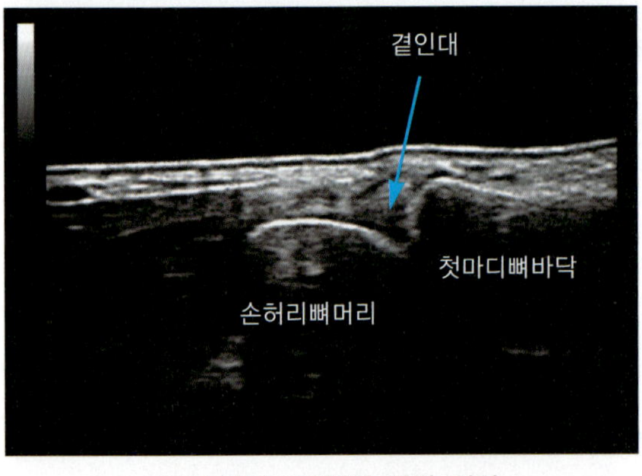

집게손가락 MP관절 벌림 위치

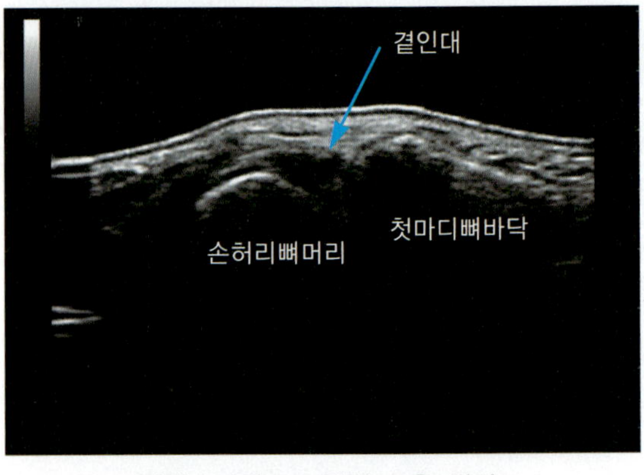

집게손가락 MP관절 모음 위치

그림 3-2 MP관절의 곁인대의 특징

MP관절의 인대는 이른바 곁인대와 덧인대(부인대, accessory ligament)가 존재한다. 곁인대는 관절 굽힘 · 폄 축의 위쪽에 위치한다는 것으로부터 폄 위치에서는 이완하고 굽힘위치에서는 강하게 긴장한다. 손가락의 벌림 · 모음운동이 MP관절 폄위치에서 밖에 할 수 없는 것은 곁인대의 긴장이 높아지기 때문이다.

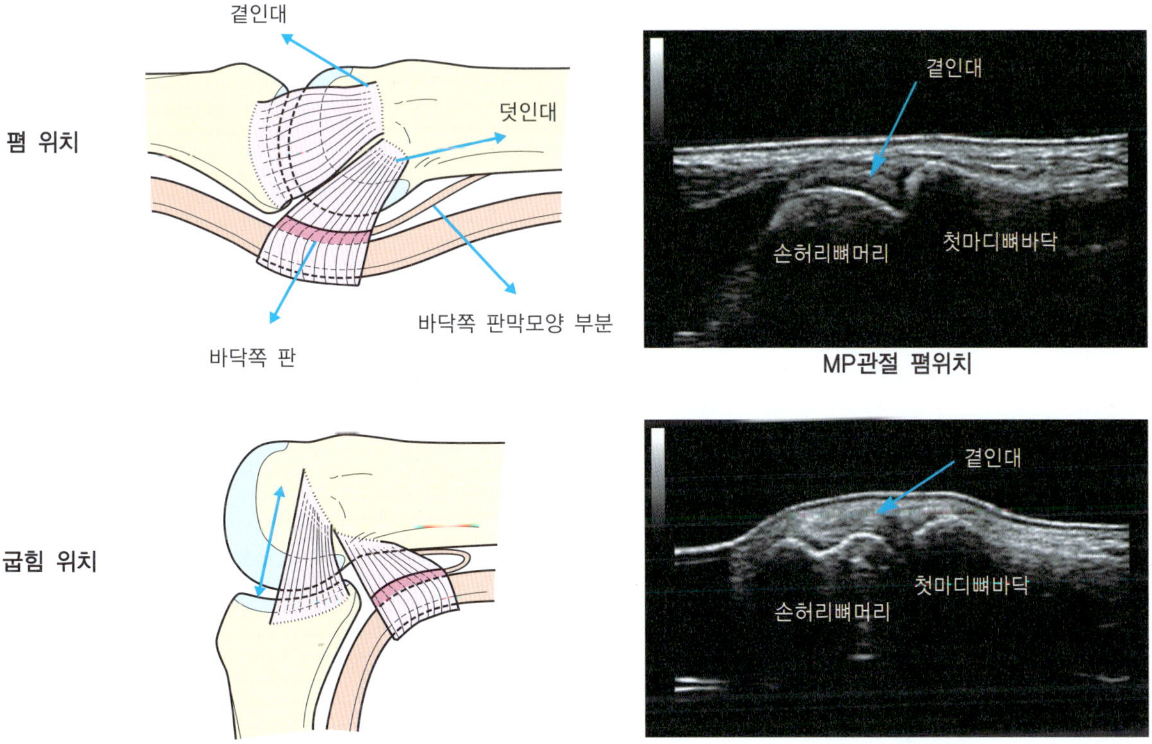

MP관절 굽힘위치

그림 3-3 MP관절의 곁인대의 촉진①

집게손가락 MP관절 노쪽의 곁인대를 대상으로 한 촉진을 소개한다. 피검자의 집게손가락 MP관절을 가볍게 굽힘 · 폄을 시키면서 관절 틈새를 확인한다. 검사자의 손가락을 폄근힘줄의 바로 노쪽에 대고 손허리뼈머리와 첫마디뼈바닥의 뼈 모서리를 촉진한다.

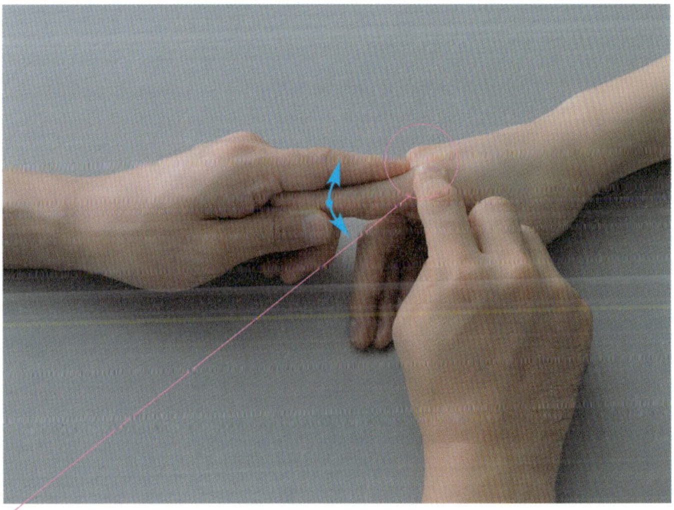

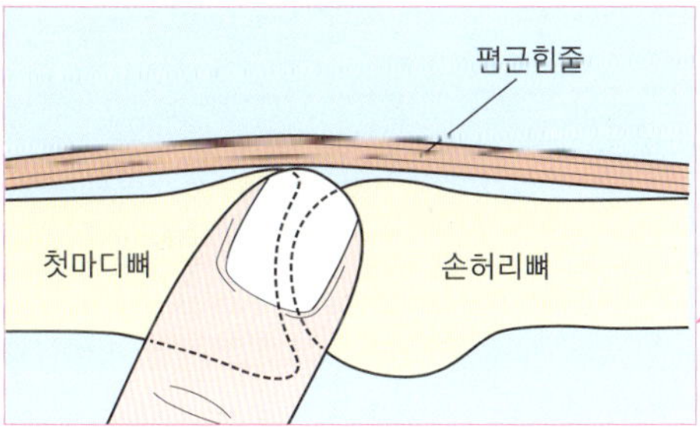

그림 3-4 MP관절의 곁인대의 촉진②

검사자는 관절 틈새를 따라서 손가락을 천천히 바닥쪽으로 이동시키면 명확히 느껴져 있었던 관절 틈새가 어느 부분을 경계로 둔하게 불명확해지는 것을 알 수 있다. 이 부분이 곁인대이다.

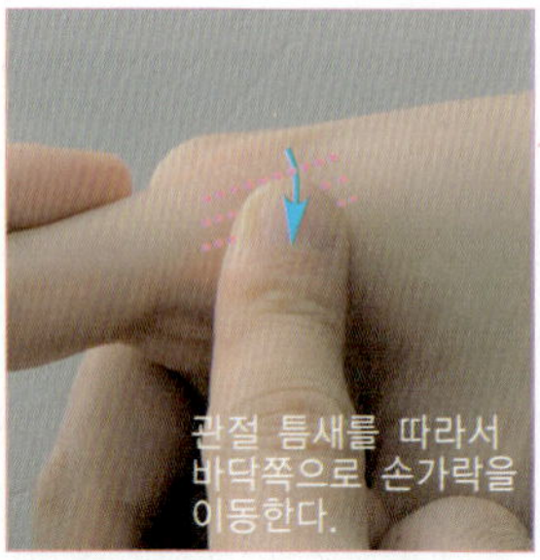

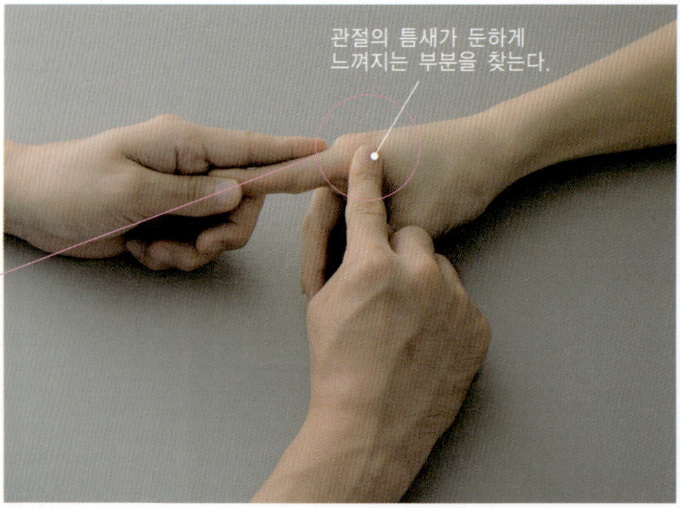

그림 3-5 MP관절의 곁인대의 촉진③

검사자는 곁인대에 손가락을 대고 피검자의 집게손가락 MP관절의 모음을 가한다. 모음과 함께 긴장하게 되는 곁인대를 촉진할 수 있다. 반대로 벌림을 하면 긴장이 소실하는 상태를 촉진할 수 있다.

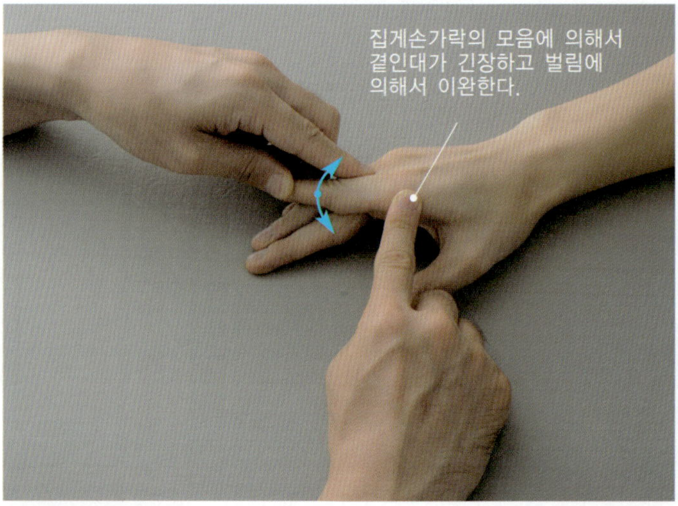

그림 3-6 MP관절의 곁인대의 촉진④

이어서 MP관절 굽힘에 수반하여 긴장하게 되는 곁인대를 촉진한다. 검사자는 곁인대의 등쪽 모서리를 느끼도록 손가락을 대고 MP관절을 굽히게 한다. 이 때, 첫마디뼈의 이동이 검사자의 손가락을 따라가는 것처럼 만지는 것이 요령이다. MP관절의 굽힘과 함께 곁인대의 등쪽 모서리가 강하게 긴장하는 상태를 촉진한다.

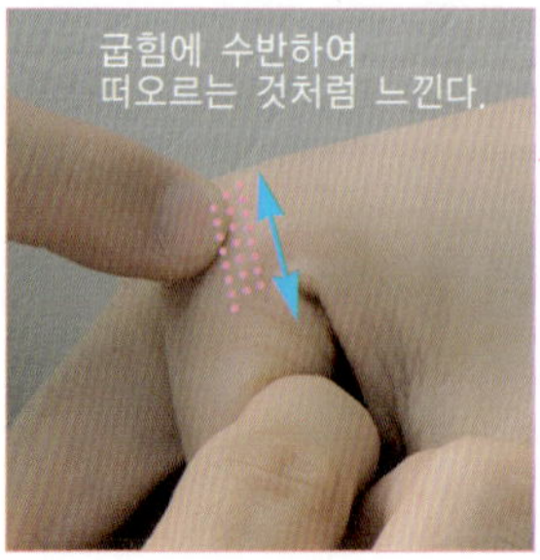

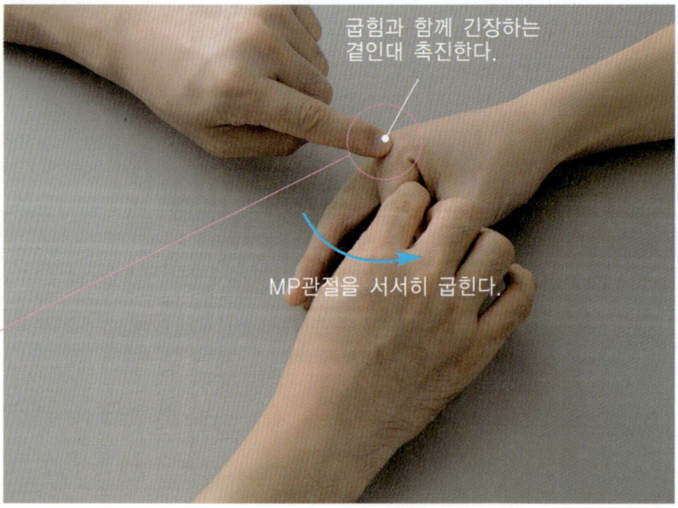

Ⅳ. 근육

1. 어깨위팔관절에 관계되는 근육
2. 어깨가슴우리관절에 관계되는 근육
3. 팔꿉관절에 관계되는 근육
4. 손목관절 및 손가락에 관계되는 근육

1 어깨위팔관절(견갑상완관절)에 관계되는 근육

어깨세모근(삼각근) deltoid muscle

해부학적 특징

- **어깨세모근 전부섬유(anterior fiber of deltoid muscle)**
  [이는곳] 빗장뼈 가쪽 1/3 앞 모서리 **[닿는곳]** 위팔뼈 중앙 가쪽의 어깨세모근 거친면
- **어깨세모근 중부섬유(middle fiber of deltoid muscle)**
  [이는곳] 봉우리의 가쪽 모서리 **[닿는곳]** 위팔뼈 중앙 가쪽의 어깨세모근 거친면
- **어깨세모근 후부섬유(posterior fiber of deltoid muscl)**
  [이는곳] 어깨뼈가시의 아래 모서리 **[닿는곳]** 위팔뼈 중앙 가쪽의 어깨세모근 거친면
- **[지배신경]** 겨드랑신경(C5 · C6)
- 어깨세모근 중부섬유의 근육섬유 배열은 날개구조이고, 전부섬유와 후부섬유는 거의 평행으로 섬유를 뻗는다.

근육기능의 특징

- 어깨세모근의 작용은 어깨관절이 어떤 자세에 있는지에 따라 전부섬유, 중부섬유와 후부섬유는 각각 작용벡터(vector)가 다르다. 아는곳(origin) · 닿는곳(insertion)은 공간안에서 규정한 다음에 각 근육군의 작용을 생각하는 것이 중요하다.
- **어깨세모근 전부섬유(anterior fiber of deltoid muscle)**
  어깨관절 아래로 늘어뜨린 위치 → 굽힘과 안쪽회전
  90° 굽힘 위치 → 굽힘과 안쪽회전
  90° 벌림 위치 → 수평 굽힘
- **어깨세모근 중부섬유(middle fiber of deltoid muscle)**
  어깨관절 아래로 늘어뜨린 위치 → 벌림
  90° 굽힘 위치 → 전방섬유군은 수평 굽힘, 후방섬유군은 수평 폄
  90° 벌림 위치 → 벌림
- **어깨세모근 후부섬유(posterior fiber of deltoid muscle)**
  어깨관절 아래로 늘어뜨린 위치 → 폄과 가쪽회전
  90° 굽힘 위치 → 수평 폄
  90° 벌림 위치 → 수평 폄

임상과의 접점

- 어깨관절의 각종 운동에서 강력한 회전 모멘트를 주는 중요한 근육이다.
- 어깨세모근의 충분한 근력을 발휘하려면 회전근개근군에 의한 받침점을 형성하는 힘이 반드시 필요하다.
- 겨드랑신경마비에서는 어깨세모근의 위축, 벌림 근력의 저하, 위팔 가쪽의 지각장애가 출현한다.
- 겨드랑신경 장애가 의심될 때에는 quadrilateral space의 압통 또는 같은 부분 압박에 수반하는 방산통의 재현이 중요한 소견이다.

관련되는 질환

- 네모공간증후군(quadrilateral space syndrome), 겨드랑신경마비, 어깨세모근구축증[**p.161 참조**] 등.

그림 1-1 어깨세모근의 구조

어깨세모근은 빗장뼈에서부터 시작되는 전부섬유, 봉우리에서부터 시작되는 중부섬유, 어깨뼈가시에서부터 시작되는 후부섬유로 나뉜다. 또한 그 미세구조는 중부섬유만 날개구조이며 다른 2개 근육의 구조와 다르다.

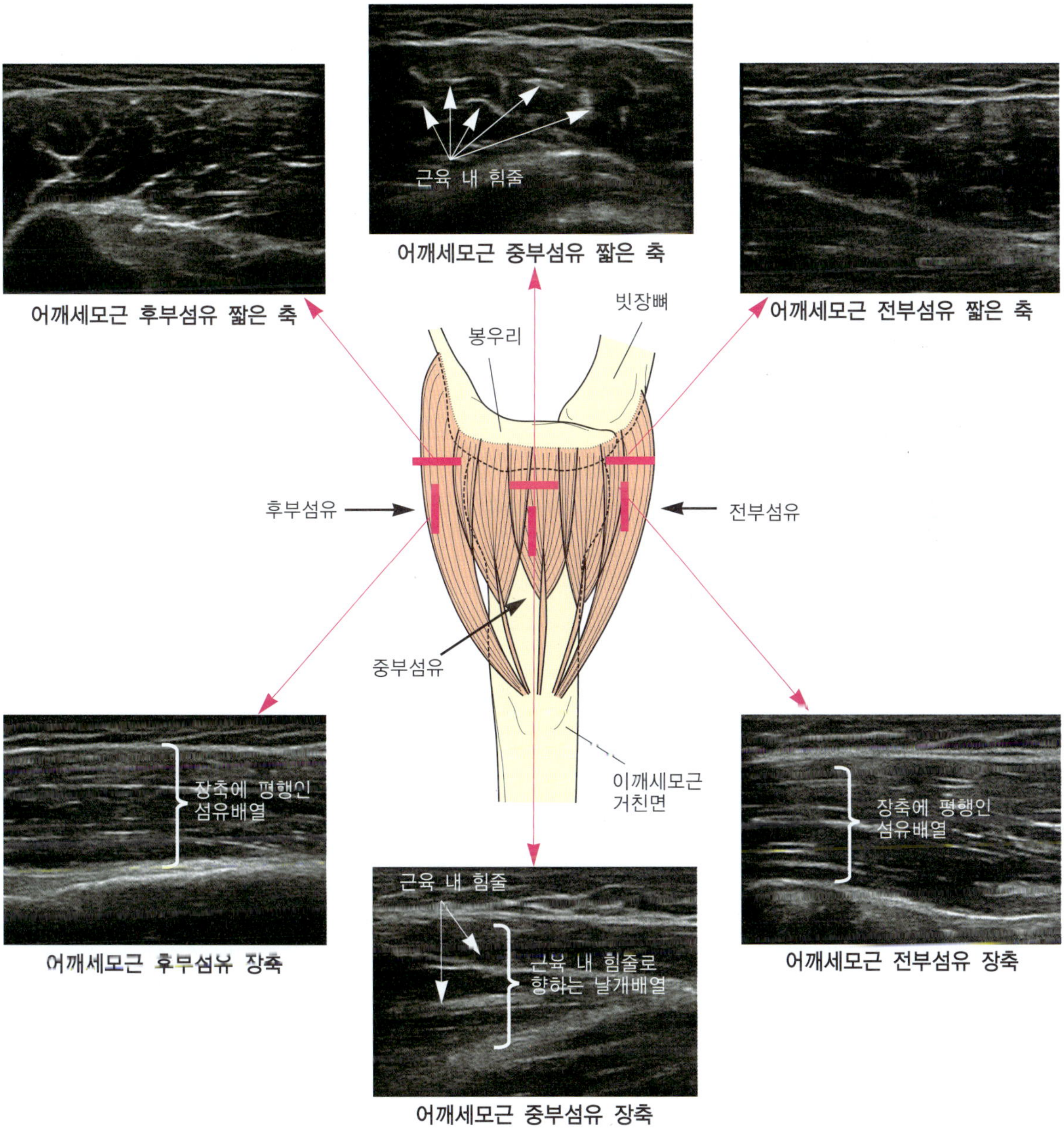

그림 1-2 어깨세모근의 작용

어깨세모근은 어떠한 어깨관절 자세에서 수축하였는가에 따라 그 작용은 달라진다. 어깨관절을 아래로 늘어뜨린 자세에서는 전부섬유는 굽힘 · 안쪽회전, 중부섬유는 벌림, 후부섬유는 폄 · 가쪽회전에 작용하지만 90° 벌림 위치에서는 전부섬유와 중부섬유의 앞쪽부분은 수평 굽힘, 후부섬유와 중부섬유의 뒤쪽부분은 수평 폄에 작용한다(**c**). 관절 자세의 변화에 따라 이는곳 · 닿는곳의 관계가 어떻게 변화하는가를 항상 생각하고 각각의 섬유군의 작용에 대해서 검토할 필요가 있다.

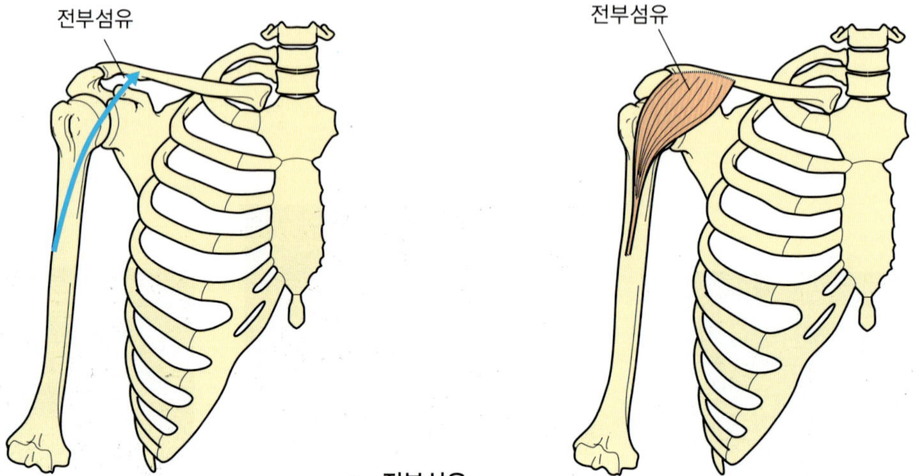

a. 전부섬유

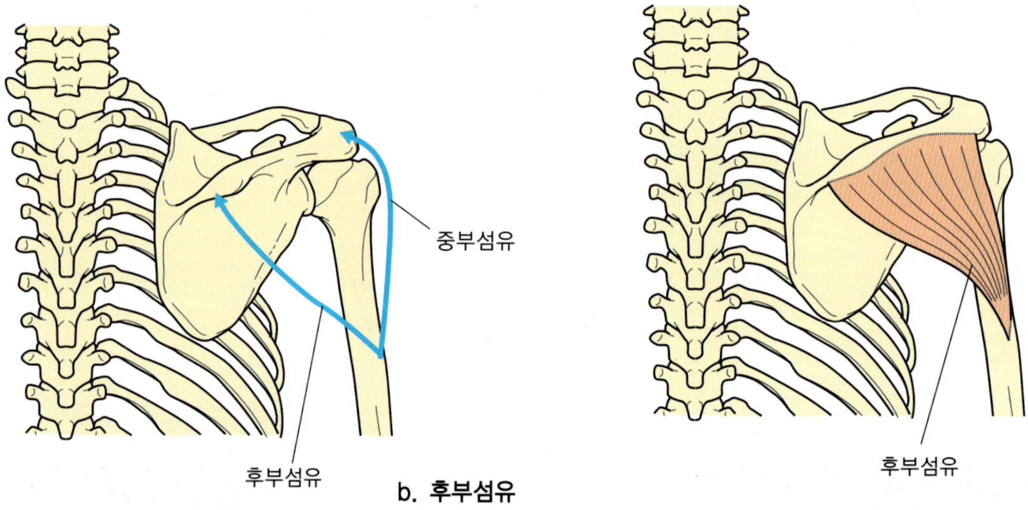

b. 후부섬유

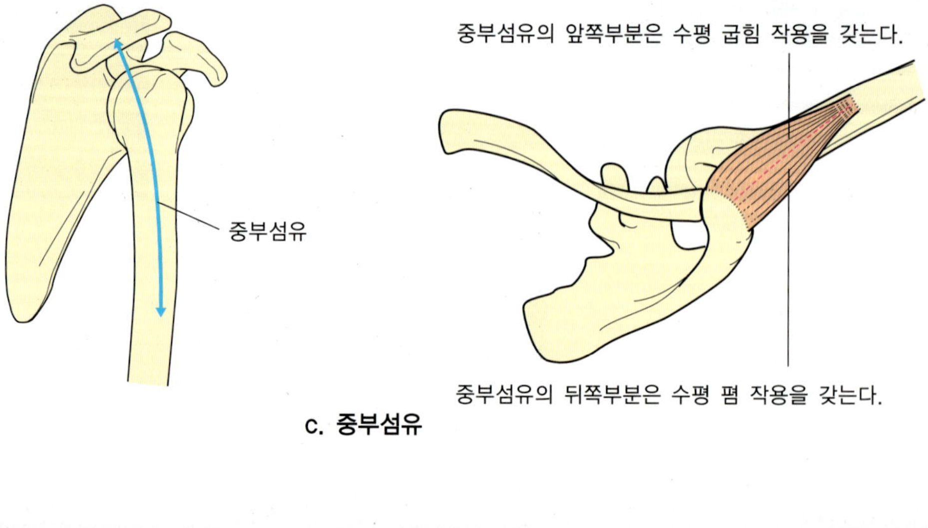

c. 중부섬유

그림 1-3 어깨세모근 전부섬유의 촉진①

어깨관절 전부섬유의 촉진은 앉은 자세에서 시행한다. 검사자는 이는곳의 경계표가 되는 빗장뼈 가쪽 1/3 부분(빗장뼈 뒤쪽 볼록한 부분의 경계)과 봉우리빗장관절부분을 확인하고 2개의 경계표 사이를 집는 것처럼 손가락을 댄다.

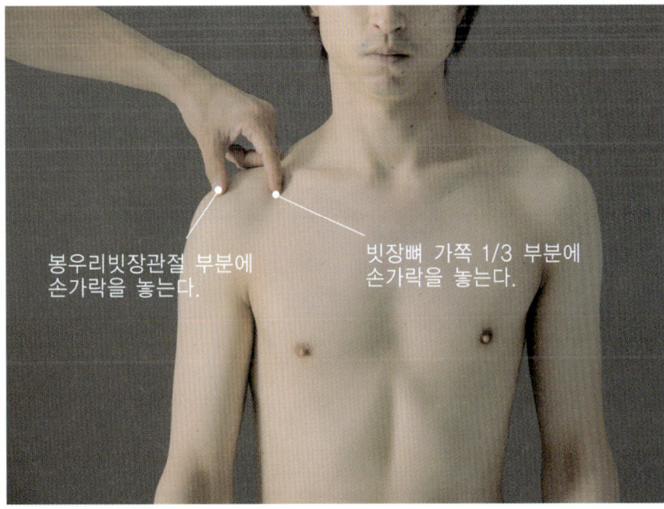

그림 1-4 어깨세모근 전부섬유의 촉진②

피검자에게 어깨관절의 굽힘 운동을 반복시키고 그 때 수축하는 어깨세모근 전부섬유를 촉진한다. 이때, 굽힘 운동에 대한 저항은 필요가 없다. 굽힘 각도의 증가와 함께 서서히 수축이 강력해지는 상태를 느끼면서 어깨세모근 거친 면으로 촉진하여 간다.

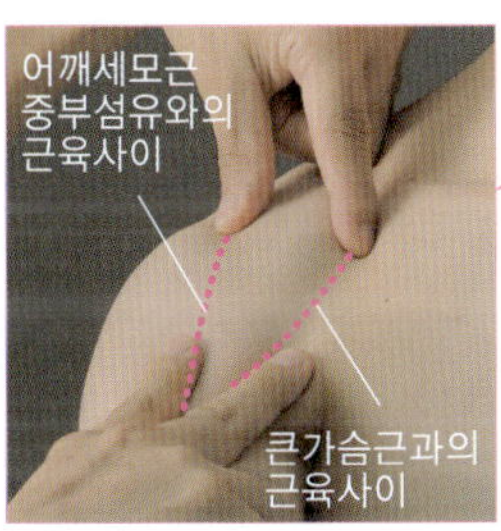

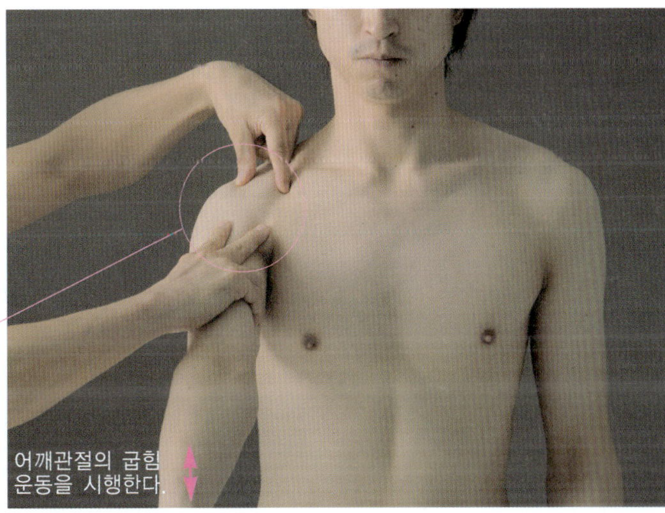

그림 1-5 어깨세모근 전부섬유의 촉진③

어깨관절 90° 벌림 위치에서부터의 촉진은 바로 누운 자세에서 시행한다. 피검자의 어깨관절을 90° 벌림 위치로 하여 시작자세로 한다. 검사자의 손가락은 이는곳의 경계표인 빗장뼈 가쪽 1/3 부분과 봉우리빗장관절부분과의 사이를 집는 것처럼 댄다.

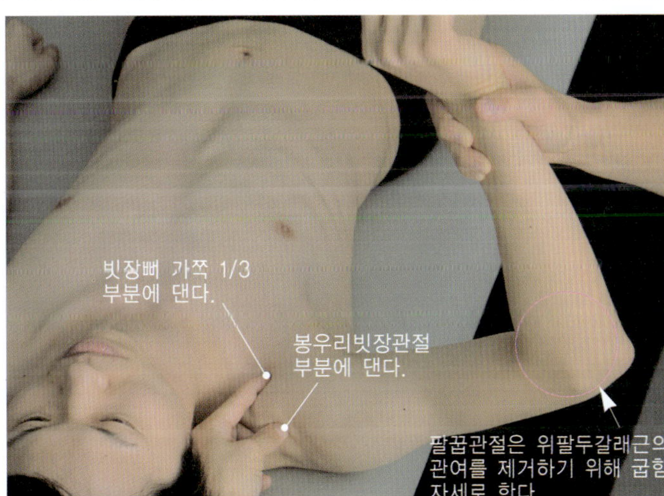

그림 1-6 어깨세모근 전부섬유의 촉진④

피검자에게는 시작자세에서부터 45° 정도 수평 굽힘을 한 부분에서 조금씩 수평 굽힘 운동과 수평 폄 운동을 반복시킨다. 수평 굽힘 운동에 수반하는 구심성 수축과 수평 폄 운동에 수반하는 원심성 수축을 어깨세모근 전부섬유가 담당하고 있는 상태를 촉진한다.

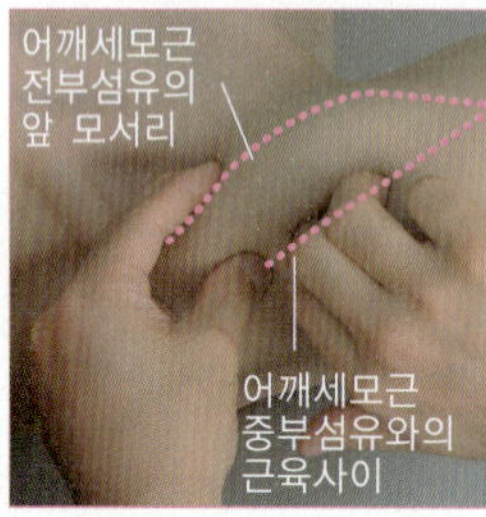

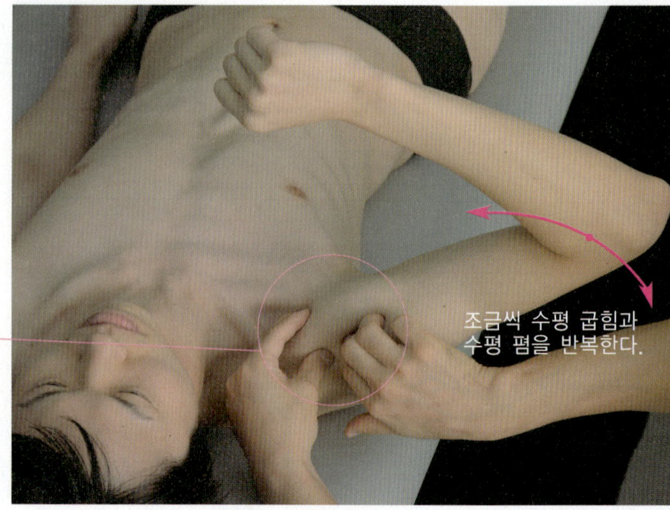

그림 1-7 어깨세모근 중부섬유의 촉진①

어깨관절 아래로 늘어뜨린 자세에서의 중부섬유의 촉진은 앉은 자세에서 시행한다. 검사자는 이는곳의 경계표가 되는 어깨관절부분과 봉우리각(견봉각)을 확인하고 2개의 경계표 사이를 집는 것처럼 손가락을 댄다.

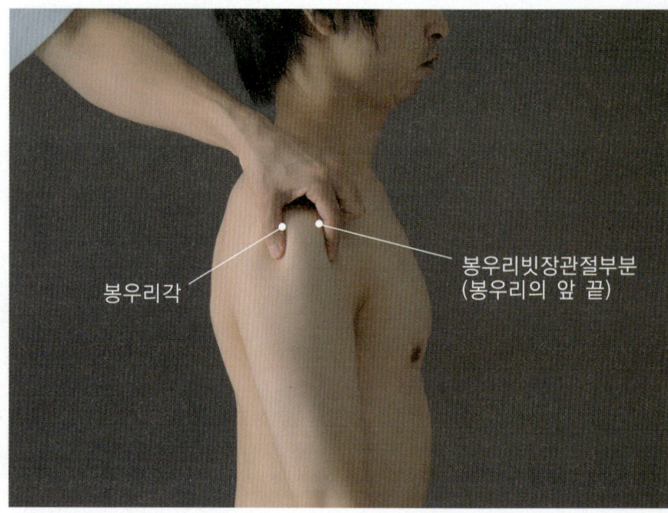

그림 1-8 어깨세모근 중부섬유의 촉진②

피검자에게 어깨뼈 면에서의 벌림운동을 충분히 오리엔테이션을 하여 반복시킨다. 벌림 운동에 수반하여 수축하는 어깨세모근 중부섬유를 촉진하지만 전부섬유와 후부섬유의 근육사이는 구별하면서 촉진하는 것이 중요하다. 벌림 각도의 증가와 더불어 서서히 수축이 강해지는 상태를 느끼면서 어깨세모근 거친면으로 촉진해간다.

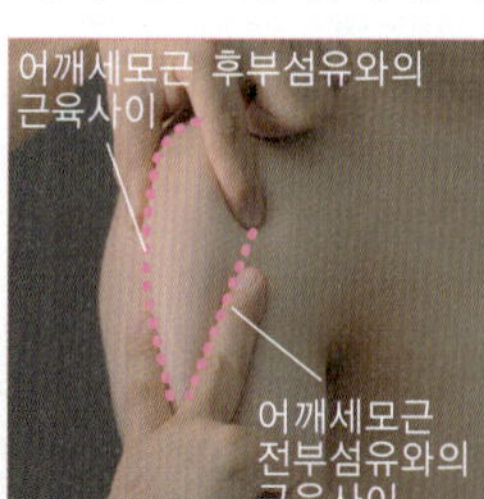

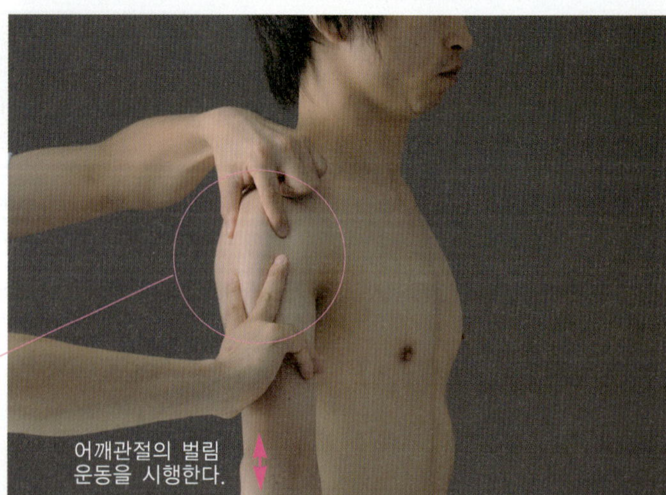

그림 1-9 어깨세모근 중부섬유의 촉진③

어깨세모근 중부섬유를 구성하는 전방부분과 후방부분과의 기능의 차이에 대해서 촉진으로 확인한다. 촉진은 앉은 자세에서 시행한다. 피검자의 어깨를 어깨뼈면상에서 90° 벌림 위치로 한다. 검사자의 손가락은 어깨세모근 중부섬유를 앞뒤에서부터 집고 그 형상을 확인한다.

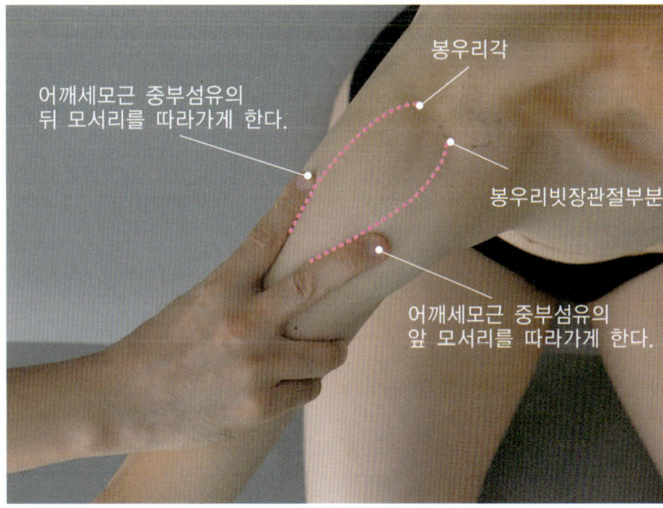

그림 1-10 어깨세모근 중부섬유의 촉진④

피검자에게 어깨관절 90° 벌림 위치에서부터 수평 굽힘 운동과 수평 폄 운동을 반복시킨다. 수평 굽힘 운동에 수반하여 중부섬유 중에서도 더 전방부분의 수축강도가 증가하고 수평 폄에서는 후방부분의 수축강도가 증가하는 상태가 증가하는 상태를 촉진할 수 있다.

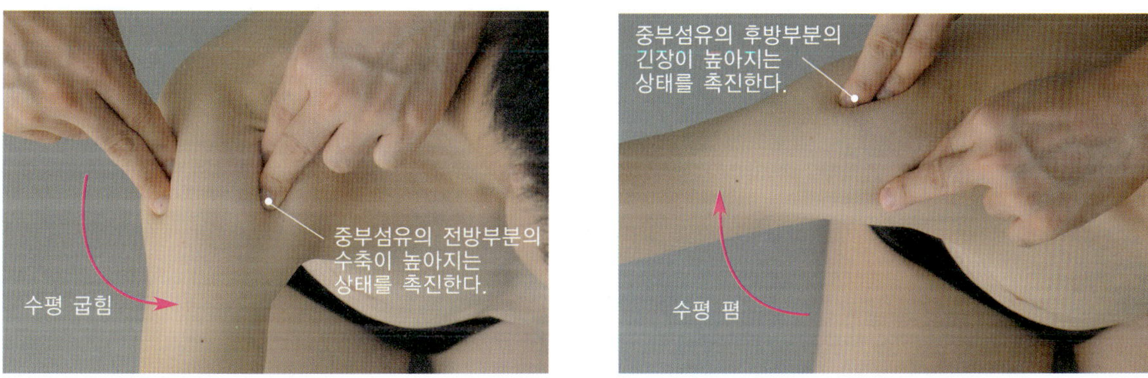

그림 1-11 어깨세모근 후부섬유의 촉진①

어깨관절 아래로 늘어뜨린 위치에서의 후부섬유의 촉진은 앉은 자세에서 시행한다. 검사자는 이는곳의 경계표가 되는 봉우리각과 어깨뼈가시의 안쪽 끝을 확인하고 2개의 경계표 사이를 집는 것처럼 손가락을 댄다.

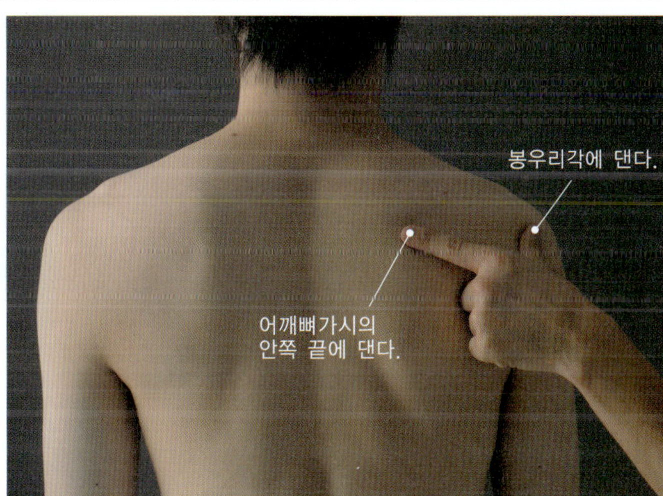

그림 1-12 어깨세모근 후부섬유의 촉진②

피검자에게 어깨관절의 폄 운동을 반복시키고 그 때 수축하는 어깨세모근 후부섬유를 촉진한다. 이 때 폄 운동에 대한 저항은 필요 없다. 폄 각도의 증가와 더불어 수축이 서서히 강해지는 상태를 느끼면서 어깨세모근 거친면으로 촉진해간다.

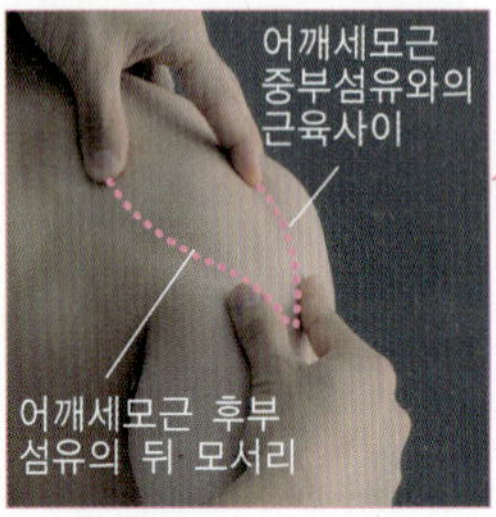

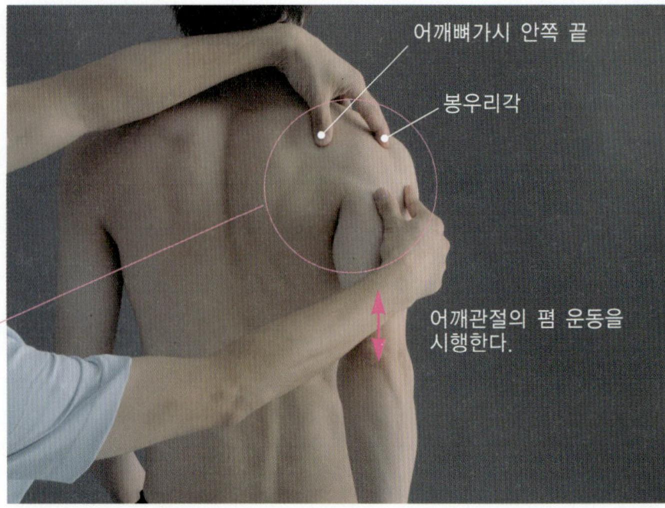

그림 1-13 어깨세모근 후부섬유의 촉진③

어깨관절 90° 벌림 위치에서부터의 촉진은 엎드려 누운 자세에서 시행한다. 피검자의 어깨관절을 90° 벌림 위치로 하고 검사자의 손가락은 이는곳의 경계표인 봉우리각과 어깨뼈가시의 안쪽 끝과의 사이를 집는 것처럼 댄다.

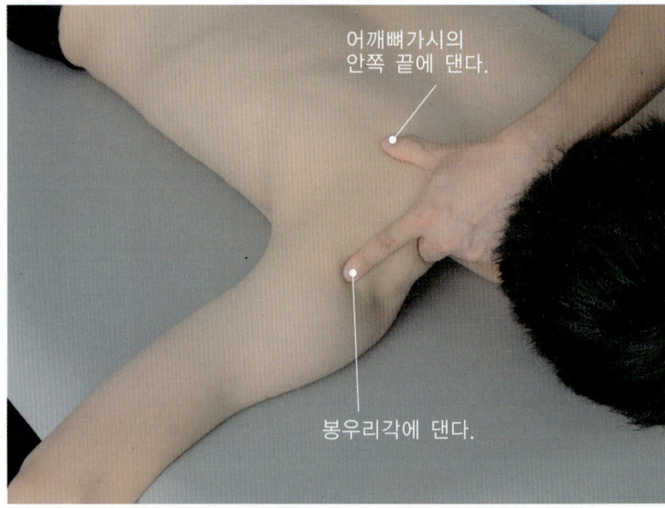

그림 1-14 어깨세모근 후부섬유의 촉진④

피검자에게 어깨관절의 수평 폄 운동을 반복시키고 그 때 수축하는 어깨세모근 후부섬유를 촉진한다. 어깨를 아래로 늘어뜨린 자세에서부터의 폄 운동을 시행한 촉진방법에 비하여 넓은등근 · 큰원근의 수축이 배제되는 만큼 어깨세모근 후부섬유의 형상은 파악하기 쉽다.

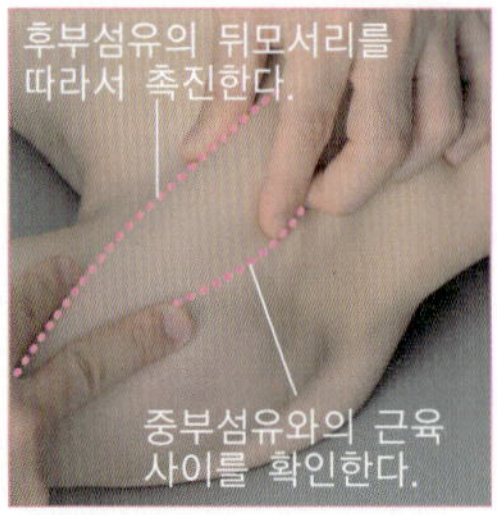

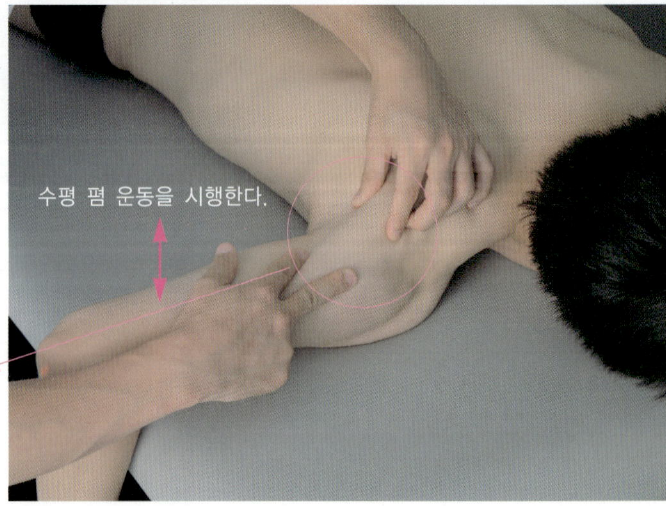

Skill Up

어깨 구축 환자에 관찰되는 올림 때의 어깨세모근 부근의 통증의 해석

어깨관절 구축사례에 대해서 수동적으로 굽힘 운동을 시행하였을 때, 어깨세모근부분에 통증을 호소하는 경우가 많다. 그 통증은 굽힘 각도를 줄이면 바로 소실하고 굽힘 각도를 확대하려고 하면 출현하는 특징을 갖는다. 또한, 증상사례가 통증을 호소하는 어깨세모근부분에는 압통이 없는 것도 큰 특징이다. 이 현상은 어깨관절주머니의 뒤쪽~아래쪽부분을 지배하는 신경이 겨드랑신경이라는 것에 의한 연관통증(referred pain)이라 생각되고 있다. 즉, 굽힘 강제에 수반하는 어깨관절주머니의 아래쪽으로의 침해자극이 겨드랑신경 고유영역인 위팔 가쪽의 통증으로서 인식되어 있는 현상이다.

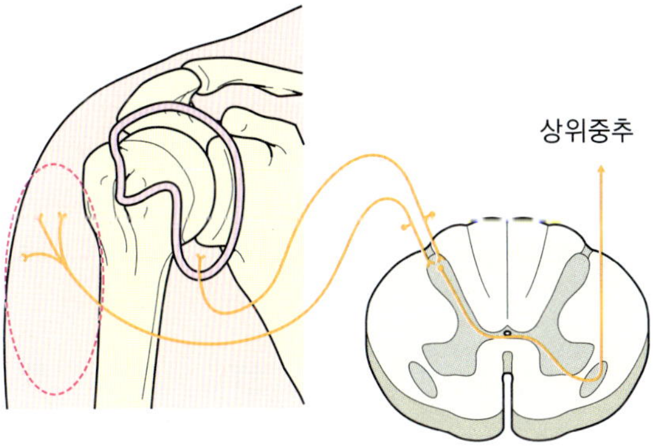

어깨세모근구축증 (deltoid contracture)

유소년기에 어깨세모근에 대한 잦은 주사에 의해서 발병하는 것이 대부분이며 특히 중부 섬유가 주로 침해된다. 어깨관절의 벌림 구축에 의해서 팔은 몸통에 접할 수 없다. 그림과 같이 팔을 아래로 늘어뜨리는 것에 수반하여 어깨세모근에 의해서 아래쪽으로 딩겨진 어깨뼈는 날개어깨뼈(익상견갑골, winging scapula)를 나타낸다(→).

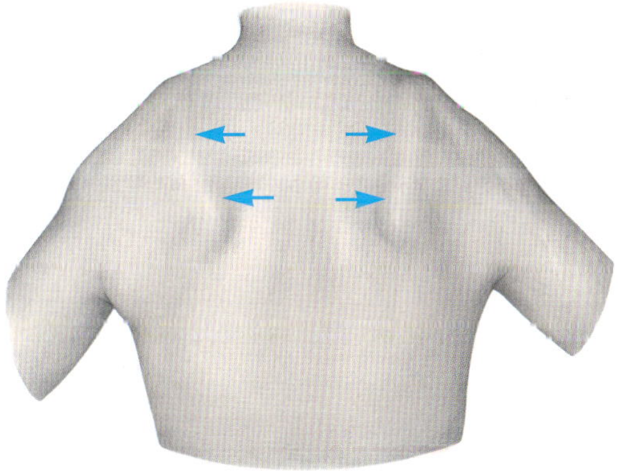

1 어깨위팔관절(견갑상완관절)에 관계되는 근육

큰가슴근(대흉근) pectoralis major muscle

해부학적 특징

- **큰가슴근 빗장뼈부분 섬유(clavicular fiber of pectoralis major muscle)**
  [이는곳] 빗장뼈 안쪽 1/2 앞면 **[닿는곳]** 위팔뼈 큰결절 능선
- **큰가슴근 복장갈비부분 섬유(sternocostal fiber of pectoralis major muscle)**
  [이는곳] 복장막(흉골막), 제2~제6갈비연골(늑연골) **[닿는곳]** 위팔뼈 큰결절 능선
- **큰가슴근 배부분 섬유(abdominal fiber of pectoralis major muscle)**
  [이는곳] 배곧은근집(복직근초) 가장 윗부분의 앞엽(전엽) **[닿는곳]** 위팔뼈 큰결절 능선
- **[지배신경]** 가슴근신경(흉근신경)(C5~T1)
- 큰가슴근의 복장갈비부분 섬유는 복장뼈부분과 갈비뼈부분으로 갈려 있는 일도 많다.

근육기능의 특징

- **큰가슴근 빗장뼈부분 섬유**
  어깨관절을 아래로 늘어뜨린 자세 → 굽힘과 안쪽회전
  90° 굽힘위치 → 수평굽힘
  90° 벌림위치 → 수평굽힘
- **큰가슴근 복장갈비부분 섬유**
  어깨관절을 아래로 늘어뜨린 자세 → 안쪽회전
  90° 굽힘위치 → 폄 · 모음 · 안쪽회전
  90° 벌림위치 → 모음, 안쪽회전
- **큰가슴근 배부분 섬유**
  어깨관절을 아래로 늘어뜨린 자세 → 거의 기능을 하지 않는다.
  90° 굽힘위치 → 폄
  90° 벌림위치 → 모음, 안쪽회전

임상과의 접점

- 수의성 어깨관절 탈구사례에서는 큰가슴근의 과도한 수축이 뼈머리의 앞쪽 탈구의 중요한 요인으로 되어 있다.
- 어깨관절 구축사례에서 큰가슴근이 제한인자가 되는 경우에는 각 섬유군에 따라서 제하되는 방향이 다르기 때문에 주의가 필요하다.
- 회전근개 훈련 때에 어깨밑근(견갑하근)의 강화를 시행할 때에는 큰가슴근에 의한 보상운동이 들어가기 쉬우므로 주의가 필요하다.

관련되는 질환

- 수의성 어깨관절 탈구, 어깨관절 구축 등.

그림 1-15 큰가슴근의 뻗음(주행)

a. 빗장뼈부분 섬유

큰가슴근 빗장뼈부분 섬유는 빗장뼈 안쪽 1/2에서부터 시작되고 큰결절능선에 닿는다. 오른쪽 큰결절능선을 시계에 비유하여 진입방향을 나타내면 빗장뼈부분 섬유는 2시 방향에서부터 큰결절능선에 닿는다.

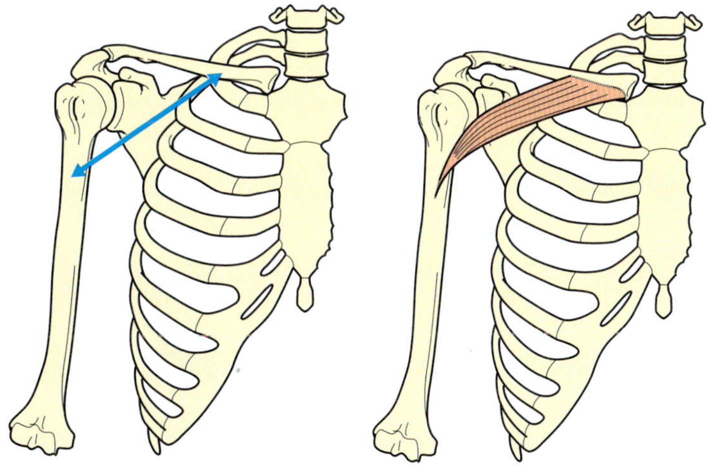

b. 복장갈비부분 섬유

큰가슴근 복장갈비부분 섬유는 복장뼈막, 제2~제6갈비연골에서부터 시작되고 큰결절능선에 닿는다. 오른쪽 큰결절능선을 시계에 비유하여 진입방향을 나타내면 복장뼈자루에서부터의 섬유는 2시 반, 복장뼈몸통에서부터의 섬유는 3시, 제5 · 6갈비연골에서부터의 섬유는 4시의 방향에서부터 큰결절능선에 닿는다.

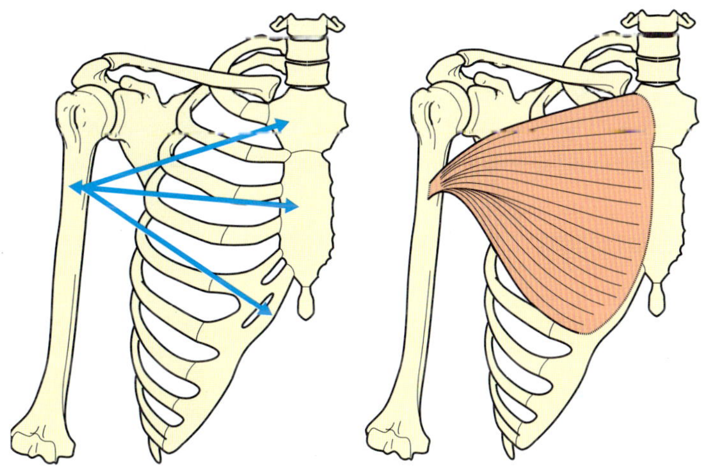

c. 복부섬유

큰가슴근 복부섬유는 배곧은근집 최상부의 앞엽에서부터 시작되고 큰결절능선에 닿는다. 오른쪽 큰결절능선을 시계에 비유하여 진입방향을 나타내면 복부섬유는 5시의 방향에서부터 큰결절능선에 닿는다.

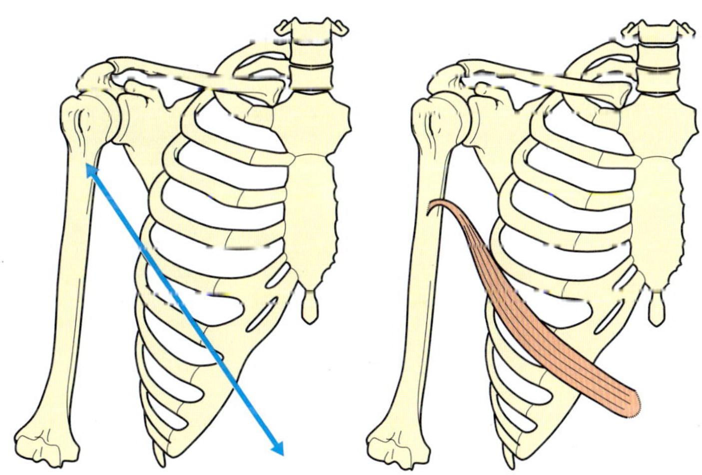

그림 1-16 큰가슴근 닿는곳에서의 중복구조

큰가슴근은 빗장뼈부분 섬유, 복장갈비부분 섬유, 복부섬유로 분류되고 각각이 큰결절능선에 닿는다. 각각의 섬유에서 진입하는 방향은 다르지만 먼쪽에서부터 시작하는 섬유군의 위에 순서적으로 중복되면서 큰결절능선에로 닿는다.

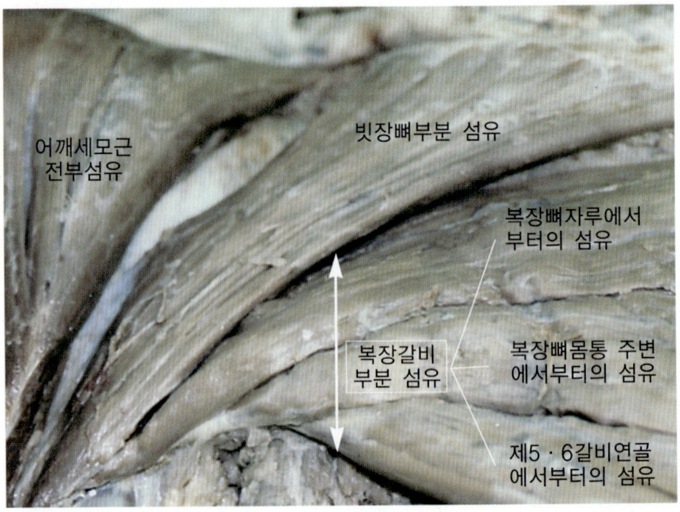

사진은 青木隆明 박사의 호의에 따른다.

그림 1-17 큰가슴근 빗장뼈부분 섬유의 촉진①

큰가슴근 빗장뼈부분 섬유의 촉진은 피검자를 바로 누운 자세로 하여 시행한다. 피검자의 어깨관절을 약 40° 벌림을 시키고 빗장뼈섬유가 뻗는 것과 위팔뼈를 일치시킨 자세가 촉진 시작자제가 된다.

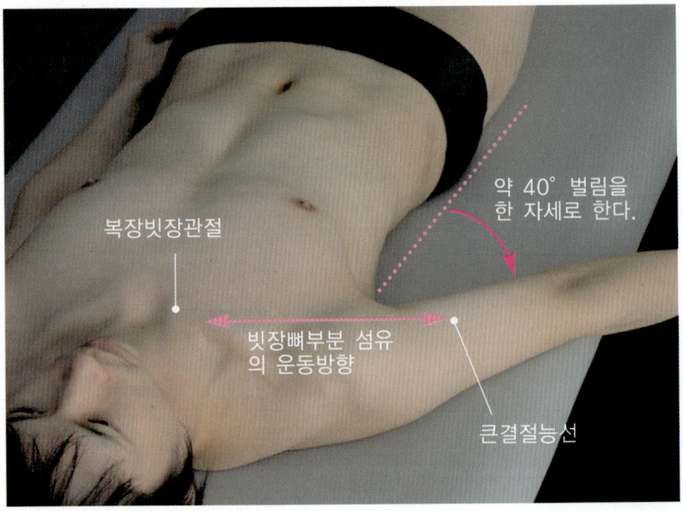

그림 1-18 큰가슴근 빗장뼈부분 섬유의 촉진②

시작자세에서부터 위팔뼈를 똑바로 이는 곳의 방향으로 향해서 굽힘 · 모음운동을 반복시킨다. 운동에 수반하여 시각적으로 명료한 큰가슴근 빗장뼈부분 섬유를 촉진할 수 있다.

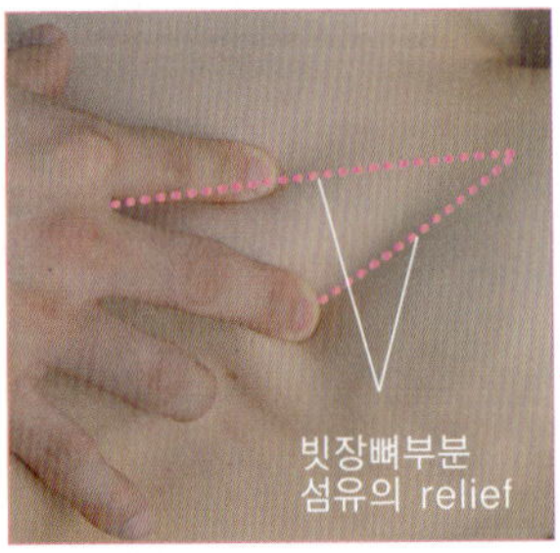

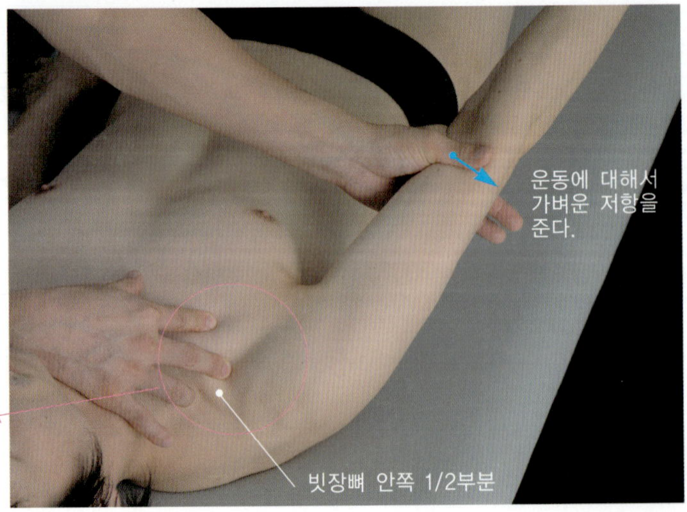

그림 1-19 **큰가슴근 복장갈비부분 섬유 (복장뼈자루에서부터 시작되는 섬유다발)의 촉진①**

큰가슴근 복장갈비부분 섬유의 촉진은 피검자를 바로 누운 자세로 하여 시행한다. 그림은 복장뼈자루(흉골병)로 향하는 섬유군의 촉진을 나타냈다. 피검자의 어깨관절을 약 80° 벌려(외전) 복장뼈자루로 향하는 섬유군이 뻗는 것과 위팔뼈를 일치시킨 자세가 촉진 시작자세가 된다.

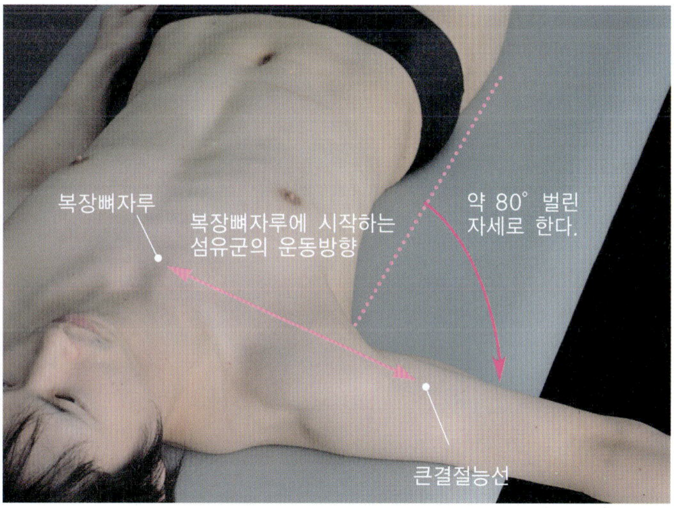

그림 1-20 **큰가슴근 복장갈비부분 섬유 (복장뼈자루에서부터 시작되는 섬유다발)의 촉진②**

시작자세부터 위팔뼈를 똑바로 이는곳의 방향을 향해서 수평굽힘운동을 반복시킨다. 운동에 수반하여 수축하는 큰가슴근 복장갈비부분 섬유 중의 복장뼈자루로 향하는 섬유군을 촉진한다. 명백한 근육다발(근속, muscle bundle)로서 확인할 수 있다.

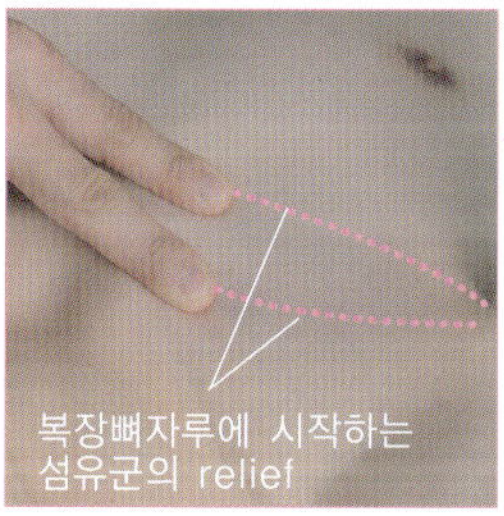

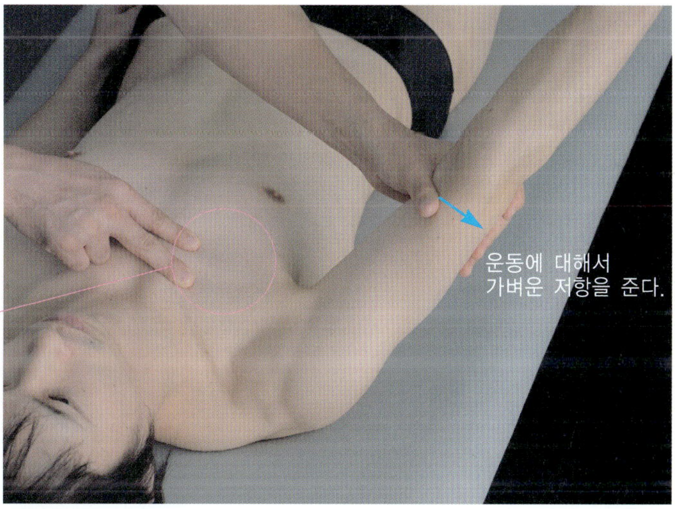

그림 1-21 **큰가슴근 복장갈비부분 섬유 (제5 · 6갈비연골에서부터 시작되는 섬유 다발)의 촉진①**

큰가슴근 복장갈비부분 섬유의 촉진은 피검자를 바로 누운 자세로 하여 시행한다. 그림은 제5 · 6갈비연골로 향하는 섬유군의 촉진을 나타냈다. 피검자의 어깨관절을 약 120° 벌리고(외전) 갈비연골 부위로 향하는 섬유군이 뻗는 것과 위팔뼈를 일치시킨 자세가 촉진 시작자세가 된다.

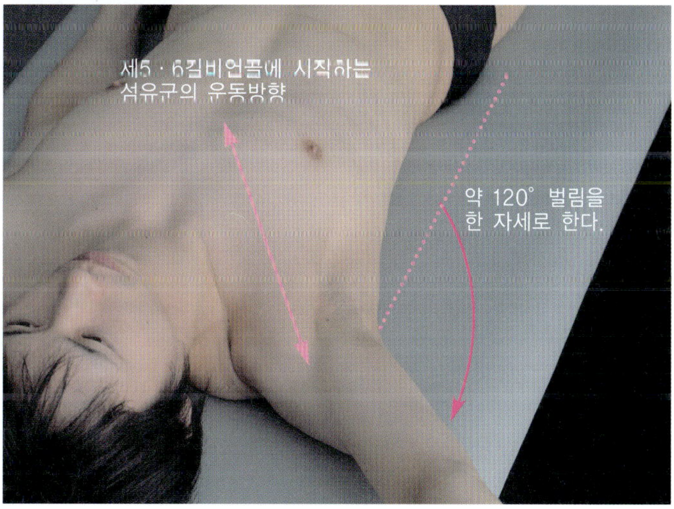

그림 1-22 큰가슴근 복장갈비부분 섬유(제5 · 6갈비연골에서부터 시작되는 섬유다발)의 촉진②

시작자세에서부터 위팔뼈를 똑바로 이는 곳의 방향으로 향해서 약간 펴는(신전) 느낌으로 수평굽힘운동을 반복시킨다. 운동에 수반하여 수축하는 큰가슴근 복장갈비부분섬유 중의 제5 · 6갈비연골로 향하는 섬유군을 촉진한다. 명백한 근육다발로서 확인할 수 있다.

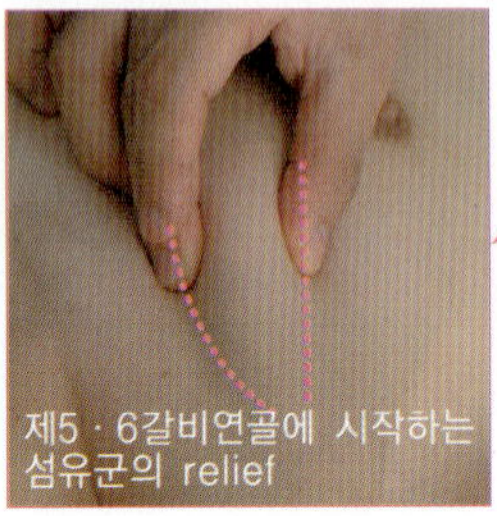

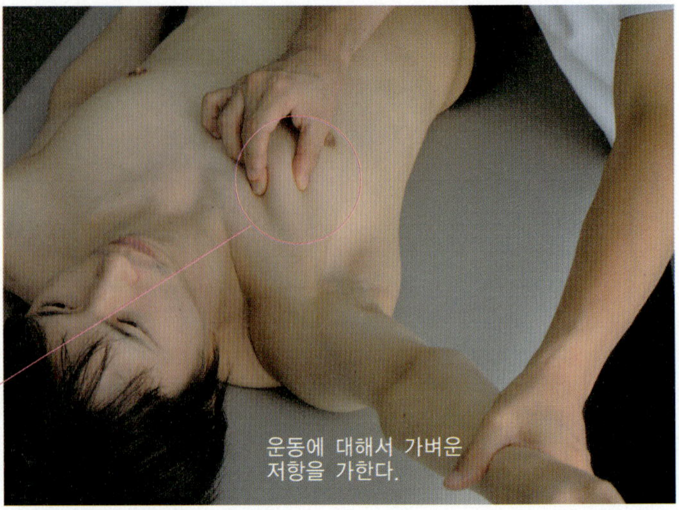

그림 1-23 큰가슴근 복부섬유의 촉진①

큰가슴근 복부섬유의 촉진은 피검자를 바로 누운 자세로 하여 시행한다. 피검자의 어깨관절을 약 150° 벌리고(외전) 배곧은근집(복직근초) 윗부분의 앞엽(전엽)으로 향하는 섬유군이 뻗는 것과 위팔뼈를 일치시킨 자세가 촉진 시작자세가 된다.

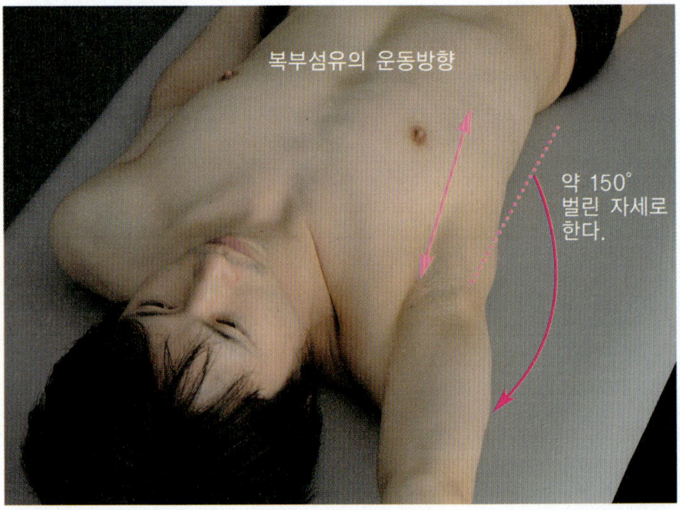

그림 1-24 큰가슴근 복부섬유의 촉진②

시작자세에서부터 위팔뼈를 똑바로 이는 곳의 방향을 향해서 약간 모음의 느낌으로 폄 운동을 반복시킨다. 운동에 수반하여 수축하는 큰가슴근 복부섬유를 촉진한다. 근육다발로서는 매우 작으며 갈비연골부분 섬유의 아래쪽에서 따라가는 것처럼 뻗고 있다. 다른 근육다발과 비교하여 알기 어려우므로 주의해서 촉진한다.

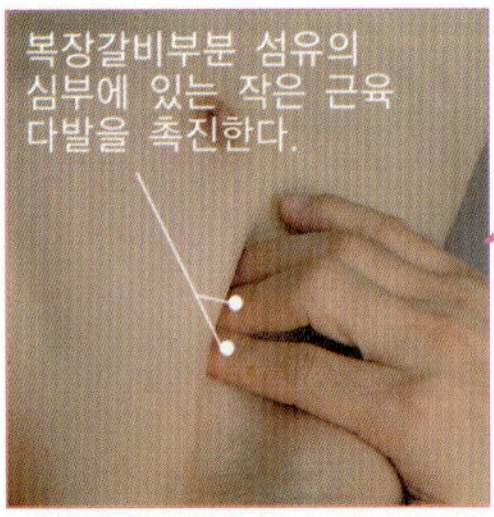

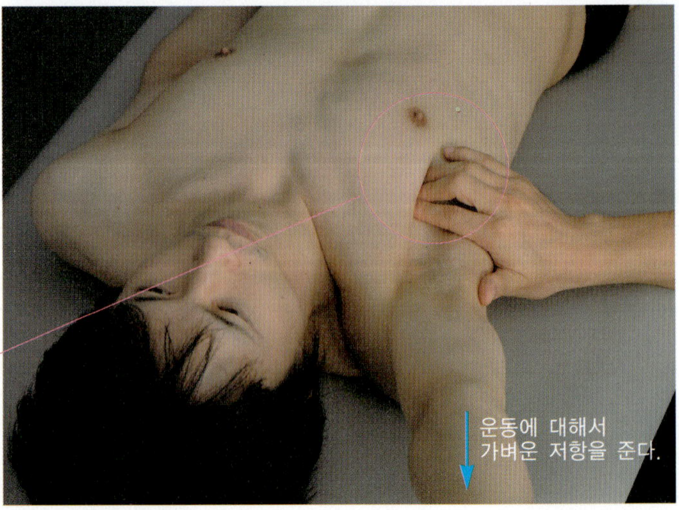

1 어깨위팔관절(견갑상완관절)에 관계되는 근육

가시위근(극상근) supraspinatus muscle

해부학적 특징

- **[이는곳]** 어깨뼈 가시위오목(극상와) **[닿는곳]** 위팔뼈 큰결절의 윗면(superior facet)
  [지배신경] 어깨위신경(견갑상신경)(C5 · C6)
- 가시위근은 회전근개를 형성하는 4개 근육군의 하나이며 그 중에서도 기능상 가장 중요한 근육이다.
- 가시위근과 어깨밑근(견갑하근) 사이에는 간극이 있고 회전근개 성긴 부분(소부)이라 불린다.
- 가시위근의 윗면에는 봉우리밑주머니(견봉하활액낭)가 있고 가시위근의 미끄럼 기능을 원활하게 하고 있다.
- 가시위근힘줄을 앞 · 중간 · 뒤로 3등분하고 각각의 힘줄에 부착하는 근육의 양을 본 미나가와(皆川)의 연구[1]에 따르면 앞쪽부분에 부착하는 근육의 양이 압도적으로 많다. 이것은 가시위근의 수축이 앞쪽부분에 강하게 작용한다는 것을 의미하고 있다.

근육기능의 특징

- 가시위근은 어깨관절의 벌림에 작용하지만 뼈머리 중심에서부터의 거리가 매우 짧기 때문에 벌리는 힘(외전력)으로서의 작용은 그다지 강하지 않다.
- 가시위근의 기능으로서는 아래로 늘어뜨린 지세에서부터의 벌림에서 뼈머리를 관절오목(관절와)에 가까이 끌어당기는 받침점 형성력의 발휘가 중요시되고 있다.
- 어깨관절의 올림위치에서의 가시위근은 이는곳과 닿는곳이 접근하기 때문에 효과적인 받침점 형성력을 발휘할 수 없고 그 받침점 형성기능은 다른 회전근개군의 협동 하에 작용한다.
- 가시위근은 회전축을 앞뒤로 걸치는 근육이다. 안쪽회전 때에는 가시위근의 앞쪽부분이 관여하고 가쪽회전 때에는 뒤쪽부분이 관여한다.

임상과의 접점

- 회전근개 파열의 대부분은 가시위근을 포함한 형태로 존재하고 완전파열 사례의 기능의 재획득에는 수술이 필요하다.
- 회전근개염(건판염)이나 봉우리밑주머니염(견봉하활액낭염)의 중증사례에서는 가시위근의 수축에 의한 동통이 심하기 때문에 얼핏 보면 회전근개 파열 사례와 비슷한 올림(거상) 자세를 나타내기 때문에 주의가 필요하다.
- 가시위근이 부리봉우리인대나 봉우리에 충돌하거나 사이에 끼이거나 하는 병태를 봉우리밑부딪힘증후군(견봉하 임핀지먼트 증후군)이라 부르고 각종 스포츠 장애 어깨의 큰 원인이 된다[**p.171 참조**].
- 가시위근힘줄이 봉우리밑주머니를 포함한 위쪽 조직과 유착하면 가시위근힘줄의 먼쪽으로의 활주가 제한되어 허리띠를 매는 동작을 현저하게 제한한다.

관련되는 질환

- 회전근개 손상, 회전근개염, 봉우리밑부딪힘증후군, 어깨관절불안정증, 어깨위신경마비(견갑상완신경마비) 등.

그림 1-25 가시위근의 뻗음

가시위근은 어깨뼈 가시위오목에서부터 봉우리의 아래를 통과하고 큰결절의 윗면에 닿는다. 어깨관절의 벌림과 뼈머리의 관절오목으로 가까이 끌어당기는 작용을 갖고 있다.

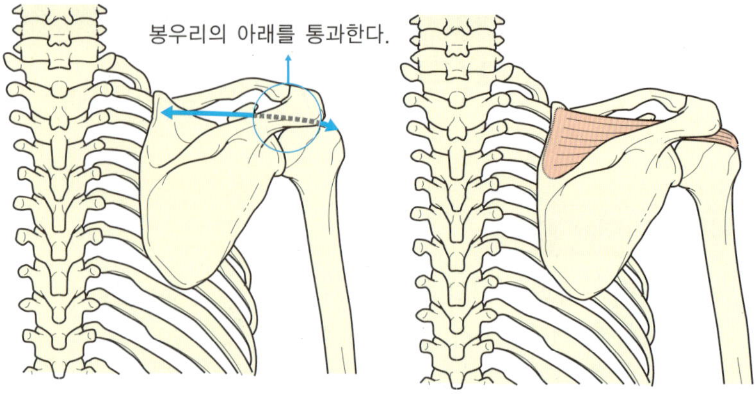

그림 1-26 초음파로 본 가시위근힘줄

가시위근힘줄 장축을 따라서 초음파로 관찰하면 회전근개로서의 힘줄은 약간 높은 에코에서 하얗게 관찰된다. 가시위근힘줄이 부착하는 윗면(superior facet)은 뼈머리에서부터 차츰 솟아오르는 것 같은 형태를 하고 있는 것이 특징(↑)이다. 가시위근힘줄의 윗면에는 봉우리밑주머니가 넓어져 제2어깨관절에서의 가시위근힘줄의 활주기능을 높이고 있다.

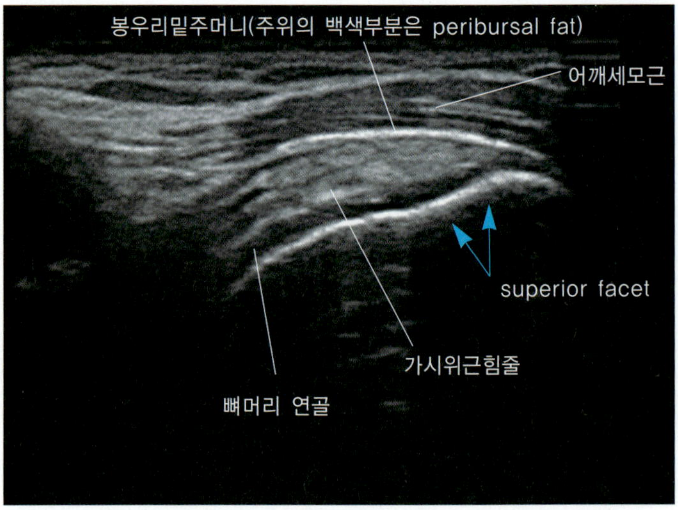

그림 1-27 위쪽에서 본 가시위근의 뻗음

가시위근은 봉우리, 부리봉우리인대(오훼견봉인대)의 아래쪽을 통과하고 큰결절 윗면으로 뻗는다. 가시위근과 어깨밑근(견갑하근)의 사이는 회전근개 성긴부분이라 불리고 같은 부위를 위팔두갈래근긴갈래힘줄이 통과하여 보강하고 있다. 또한 가시위근은 회전축을 앞뒤로 걸치는 근육이며 앞쪽부분은 안쪽회전에 작용하고, 뒤쪽부분은 가쪽회전에 작용한다.

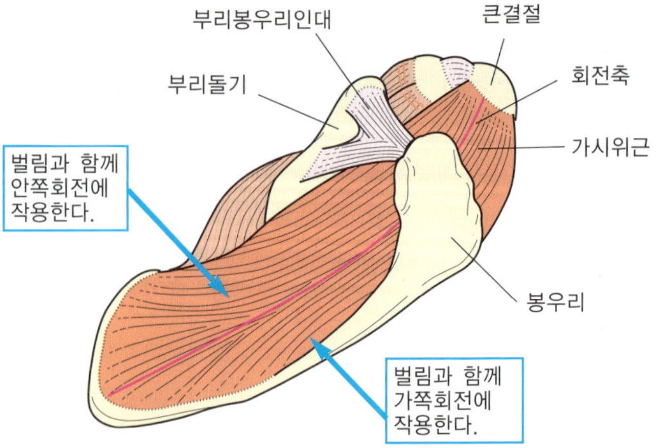

문헌 2)에서 변경

그림 1-28 가시위근과 어깨세모근의 짝힘 (force couple) 작용

어깨관절을 아래로 늘어뜨린 자세에서부터의 벌림 운동은 가시위근에 의한 받침점을 형성하는 힘 위에 어깨세모근에 의한 강력한 회전 모멘트가 추가됨으로써 달성된다. 이와 같이 하나의 운동을 수행할 때에 2개 이상의 근육이 협동하여 관여하는 것을 짝힘(force couple)작용이라 부른다.

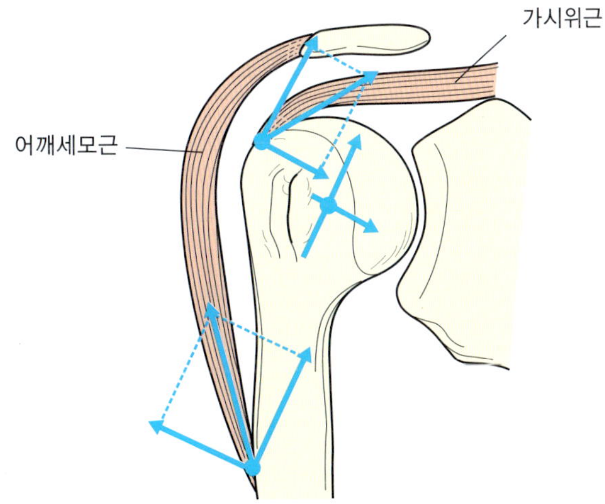

문헌 3)에서

그림 1-29 가시위근의 촉진[힘살(근복) 수준]①

가시위근의 촉진은 피검자를 앉은 자세로 하여 시행한다. 피검자의 윗등 부분을 손바닥으로 가볍게 압박하여 어깨뼈가시의 위치를 확인하고 어깨뼈가시의 위쪽에 위치하는 가시위근을 파악한다.

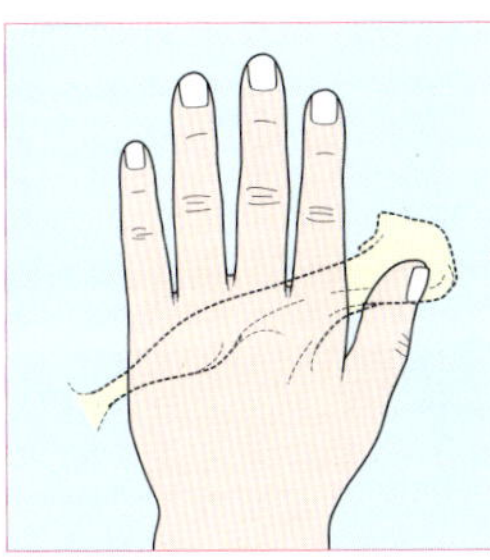

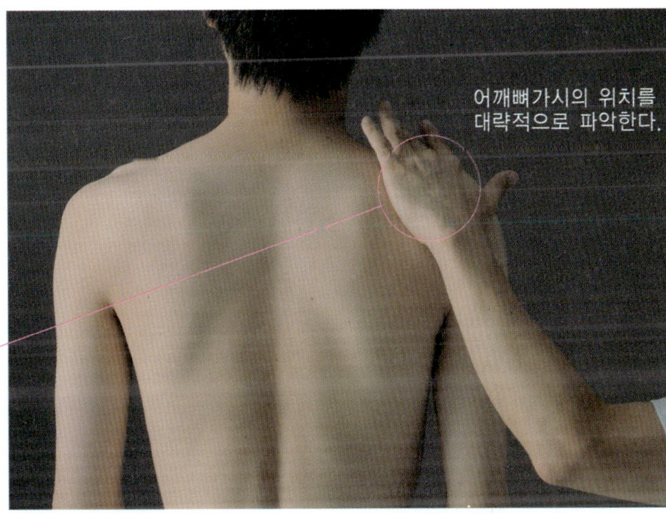

그림 1-30 가시위근의 촉진(힘살 수준)②

피검자에게는 팔을 아래로 늘어뜨린 채로 어깨관절의 가쪽회전 · 안쪽회전 운동을 반복하도록 지시한다. 가쪽회전에 수반하여 가시위근의 후방섬유군이 강하게 수축하고 안쪽회전에 수반하여 가시위근의 전방섬유군이 강하게 수축하는 상태를 촉진한다. 촉진에서는 회전의 차이에 의한 수축의 강약을 파악하면서 촉진하는 것이 요령이다.

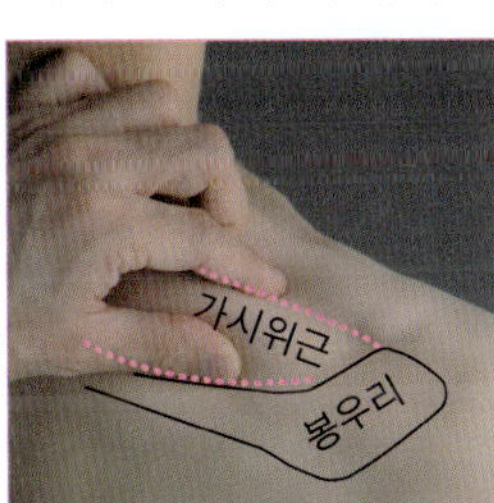

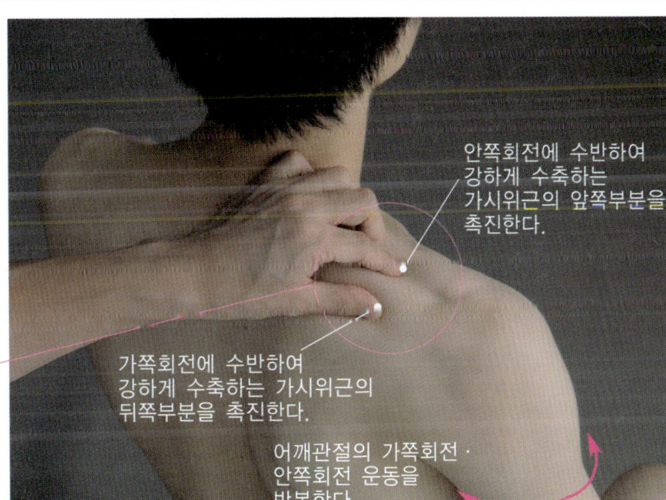

그림 1-31 가시위근의 촉진(힘살 수준)③

회전운동을 사용한 촉진으로 가시위근의 전체 형태가 파악된 부분에서 검사자는 앞쪽과 뒤쪽에 각각 손가락을 대고 가시위근의 기능분화에 대해서 확인한다. 피검자에게 팔의 가쪽회전을 수반하면서 어깨관절을 45° 정도 벌림을 시키면 가시위근 뒤쪽부분에서의 수축강도가 높다는 것을 알 수 있다. 반대로 안쪽회전을 수반하면서 벌림을 하면 앞쪽부분의 수축이 높아지는 상태를 촉진할 수 있다. 그림은 가쪽회전을 하면서 벌림을 시켜 뒤쪽부분의 수축이 높아지는 상태를 나타내고 있다.

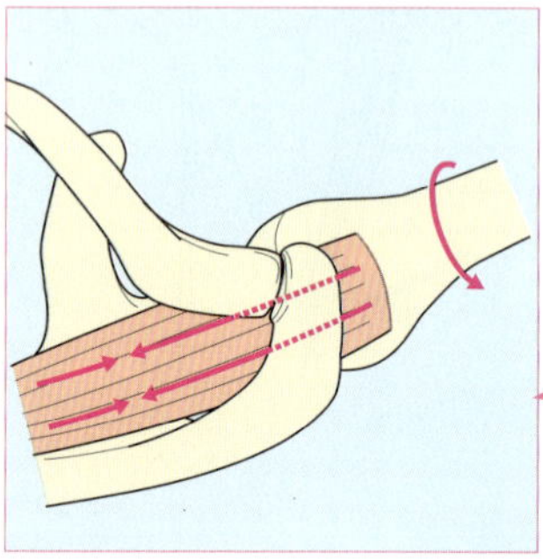

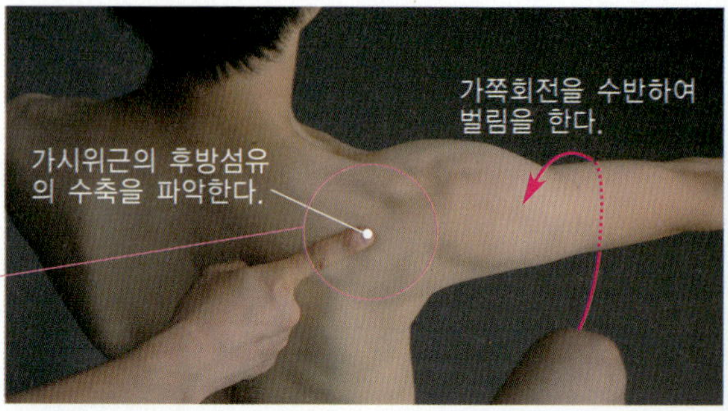

그림 1-32 가시위근의 촉진(닿는 힘줄 수준)①

피검자를 앉은 자세로 한다. 검사자는 피검자의 결절사이고랑을 확인한 후, 큰결절의 윗면(superior facet)을 촉진한다.

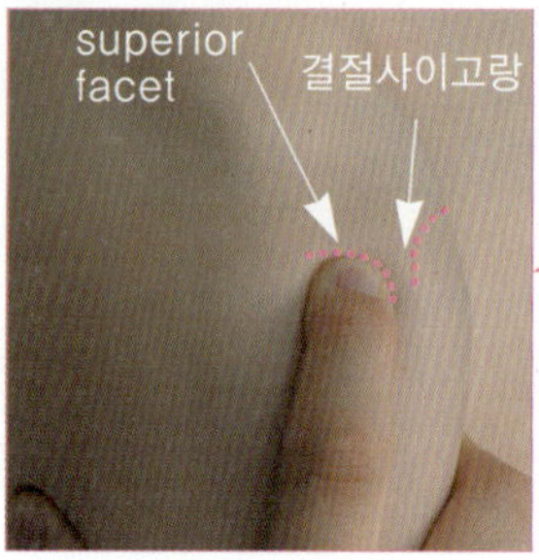

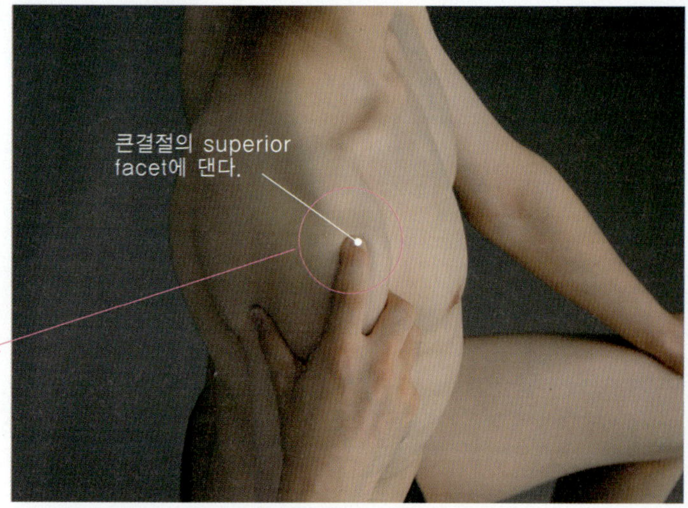

그림 1-33 가시위근의 촉진(닿는 힘줄 수준)②

검사자는 큰결절의 윗면에 손가락을 댄 채로 피검자의 팔을 가쪽회전을 시키면서 어깨관절을 폄·모음을 시킨다. 그러면 윗면 앞쪽부분(결절사이고랑쪽)에 닿는 가시위근힘줄이 봉우리에서부터 끌어내어지는(pull out) 상태를 촉진할 수 있다.

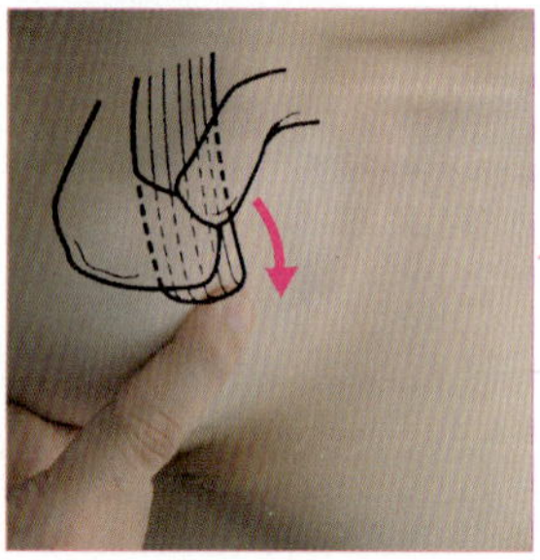

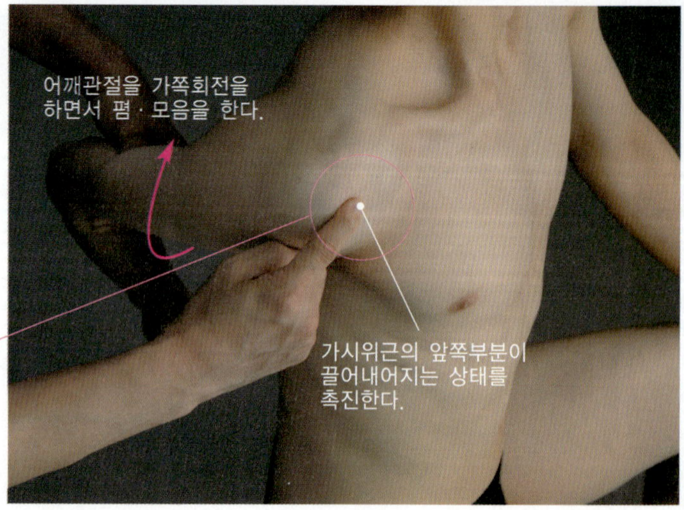

그림 1-34 가시위근의 촉진(닿는 힘줄 수준)③

검사자는 큰결절의 윗면에 손가락을 댄 채로 피검자의 팔을 안쪽회전을 하면서 어깨관절을 폄·모음을 시킨다. 그러면 윗면 뒤쪽부분(가시아래근 쪽)에 닿는 가시위근 힘줄이 봉우리에서부터 끌어내어지는(pull out) 상태를 촉진할 수 있다.

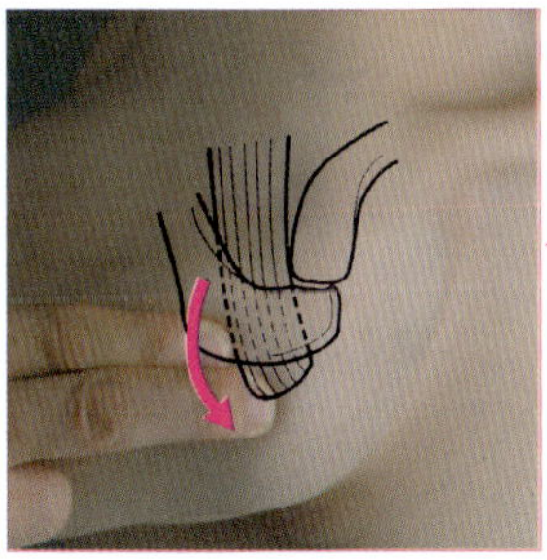

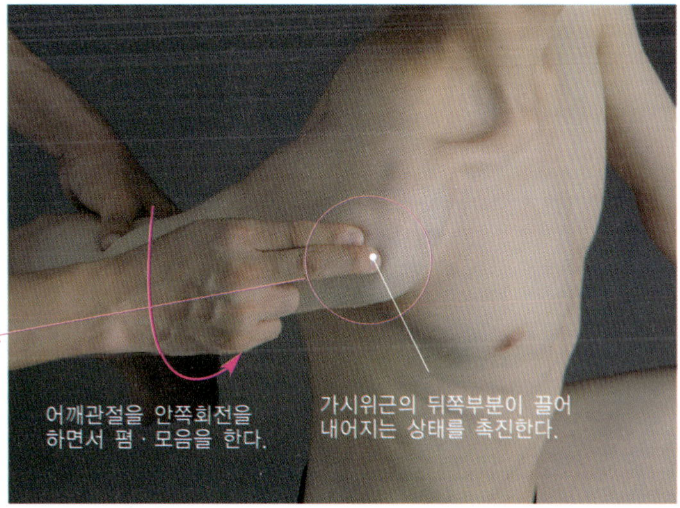

Skill Up

봉우리밑부딪힘증후군

가시위근은 봉우리, 부리봉우리인대의 아래쪽을 뻗기 때문에 벌림에 수반하여 충돌이나 사이에 끼인다는 봉우리밑부딪힘증후군이 발병하기 쉽다. 야구, 수영, 배구 등에서 많은 장애의 하나이다.

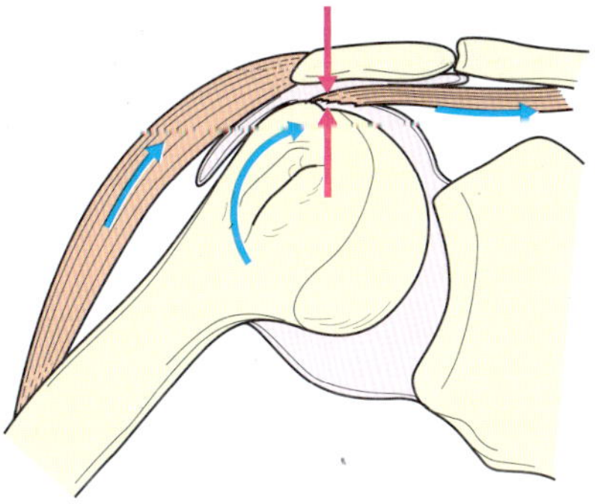

봉우리밑부딪힘증후군을 확인하기 위한 대표적인 도수검사

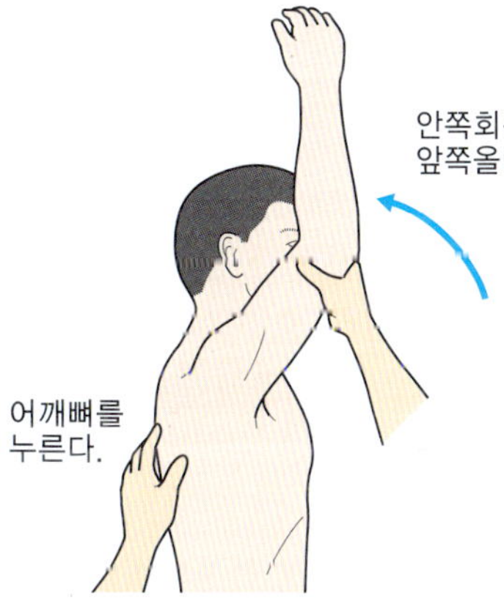

Neer sign

환자의 어깨뼈를 고정하여 어깨뼈 위쪽회전을 억제하면서 어깨관절 안쪽회전 강제위치에서 팔을 앞쪽올림을 시킨다. 이때 클릭 소리나 통증이 재현되면 양성이다.

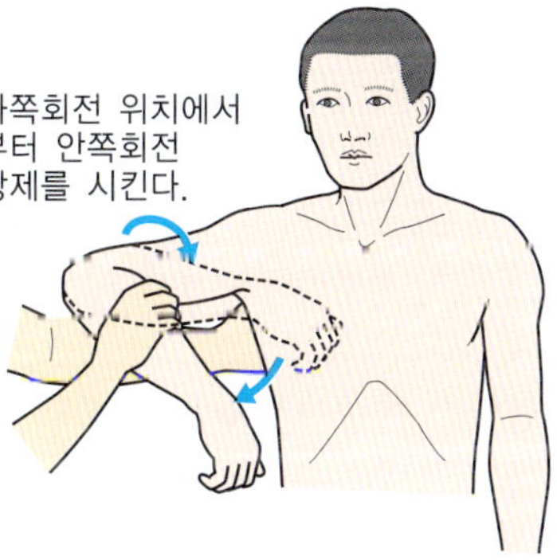

Hawkins-Kennedy sign

환자의 어깨뼈를 고정하여 어깨뼈의 위쪽회전을 억제하면서 어깨관절 90° 벌림 가쪽 회전 위치에서부터 안쪽회전 강제를 가한다. 이때 클릭 소리나 통증이 재현되면 양성이다.

문헌 4)에서

1 어깨위팔관절(견갑상완관절)에 관계되는 근육

가시아래근(극하근) infraspinatus muscle

해부학적 특징

- **[이는곳]** 어깨뼈 가시아래오목(극하와) **[닿는곳]** 위팔뼈 큰결절의 중간 면(middle facet)
  [지배신경] 어깨위신경(견갑상신경)(C5 · C6)
- 가시아래근은 회전근개를 형성하는 4개의 근육군의 하나이다.
- 가시아래근의 위쪽의 섬유는 닿는곳에서 가시위근과 서로 연결(link)되면서 뻗고 어깨관절 위쪽 부분을 서로 보강한다.
- 望月 등의 연구[5]에서는 종전에 가시위근의 닿는곳이라 생각되고 있었던 큰결절 윗면(superior facet)에는 상당한 비율로 가시아래근힘줄이 닿는다는 것이 보고되었다.

근육기능의 특징

- 가시위근은 어깨관절의 운동 축을 아래위로 걸치기 때문에 기능상으로는 위쪽 섬유군과 아래쪽 섬유군으로 분류해서 생각하는 편이 좋다.
- 어깨관절을 아래로 늘어뜨린 자세에서는 전체로서 어깨관절의 가쪽회전운동에 작용하지만 위쪽 섬유군의 근육활동 쪽이 약간 높다.
- 어깨관절 90° 벌림위치에서의 가쪽회전운동에서는 아래쪽 섬유군의 근육활동 쪽이 높다.
- 어깨관절 90° 굽힘위치에서는 가시아래근보다 작은원근의 근육활동이 높아진다.
- 어깨관절 90° 굽힘위치에서는 그 작용 벡터의 관계로부터 가시아래근은 오히려 수평 폄근으로서 작용한다.

임상과의 접점

- 회전근개 파열에서 가시위근에서부터 가시아래근에 이르는 파열은 큰 파열이라 하고 수술이 적응이 되는 경우가 많다.
- 배구의 공격수에서는 가시아래근의 단독 위축사례가 드문드문 관찰된다. 위축의 이유로서는 어깨위신경의 포착(entrapment)에 의해서 일어난다는 설과 과도한 안쪽회전 강제에 의한 부분파열설이 일컬어지고 있다.
- 어깨관절불안정증 중에서도 뒤쪽 불안정성이 두드러진 사례에서는 가시아래근을 중심으로 한 뒤쪽 회전근개의 강화가 매우 중요하다.
- 구축 어깨에서 관찰되는 수평모음 제한의 원인으로서 근육수준에서는 가시아래근 · 작은원근의 폄성(신전성) 저하가 문제가 된다.
- 어깨관절주위염에서 관찰되는 허리띠 매기 제한은 뒤쪽에서부터 가시위근으로 연결하는 가시아래근과 봉우리밑주머니와의 유착을 개선하면 된다.

관련되는 질환

- 회전근개 손상, 가시아래근 단독 위축, 어깨관절불안정증, 어깨위신경마비, 어깨관절주위염 등.

그림 1-35 가시아래근의 뻗음

가시아래근은 어깨뼈 가시아래오목에서부터 큰결절의 중간 면에 닿는다. 가시아래근은 닿는 힘줄(정지건)의 폭이 넓기 때문에 어깨관절의 운동축보다 위쪽에 있는 섬유와 아래쪽에 있는 섬유로 나눠서 생각하면 좋다. 기본적으로는 가쪽회전에 작용하지만 그 근육활동은 어깨관절 자세의 영향을 강하게 받는다.

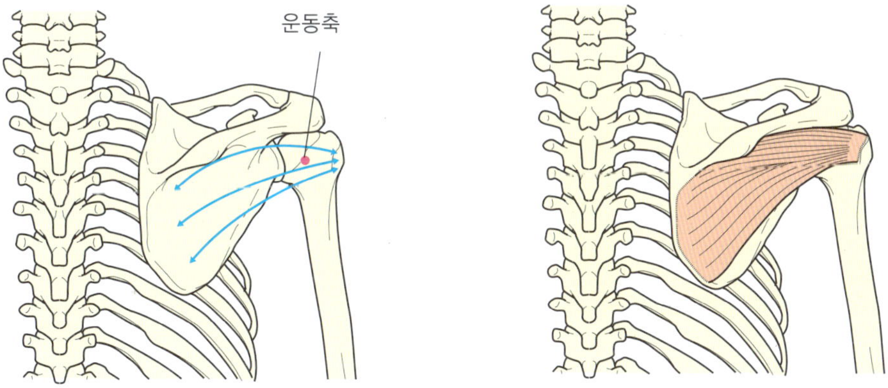

그림 1-36 가시아래근과 가시위근의 닿는곳 해부

가시위근과 가시아래근의 위쪽섬유는 그 닿는곳에서 서로의 섬유군을 연결(link)시켜 위쪽 지지기능을 서로 강화하고 있다. 최근의 해부학적 연구로부터는 큰결절 윗면에도 가시아래근힘줄의 닿는곳이 있다는 것이 인지되고 있다.

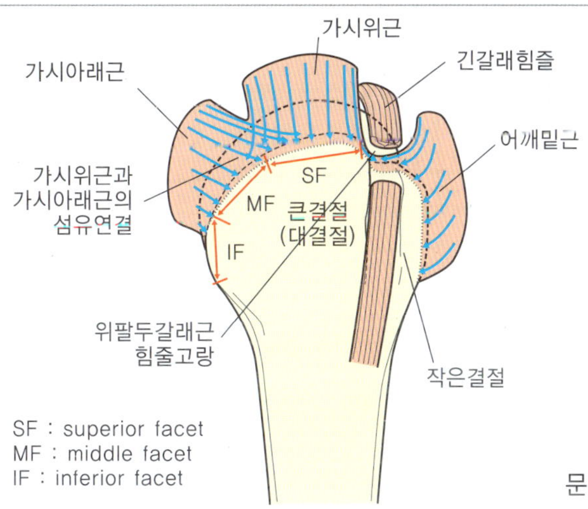

문헌 6)에서

그림 1-37 초음파로 보는 가시아래근힘줄

큰결절에 부착하는 가시위근과 가시아래근을 초음파로 관찰할 때는 큰결절부분의 융기가 치켜 올라가는 정도를 기준으로 하면 알기 쉽다. 윗면에서부터 중간 면으로 이행하면 크게 치켜 올라간 큰결절의 경사가 완만하게 저하하기 때문에(↑) 이 영상 위에서의 변화를 기준으로 하면 좋다.

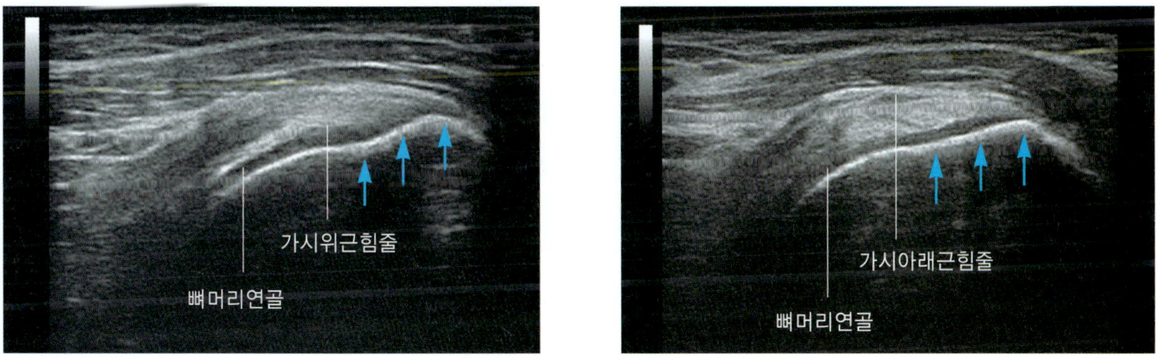

그림 1-38 벌림위치에서의 가쪽회전운동

어깨관절 벌림 위치에서의 가쪽회전에서는 주로 가시아래근의 아래쪽 섬유군이 작용한다. 이것은 벌림에 의해서 가시아래근의 위쪽섬유군은 이완하는 것에 더하여 위쪽섬유군의 작용 벡터(vector)가 수평 폄 방향으로 변환되기 때문이다.

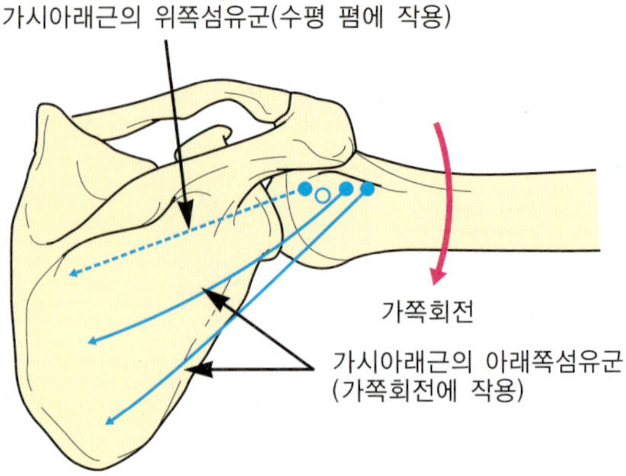

그림 1-39 가시아래근의 단독위축 사례

배구경기의 공격수에게는 그림 안의 화살표(→)로 나타내는 것 같은 가시아래근의 단독 위축을 나타내는 선수가 때때로 관찰된다. 그 원인은 공격 특유의 어깨관절 운동에 의한 부분파열이나 어깨위신경의 포착(entrapment) 등을 생각할 수 있다.

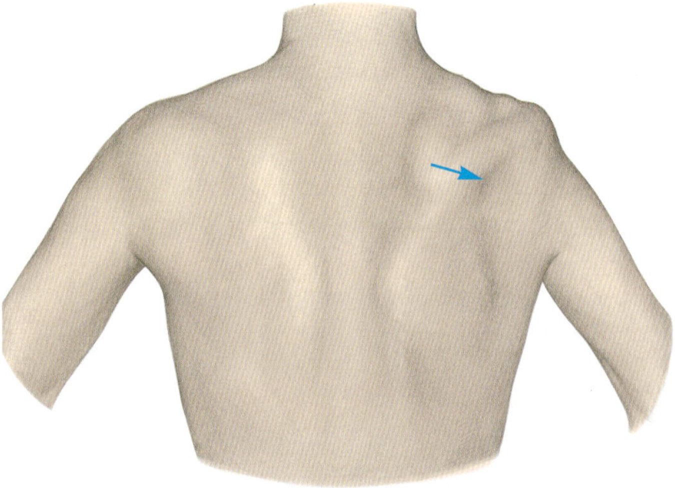

그림 1-40 가시아래근의 촉진

가시아래근의 촉진은 피검자를 엎드려 누운 자세로 하여 시행한다. 가시아래근의 기능을 위쪽섬유군과 아래쪽섬유군으로 나눠서 이해하기 위해 우선 먼저 어깨뼈 아랫각(하각)과 어깨뼈가시의 위치를 확인한다.

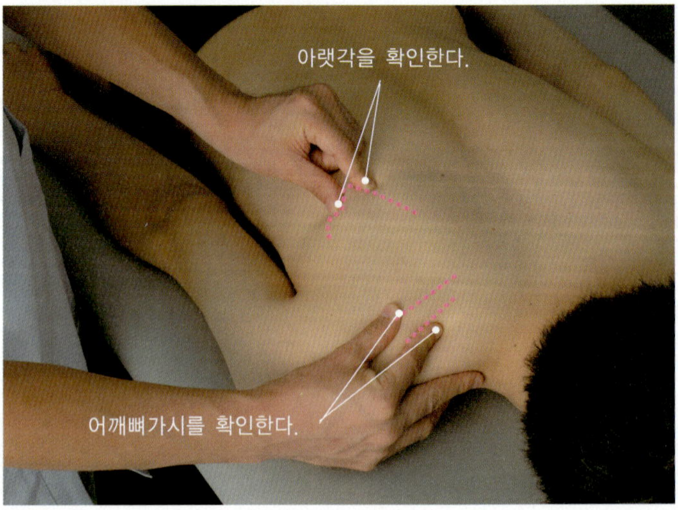

그림 1-41 가시아래근의 촉진(어깨관절을 아래로 늘어뜨린 자세①)

피검자의 어깨관절을 침대에서 약간 밖으로 내밀고 어깨관절 아래로 늘어뜨린 자세, 회전 중간위치가 촉진 시작자세가 된다. 검사자는 어깨뼈가시 아래모서리의 바로 먼쪽과 아랫각 부근의 2개소에 손가락을 대고 쌍방의 수축을 확인한다.

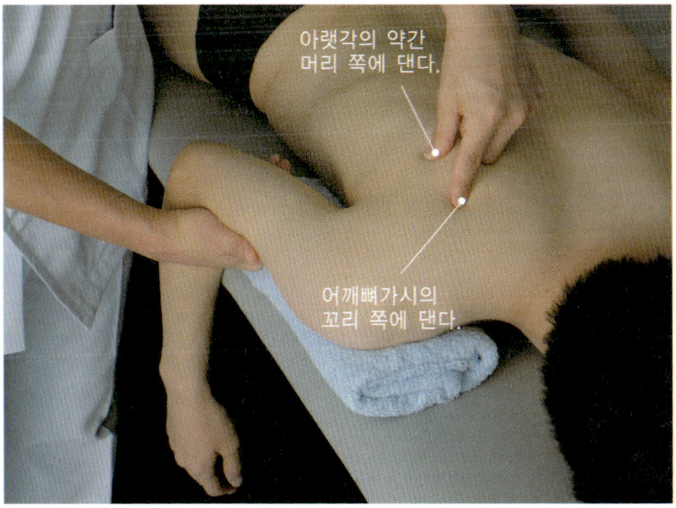

그림 1-42 가시아래근의 촉진(어깨관절을 아래로 늘어뜨린 자세②)

피검자는 어깨관절 아래로 늘어뜨린 자세에서의 가쪽회전운동을 반복한다. 가쪽회전운동에 의해서 집게손가락 · 엄지손가락의 쌍방으로 가시아래근의 수축을 확인할 수 있는데 그 수축강도는 위쪽섬유(어깨뼈가시 먼쪽 부분)에서 강하게 느껴진다.

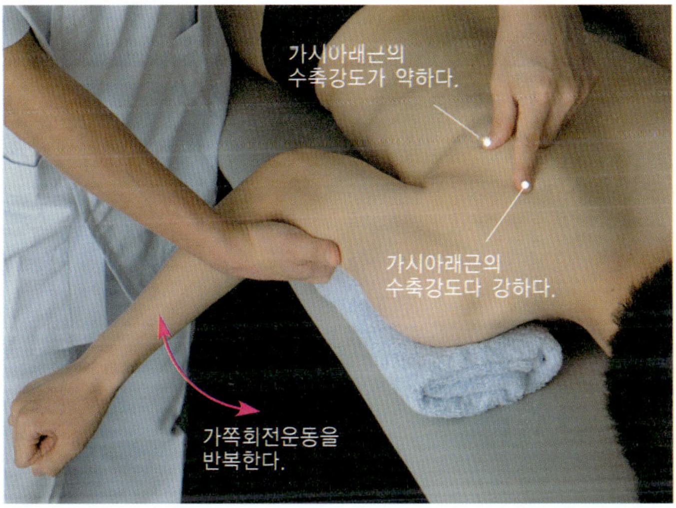

그림 1-43 가시아래근의 촉진(어깨관절 90° 벌림 위치①)

피검자의 어깨관절을 90° 벌린 자세로 하고 가시아래근의 기능을 관찰한다. 검사자는 피검자의 어깨관절이 과도한 수평벌림 위치가 되지 않도록 주의하여 팔을 유지한다. 검사자는 어깨뼈가시의 바로 먼쪽과 아랫각부분 부근의 2개소에 손가락을 놓는다.

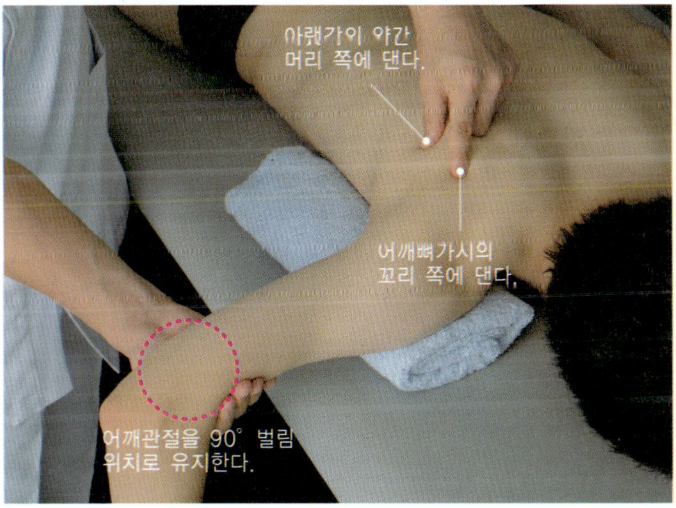

그림 1-44 가시아래근의 촉진(어깨관절 90° 벌림 위치②)

피검자는 어깨관절 90° 벌림위치에서의 가쪽회전운동을 반복한다. 가쪽회전운동에 의해서 발생하는 가시아래근의 수축강도는 아래쪽 섬유군(아랫각 부근)에서 명백히 강하게 느껴진다.

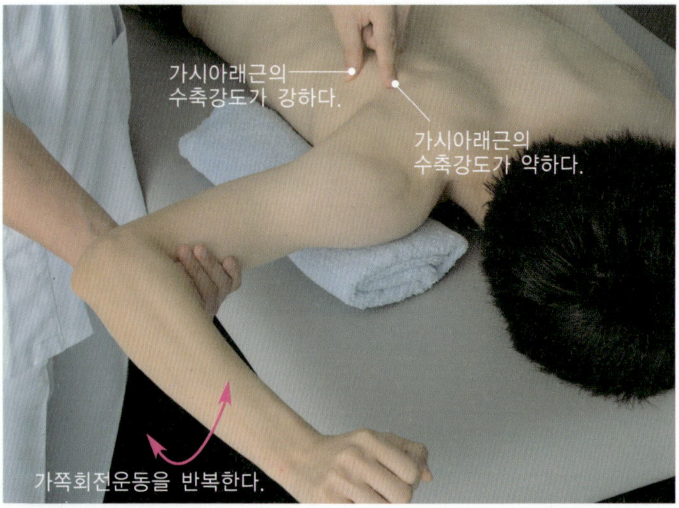

그림 1-45 가시아래근의 촉진(어깨관절 90° 굽힘위치①)

피검자의 어깨관절을 90° 굽힌 자세에서 가시아래근의 기능을 관찰한다. 검사자는 어깨관절 90° 굽힘위치를 취하게 하였을 때, 어깨뼈가 벌림을 하지 않도록 유의한다. 어깨 밑에 작은 베개나 검사자의 손을 넣어 어깨뼈에 대해서 위팔뼈가 90° 굽힘위치가 되도록 하는 것이 중요하다.

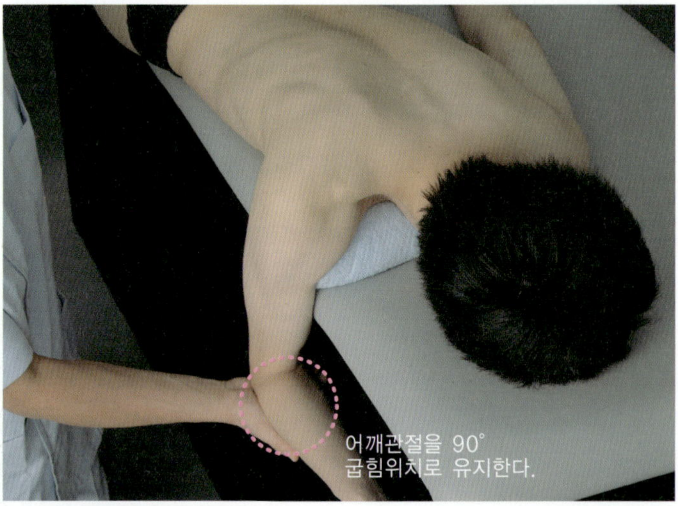

그림 1-46 가시아래근의 촉진(어깨관절 90° 굽힘위치②)

피검자는 어깨관절 90° 굽힘위치에서의 가쪽회전운동을 반복한다. 이 때, 가시아래근의 상부섬유는 거의 활동을 하지 않고 하부섬유도 90° 벌림 위치에 비하여 명백히 수축이 약화되어 있는 상태를 촉진할 수 있다. 이 자세에서는 가시아래근이 아니라 작은원근의 작용이 강해진다는 것을 이해하기 바란다.

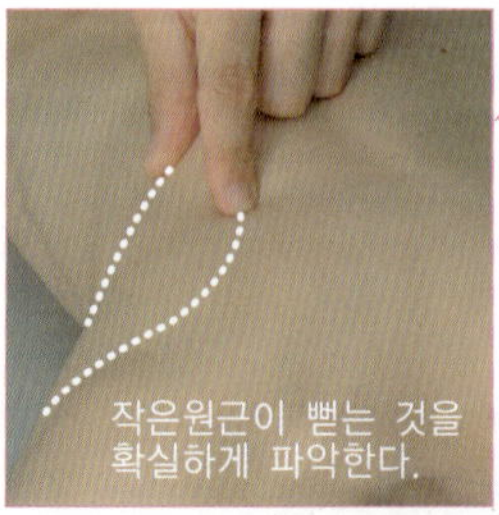

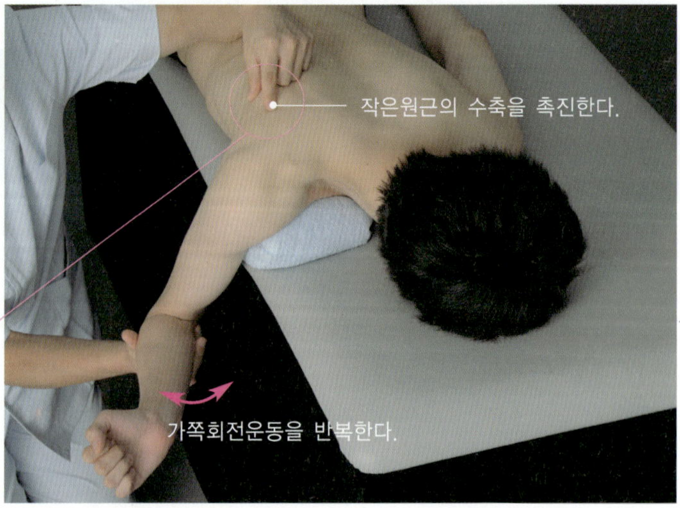

작은원근(소원근) teres minor muscle

해부학적 특징

- **[이는곳]** 어깨뼈 뒷면의 가쪽모서리 몸쪽 2/3　**[닿는곳]** 위팔뼈 큰결절의 아랫면(inferior facet)
  [지배신경] 겨드랑신경(C5 · C6)
- 작은원근은 회전근개를 형성하는 4개 근육군의 하나이다.
- 작은원근의 관절주머니 쪽의 섬유군은 관절주머니 뒤 아래쪽 부분에 직접 부착하여 있다.
- 최근의 해부학적 연구에서는 작은원근은 큰결절 뒤모서리 하부에 면하여 닿는 상부근육다발과 외과목에 선 모양으로 닿는 하부근육다발이 있다는 것이 밝혀졌다.
- 작은원근은 이는곳에서부터 닿는곳을 향하여 비틀리는 것처럼 뻗기 때문에 닿는곳에서의 상부근육다발은 이는곳에서는 먼쪽에 위치하고 하부근육다발은 이는곳에서는 몸쪽(가시아래근 쪽)에 위치한다.

근육기능의 특징

- 작은원근은 올림위치에서의 뼈머리의 안정화와 함께 90° 굽힘 위치에서의 가쪽회전에 작용한다.
- 작은원근은 어깨관절 가쪽회전 때의 뒤쪽 관절주머니가 끼어들어가는 것을 방지함과 동시에 올림위치에서의 관질주머니의 긴상을 높여 뼈머리를 지지한다.

임상과의 접점

- 투구장애 어깨에서는 작은원근의 압통, 연축(spasm) 모두가 심한 증상사례가 많고 뒤쪽부분 통증발생의 하나의 요인이 된다.
- 가시위근의 단독파열 사례에서의 회전근개 근육군의 위축을 검토한 연구에서는 가시아래근 · 어깨밑근에는 위축이 출현하는 것에 반해서 작은원근에는 위축이 일어나기 어렵다는 것이 보고되어 있다[8].
- 어깨위신경 마비에서는 어깨를 아래로 늘어뜨린 자세, 90° 벌림 위치의 가쪽회전력은 두드러지게 저하하지만 90° 굽힘위치에서의 가쪽회전력은 작은원근의 작용에 의해서 의외로 유지되는 것이 특징이다.

관련되는 질환

- 어깨관절주위염, 투구장애 어깨, 회전근개 손상, 겨드랑신경마비 등.

그림 1-47 작은원근의 뻗음

작은원근은 어깨뼈 가쪽 모서리 몸쪽 2/3에서부터 큰결절의 아랫면에 닿는다. 작은원근은 90° 굽힘 위치에서의 가쪽회전운동에 강하게 작용한다.

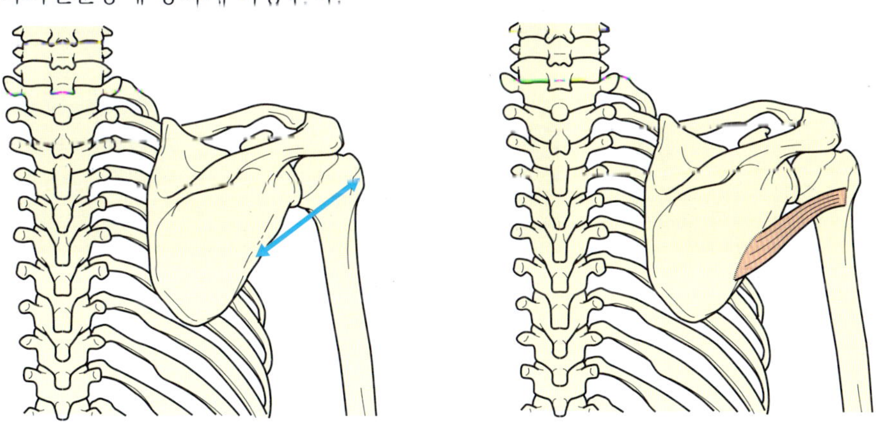

그림 1-48 작은원근 깊은 층 섬유(심층섬유)의 기능

작은원근의 깊은 층 섬유는 가쪽회전 때의 뒤쪽 관절주머니가 끼이어 들어가는 것을 방지하는 기능(**a**)과 올릴 때에서의 아래쪽 관절주머니의 긴장을 높여 뼈머리의 안정화를 보조한다(**b**).

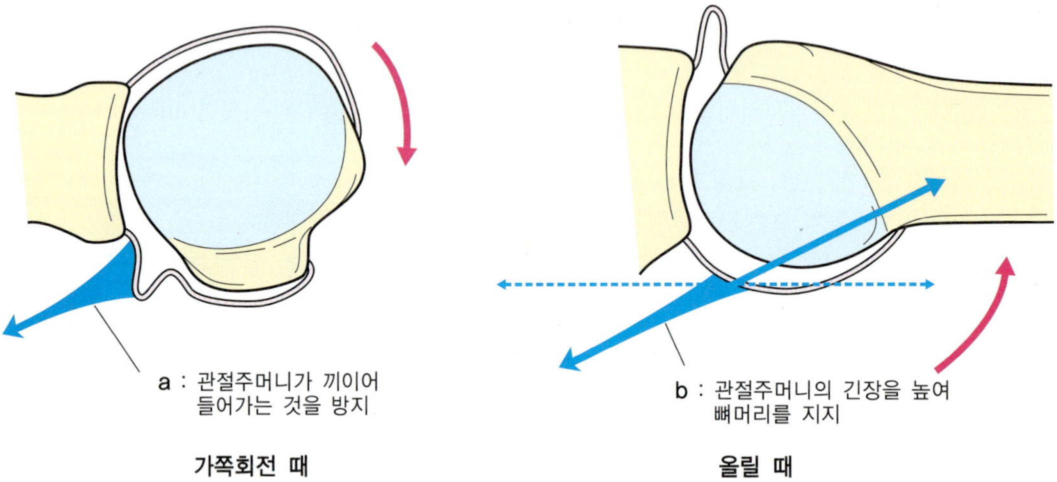

문헌 9)에서

그림 1-49 촉진으로 보는 뒤쪽 회전근개의 기능①

작은원근을 포함한 뒤쪽 회전근개의 작용에 대해서 촉진을 통해서 확인한다. 피검자를 앉은 자세로 하여 가쪽회전 운동을 반복시킨다. 검사자는 가쪽에서부터 집게손가락을 가시아래근의 위쪽섬유에 대고 가운데손가락을 가시아래근의 아래쪽섬유에 대며 반지손가락을 작은원근에 대면 반지손가락에 닿는 작은원근의 수축강도가 가장 높다는 것을 촉진할 수 있다.

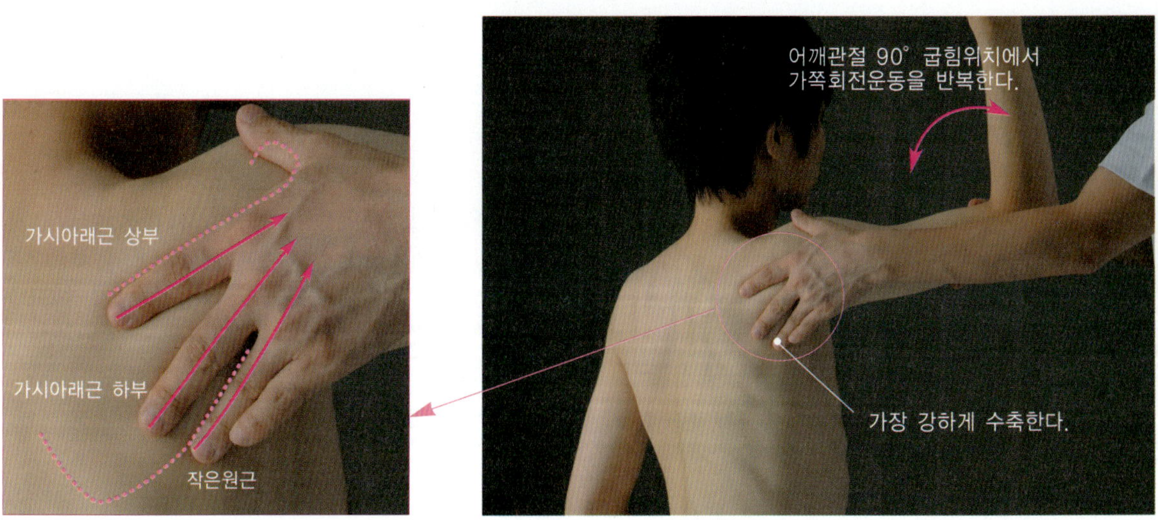

그림 1-50 촉진으로 보는 뒤쪽 회전근개의 기능②

어깨관절 90° 굽힘위치에서부터 가쪽회전 운동을 반복하면서 서서히 90° 벌림 위치로 하면 당초 반지손가락으로 느낀 작은원근의 강한 수축이 서서히 약화하고 가운데손가락으로 만지고 있는 가시아래근 아래쪽섬유의 수축이 높아지는 상태를 촉진할 수 있다.

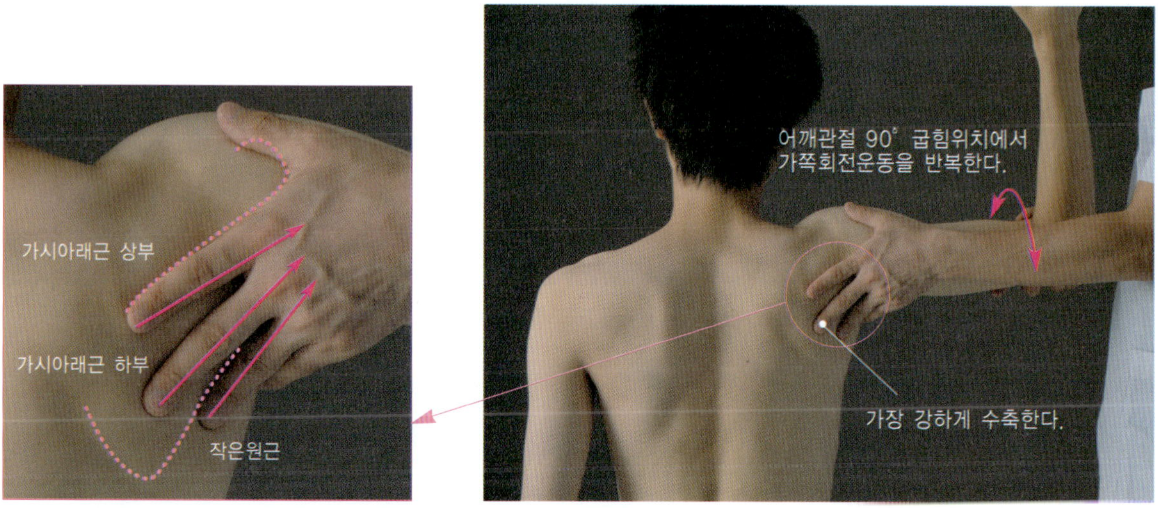

그림 1-51 촉진으로 보는 뒤쪽 회전근개의 기능③

어깨관절 90° 벌림위치에서 반복하고 있었던 가쪽회전 운동을 서서히 어깨관절을 아래로 늘어뜨린 자세로 하면 가운데손가락으로 느끼고 있었던 가시아래근 위쪽섬유의 수축이 높아지는 상태를 촉진할 수 있다.

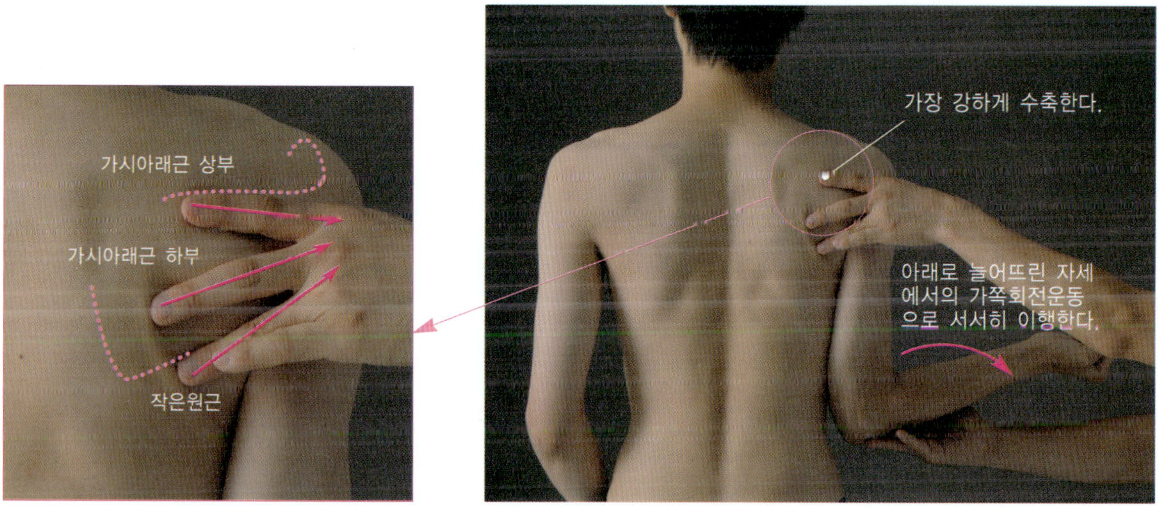

그림 1-52 **작은원근의 촉진①**

작은원근의 촉진은 피검자를 앉은 자세로 하고 어깨관절을 90° 굽힘, 안쪽회전을 한 자세에서 시작한다. 피검자는 어깨관절 90° 굽힘위치를 유지한 상태에서 가쪽회전운동을 반복한다.

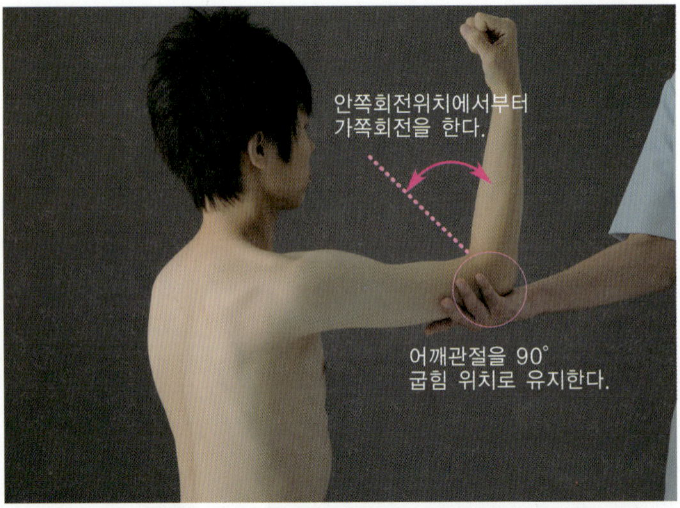

그림 1-53 **작은원근의 촉진②**

검사자의 손가락은 어깨뼈 가쪽 모서리의 몸쪽에 대고 가쪽회전운동에 수반하는 작은원근의 수축을 촉진한다. 가쪽회전운동은 최종영역까지 시행시키는 것이 중요하며 가쪽회전 최종영역에서 작은원근이 딱딱하게 변화하는 상태를 확인할 수 있다.

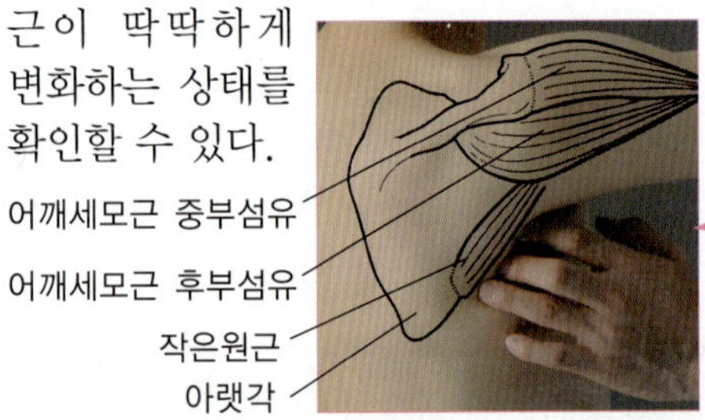

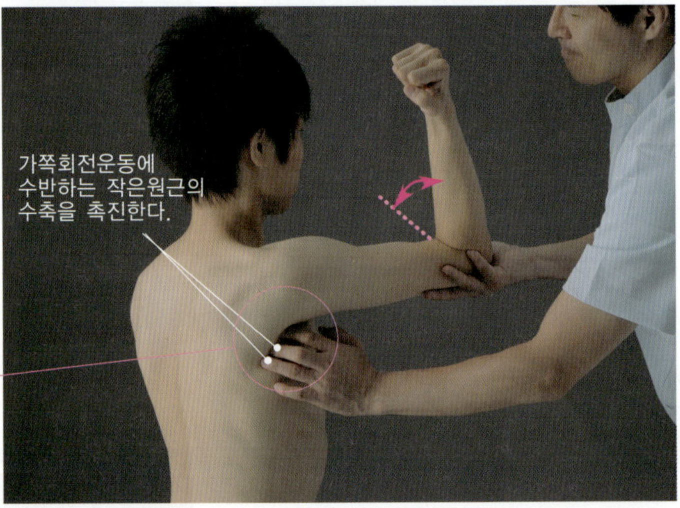

그림 1-54 **작은원근의 촉진③**

이어서 피검자에게 시행시켰던 어깨관절 90° 굽힘위치에서의 가쪽회전운동을 안쪽회전 영역 20°~30°의 범위에서 신속하게 반복시키면 작은원근을 명확하게 촉진할 수 있다. 이것은 안쪽회전 방향으로 움직일 때에는 작은원근에 원심성 수축이 일어나고 가쪽회전 방향으로 움직일 때는 작은원근에 구심성 수축이 일어나 결과적으로 작은원근에 지속적인 수축이 강요되기 때문이다.

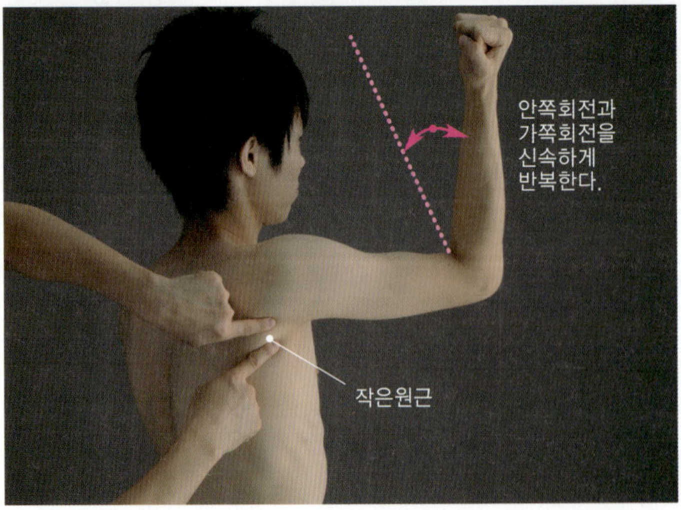

Skill Up 투구장애 중의 작은원근 장애

투구장애 어깨의 증상사례의 대부분에 작은원근의 두드러진 압통 · 연축이 인지된다. 두드러진 압통 사례 중에는 작은원근 자체의 손상이 인지되는 일이 있으며 그 파악에는 초음파를 이용한 관찰이 유용하다.

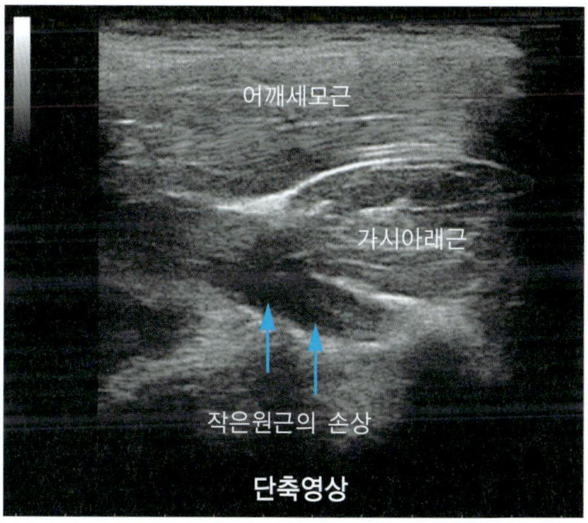

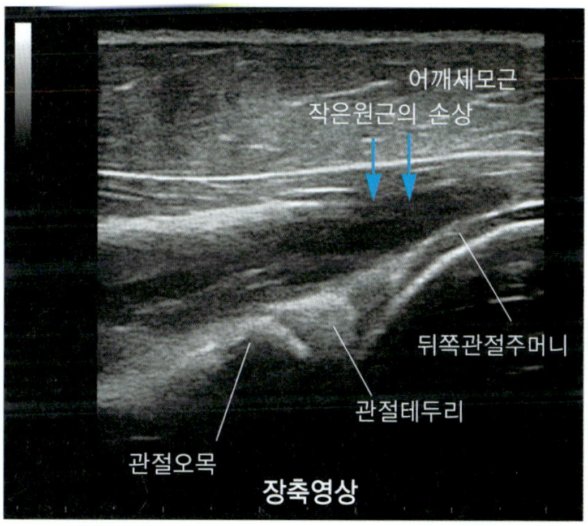

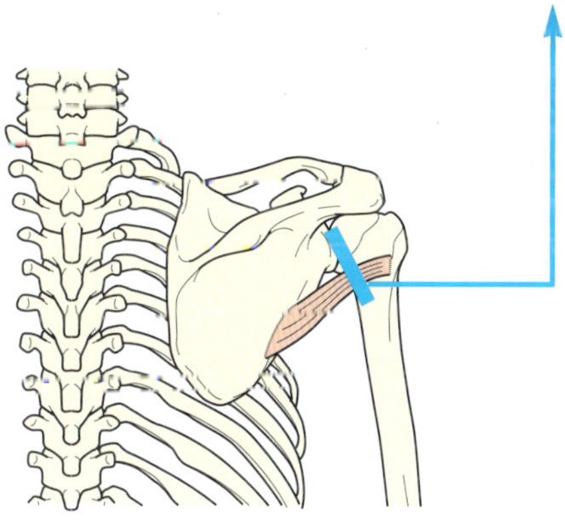

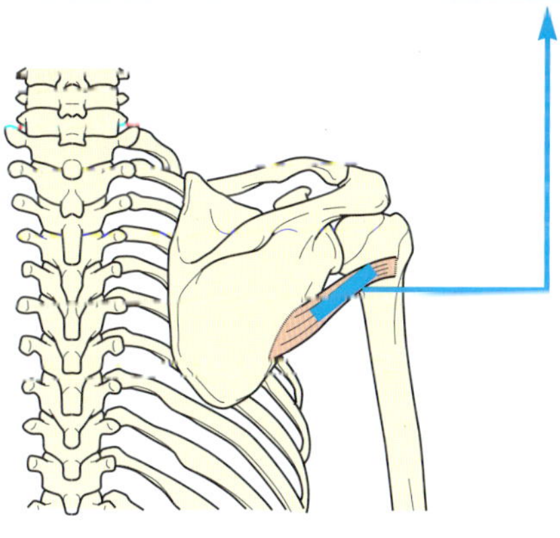

1 어깨위팔관절(견갑상완관절)에 관계되는 근육

큰원근(대원근) teres major muscle

해부학적 특징

- **[이는곳]** 작은원근의 아래쪽에서 어깨뼈 아랫각의 뒷면
  [닿는곳] 위팔뼈 작은결절능선
  [지배신경] 어깨밑신경(C5 · C6)
- 큰원근과 넓은등근은 아랫각에서부터 먼쪽으로 뻗는 것이 거의 일치하고 있기 때문에 충분한 감별이 필요하다.
- 어깨의 뒤쪽에는 안쪽겨드랑 틈새와 가쪽겨드랑 틈새라 불리는 2개의 통로가 있다.
- 안쪽겨드랑 틈새는 큰원근 · 작은원근 · 위팔세갈래근긴갈래에 의해서 형성되는 삼각이며 여기를 어깨휘돌이동맥 · 정맥이 통과한다.
- 가쪽겨드랑 틈새는 큰원근 · 작은원근 · 위팔세갈래근긴갈래 및 위팔뼈 모서리에 의해서 형성되는 사각이며 여기를 겨드랑신경과 뒤위팔휘돌이동맥 · 정맥이 통과한다. 가쪽겨드랑 틈새는 quadrilateral space라고도 불린다.

근육기능의 특징

- 큰원근은 90° 굽힘위치에서는 안쪽회전과 폄에 작용한다.
- 큰원근은 90° 벌림위치에서는 안쪽회전과 모음에 작용한다.

임상과의 접점

- 어깨관절주위염에서는 큰원근의 압통, 연축 모두 심한 사례가 많고 가동범위 제한의 원인이 된다.

관련되는 질환

- 어깨관절주위염, 투구장애 어깨, 어깨밑신경마비 등.

그림 1-55 큰원근의 뻗음

큰원근은 어깨뼈 아랫각의 뒤 측면에서부터 시작되고 작은결절 능선에 닿는다. 큰원근은 90° 굽힘 위치에서의 안쪽회전운동에 강하게 작용한다.

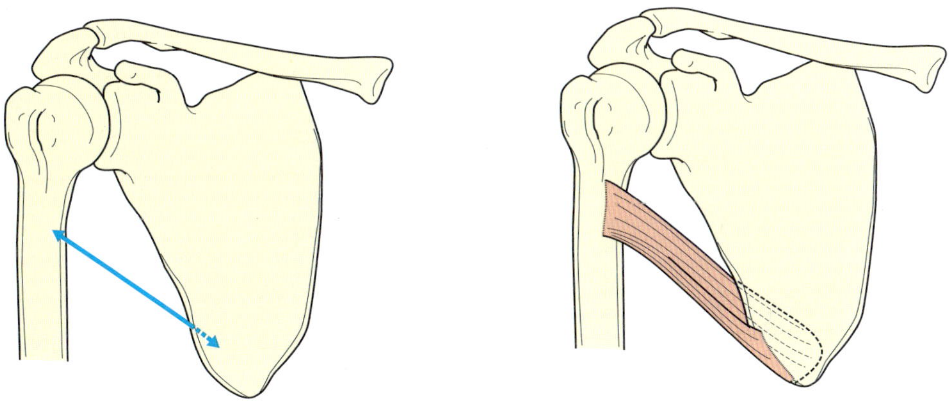

그림 1-56 어깨관절의 뒤쪽에 있는 2개의 통로

어깨관절의 뒤쪽에는 신경·혈관이 추가하는 2개의 통로가 존재한다. 안쪽겨드랑 틈새를 어깨휘돌이동맥·정맥이 통과하고 가쪽겨드랑 틈새를 겨드랑신경과 뒤위팔휘돌이동맥·정맥이 통과한다.

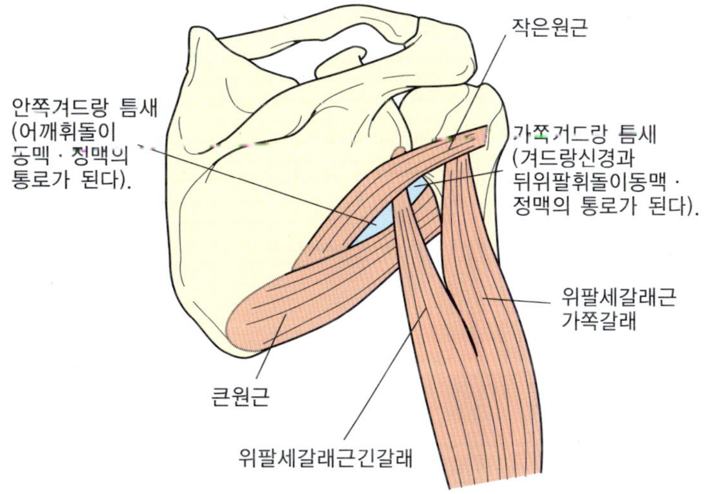

그림 1-57 아랫각 부근의 큰원근과 넓은등근(오른쪽)

넓은등근은 아랫각 부근에 모이고 큰원근의 앞쪽으로 돌아서 들어간다. 그 후 큰원근과 함께 작은결절능선에 닿는다. 두 근육을 감별하는 요점은 아랫각 부분이며 촉진을 시행함에 있어 주의가 필요하다.

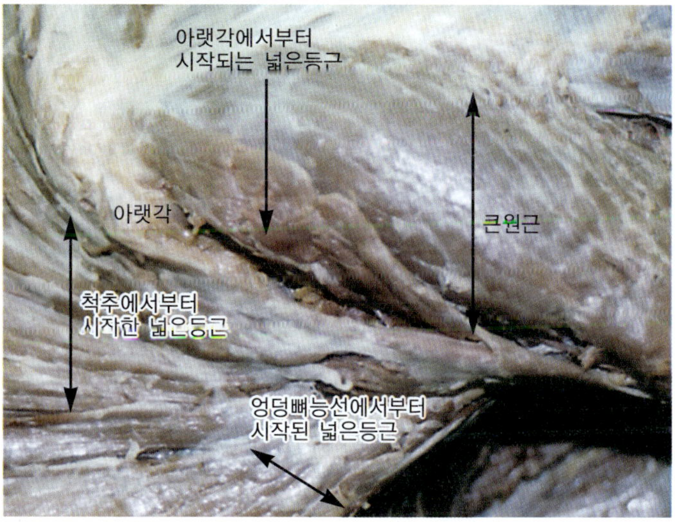

(사진은 靑木隆明 박사의 호의에 따른다)

1 어깨위팔관절에 관계되는 근육

그림 1-58 큰원근의 촉진①

큰원근의 촉진은 피검자를 바로 누운 자세로 하여 시행한다. 피검자의 어깨관절을 90° 굽히고 이것을 촉진 시작자세로 한다. 검사자의 손가락은 어깨뼈 아랫각에 대고 안쪽회전운동에 수반하는 큰원근의 수축을 촉진한다.

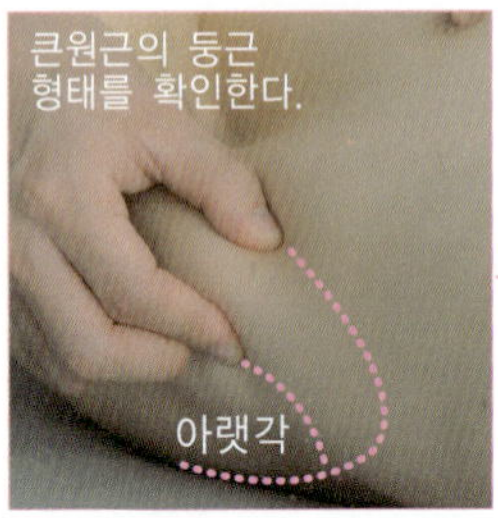

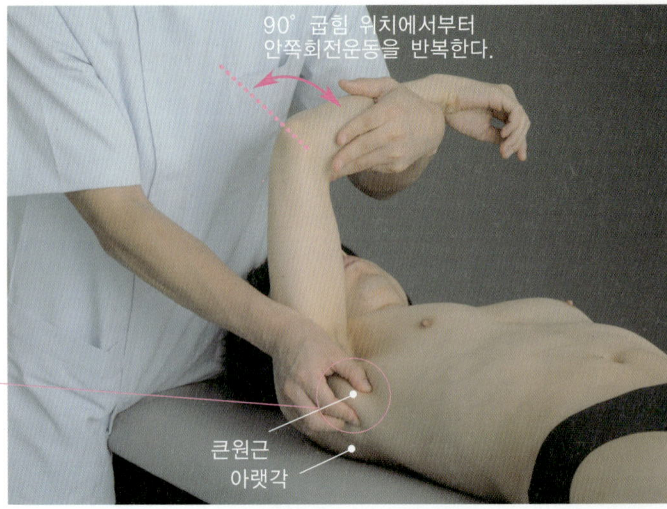

그림 1-59 큰원근의 촉진②

큰원근과 작은원근과의 근육사이의 촉진에서는 피검자에게 안쪽회전운동과 가쪽회전운동을 가동범위 전체에 걸쳐서 반복하도록 지시한다. 검사자의 손가락은 어깨뼈 가쪽 모서리에서부터 위팔을 향해서 넓게 대고 각 회전운동에 수반하는 수축부위의 차이를 관찰한다.

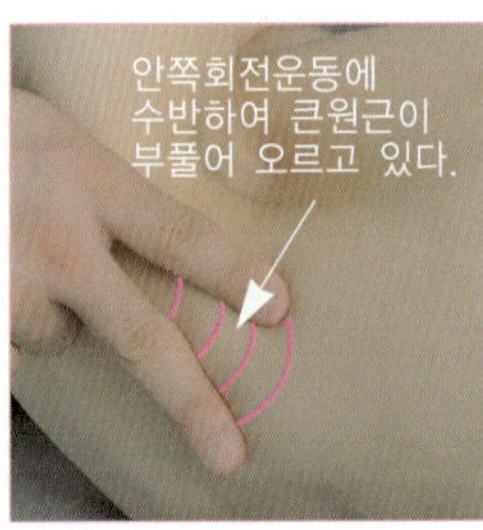

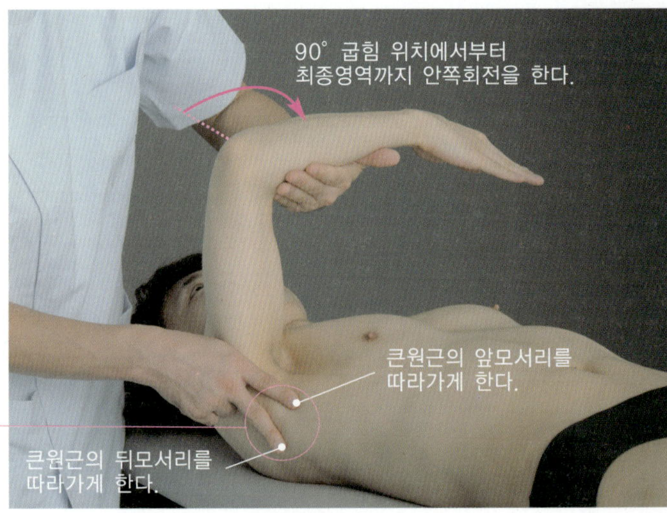

그림 1-60 큰원근의 촉진③

안쪽회전운동에 수반하여 큰원근의 수축이 강해지는 한편 작은원근은 이완한다. 다음으로 가쪽회전운동을 시행하면 큰원근은 이완하는 한편 작은원근은 수축이 강해진다. 이 변화를 손가락으로 만지면 두 근육의 근육사이를 명확히 구별할 수 있다.

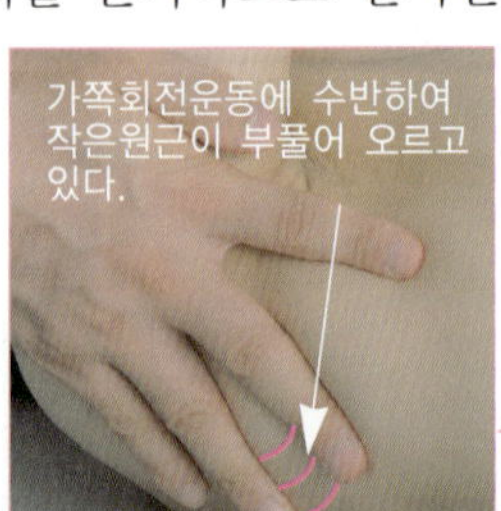

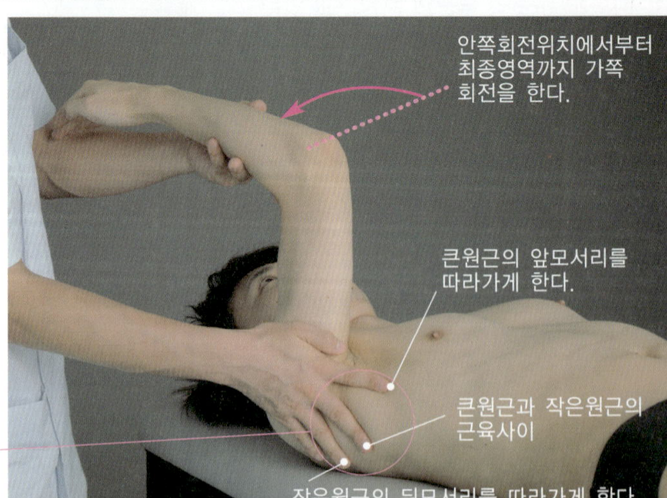

1 어깨위팔관절(견갑상완관절)에 관계되는 근육

어깨밑근(견갑하근) subscapularis muscle

해부학적 특징

- **[이는곳]** 어깨뼈 갈비뼈면의 어깨밑오목(견갑하와)
  [닿는곳] 위팔뼈 작은결절
  [지배신경] 어깨밑신경(C5 · C6)
- 어깨밑근은 회전근개를 형성하는 4개의 근육군의 하나이며 앞쪽을 지지하는 유일한 근육이다.
- 어깨밑근에는 몇 개의 근육 안 힘줄이 있고 이들을 중심으로 날개근(익상근)의 형태를 취한다.
- 어깨밑근의 깊은 층 섬유(심층섬유)는 직접 관절주머니에 부착하여 있다.

근육기능의 특징

- 어깨밑근은 어깨관절의 운동 축을 아래위로 걸치기 때문에 위쪽 섬유군과 아래쪽 섬유군으로 분류하여 기능을 생각하는 편이 좋다.
- 어깨관절을 아래로 늘어뜨린 자세에서는 전체로서 안쪽회전에 작용하지만 위쪽 섬유군의 근육활동 쪽이 높다.
- 어깨관절 90° 벌림위치에서의 안쪽회전에서는 아래쪽 섬유군의 근육활동이 높다.
- 어깨관절 90° 굽힘위치에서는 근육이 이완하는 위치관계가 되어 그 활동은 저하한다.

임상과의 접점

- 어깨관절 앞쪽불안정성을 가진 증상사례에서는 어깨밑근의 강화와 어깨 후방조직의 유연성 개선이 보존치료의 제1선택이 된다.
- 어깨밑근의 근력평가에는 lift off test가 간편하고 유용하다.
- 반복성 어깨관절 탈구[**p.191 참조**]에 대한 재건술의 하나에 어깨밑근힘줄을 주름형성(plication)하는 Putti-Platt법이 있다.
- 가쪽회전 제한을 나타내는 증상사례에서는 어깨밑근은 중요한 제한인자의 하나가 된다.

관련되는 질환

- 회전근개 손상, 반복성어깨관절 탈구, 투구장애 어깨, 어깨관절 구축 등.

1 어깨위팔관절에 관계되는 근육

그림 1-61 어깨밑근의 뻗음

어깨밑근은 어깨뼈 갈비뼈면의 어깨밑오목에서 시작하고 위팔뼈 작은결절에 닿는다. 어깨관절의 강력한 안쪽회전근인 동시에 회전근개로서 어깨관절의 앞쪽 안정성에 관여한다.

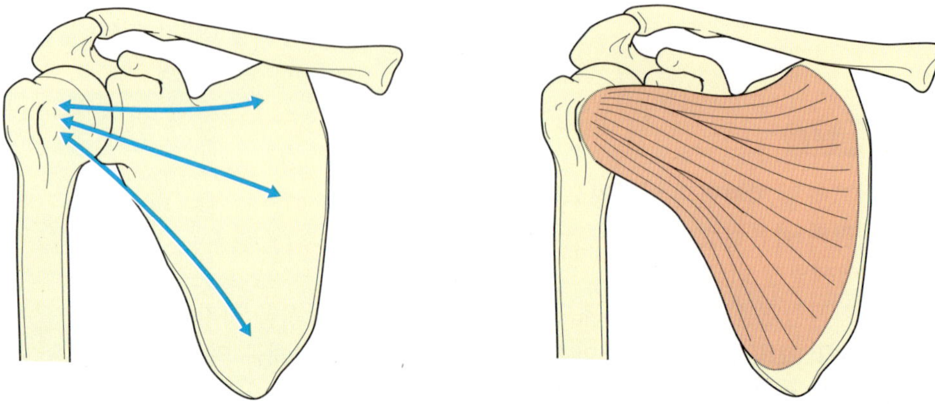

그림 1-62 어깨밑근의 구조

어깨밑근에는 몇 개의 근육 안 힘줄(⇒)이 존재하고 이들을 중심으로 날개근(익상근)의 형태를 하고 있다. 이들의 근육다발은 어깨관절의 온갖 자세변화에 대응하여 앞쪽의 안정성에 관여한다고 생각된다.

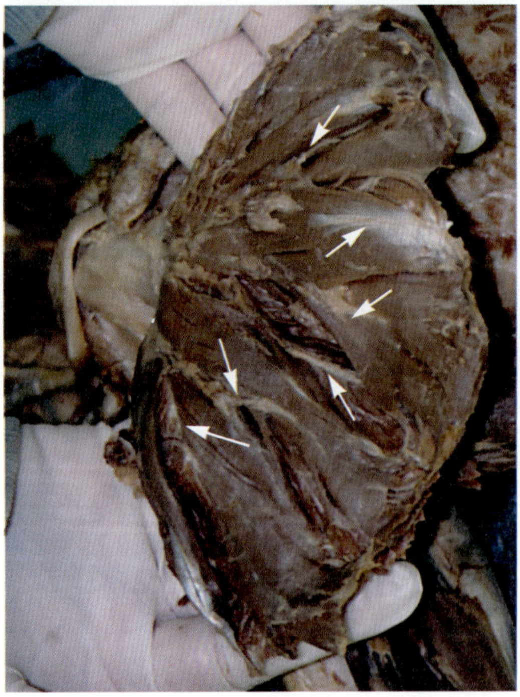

(사진은 青木隆明 박사의 호의에 따른다)

그림 1-63 어깨관절 자세에 의한 어깨밑근의 기능

어깨관절을 아래로 늘어뜨린 자세에서는 운동축에서부터 아래쪽을 통과하는 섬유군은 근육이 이완하기 때문에 안쪽회전 작용은 약화된다. 한편 위쪽을 통과하는 섬유군은 근육이 긴장하여 효과적으로 작용한다. 벌림위치에서는 이것이 역전된다.

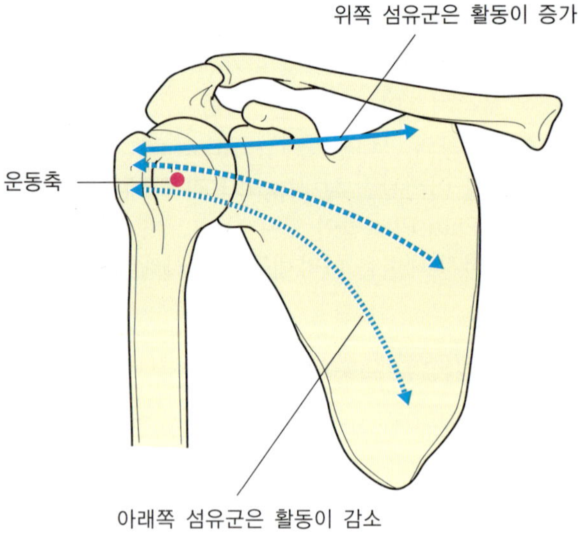

그림 1-64 어깨관절 가쪽회전에 수반하는 어깨밑근힘줄의 끌어내기(pull out)

어깨밑근힘줄은 작은결절에 닿는다. 어깨관절 가쪽회전에 수반하여 작은결절이 바깥쪽으로 이동하면 안쪽에서부터 어깨밑근힘줄이 끌어내어져 회전 전의 위치에는 cuff로서의 어깨밑근힘줄이 있다. 이 상태를 초음파로 관찰하면 일목요연하다.

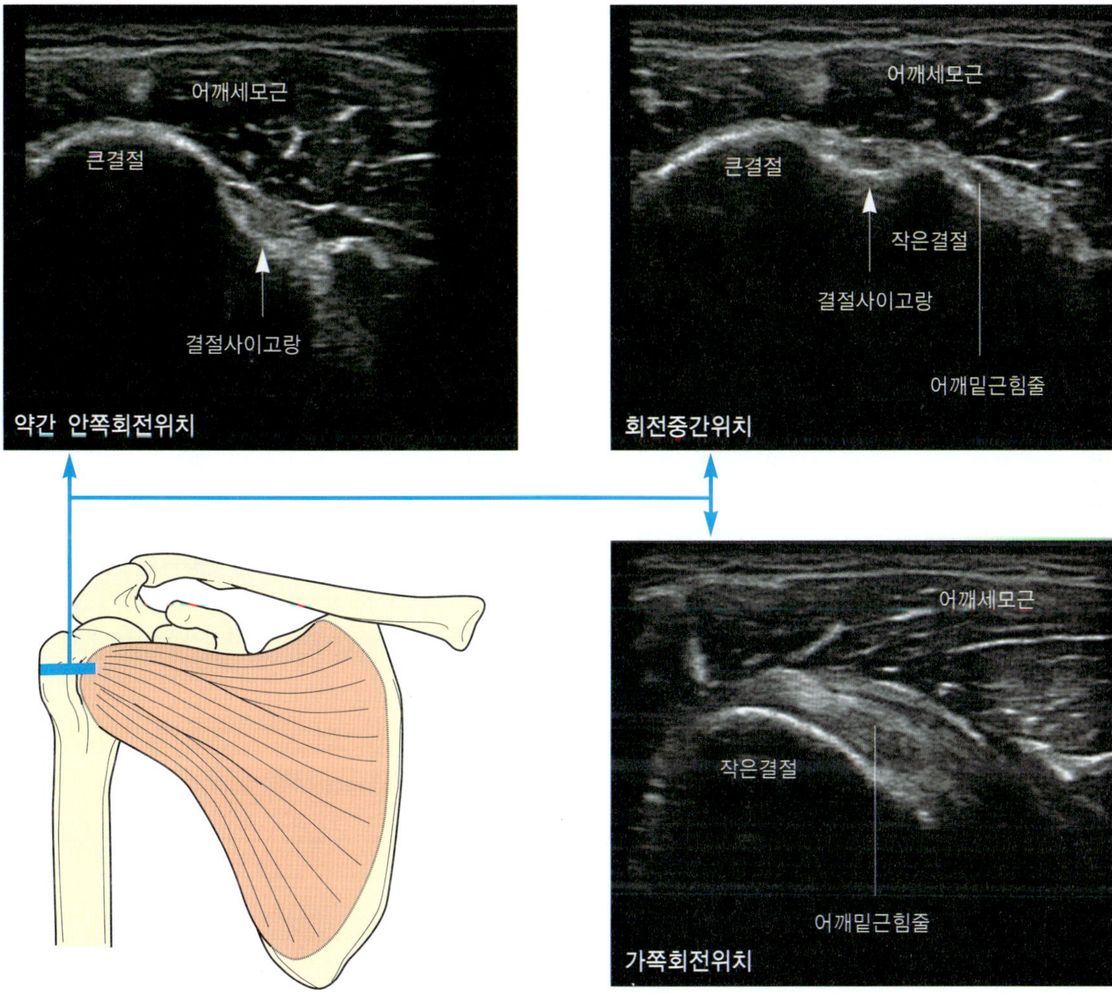

그림 1-65 어깨밑근의 근력평가(lift off test)

어깨관절 안쪽회전의 근력은 큰가슴근이라는 강력한 안쪽회전근이 있기 때문에 어깨밑근 고유의 근력을 아는 것은 매우 어렵다. 대략의 어깨밑근의 근력을 아는 수단으로서 lift off test는 유용하다고 한다.

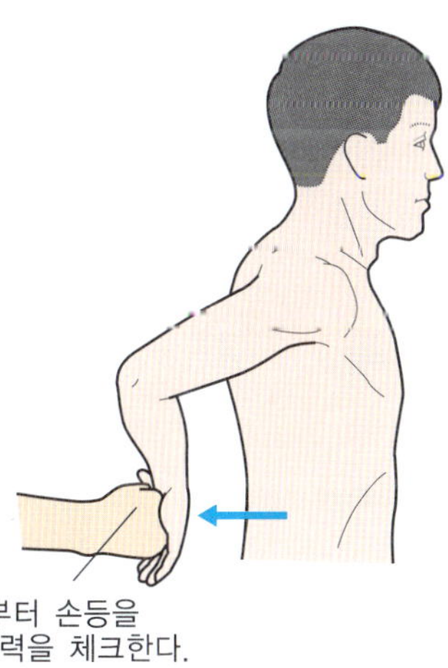

그림 1-66 어깨밑근의 촉진(닿는곳)①

어깨밑근의 닿는힘줄의 촉진은 피검자를 바로 누운 자세로 하여 시행한다. 피검자의 어깨관절을 회전 중간위치로 하여 검사자의 손가락을 결절사이고랑에 댄다.

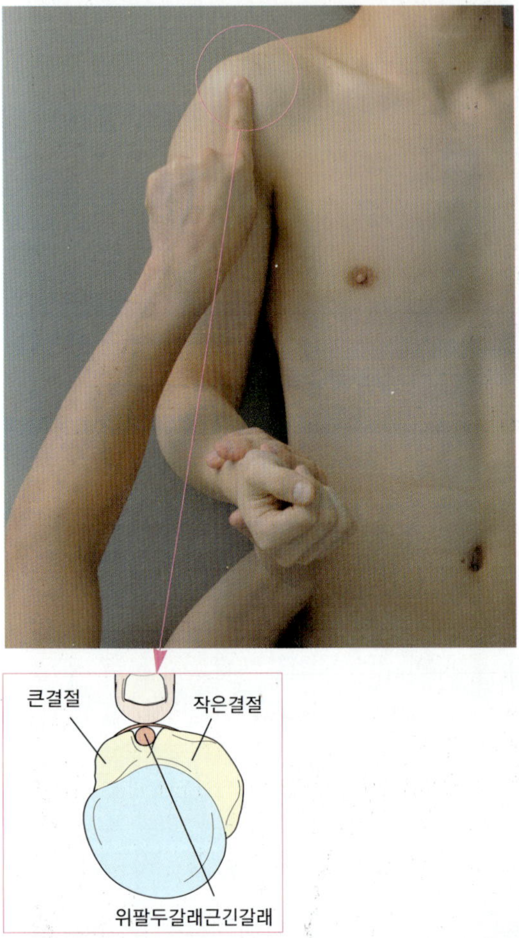

그림 1-67 어깨밑근의 촉진(닿는곳)②

결절사이고랑이 만져지면 어깨관절을 서서히 가쪽회전을 하고 검사자의 손가락의 아래를 작은결절이 바깥쪽으로 향해서 통과하는 상태를 촉진한다.

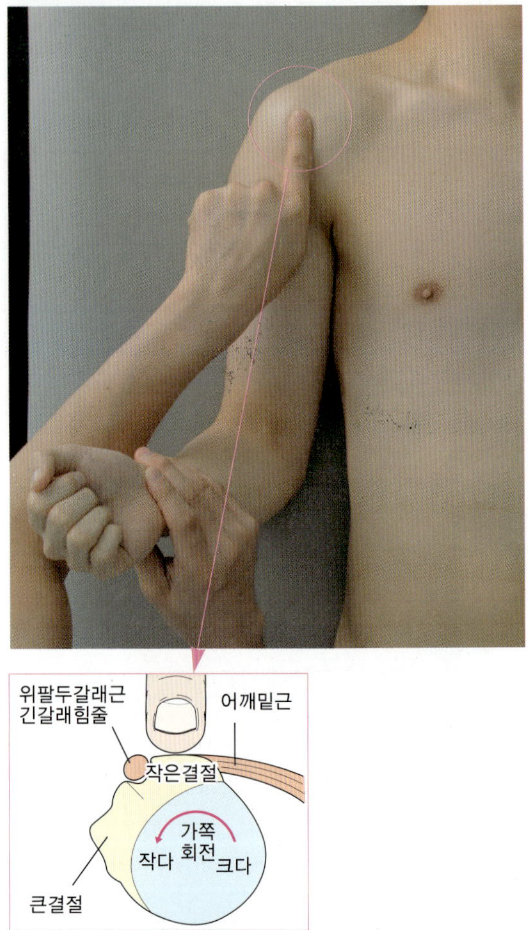

그림 1-68 어깨밑근의 촉진(닿는곳)③

검사자의 손가락 밑을 작은결절이 완전히 통과한 시점에서 회전근개로서의 어깨밑근힘줄을 촉진하고 있는 것이 된다. 여기서 뼈머리의 중심으로 향해서 가볍게 압박하면 손가락을 되미는 것 같은 어깨밑근힘줄의 탄력성을 촉진할 수 있다.

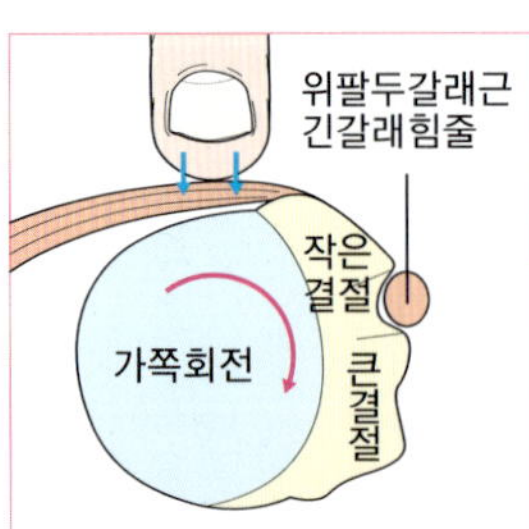

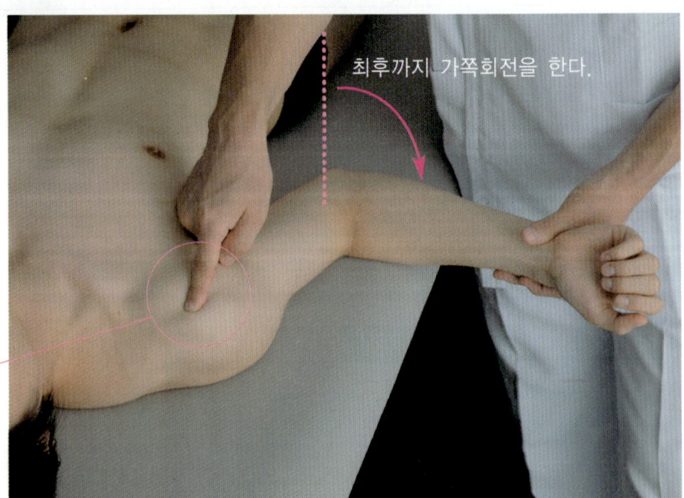

그림 1-69 어깨밑근의 촉진(닿는곳)④

어깨밑근힘줄의 촉진을 어깨관절 젖힘 위치에서 시행하는 방법을 해설한다. 피검자를 바로 누운 자세로 하고 촉진하는 쪽의 팔을 침대에서 아래로 늘어뜨려 젖힘(과신전) 위치로 한다. 검사자는 이 자세에서 결절사이 고랑을 촉진하고 그 앞쪽에 있는 작은결절을 확인한다.

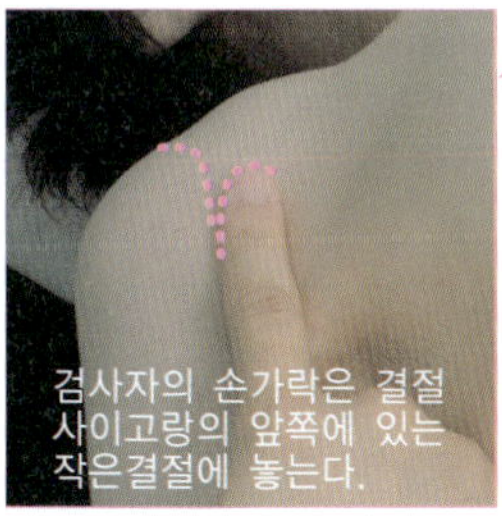

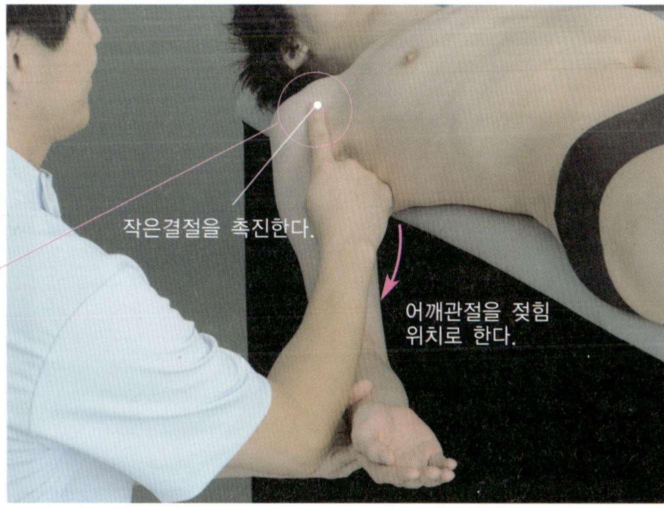

그림 1-70 어깨밑근의 촉진(닿는곳)⑤

검사자는 작은결절의 위 끝부분을 만진 채로 서서히 피검자의 어깨관절을 가쪽 회전을 하면 어깨밑근힘줄이 끌어내어지는 상태와 함께 작은결절로 향하는 힘줄의 위모서리를 촉진할 수 있다.

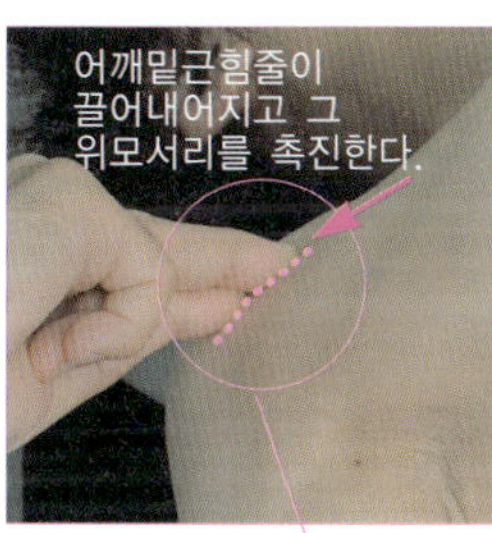

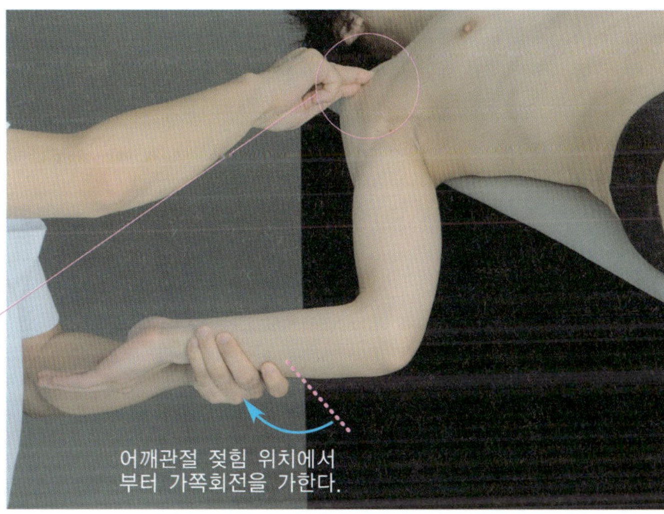

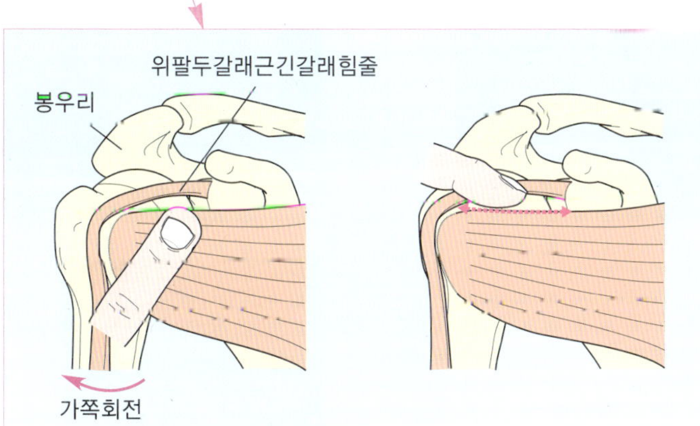

1 어깨위팔관절에 관계되는 근육

그림 1-71 어깨밑근의 촉진(힘살)①

어깨밑근의 힘살(근복)의 촉진은 피검자를 바로 누운 자세로 하여 피검자의 어깨관절을 90° 벌림·가쪽회전으로 한 자세에서 시행한다. 여기서 촉진하는 어깨밑근은 아래쪽섬유의 수축을 촉진하게 된다.

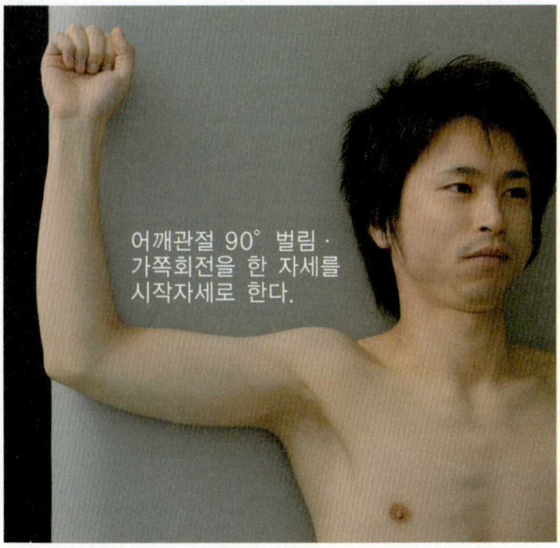

그림 1-72 어깨밑근의 촉진(힘살)②

검사자의 손가락을 큰가슴근 밑에 미끄러져 들어가게 하면서 뼈머리의 앞면에 손가락을 댄다. 이때, 검사자의 손가락등으로 큰가슴근을 들어 올리는 요령으로 손가락을 깊이 넣는 것이 중요하다.

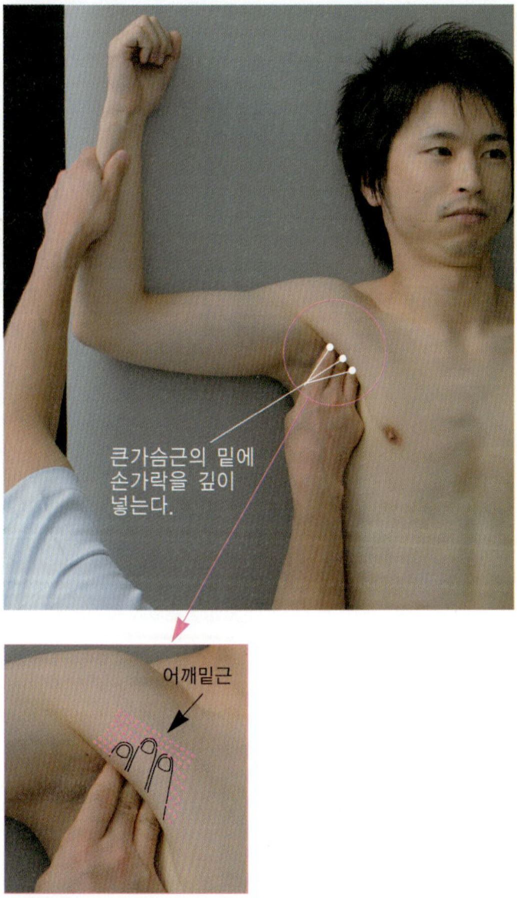

그림 1-73 어깨밑근의 촉진(힘살)③

그 후 피검자에게 안쪽회전운동을 시행시키면 뼈머리의 앞쪽에 위치하는 어깨밑근의 수축을 촉진할 수 있다.

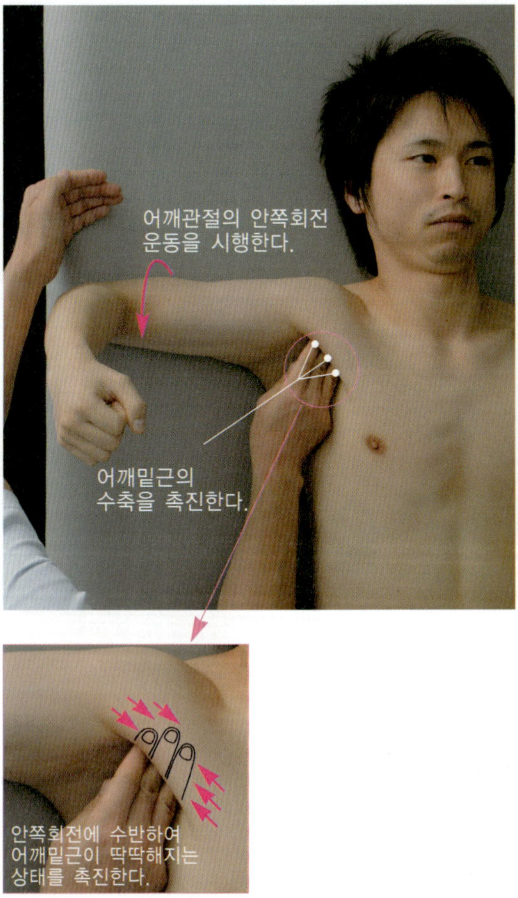

그림 1-74 어깨밑근의 촉진(힘살)④

이어서 검사자의 손가락은 뼈머리 앞면에 댄 채로 피검자의 어깨관절 벌림 각도를 서서히 감소시키면서 안쪽회전운동을 반복시킨다. 검사자는 모음을 함에 따라서 어깨밑근의 수축강도가 약화되어가는 상태를 촉진한다. 다시 벌림 각도가 증가하면 수축이 강해지는 상태도 확인하면 좋다.

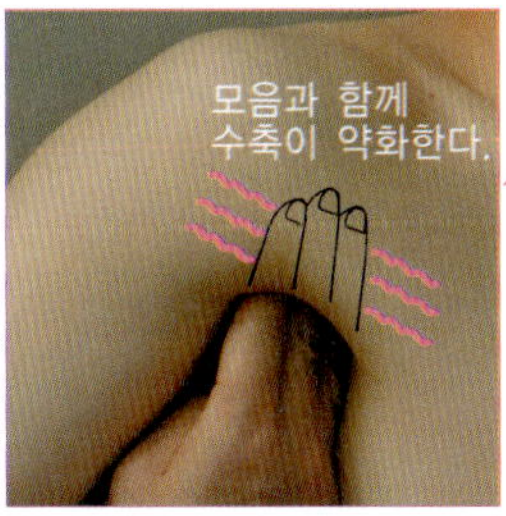

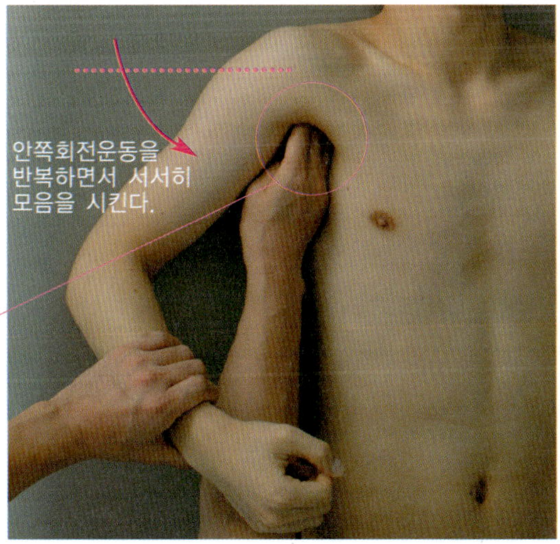

Skill Up 반복성어깨관절 탈구

어깨관절불안정증은 외상이 원인으로 발생한 불안정증과 비외상성의 불안정증으로 분류된다. 어깨관절의 벌림 · 가쪽회전 강제에 수반하는 앞 아래쪽으로의 탈구 후 충분한 치료가 시행되지 않고 불안성성이 발생한 것을 반복성어깨관절 탈구(부분탈구)라 부른다. 보통은 앞 아래쪽부위의 관절테두리 손상(Bankart lesion), MGHL, AIGHL의 이완이 존재한다. 어깨관절의 벌림 · 가쪽회전을 강제하면 강한 탈구감을 호소한다. Apprehension test가 양성이 된다. 한편 비외상성 불안정증은 습관성어깨관절 탈구(부분탈구)라 불리고 비수의성(involuntary)과 수의성(voluntary)으로 나뉜다.

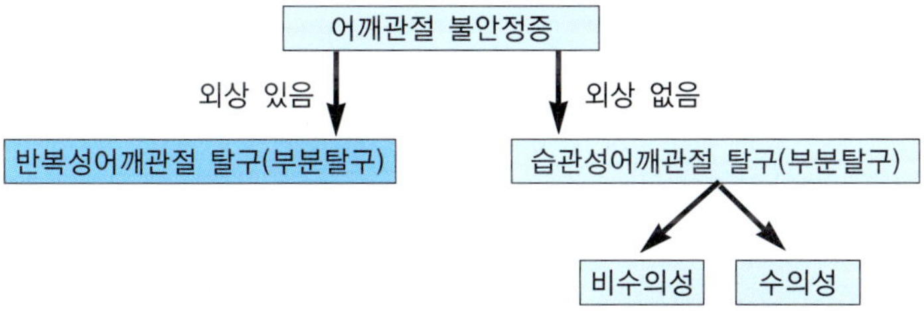

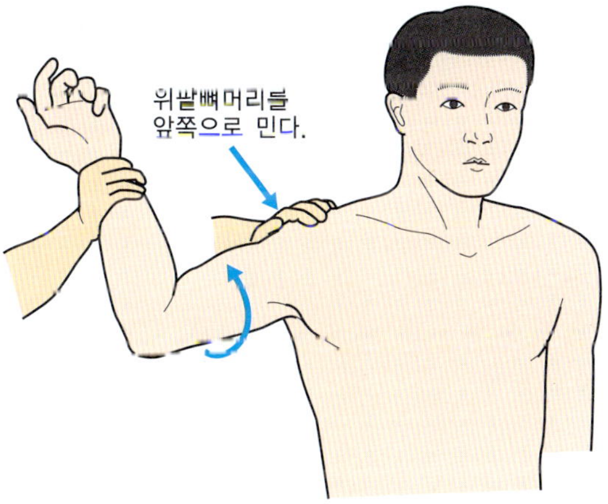

Apprehension test

문헌 4)에서

1 어깨위팔관절(견갑상완관절)에 관계되는 근육

넓은등근(광배근) latissimus dorsi muscle

해부학적 특징

- **[이는곳]** ① 하위 6개의 등뼈 가시돌기(흉추 극돌기)·허리엉치뼈 가시돌기(요천추극돌기)
  ② 엉덩뼈능선(장골능)
  ③ 아래갈비뼈(하부늑골)
  ④ 어깨뼈 아랫각(견갑골 하각)

  [닿는곳] 위팔뼈 작은결절능선

  [지배신경] 가슴등신경(흉배신경)(C6~C8)
- 넓은등근은 몸통 등쪽의 근육(얕은등근)으로 분류되지만 팔 운동에 관여한다.
- 어깨뼈 아랫각보다 위팔뼈 쪽의 넓은등근은 큰원근을 감싸는 것처럼 앞쪽으로 돌아 들어가 닿는다.
- 넓은등근 중에서도 보다 위쪽에서부터 시작되는 섬유가 뻗는 것은 어깨뼈 아랫각에서 뻗는 것이 크게 변환되어 위팔뼈로 향한다.
- 어깨뼈 아랫각에 시작하는 섬유는 매우 작고 그 어깨 기능에 대한 관계는 적다고 예상된다.
- 넓은등근과 큰원근은 닿는곳으로 향함에 따라 하나로 합친다. 양 근육의 합쳐지는 바로 앞에는 2개의 근육사이에 힘줄밑주머니(subtendinous bursa of latissimus dorsi)가 존재한다.

근육기능의 특징

- 넓은등근은 폄, 안쪽회전에 작용하지만 어깨관절을 아래로 늘어뜨린 자세에서는 근육 전체가 이완하여 있어 그 기능은 낮다.
- 팔을 올린 자세로부터의 폄 안쪽회전 작용이 강력하다.
- 넓은등근은 어깨관절 90° 벌림위치에서는 모음, 안쪽회전에 작용한다.
- 넓은등근은 어깨관절 90° 굽힘위치에서는 폄, 안쪽회전에 작용한다.
- 팔을 고정한 경우에는 골반을 당겨 올리는 작용(push up 동작)이 주체가 된다.
- 팔을 고정한 경우에는 갈비뼈에 시작하는 섬유군은 가슴우리(흉곽)를 당겨 올려 들숨(흡기)에 관여한다.

임상과의 접점

- 척수 손상사례에서는 넓은등근을 주동작근으로 한 push up동작의 수준이 그대로 transfer능력을 결정한다. 현재의 도수근력검사(manual muscle testing : MMT)에서는 push up 동작을 주체로 넓은등근의 근력을 평가하는 내용이 추가되어 있다.
- 투구장애 어깨에서 뒤쪽으로 통증을 호소하는 증상사례의 일부에는 아랫각 부근에서의 넓은등근 찢은 상처(좌상, contused wound)사례가 있다.

관련되는 질환

- 척수손상, 투구장애 어깨, 어깨관절 구축 등.

그림 1-75 넓은등근의 뻗음

넓은등근은 크게 나눠서 하위 등뼈(흉추) 이하의 가시돌기, 엉덩뼈능선(장골능), 하위갈비뼈, 어깨뼈 아랫각의 4개의 이는곳을 갖고 있다. 이들은 아랫각 가쪽으로 향해서 수렴하고 위팔뼈 작은결절능선에 닿는다.

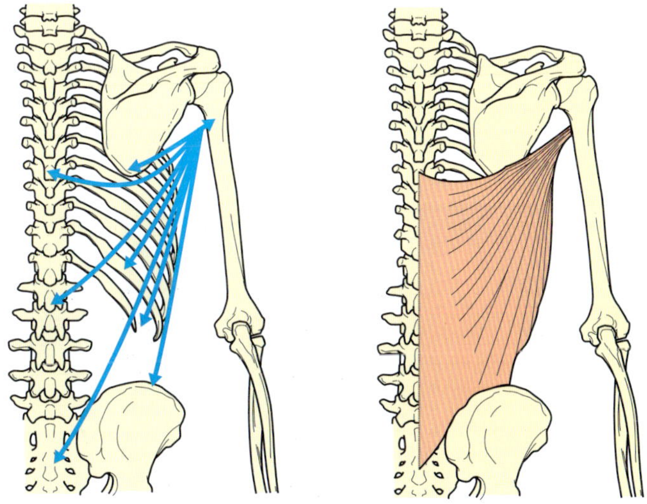

그림 1-76 겨드랑부위에서의 넓은등근의 뻗음

겨드랑 주변에서의 넓은등근은 큰원근을 감싸는 것처럼 앞쪽으로 돌아 들어가고 큰원근의 앞쪽의 작은결절능선에 닿는다. 팔을 올려서 앞쪽에서부터 보면 넓은등근은 큰원근보다 표층에 위치하므로 주의가 필요하다.

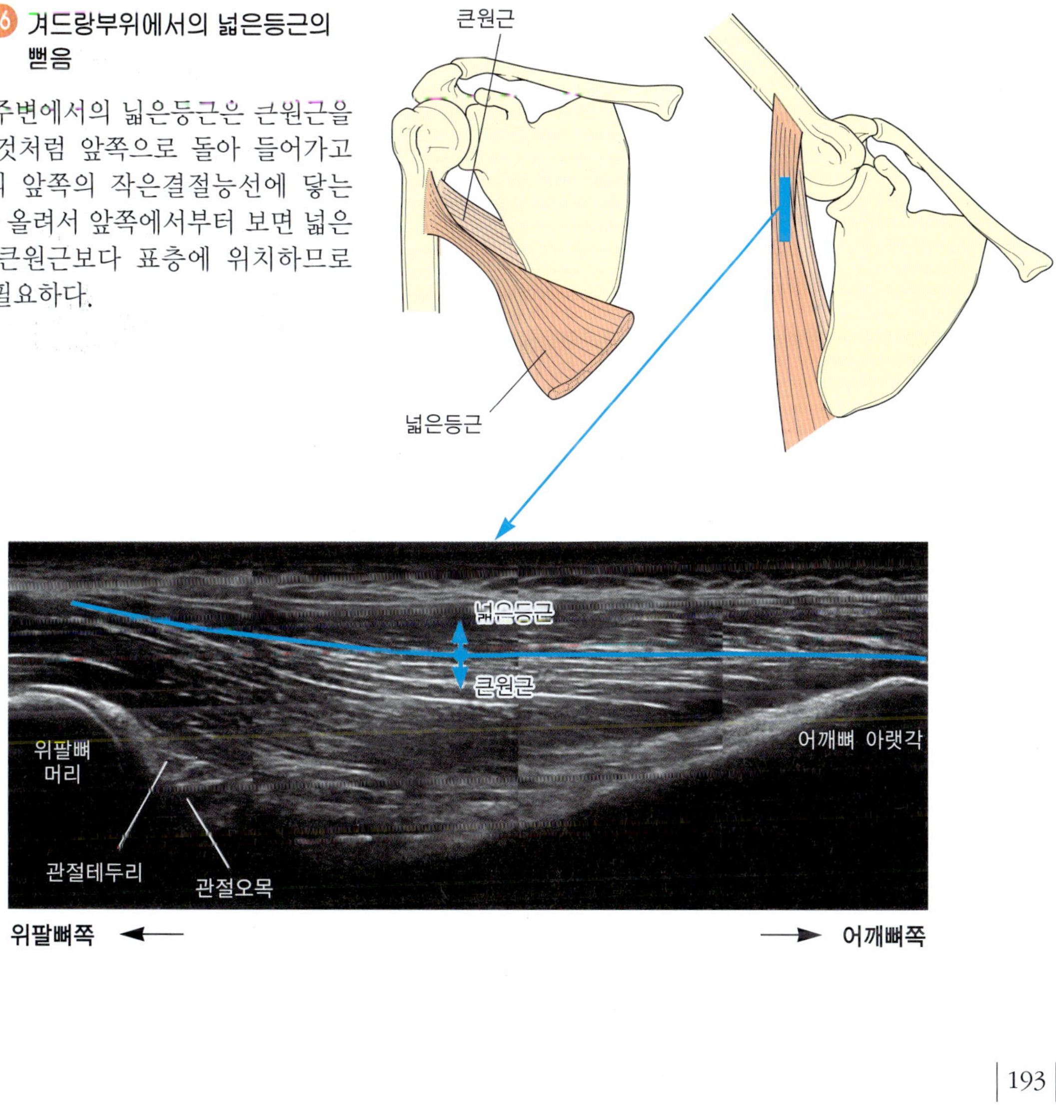

그림 1-77 어깨뼈 아랫각을 중심으로 본 넓은등근의 뻗음

넓은등근의 이는곳은 넓고 각각이 아랫각으로 수렴하여 뻗고 있다. 넓은등근 중에서도 가장 위쪽에 시작하는 섬유는 일단 아랫각으로 향해서 하행한 후, 큰원근의 앞쪽으로 급격하게 그 뻗는 것을 변환시킨다. 그 후의 섬유군은 비교적 일직선으로 아랫각으로 뻗고 있다.

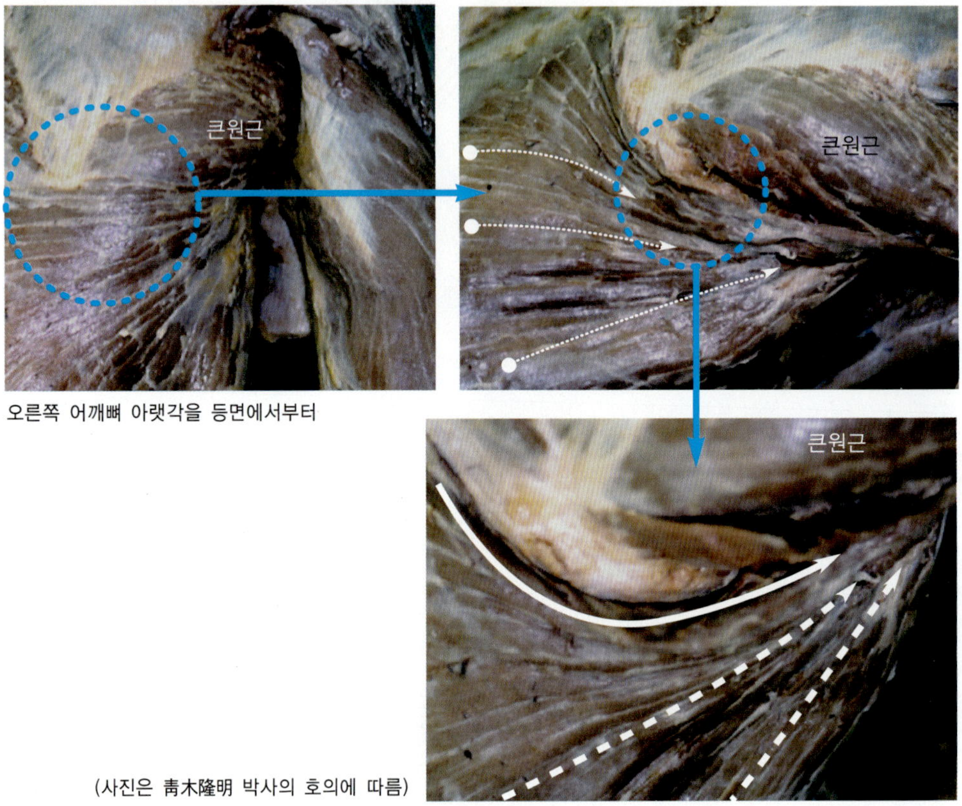

오른쪽 어깨뼈 아랫각을 등면에서부터

(사진은 青木隆明 박사의 호의에 따름)

그림 1-78 push up 때의 넓은등근의 역할

push up동작에서는 팔이 고정된 상태에서 넓은등근이 작동함으로써 이는곳인 골반, 허리엉치뼈(요천추)가 당겨 올라간다. 척수손상 사례가 자립하기 위한 가장 종요하고 동시에 획득되어야 할 동작의 하나이다.

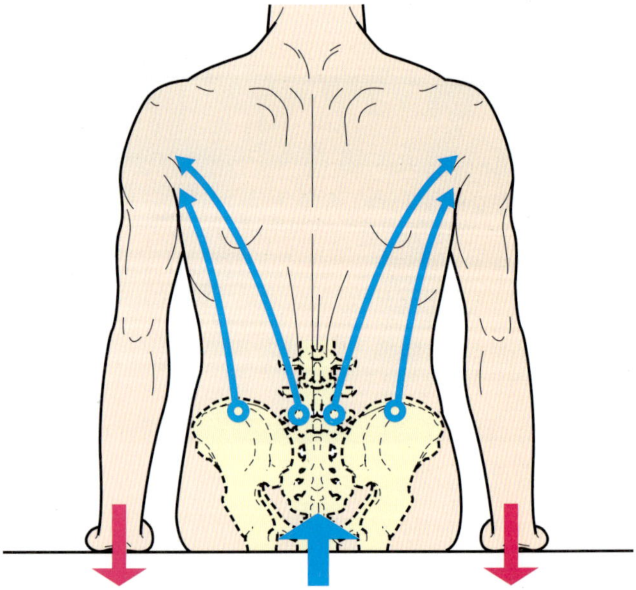

그림 1-79 넓은등근의 촉진①

피검자를 바로 누운 자세로 하고 어깨관절을 완전히 굽힌 자세를 시작자세로 한다. 검사자는 어깨뼈 아랫각의 끝을 확인한다. 이 부분은 넓은등근과 큰원근과의 근육사이를 구별하는 중요한 경계표가 된다.

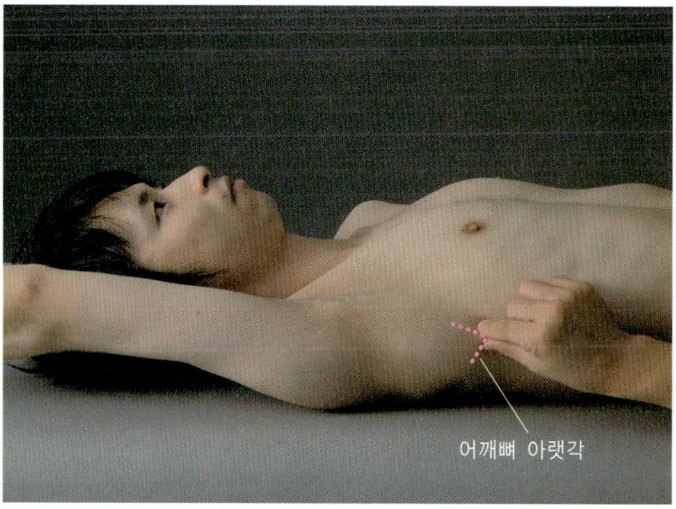

그림 1-80 넓은등근의 촉진②

검사자는 손가락 끝 바닥을 큰원근의 둥그스레함을 기어가게 하는 요령으로 가쪽에서부터 손가락을 미끄러져 들어가게 하면 큰원근과 넓은등근과의 근육사이를 확인할 수 있다. 손가락 끝 바닥 쪽이 큰원근, 손가락 등쪽이 넓은등근의 위치관계가 된다.

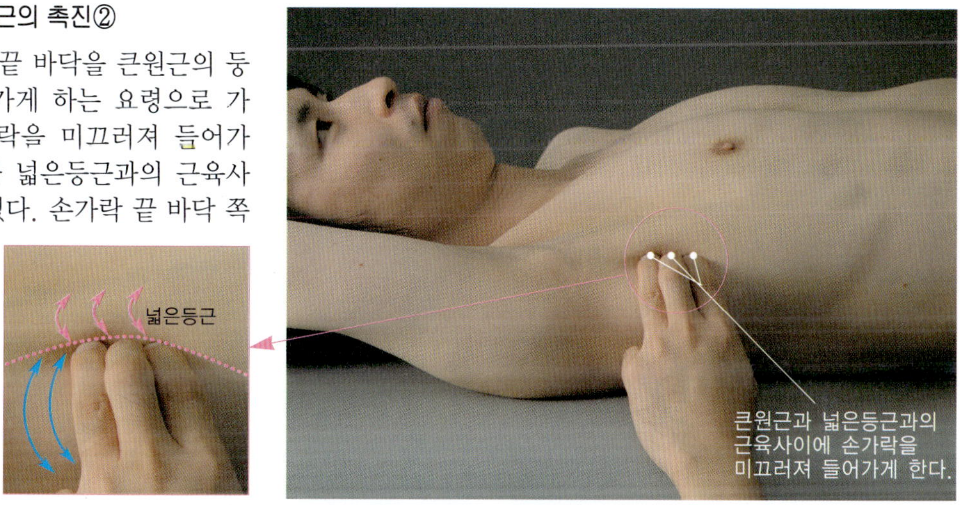

그림 1-81 넓은등근의 촉진③

큰원근과 넓은등근의 근육사이가 확인되면 피검사에게 올림 최종영역에서의 굽힘 · 폄 운동을 반복시킨다. 검사자는 넓은등근의 수축을 느끼면서 손가락을 약 2개 손가락 폭 정도 앞 아래쪽으로 이동시키면 넓은등근이 아래모서리를 촉진할 수 있다.

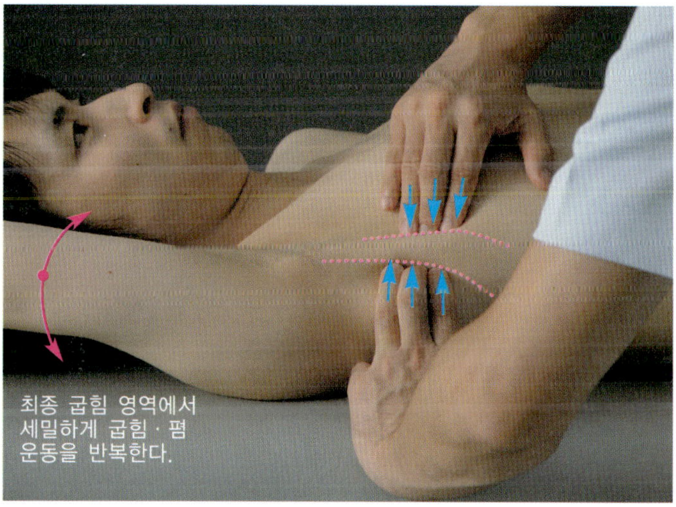

그림 1-82 넓은등근의 촉진④

넓은등근의 아래모서리가 확인되면 그대로 피검자에게는 올림 최종영역에서 안쪽회전을 강조한 어깨관절의 폄을 반복시키고 그 수축을 엉덩뼈능선을 향해서 촉진한다. 팔의 올림 각도는 크게 잡고 넓은등근에 신장을 가한 시점에서 시행하면 알기 쉽다.

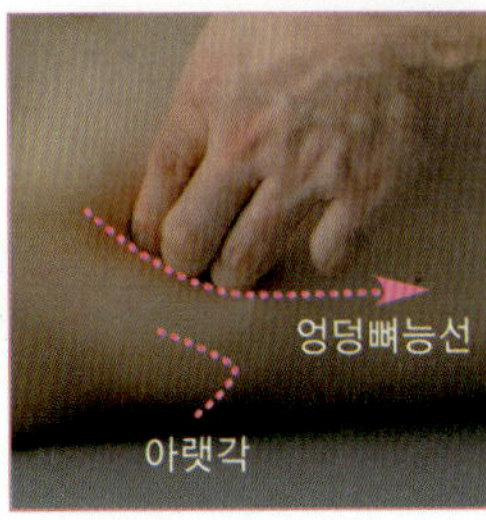

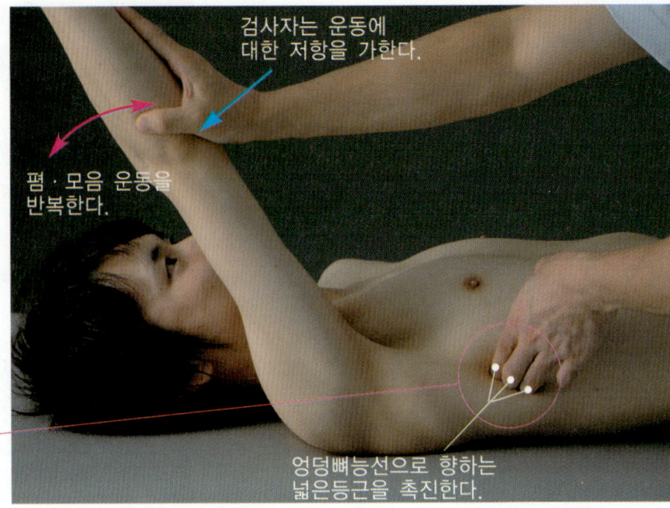

그림 1-83 넓은등근의 촉진⑤

이어서 넓은등근의 닿는곳으로 향해서 촉진을 시행한다. 어깨뼈 아랫각부분에서 큰원근과의 근육사이를 확인하였으면 검사자는 근육사이에 손가락을 넣으면서 위팔뼈 방향으로 촉진해가면 근육사이가 소실하는 개소를 촉진할 수 있다. 이 부분이 양쪽의 근육이 합치는 곳이다.

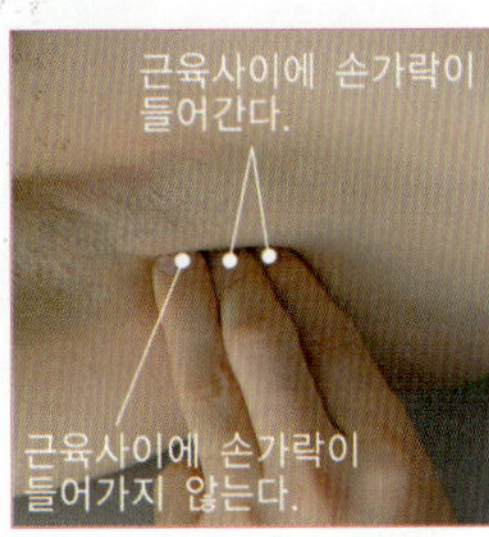

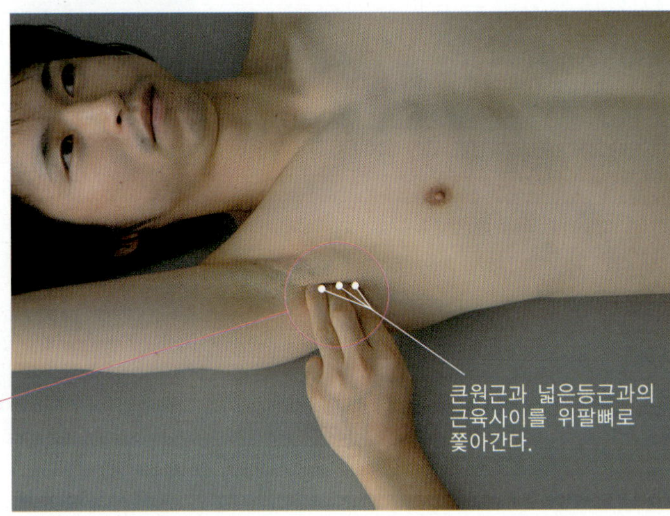

Skill Up 넓은등근에 관련된 투구장애 어깨

넓은등근에 관련된 투구장애 어깨는 크게 나눠서 두 가지가 있다. 하나는 넓은등근의 연축에 수반하는 폼(form)의 흐트러짐(팔꿈치가 내려감 등)이 원인으로 회전근개 성긴 부분 손상이나 봉우리밑 부딪힘(impingement)이 일어나는 것으로 노부하라(信原)는 이것을 "넓은등근증후군"이라 부르고 있다. 또 하나는 어깨관절 뒤 아래쪽 부분의 tightness(딱딱함)에 의해서 어깨뼈의 과도한 위쪽회전과 벌림에 의한 어깨뼈 아랫각의 friction(마찰)이 원인으로 일어나는 "넓은등근 찢은 상처(좌상)"가 있다. 이 경우 전자는 어깨관절 부분에 통증을 호소하고 후자는 등 부분에 통증을 호소한다.

넓은등근증후군

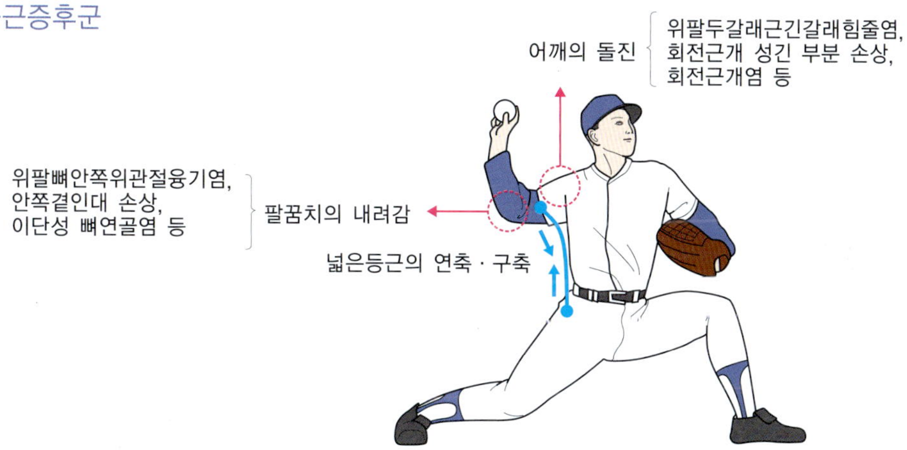

넓은등근 찢은 상처(좌상)

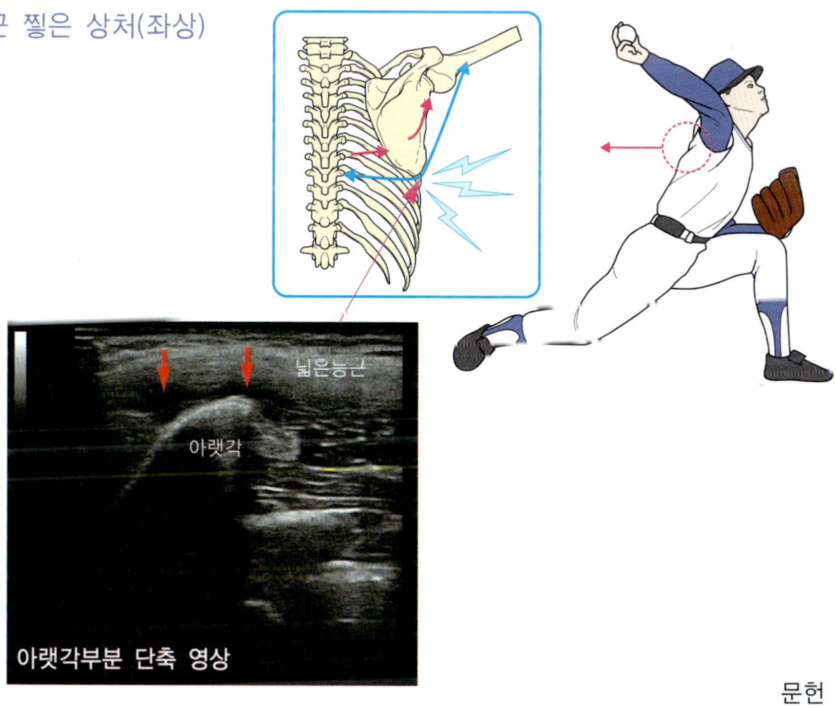

문헌 10)에서

1 어깨위팔관절(견갑상완관절)에 관계되는 근육

부리위팔근(오훼완근) coracobrachialis muscle

해부학적 특징

- **[이는곳]** 부리돌기
  [닿는곳] 작은결절의 연장선상의 위팔뼈 중앙 안쪽 앞면
  [지배신경] 근육피부신경(C6 · C7)
- 부리위팔근의 몸쪽은 위팔두갈래근짧은갈래힘줄과 유합하여 있고 공동힘줄(cojoint tendon)로서 부리돌기에 부착하여 있다.
- 부리위팔근의 힘살(근복)을 근육피부신경이 관통하고 있다.
- 부리위팔근을 관통한 근육피부신경은 위팔두갈래근, 위팔근에 분포한 후 아래팔 가쪽피부신경으로서 팔오금(주와)에서부터 아래팔 가쪽의 지각을 관장한다.

근육기능의 특징

- 부리위팔근은 어깨관절을 아래로 늘어뜨린 자세에서는 굽힘에 작용한다.
- 부리위팔근은 어깨관절 90° 벌림위치에서는 모음에 작용한다.
- 부리위팔근은 어깨관절이 최대 굽힘위치에 있을 때는 폄에 작용한다.
- 어깨관절 벌림 가쪽회전 위치에서는 위팔뼈머리를 앞쪽에서부터 지지한다.

임상과의 접점

- 부리돌기 부근의 통증에서 골상이 없는 경우에는 부리돌기에서의 부착부염을 생각할 수 있다. 그 통증을 유발하고 있는 조직으로서 위쪽으로 부착하는 인대가 관여하고 있는 것인가, 아래쪽으로 부착하는 근육이 관여하는가를 감별할 필요가 있다.
- 허리띠를 매는 동작 때에 아래팔 가쪽에 통증을 호소하는 증상사례에서는 부리위팔근에서의 신경 포착(entrapment)을 의심한다.
- 반복성어깨관절 탈구에 대한 수술에서는 부리위팔근과 위팔두갈래근짧은갈래를 이행하여 안정화를 도모하는 수술(Bristow법, Boychev법[**p.201 참조**])이 일반적으로 많이 시행되고 있다.

관련되는 질환

- 부리돌기염, 어깨관절주위염, 반복성어깨관절 탈구 재건술 후, 근육피부신경마비 등.

그림 1-84 부리위팔근의 뻗음

부리위팔근은 부리돌기에 시작하고 위팔뼈 뼈몸통 부위 중앙 안쪽에 닿는다. 어깨관절을 아래로 늘어뜨린 자세에서는 굽힘, 90° 벌림위치에서는 모음, 최대 올림위치에서는 폄에 작용한다.

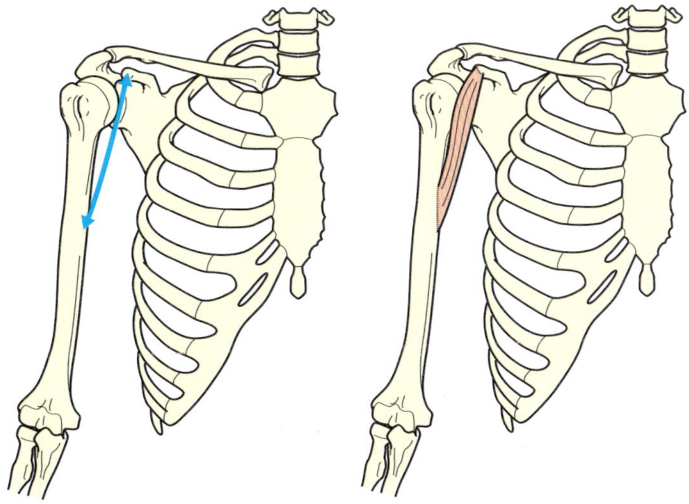

그림 1-85 부리위팔근과 근육피부신경의 관계

근육피부신경은 부리위팔근의 힘살(근복)을 관통한다. 관통 후는 위팔두갈래근, 위팔근에 분포한다. 그 후는 가쪽 아래팔 피부신경이 되어 아래팔 가쪽 부분의 지각을 관장한다. 반복성어깨관절 탈구에 대한 Boychev법(위팔두갈래근짧은갈래와 부리위팔근을 어깨밑근의 아래를 지나 부리돌기에 다시 고정하는 수술방식) 후의 합병증의 하나에 근육피부신경마비가 있으나 이것은 부리위팔근과 근육피부신경의 해부학적 관계에 따른다.

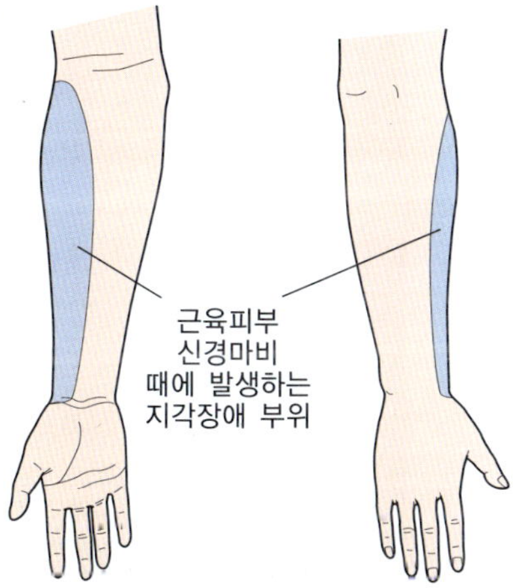

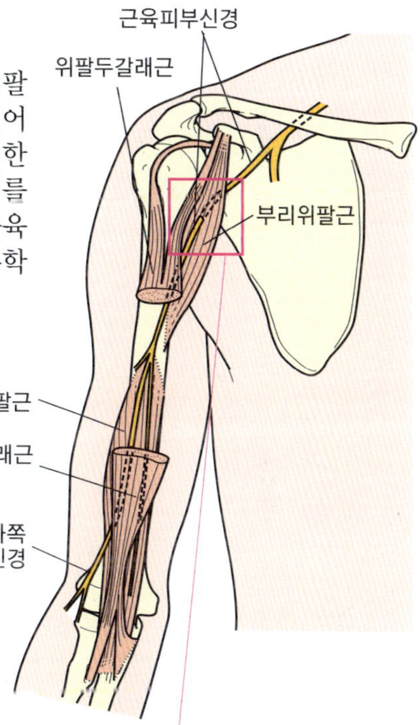

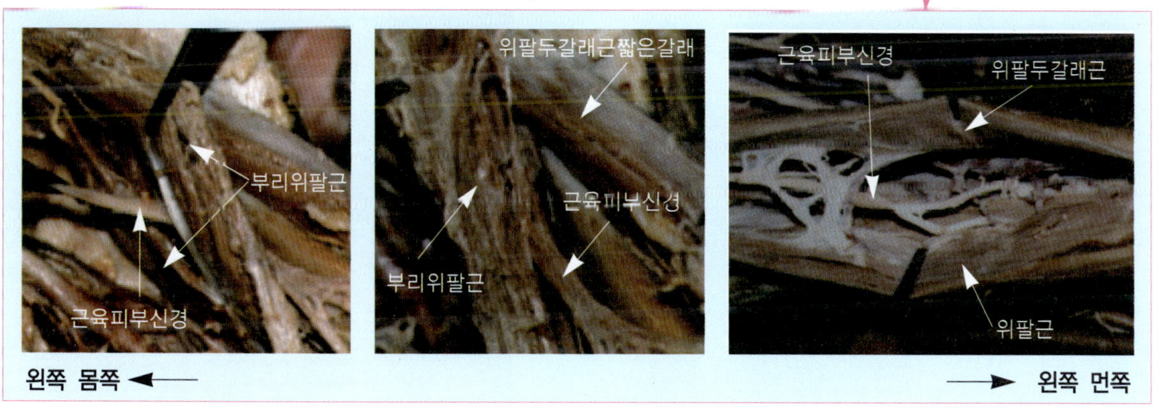

(사진은 青木隆明 박사의 호의에 따름)

그림 1-86 부리위팔근의 촉진①

부리위팔근의 촉진은 피검자를 바로 누운 자세로 하여 어깨관절을 어깨뼈 면상에서 약 90° 벌림, 약간 가쪽회전을 한 자세가 시작자세가 된다. 팔꿉관절은 위팔두갈래근짧은갈래의 작용을 배제하기 위해 수동적으로 완전히 굽힌다.

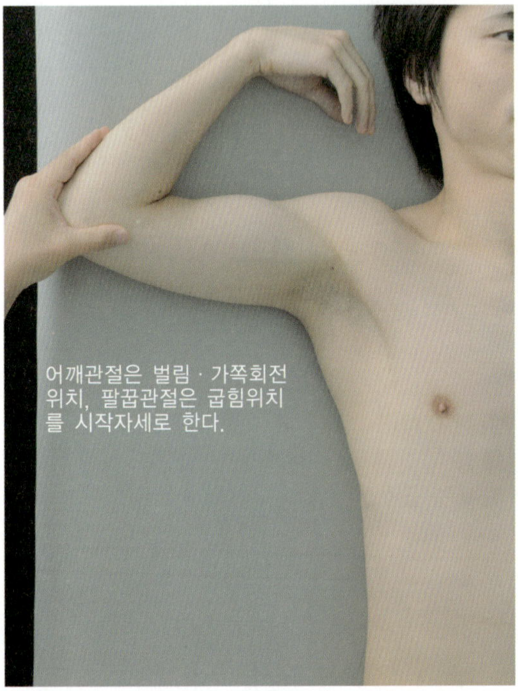
어깨관절은 벌림 · 가쪽회전
위치, 팔꿉관절은 굽힘위치
를 시작자세로 한다.

그림 1-87 부리위팔근의 촉진②

위팔 중앙의 안쪽에서 위팔두갈래근짧은갈래와 위팔세갈래근긴갈래 사이에 손가락을 대고 위팔동맥(상완동맥)의 박동을 촉진한다.

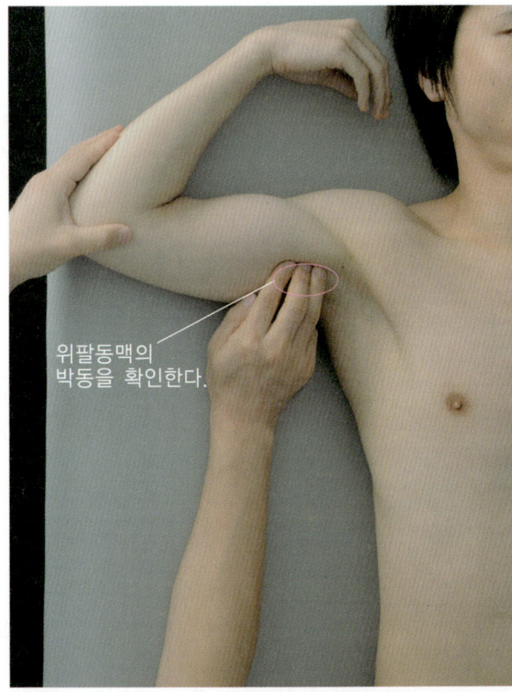

그림 1-88 부리위팔근의 촉진③

위팔동맥의 박동을 따라서 손가락을 겨드랑까지 진행시키고 위팔동맥의 위쪽으로 손가락을 이동시키면 따르르 하는 원통모양의 조직을 확인할 있다. 이것이 부리위팔근이다. 검사자의 손가락을 앞뒤로 움직이고 둥근 형태를 덧대고 그리는 이미지로 촉진하면 좋다.

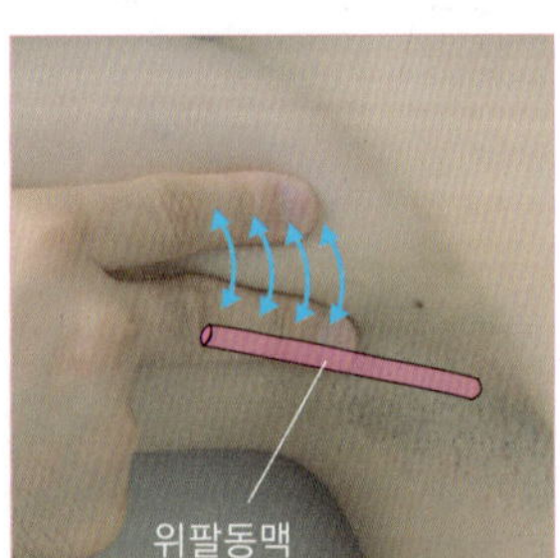

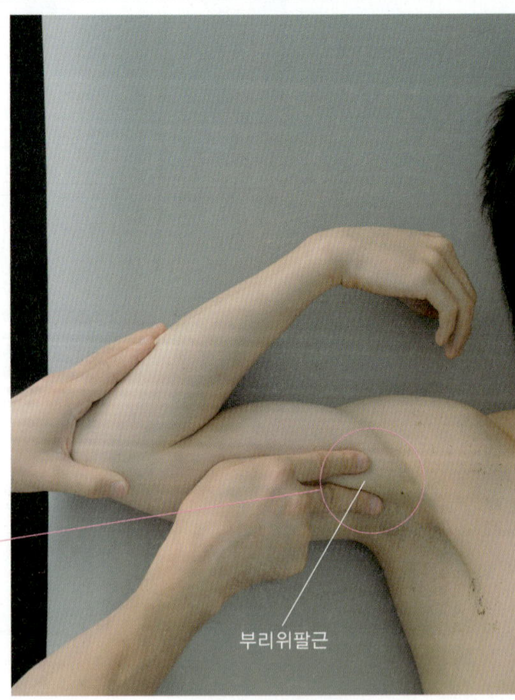

그림 1-89 부리위팔근의 촉진④

검사자는 부리위팔근에 손가락을 댄 채로 피검자에게 수평모음 운동을 가벼운 등척성 수축으로 시행하도록 지시한다. 운동에 수반하여 부리위팔근이 수축하는 상태를 촉진할 수 있다. 그 수축을 몸쪽에로 쫓아서 가면 부리돌기에로 향한다.

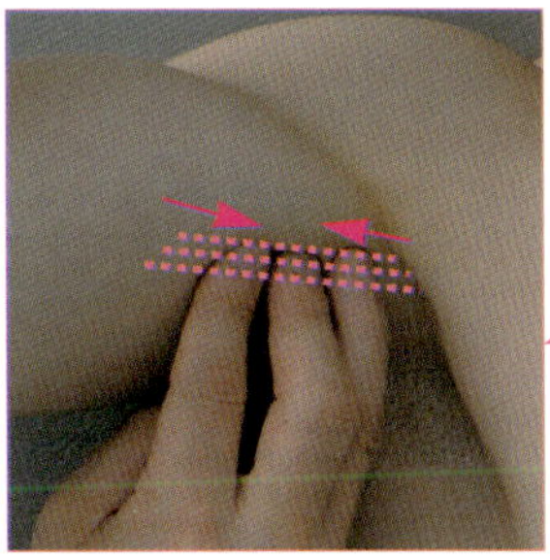

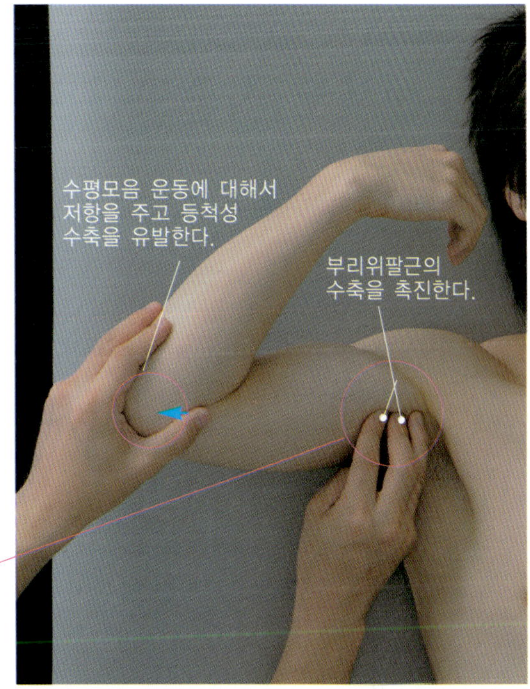

Skill Up 반복성어깨관절 탈구에 대한 수술

반복성어깨관절 탈구에 대한 수술은 수많이 있으며 각각 보고를 비교해도 재탈구율에는 큰 차이는 없다. 그 중에서 부리위팔근을 이용한 재건술로서 Bristow법과 Boychev법이 있다. 부리위팔근과 위팔두갈래근짧은갈래를 한 덩어리로 하여 부리돌기마다 절단 분리한다. Bristow법에서는 절단 분리한 뼈 조각을 어깨관절 앞 아래쪽부분에 이식하고, Boychev법에서는 어깨밑근의 아래쪽을 빠져나가게 한 후 재차 부리돌기에 뼈 접합을 하는 방법이다.

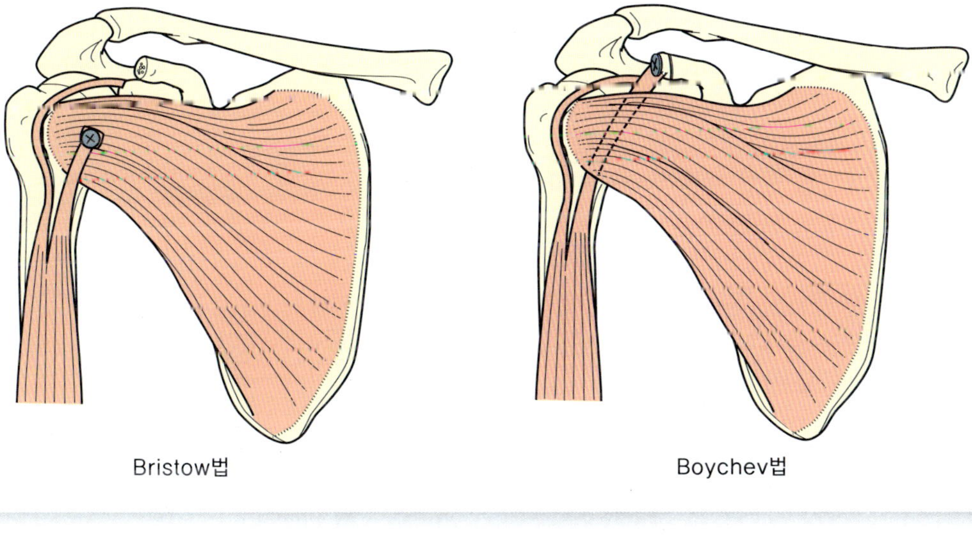

등세모근(승모근) trapezius muscle

해부학적 특징

- **등세모근 상부섬유(upper fiber of trapezius muscle)**
  [이는곳] 뒤통수뼈 목덜미선 바깥뒤통수융기, 목덜미인대 **[닿는곳]** 빗장뼈 가쪽 1/3 뒤모서리
- **등세모근 중부섬유(middle fiber of trapezius muscle)**
  [이는곳] 제1~제6등뼈(흉추) 가시돌기 **[닿는곳]** 봉우리의 안쪽, 어깨뼈가시 위모서리
- **등세모근 하부섬유(lower fiber of trapezius muscle)**
  [이는곳] 제7~제12등뼈 가시돌기 **[닿는곳]** 어깨뼈가시 세모부분
- **[지배신경]** 더부신경(부신경) · 목신경(경신경)(C2~C4)
- 등세모근 상부섬유는 빗장뼈 가쪽 1/3을 통해서 어깨세모근 전부섬유와 서로 당기는 관계가 된다.
- 어깨관절 90° 벌림위치로 한 자세에서는 등세모근 중부섬유는 봉우리, 어깨뼈가시를 통해서 어깨세모근 중부섬유 및 후부섬유와 서로 당기는 관계가 된다.
- 어깨관절을 zero position으로 한 자세에서는 등세모근 하부섬유는 어깨뼈를 통해서 어깨세모근 전부섬유, 중부섬유, 후부섬유와 서로 당기는 관계가 된다.

근육기능의 특징

- 등세모근 상부섬유는 빗장뼈 봉우리 끝의 올림과 함께 어깨뼈를 올리고 동시에 어깨뼈의 위쪽회전에 작용한다.
- 등세모근 중부섬유는 어깨뼈의 모음과 함께 어깨뼈의 위쪽회전에 작용한다.
- 등세모근 하부섬유는 어깨뼈의 내림과 함께 어깨뼈의 위쪽회전에 작용한다.
- 팔 올림에 수반하는 어깨뼈의 위쪽회전은 등세모근의 3개의 섬유군과 앞톱니근(전거근)에 의한 협동운동에 따른다.

임상과의 접점

- 더부신경마비가 일어나면 등세모근에 의한 어깨뼈의 안정화가 상실되어 날개어깨뼈(익상견갑골)를 나타낸다. 긴가슴신경(장흉신경)마비에 수반하는 앞톱니근 부전에서도 날개어깨뼈는 관찰되므로 양자의 감별은 중요하다.
- 더부신경마비에서의 날개어깨뼈는 어깨관절 벌림 때에 뚜렷해지고 긴가슴신경 마비에 의한 날개어깨뼈는 어깨관절 굽힘 때에 뚜렷해진다.
- 가슴문증후군(흉곽출구증후군) 견인형의 사례에서는 등세모근 중부섬유, 하부섬유의 근력저하가 인지되는 경우가 많다.
- 투구장애 어깨 중에는 등세모근의 근력저하를 주체로 한 어깨가슴우리관절(견갑흉곽관절) 기능의 저하를 기반으로 한 부딪힘증후군(impingement syndrome)이나 겨드랑신경 장애 등도 존재하므로 주의가필요하다.

관련되는 질환

- 더부신경마비, 가슴문증후군, 투구장애 어깨, 어깨관절불안정증 등.

그림 2-1 등세모근의 뻗음

a. 상부섬유

등세모근 상부섬유는 뒤통수뼈 목덜미선, 가쪽뒤통수융기, 목덜미인대에 시작하고 빗장뼈 가쪽 1/3 뒤모서리에 닿는다. 어깨뼈의 올림과 위쪽회전에 작용한다.

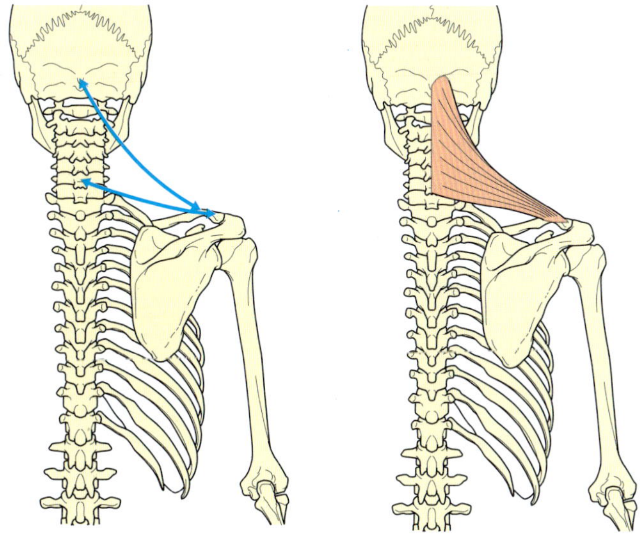

b. 중부섬유

등세모근 중부섬유는 T1~T6의 가시돌기에 시작하고 봉우리의 안쪽, 어깨뼈가시의 위모서리에 닿는다. 어깨뼈의 모음과 위쪽회전에 작용한다.

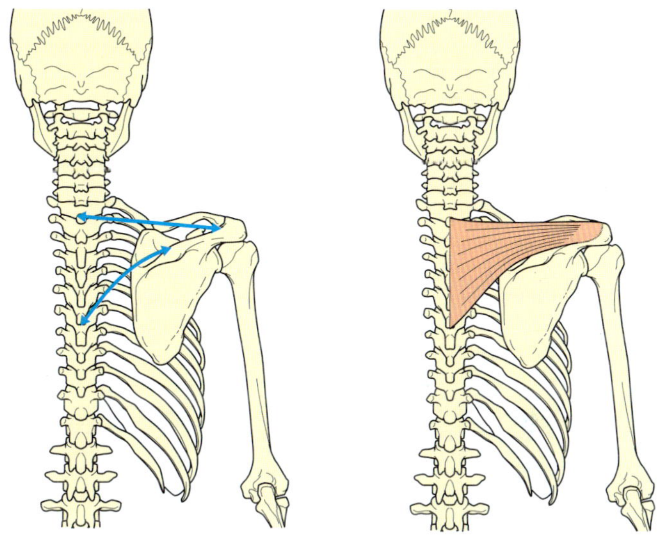

c. 하부섬유

등세모근 하부섬유는 T7~T12의 가시돌기에 시작하고 어깨뼈가시의 밑 부분(가시세모부분)에 닿는다. 어깨뼈의 내림과 위쪽회전에 작용한다.

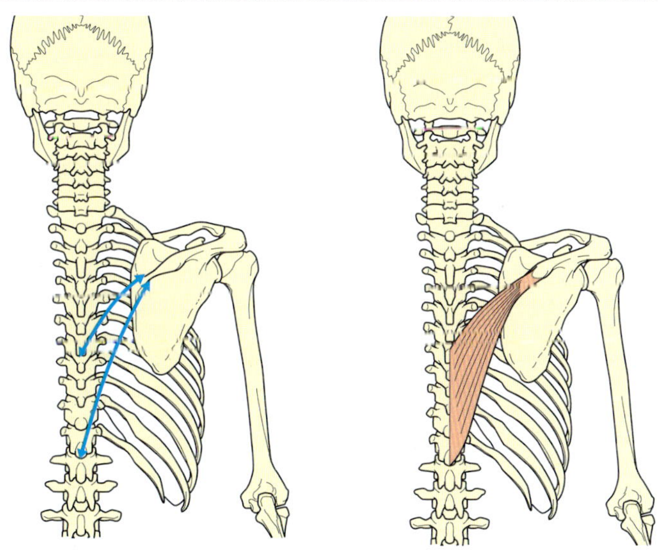

그림 2-2 등세모근과 어깨세모근의 관계

a. 등세모근 상부섬유와 어깨세모근 전부섬유

등세모근 상부섬유와 어깨세모근 전부섬유는 빗장뼈를 중심으로 서로 당기는 관계가 된다. 등세모근 상부섬유는 어깨세모근 전부섬유의 수축효율을 높이기 위한 고정근이라 파악하면 된다.

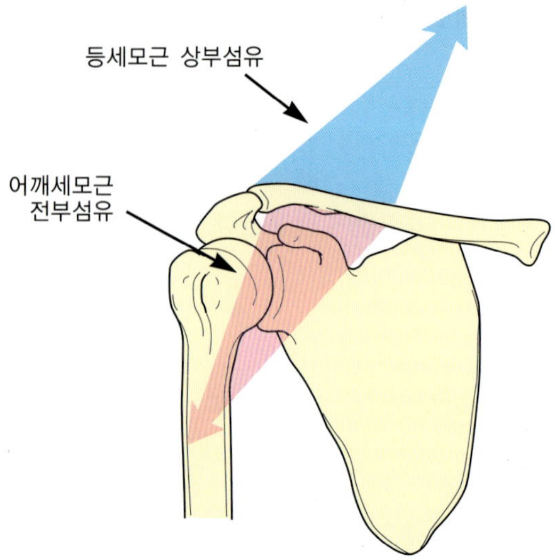

b. 등세모근 중부섬유와 어깨세모근 중부섬유 · 후부섬유

등세모근 중부섬유와 어깨세모근 중부섬유, 후부섬유는 90° 벌림위치에서 봉우리, 어깨뼈가시를 중심으로 서로 당기는 관계가 된다. 등세모근 중부섬유는 어깨세모근 중부섬유, 후부섬유의 수축효율을 높이기 위한 고정근이라 파악하면 된다.

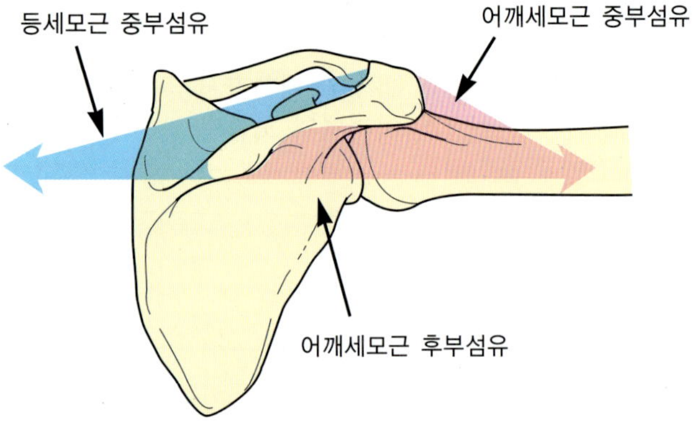

c. 등세모근 하부섬유와 어깨세모근

등세모근 하부섬유와 어깨세모근은 zero position에서 어깨뼈를 중심으로 서로 당기는 관계가 된다. 등세모근 하부섬유는 올림 위치에서의 어깨세모근의 수축효율을 높이기 위한 고정근이라 파악하면 된다.

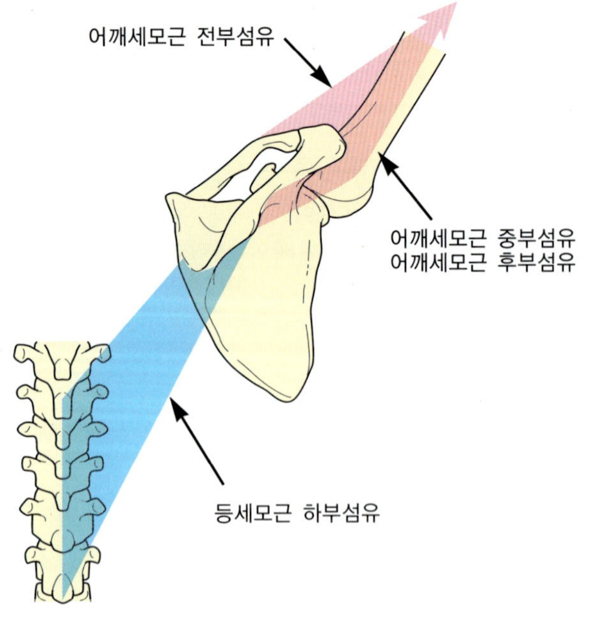

그림 2-3 등세모근 상부섬유의 촉진①

등세모근 상부섬유의 촉진은 피검자를 앉은 자세로 하여 시행한다. 피검자의 어깨관절을 약간 굽힌 자세에서부터 저항하에 어깨관절 굽힘운동을 시행시킨다.

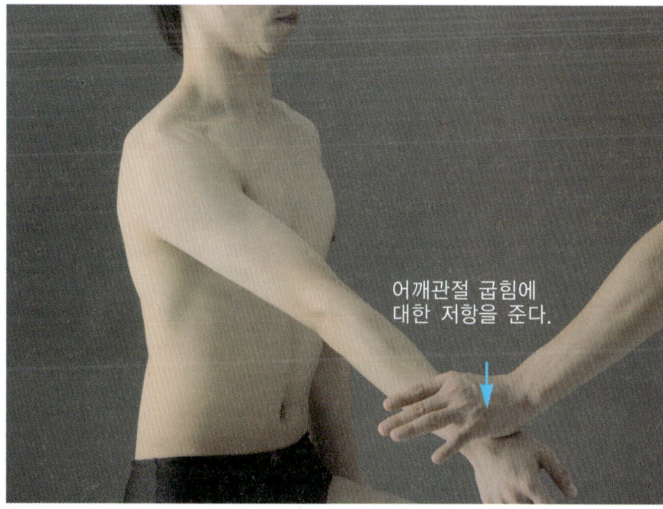

그림 2-4 등세모근 상부섬유의 촉진②

굽힘에 대한 저항을 강화하여 어깨세모근 전부섬유의 활동량을 올리면 그 고정근으로서 작동하는 등세모근 상부섬유의 수축도 어깨세모근의 활동량에 비례하여 증가한다. 검사자는 빗장뼈 가쪽 1/3 부분에서부터 목부분을 비스듬히 위쪽으로 향하는 등세모근 상부섬유의 위모서리를 촉진한다.

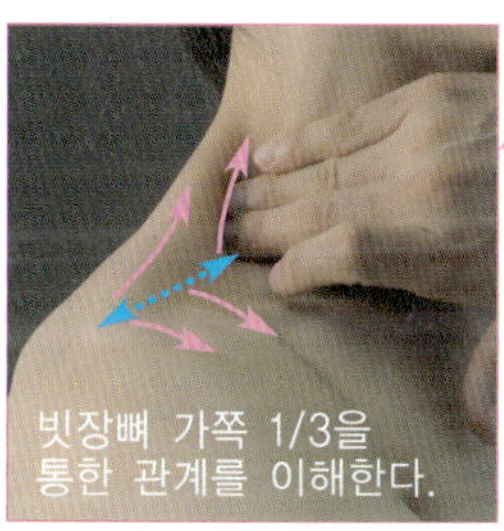

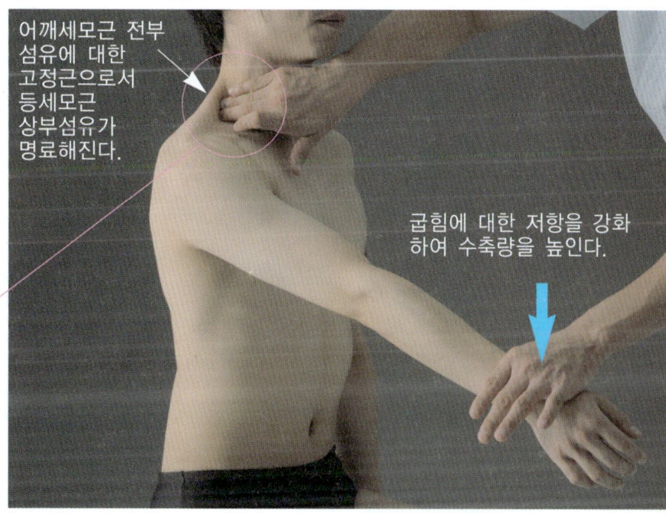

그림 2-5 등세모근 중부섬유의 촉진①

등세모근 중부섬유의 촉진은 피검자를 엎드려 누운 자세로 하여 시행한다. 피검자의 어깨관절의 약 90° 벌림을 시킨 자세에서부터 어깨관절 수평 폄운동을 반복시킨다.

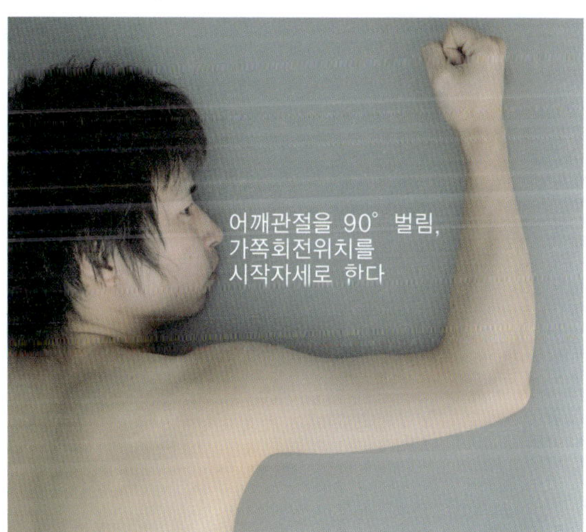
어깨관절을 90° 벌림,
가쪽회전위치를
시작자세로 한다

그림 2-6 등세모근 중부섬유의 촉진②

수평 폄 운동을 항중력 하에서 시행시키고 어깨세모근 후부섬유, 중부섬유의 수축량을 올리면 그 고정근으로서 작용하는 등세모근 중부섬유의 수축량도 증가한다. 검사자는 봉우리빗장관절 부분에 손가락을 대고 그대로 안쪽으로 향하는 등세모근 중부섬유의 위모서리를 촉진한다. 주의 깊고 세심하게 촉진하면 상부섬유와 중부섬유와의 근육사이를 확인할 수 있으므로 이 간극을 기준으로 만져도 된다.

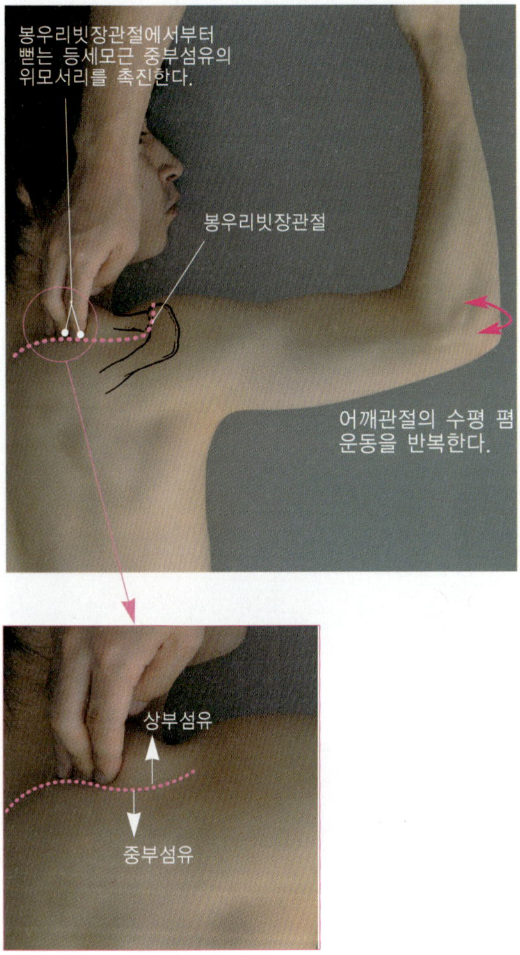

그림 2-7 등세모근 중부섬유의 촉진③

피검자에게는 마찬가지의 운동을 시행시키면서 이어서 손가락의 가시삼각 부분에 놓는다. 가시삼각 부분에서부터 안쪽으로 향하는 등세모근 중부섬유의 아래모서리를 촉진한다. 주의 깊고 세심하게 촉진하면 중부섬유와 하부섬유와의 근육사이를 확인할 수 있으므로 이 간극을 기준으로 만져도 된다.

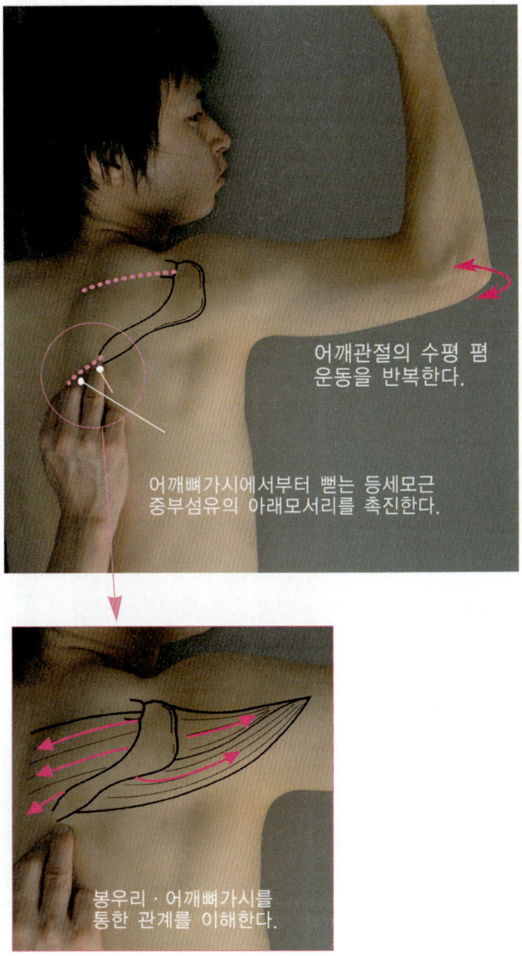

그림 2-8 등세모근 하부섬유의 촉진①

등세모근 하부섬유의 촉진은 피검자를 엎드려 누운 자세로 하여 시행한다. 피검자의 어깨관절을 zero position으로 한 자세에서부터 팔을 침대에서 들어 올리는 요령으로 거듭 팔의 굽힘 운동을 반복한다. 이때, 어깨뼈가 올라가 어깨를 움츠리는 것 같은 움직임이 나올 것 같으면 등세모근 하부섬유는 효과적으로 작용하고 있지 않으므로 검사자의 보조가 필요하다.

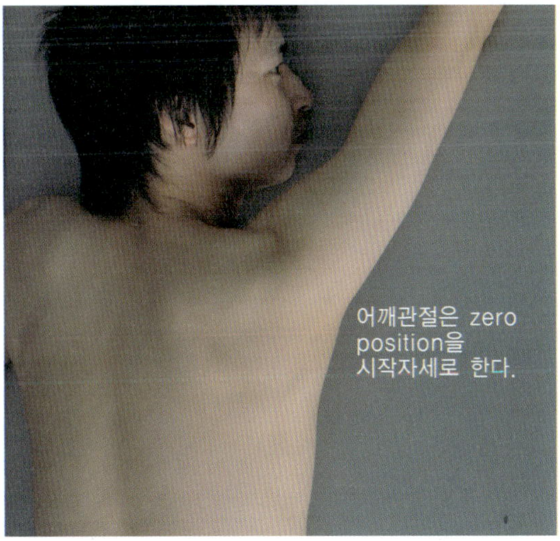

그림 2-9 등세모근 하부섬유의 촉진②

zero position에서부터 거듭되는 굽힘에서는 어깨세모근 전체의 강력한 수축이 필요하다. 이때 어깨세모근의 고정근으로서 작용하는 등세모근 하부섬유의 수축을 촉진한다. 이 근육은 시각적으로도 명료하게 판별할 수 있다. 검사자는 가시삼각 부분에서부터 비스듬히 안쪽으로 뻗는 등세모근 하부섬유를 촉진한다.

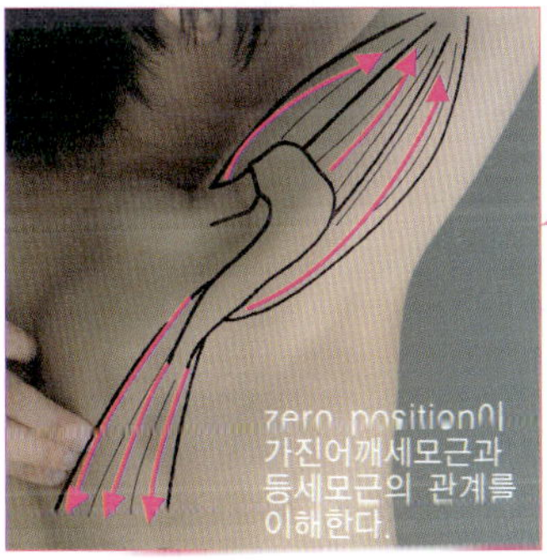

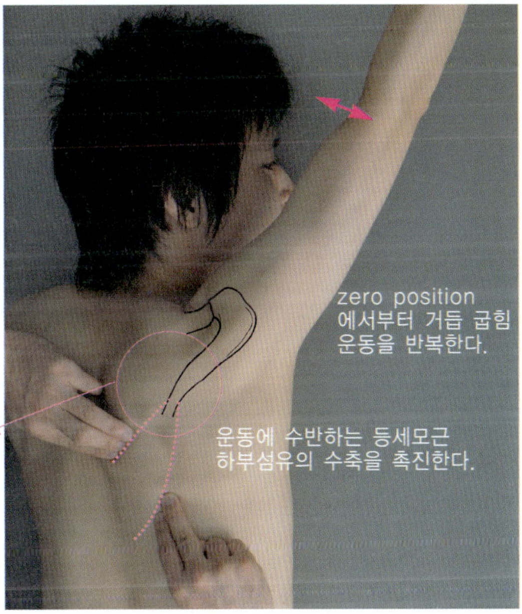

2 어깨가슴우리관절에 관계되는 근육

2 어깨가슴우리관절(견갑흉곽관절)에 관계되는 근육

마름근(능형근) romboid muscle

해부학적 특징

- **큰마름근**(대능형근, romboid major muscle)
  [이는곳] 제2~제5등뼈 가시돌기
  [닿는곳] 어깨뼈 가시삼각부분에서부터 아랫각에 이르는 안쪽모서리
- **작은마름근**(소능형근, romboid minor muscle)
  [이는곳] 제7목뼈 가시돌기, 제1등뼈 가시돌기
  [닿는곳] 어깨뼈 가시삼각부분의 밑변을 구성하는 안쪽모서리
- **[지배신경]** 등쪽어깨신경(견갑배신경)(C5)
- 큰마름근 · 작은마름근은 때로는 합쳐서 하나의 마름근이 되어있는 경우가 약 11% 있다고 일컬어진다[11].
- 마름근의 표층에 등세모근이 위치하지만 그 근육사이를 더부신경이 뻗고 있다.

근육기능의 특징

- 주로 어깨뼈 모음에 작용한다. 또한 어깨올림근, 작은가슴근과 협동하여 어깨뼈 아래쪽회전에 관여한다.
- 앞톱니근과 협동하여 어깨뼈 안쪽모서리를 가슴우리(흉곽)에 유지한다.

임상과의 접점

- 가슴문증후군 견인형에서는 마름근, 등세모근 중부섬유에 의한 가슴우리에의 어깨뼈의 고정 작용이 저하하여 있는 증상사례가 많고 통증의 발생에 강하게 관계하고 있다.

관련되는 질환

- 가슴문증후군, 어깨관절불안정증, 어깨관절주위염 등.

그림 2-10 큰마름근의 뻗음

큰마름근은 T2~T5 가시돌기에 시작하고 어깨뼈 가시삼각부분에서부터 아랫각에 이르는 안쪽모서리에 닿는다. 어깨뼈의 모음과 아래쪽회전에 작용한다.

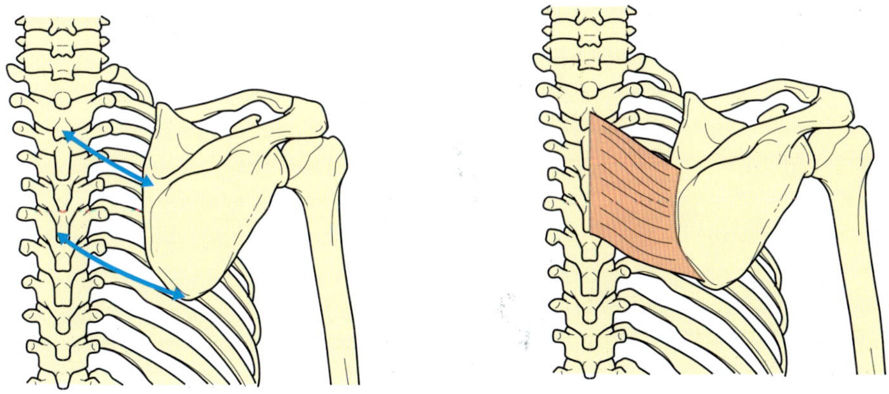

그림 2-11 작은마름근의 뻗음

작은마름근은 C7, T1의 가시돌기에서 시작하고 어깨뼈 가시삼각부분의 밑변을 구성하는 안쪽모서리에 닿는다. 어깨뼈의 모음과 아래쪽회전, 그리고 약간의 올림에 작용한다.

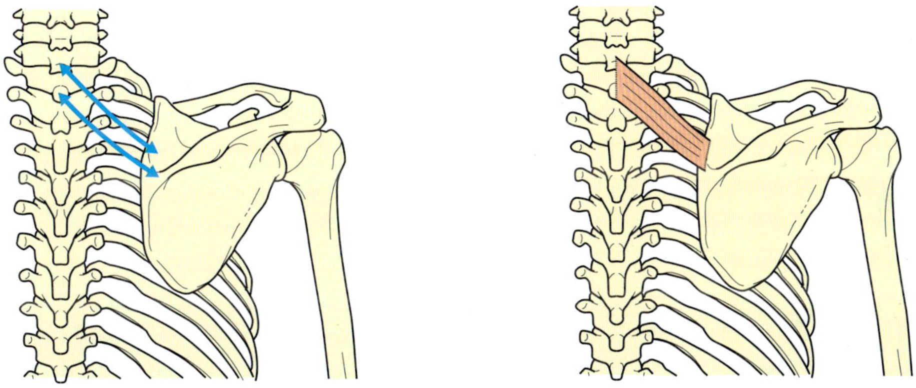

그림 2-12 마름근과 앞톱니근의 협동기능

마름근과 앞톱니근은 협동하여 어깨뼈 안쪽모서리를 가슴우리(흉곽)에 유지한다. 네발동물에서의 어깨뼈는 앞톱니근에 의해서 매달아 올라가도록 고정되어 있다.

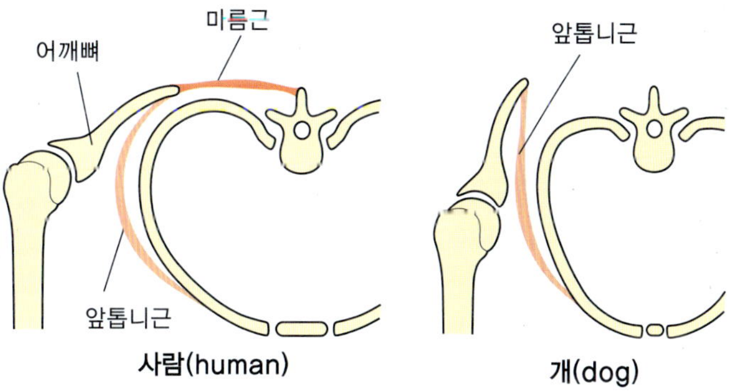

문헌 12)에서

그림 2-13 더부신경의 뻗음

더부신경은 등세모근의 뒷면을 내려간다. 이 신경은 깊은 부분의 어깨올림근, 마름근과 등세모근에 의해서 샌드위치가 된 상태로 뻗고 있다. 마름근의 뒷면에는 등쪽어깨신경이 뻗고 있다.

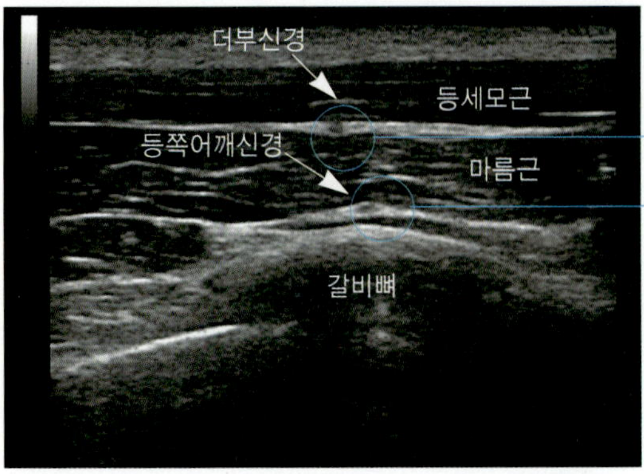

신경의 뻗음에 대한 단축영상

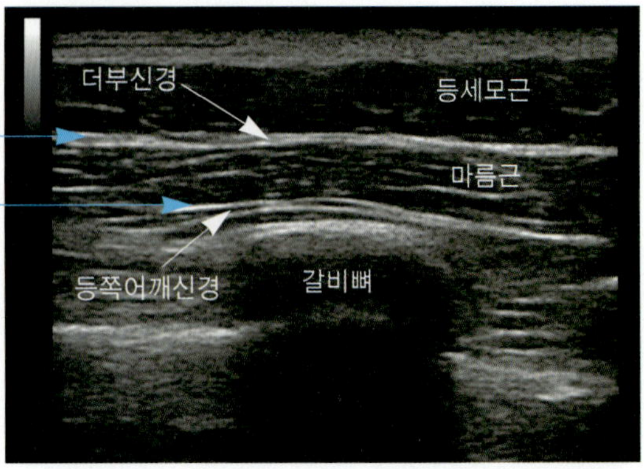

신경의 뻗음에 대한 장축영상

그림 2-14 마름근의 촉진①

마름근은 등세모근 중부섬유의 깊은 층에 위치하기 때문에 어깨뼈 모음 운동에 등세모근 중부섬유가 작용하면 마름근의 촉진을 어렵게 한다. 따라서 마름근의 촉진에서는 어깨관절의 lift off운동에 의해서 어깨뼈의 아래쪽회전을 유발시킨 다음에 어깨뼈의 모음 운동을 시행시키면 마름근의 촉진을 시행하기 쉽다. 어깨뼈의 아래쪽회전을 유발하면 어깨뼈 회전에서 반대의 작용을 가진 등세모근은 억제되어 그 활동을 배제하는 것이 가능하다.

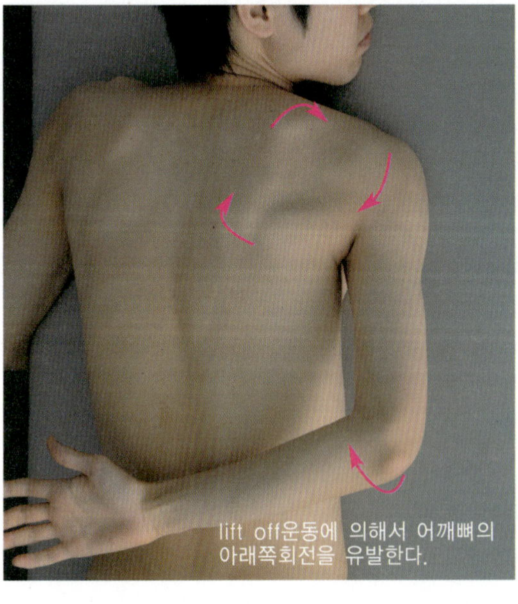

그림 2-15 마름근의 촉진②

큰마름근의 촉진은 피검자를 엎드려 누운 자세로 하여 시행한다. 어깨뼈 아랫각에 손가락을 대고 어깨뼈의 아래쪽회전을 유발하면서 어깨뼈 모음 운동을 시행시킨다. 운동에 수반하여 안 위쪽으로 뻗는다. 큰마름근의 아래모서리를 촉진할 수 있다.

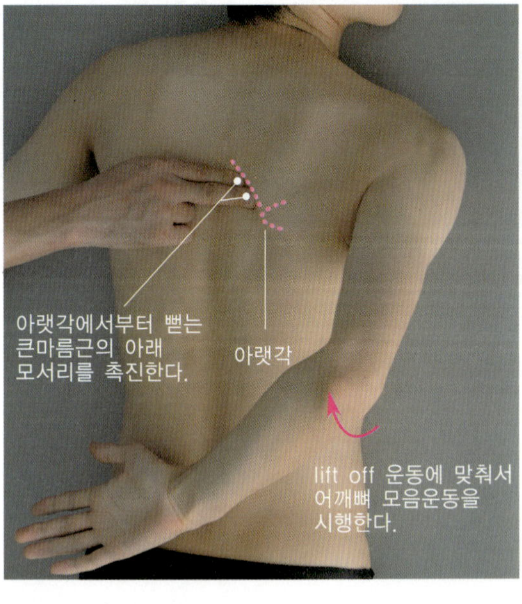

그림 2-16 큰마름근과 작은마름근의 간극의 촉진

손가락을 어깨뼈 가시삼각부분에 대고 어깨뼈의 아래쪽회전을 유발하면서 어깨뼈 모음운동을 시행시킨다. 운동에 수반하여 수축하는 큰·작은마름근의 간극을 주의 깊고 세밀하게 촉진한다.

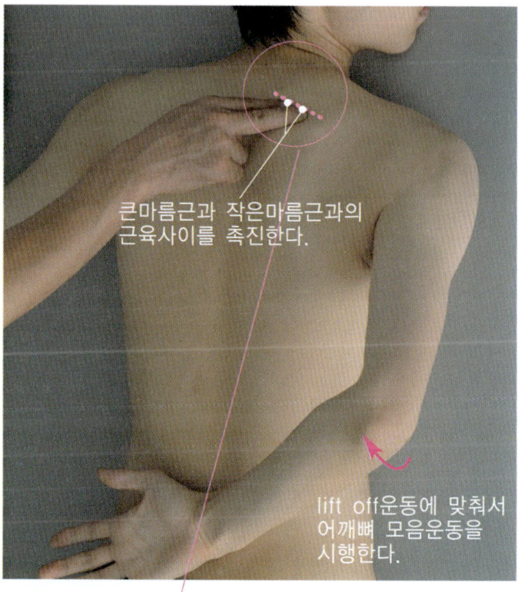

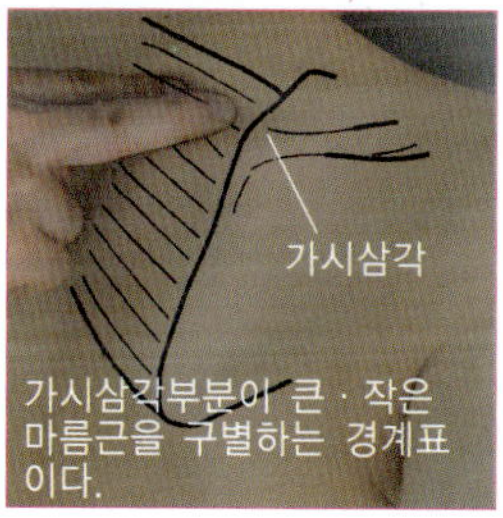

그림 2-17 작은마름근의 촉진

작은마름근의 촉진도 피검자를 엎드려 누운 자세로 하여 시행한다. 가시삼각의 손가락 하나 폭 윗각 쪽에 손가락을 대고 어깨뼈의 아래쪽 회전을 유발하면서 어깨뼈 모음운동을 시행시킨다. 운동에 수반하여 안 위쪽으로 뻗는 작은마름근의 위모서리를 촉진할 수 있다.

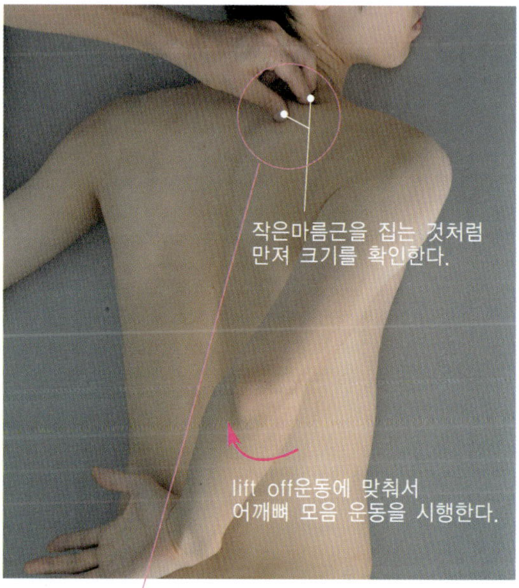

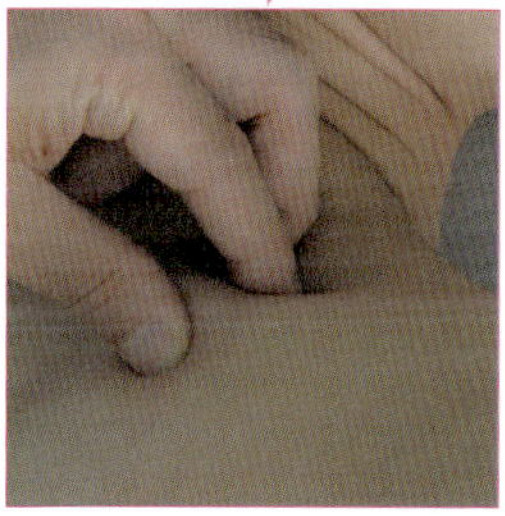

2 어깨가슴우리관절(견갑흉곽관절)에 관계되는 근육

어깨올림근(견갑거근) levator scapulae muscle

해부학적 특징

- **[이는곳]** 제1~제4목뼈 가로돌기　　**[닿는곳]** 어깨뼈 윗각의 안쪽모서리
  [지배신경] 등쪽어깨신경(C5)
- 이는곳이 4개가 있는 관계로 네 다발의 구조를 가진 근육이다.

근육기능의 특징

- 주로 어깨뼈 올림에 작용하고 마름근, 작은가슴근과 협동하여 어깨뼈 아래쪽회전에 관여한다.
- 어깨뼈가 고정된 상태에서 양쪽이 작용하였을 때에는 목(경부)의 폄, 한쪽이 작용하였을 때에는 목의 옆굽힘(측굴)과 같은 쪽으로의 회전에 관여한다.

임상과의 접점

- 어깨결합조직염(어깨 결림)에서 근육 경결이 뚜렷한 근육에 어깨올림근을 들 수 있다. 이것은 등쪽어깨신경의 포착(entrapment)과의 연관성이 크다.
- 어깨올림근의 과도한 연축(spasm)은 어깨뼈를 아래쪽회전, 올림 위치에서 lock하고 2차적인 어깨위팔관절의 불안정성이나 위팔신경얼기(완신경총) 증상을 일으키는 일이 많다.
- 등세모근 기능이 저하한 증상사례의 대부분은 어깨뼈의 고정기능을 어깨올림근에 의존하여 시행하고 있다.

관련되는 질환

- 가슴문증후군, 어깨관절불안정증, 어깨결합조직염, 어깨관절주위염, 투구장애 어깨 등.

그림 2-18 어깨올림근의 뻗음

어깨올림근은 C1~C4 가로돌기에 시작하고 어깨뼈 윗각의 안쪽모서리에 닿는다. 어깨뼈의 올림과 아래쪽회전에 작용한다.

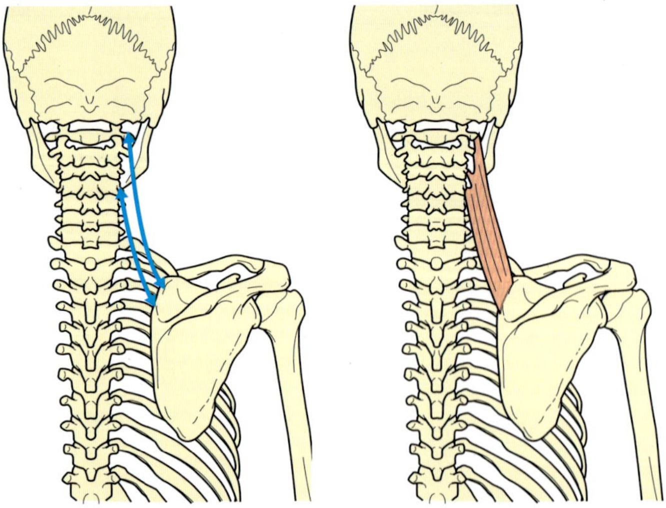

그림 2-19 어깨뼈 아래쪽회전근군

어깨뼈의 아래쪽회전운동은 어깨올림근(①), 작은마름근(②), 큰마름근(③), 작은가슴근(④)의 협동작용으로서 출현한다.

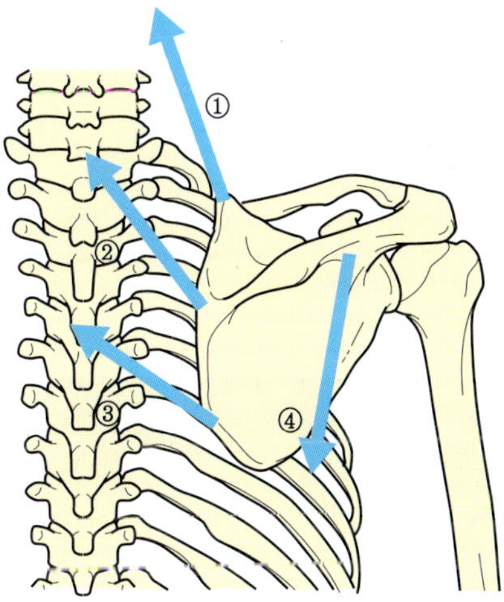

그림 2-20 등쪽어깨신경의 뻗음과 포착과의 관계

등쪽어깨신경은 C5신경뿌리에서부터 분지한 후 어깨올림근, 작은마름근, 큰마름근의 깊은 부분을 통과하여 각각을 지배한다. 현저한 근육연축은 등쪽어깨신경을 포착하여 어깨뼈 안쪽의 둔통을 유발한다.

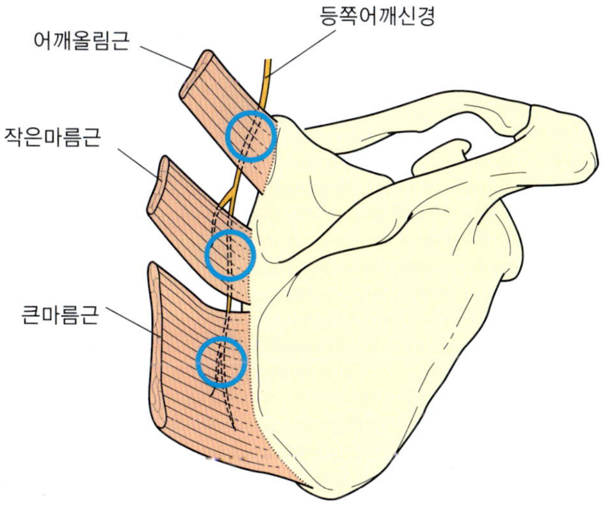

그림 2-21 어깨올림근의 촉진①

어깨올림근의 촉진에서는 피검자를 엎드려 누운 자세로 하고 목(경부)을 반대쪽으로 회전시킨 자세가 촉진 시작자세가 된다. 어깨올림근은 등세모근 상부섬유의 깊은 층에 위치하기 때문에 어깨뼈의 올림운동에 등세모근 상부섬유가 작용하면 어깨올림근의 촉진이 어려워진다. 따라서 어깨올림근의 촉진에서는 어깨관절의 폄, 모음, 안쪽회전을 시켜 어깨뼈의 아래쪽회전을 유발한 다음에 어깨뼈의 올림운동을 사용하면 촉진하기 쉽다.

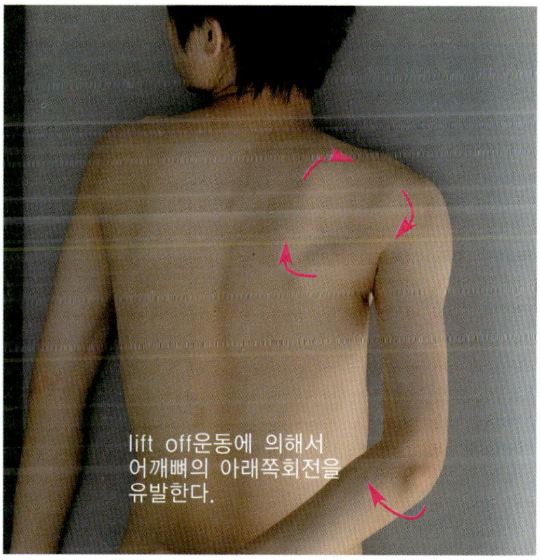

그림 2-22 어깨올림근의 촉진②

검사자는 어깨뼈 윗각에 손가락을 댄다. 피검자에게는 lift off운동에 의해서 어깨뼈의 아래쪽회전을 유발시키면서 어깨뼈의 올림운동을 시행시킨다. 어깨뼈 올림운동에 수반하여 안 위쪽으로 뻗는 어깨올림근을 촉진할 수 있다.

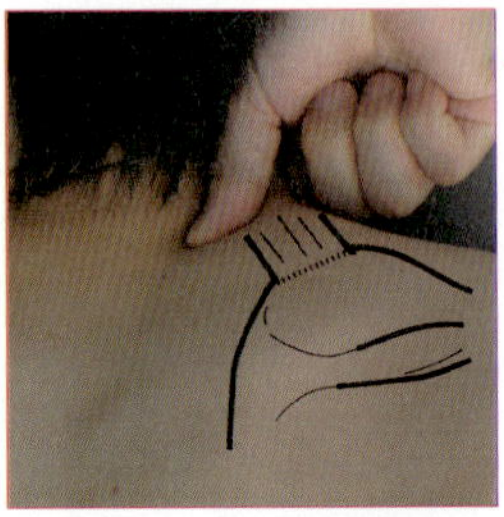

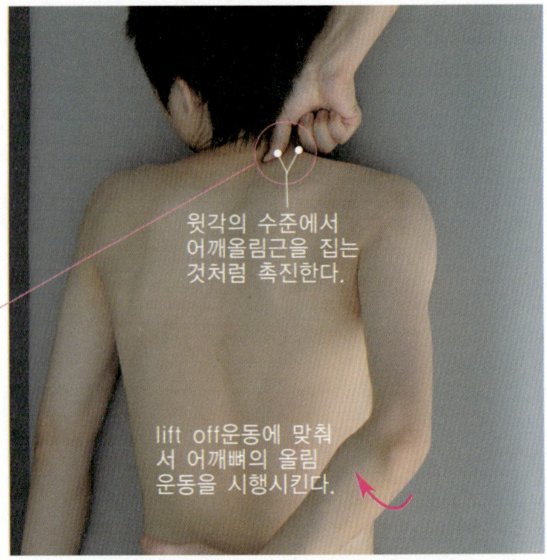

그림 2-23 신장에 의한 어깨올림근의 촉진①

신장에 의한 어깨올림근의 촉진은 피검자를 옆으로 누운 자세로 하여 시행한다. 피검자의 목(경부)을 약간 굽힘, 반대쪽으로 옆굽힘을 하고, 어깨관절은 90° 굽힌 자세에서부터 시작한다.

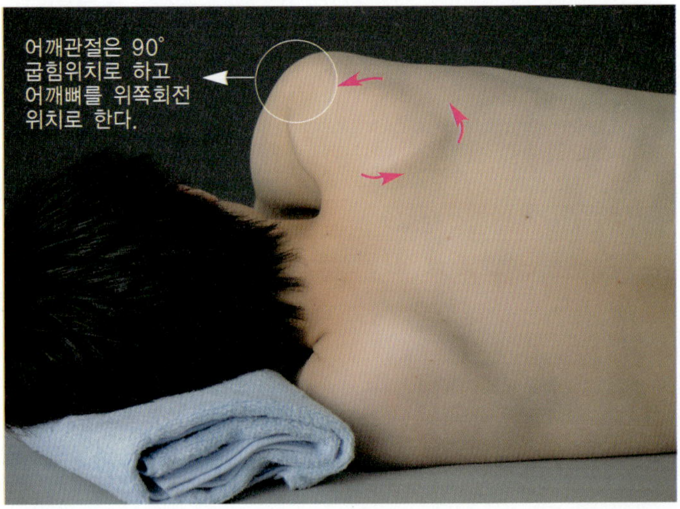

그림 2-24 신장에 의한 어깨올림근의 촉진②

한쪽의 손가락은 고리뼈(환추) 가로돌기의 약간 먼쪽에 대고 다른 쪽의 손으로 어깨뼈의 윗각을 똑바로 먼쪽으로 끌어내리면 어깨올림근의 긴장의 고조와 함께 relief를 관찰할 수 있다.

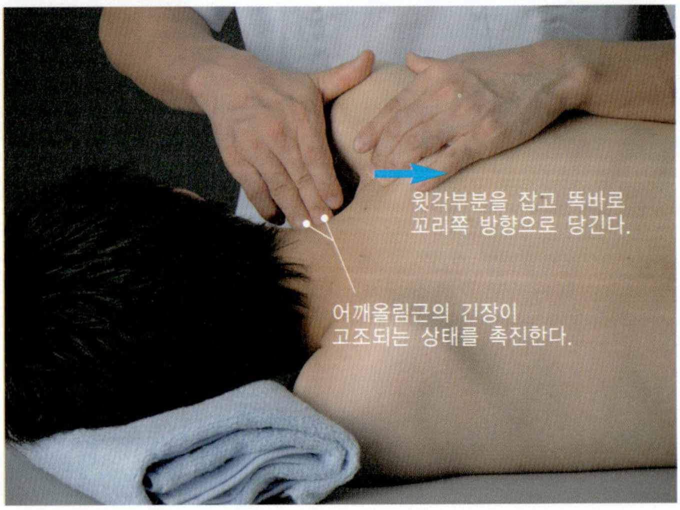

작은가슴근(소흉근) pectoralis minor muscle

해부학적 특징

- **[이는곳]** 제2~제5갈비뼈 앞면
  [닿는곳] 어깨뼈의 부리돌기
  [지배신경] 가슴근신경(흉근신경, pectoral nerve)(C5~T1)
- 부리돌기와 가슴우리(흉곽)를 연결하는 작은가슴근을 지붕으로 하고 그 깊은 부분을 빗장밑동맥(쇄골하동맥), 빗장밑정맥(쇄골하정맥), 위팔신경얼기(완신경총)가 통과한다.

근육기능의 특징

- 부리돌기를 앞쪽으로 당기고 어깨뼈 아랫각이 가슴우리에서부터 떨어지는(어깨뼈의 앞경사) 운동이 일어난다.
- 작은가슴근은 어깨올림근, 마름근 등과 함께 어깨뼈 아래쪽회전에 작용한다.
- 어깨뼈가 고정된 상태에서는 가슴우리를 당겨 올려 들숨(흡기)을 보조한다.

임상과의 접점

- 작은가슴근이 직접 어깨에서부터 팔에 통증을 일으키는 병태에 작은가슴근증후군이 있다.
- 작은가슴근증후군은 크게 가슴문증후군에 포함되는 하나의 병태이지만 팔의 벌림을 하였을 때의 증상의 발현이 심하다는 것으로부터 별명 과다벌림증후군(과외전증후군)이라고도 불린다.
- 작은가슴근증후군은 작은가슴근 부위의 압통(tenderness) 및 방산통(radiating pain)이 현저하고 목갈비근육증후군(사각근증후군), 갈비빗장증후군(늑쇄증후군)과의 감별이 중요하다.
- 유방암에 대한 광범위유방절제술에서는 작은가슴근도 절제되기 때문에 수술 후 어깨뼈의 불안정화에 의한 2차적인 어깨관절 장애가 발생하는 일이 있다.
- 어깨관절 불안정증 중에는 작은가슴근, 어깨올림근 등의 연축(spasm)에 의한 불량자세가 원인으로 2차적으로 어깨위팔관절의 불안정성이 출현하고 있는 일이 있기 때문에 주의가 필요하다.

관련되는 질환

- 작은가슴근증후군, 가슴문증후군, 어깨관절불안정증, 광범위유방절제술 후 등.

그림 2-25 작은가슴근의 뻗음

작은가슴근은 제2~5갈비뼈 앞면에 시작하고 어깨뼈 부리돌기에 닿는다. 부리돌기를 앞쪽으로 당겨 앞으로 기울게 한다. 또한 어깨뼈가 고정된 경우에는 가슴우리(흉곽)를 들어 올려 들숨을 보조한다.

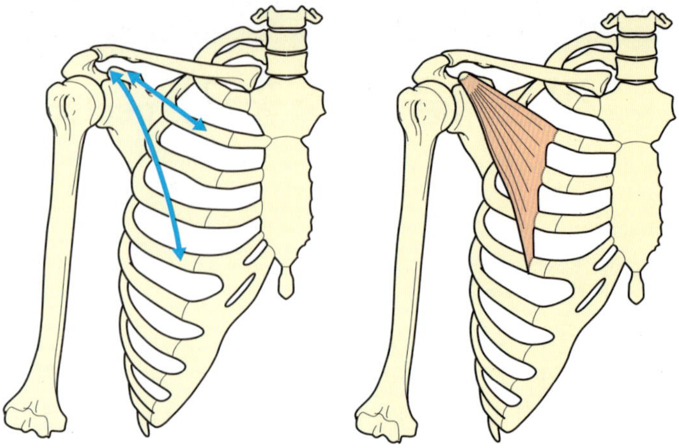

그림 2-26 작은가슴근증후군의 병태

작은가슴근의 깊은 부분은 빗장밑동맥(쇄골하동맥) 및 정맥, 위팔신경얼기가 통과한다. 작은가슴근증후군은 과다벌림증후군이라고도 불리고 팔을 올릴 때에 어깨에서부터 팔에 걸친 통증이 특징적이다. 작은가슴근이 연축(spasm)상태에 있는 경우 팔의 올림에 수반하는 신경 · 혈관의 압박이 강하게 가해져 통증이 출현한다고 한다.

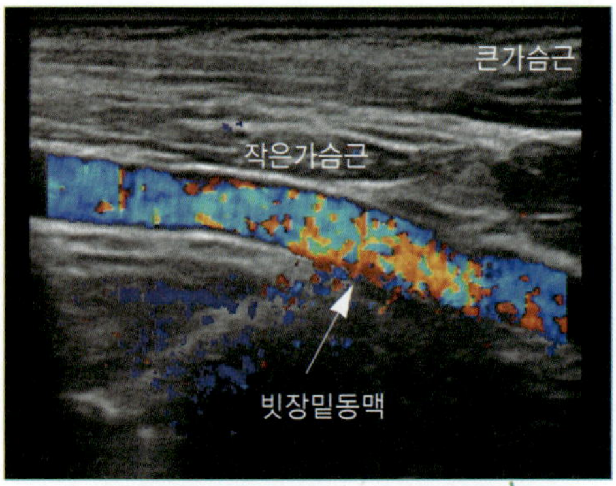

아래로 늘어뜨린 위치의 동맥

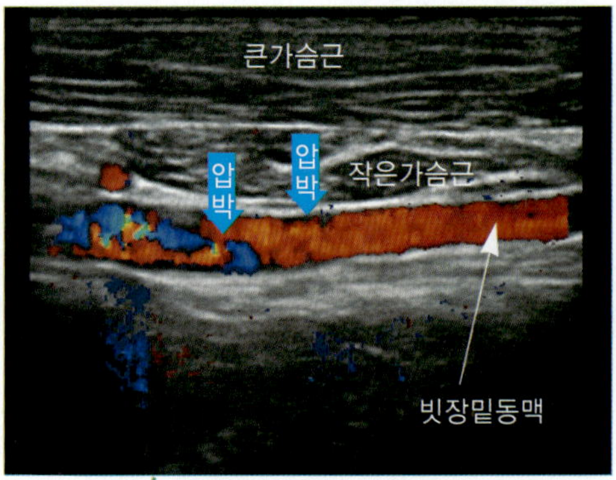

올림 위치의 동맥

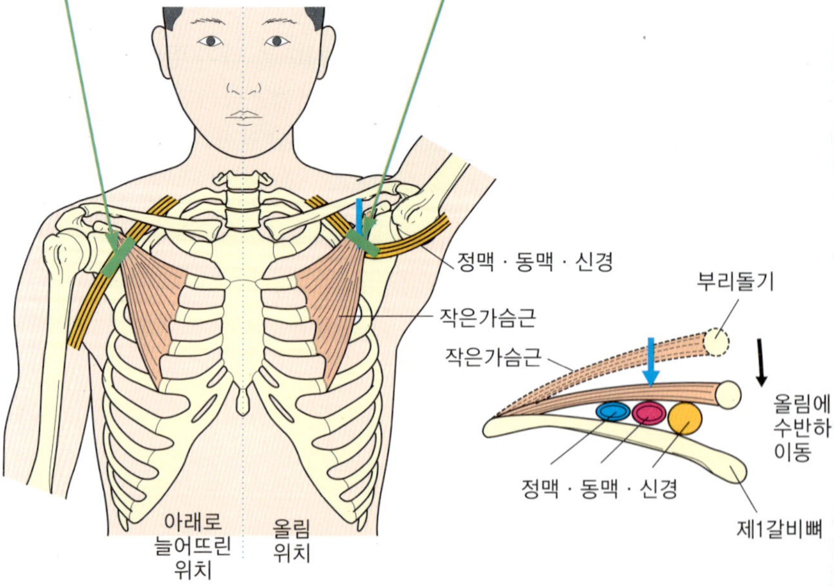

그림 2-27 작은가슴근의 촉진①

작은가슴근의 촉진은 피검자를 앉은 자세로 하여 시행한다. 피검자의 어깨관절의 폄, 모음, 안쪽회전을 시켜 손등을 등 쪽으로 접촉시킨 자세가 촉진 시작자세가 된다.

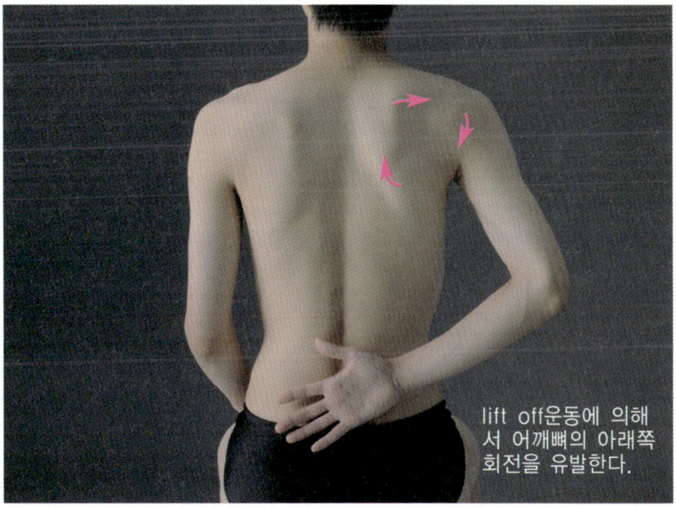

그림 2-28 작은가슴근의 촉진②

검사자는 부리돌기를 확인 후 손가락을 부리돌기 밑 부분의 아래모서리에 댄다. 부리돌기 가쪽에는 위팔두갈래근짧은갈래나 부리위팔근이 부착하므로 확실하게 밑 부분에 대는 것이 중요하다.

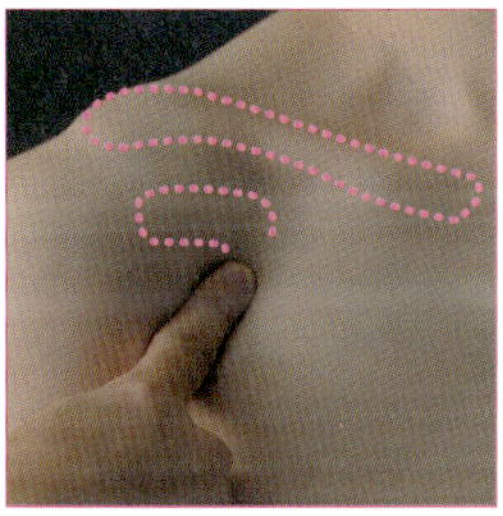

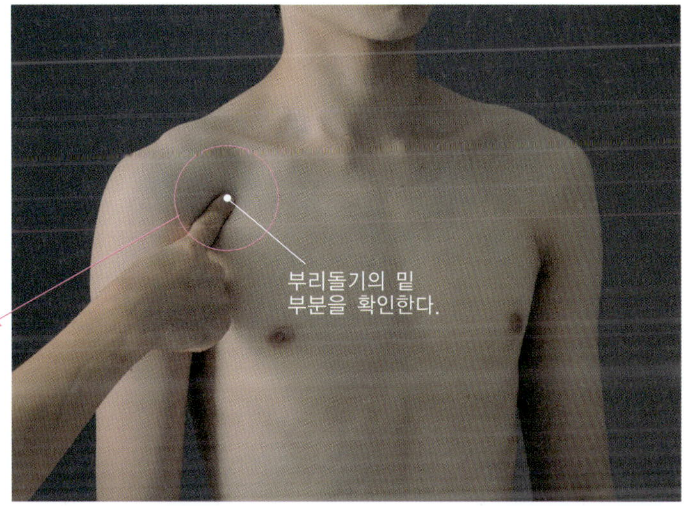

그림 2-29 작은가슴근의 촉진③

피검자는 여기서 어깨뼈의 앞경사를 의식하면서 손등을 등 쪽으로부터 떼는 (lift off운동) 운동을 반복한다. 운동에 수반하여 수축하는 작은가슴근 가쪽모서리를 제5갈비뼈로 향해서 촉진한다.

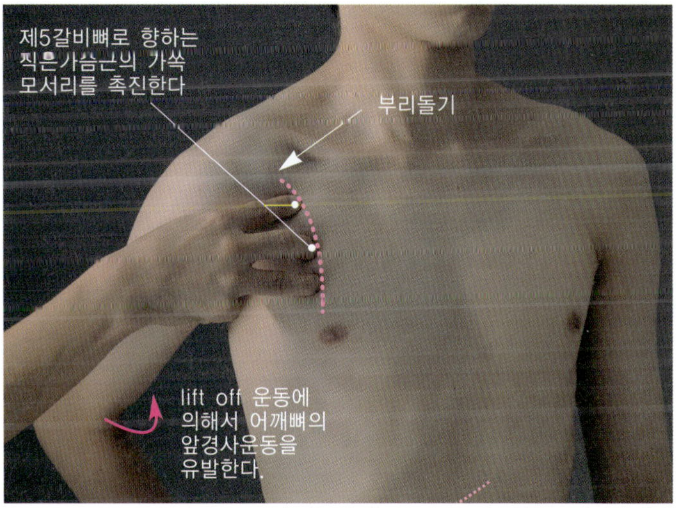

그림 2-30 작은가슴근의 촉진④

마찬가지의 순서로 작은가슴근 안쪽모서리를 제2갈비뼈로 향해서 촉진한다. 촉진의 요령은 운동을 지속시키지 않고 1회의 운동마다 충분한 이완을 얻으면 알기 쉽다.

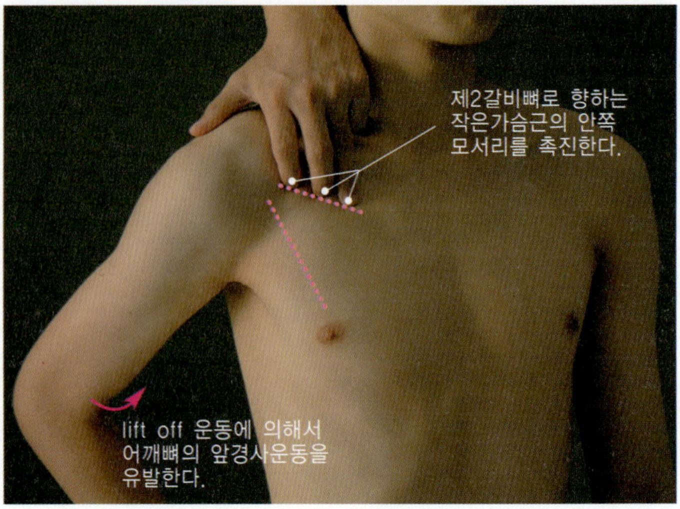

2 어깨가슴우리관절(견갑흉곽관절)에 관계되는 근육

앞톱니근(전거근) serratus anterior muscle

해부학적 특징

- **[이는곳]** 제1~제9갈비뼈 측면
  [닿는곳] 어깨뼈 갈비뼈면의 안쪽모서리의 전체 길이
  [지배신경] 긴가슴신경(장흉신경)(C5~C7)
- 제1갈비뼈와 제2갈비뼈에 시작하는 섬유의 일부는 어깨뼈 윗각에 닿는다.
- 제2갈비뼈에 시작하는 섬유의 일부와 제3갈비뼈에 시작하는 섬유군은 아랫각까지의 안쪽모서리에 닿는다.
- 제4갈비뼈에서부터 제9갈비뼈에 시작하는 섬유는 어깨뼈 아랫각에 집중적으로 닿는다.

근육기능의 특징

- 앞톱니근은 어깨뼈 벌림에 관여하는 유일한 근육이다.
- 윗각에 부착하는 섬유군은 벌림과 더불어 아래쪽회전에 관여한다.
- 윗각에 이외에 부착하는 섬유군은 벌림과 함께 위쪽회전에 관여한다.
- 앞가슴근(전흉근)의 기능을 수평면 상에서 보면 등세모근과 협동하여 어깨뼈 안쪽모서리를 가슴우리(흉곽)에 끌어당겨 안정화시킨다.
- 앞톱니근은 등세모근과 협동하여 어깨뼈의 위쪽회전에 작용하는 중요한 근육이다.

임상과의 접점

- 앞톱니근이 임상 중에서 문제가 되는 것은 긴가슴신경마비에 수반하는 날개어깨뼈(익상견갑, winging scapula)가 유명하다. 모든 어깨관절 운동의 토대가 되는 어깨뼈 안정화의 파탄은 중증장애가 된다.
- 긴가슴신경마비 때에 앞톱니근 기능을 확인할 때는 어깨관절 굽힘운동을 사용하는 편이 틀림이 없다. 벌림 운동에서는 등세모근의 보상(compensation)에 의해서 올림(거상)이 가능해지는 경우가 있다.
- 어깨관절을 아래로 늘어뜨린 자세에서 뒤쪽에서부터 관찰하였을 때 어깨뼈 안쪽모서리가 가슴우리에서부터 떠 오른 소견이 있을 때는 앞톱니근의 기능부전을 의심한다.

관련되는 질환

- 긴가슴신경마비, 가슴문증후군, 어깨관절불안정증 등.

그림 2-31 앞톱니근의 뻗음

앞톱니근은 제1~9갈비뼈 측면에 시작하고 어깨뼈 안쪽모서리의 전체길이에 닿는다. 어깨뼈의 벌림을 시키는 유일한 근육이다. 윗각에 부착하는 섬유는 아래쪽회전작용을 갖지만 아랫각에 부착하는 섬유는 위쪽회전에 작용한다.

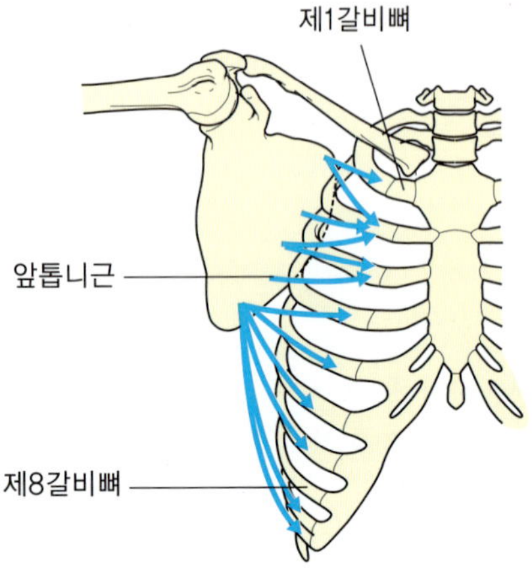

그림 2-32 앞톱니근의 가슴우리 고정화작용

수평면 상에서 앞톱니근의 기능을 본 경우 그 작용방향은 어깨뼈 안쪽모서리를 앞 바깥쪽으로 당기지만 그때의 분력(component force)은 안쪽모서리를 가슴우리에 고정하는 힘과 벌리는 힘으로 분해한다.

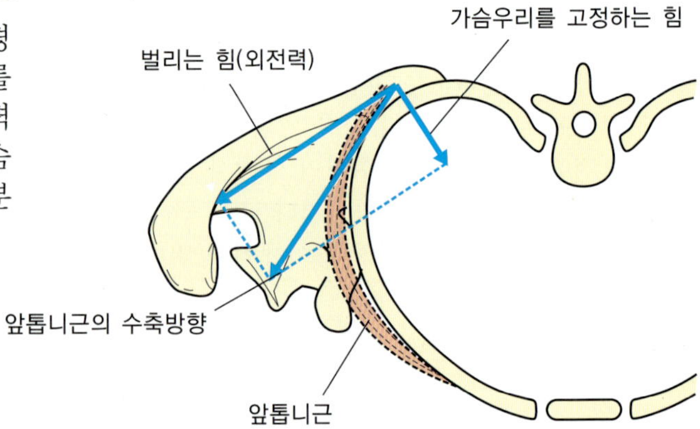

그림 2-33 어깨뼈 위쪽회전에 관여하는 근육군

팔의 올림에 수반하는 어깨뼈의 위쪽회전은 등세모근 상부섬유(①), 중부섬유(②), 하부섬유(③)와 앞톱니근(④)의 협동작용으로 수행된다.

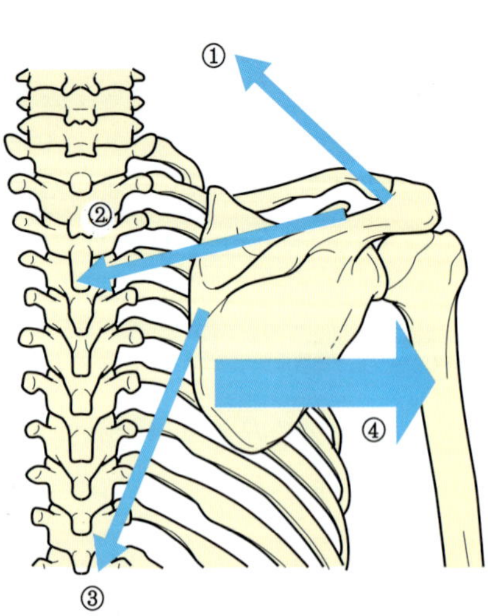

그림 2-34 긴가슴신경마비에 의한 날개어깨뼈

긴가슴신경마비에 의한 날개어깨뼈(익상견갑골)를 나타냈다. 어깨뼈 안쪽모서리가 가슴우리로부터 떠올라 있는 상황을 알 수 있다. 어깨관절의 벌림을 시행시키면 등세모근에 의한 보상으로 올림이 가능한 경우가 있으므로 주의가 필요하다.

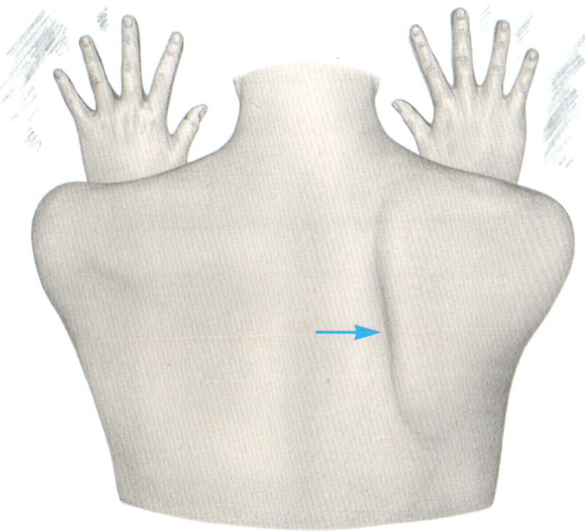

그림 2-35 앞톱니근의 촉진①

앞톱니근의 촉진은 피검자를 앉은 자세로 하여 시행한다. 피검자의 어깨관절을 90° 굽힘, 팔꿉관절을 완전 폄위치로 하여 어깨뼈의 벌림에 의한 팔을 앞쪽으로 쑥 내미는 동작을 시행시킨다.

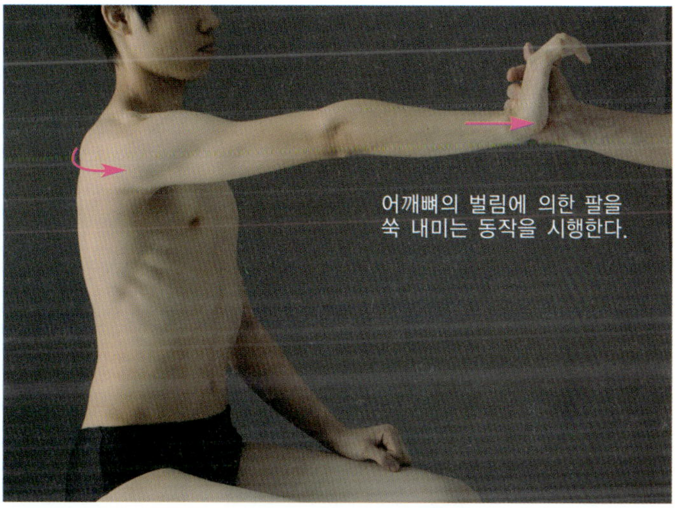

그림 2-36 앞톱니근의 촉진②

어깨뼈의 아랫각은 제5·6갈비뼈 수준에 있기 때문에 이것을 기준으로 검사자의 손가락을 제5·6갈비뼈 측면에 곁들이는 것처럼 댄다. 피검자에게 팔을 쑥 내미는 동작을 시행시켜 앞톱니근을 촉진한다.

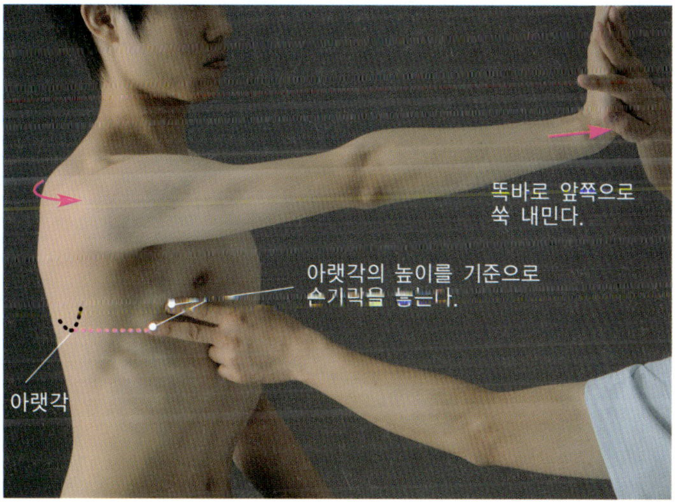

그림 2-37 앞톱니근의 촉진③

상위갈비뼈에 부착하는 앞톱니근은 피검자의 넓은등근과 가슴우리 사이로부터 손가락을 미끄러져 들어가게 하고 상위갈비뼈 측면에 손가락을 대면 알기 쉽다. 피검자에게 팔을 쑥 내미는 동작을 약간 아래쪽으로 향해서 시행시키면 앞톱니근의 수축을 촉진할 수 있다.

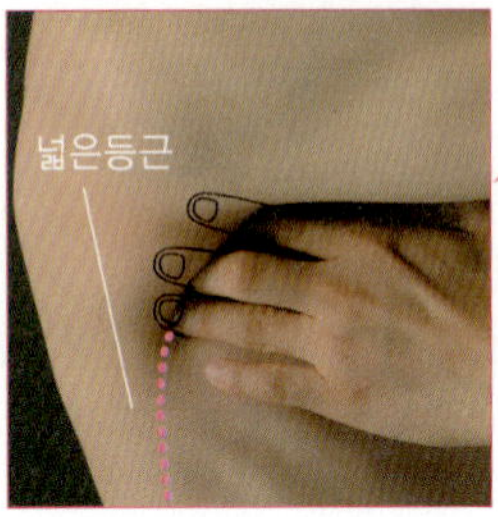

넓은등근의 밑에 손가락을 미끄러져 들어가게 하고 상위갈비뼈의 측면에 댄다.

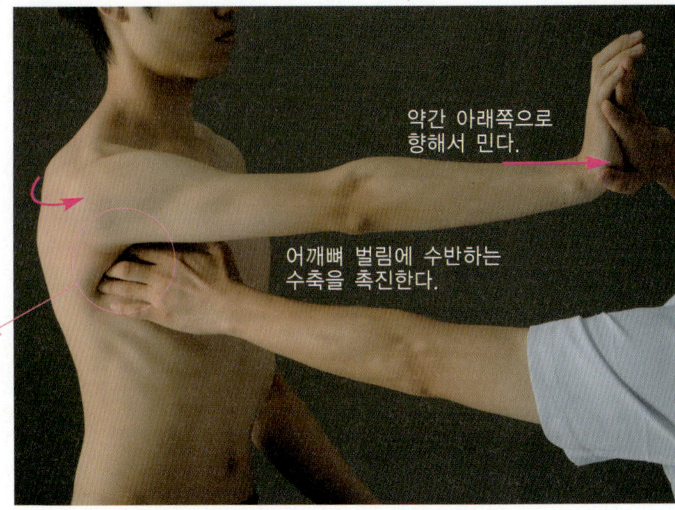

그림 2-38 앞톱니근의 촉진④

하위갈비뼈에 부착하는 앞톱니근은 피검자의 팔을 쑥 내미는 동작을 약간 위쪽으로 향해서 시행시키면 알기 쉽다. 하부갈비뼈 측면 약간 앞쪽에서 앞톱니근을 촉진한다. 이 수준은 체표에서부터도 그 relief를 관찰하기 쉽고 앞톱니근과 배바깥빗근(외복사근)이 서로 맞물리는 상태를 잘 알 수 있다.

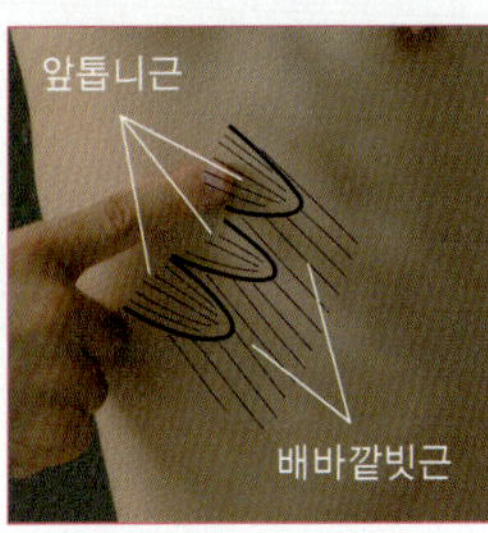

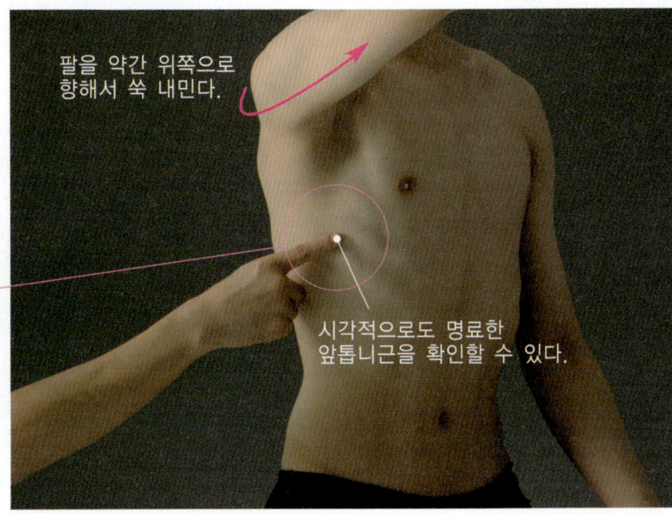

3 팔꿉관절(주관절)에 관계되는 근육

위팔두갈래근(상완이두근) biceps brachii muscle

해부학적 특징

- **위팔두갈래근긴갈래(상완이두근장두) (biceps brachii long head)**
  [이는곳] 어깨뼈 관절위결절(관절상결절), 위쪽 관절테두리(관절순)
  [닿는곳] 노뼈거친면(요골조면), 아래팔 굽힘근널힘줄(전완 굴근건막)
- **위팔두갈래근짧은갈래(상완이두근단두) (biceps brachii short head)**
  [이는곳] 어깨뼈 부리돌기 **[닿는곳]** 노뼈거친면, 아래팔 굽힘근널힘줄
- **[지배신경]** 근육피부신경(C5 · C6)
- 위팔두갈래근긴갈래힘줄은 결절사이고랑을 통과한 후 관절 안으로 진입한다.
- 관절 안에 진입한 긴갈래힘줄은 부리위팔인대의 아래쪽에서 가시위근과 어깨밑근의 사이(회전근개 성긴 부분)를 뻗고 관절위결절과 위쪽 관절 테두리에 부착한다.
- 위팔두갈래근의 짧은갈래는 부리위팔근과 합류하여 공동힘줄로서 부리돌기에 부착한다.
- 위팔두갈래근힘줄은 몸쪽으로 향함에 따라 근육 안에 넓어지고 폭 넓은 근육 내 힘줄이 된다. 근섬유는 근육 내 힘줄에 대해서 깊은 부분 · 얕은 부분의 관계로 날개구조를 취한다.

근육기능의 특징

- 위팔두갈래근은 어깨관절, 팔꿉관절을 걸치는 2관절근이며 쌍방의 관절운동에 관여한다.
- 위팔두갈래근이 어깨관절에 미치는 작용은 어깨관절을 아래로 늘어뜨린 자세에서는 굽힘, 90° 벌림위치에서는 수평굽힘에 관여한다.
- 위팔두갈래근은 팔꿉관절에서의 강력한 굽힘근인 동시에 아래팔의 강력한 뒤침근이다.
- 위팔두갈래근의 긴갈래는 위쪽 관절테두리를 들어 올림으로써 뼈머리의 위쪽 이동을 억제하고 관절위팔관절의 안정화에 기여하고 있다.
- 위팔두갈래근긴갈래는 결절사이고랑 안을 활주하고 특히 가쪽회전위치에서의 긴장이 증가한다. 이 힘줄의 긴장은 뼈머리의 구심성을 높여 어깨위팔관절의 안정화에 기여한다.
- 아래팔의 뒤침에는 위팔두갈래근과 뒤침근이 관여하지만 팔꿉관절 굽힘위치에서는 위팔두갈래근은 이완하고 이때의 뒤침은 주로 뒤침근에 의해서 시행된다.

임상과의 접점

- 어깨관절주위염의 병태의 하나에 위팔두갈래근긴갈래힘줄염(상완이두근장두건염)이 있다.
- 위팔두갈래근긴갈래힘줄염에 대한 유명한 도수검사에 Yergason test[**p.44 참조**]가 있다.
- 위팔두갈래근긴갈래힘줄에 의한 강력한 견인력이나 뼈머리에 의한 전단력(shearing force)에 의해서 어깨 위쪽 관절테두리 손상(superior labrum anterior to posterior lesion ; SLAP lesion)[**p.230 참조**]이 일어난다.
- 위팔두갈래근긴갈래힘줄 파열에서는 팔꿉관절을 굽혔을 때의 위팔두갈래근의 부풀어 오름이 먼쪽에로 전위하는 특징적인 소견이 관찰된다.

관련되는 질환

- 위팔두갈래근긴갈래힘줄염, 어깨 위쪽 관절테두리 손상(SLAP lesion), 위팔두갈래근긴갈래힘줄 파열, 위팔두갈래근긴갈래힘줄 탈구 등.

그림 3-1 위팔두갈래근의 뻗음

위팔두갈래근은 긴갈래와 짧은갈래로 갈린다. 긴갈래는 어깨뼈 관절위결절과 어깨 위쪽 관절테두리에 시작하고 짧은갈래는 부리돌기에 시작한다. 닿는곳은 노뼈 거친면이지만 안쪽을 구성하는 섬유의 일부는 아래팔 굽힘근널힘줄로 옮겨간다.

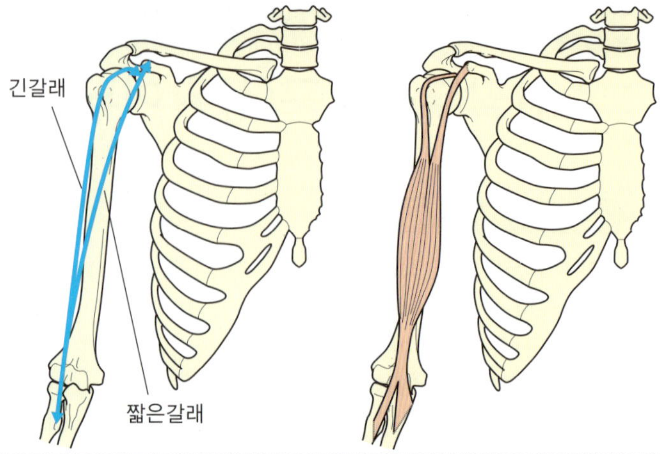

그림 3-2 위팔두갈래근힘줄과 근섬유의 특징

위팔두갈래근의 근육 내에는 폭 넓은 근육 내 힘줄이 존재한다. 이것을 섬유가 뻗는 것을 따라서 근육힘줄 이행부분으로 관찰하면 근육 내 힘줄은 그대로 위팔두갈래근힘줄로 이행하는 것을 알 수 있다. 두갈래근을 구성하는 근섬유는 근육 내 힘줄을 중심으로 한 날개구조를 형성하고 있음을 알 수 있다.

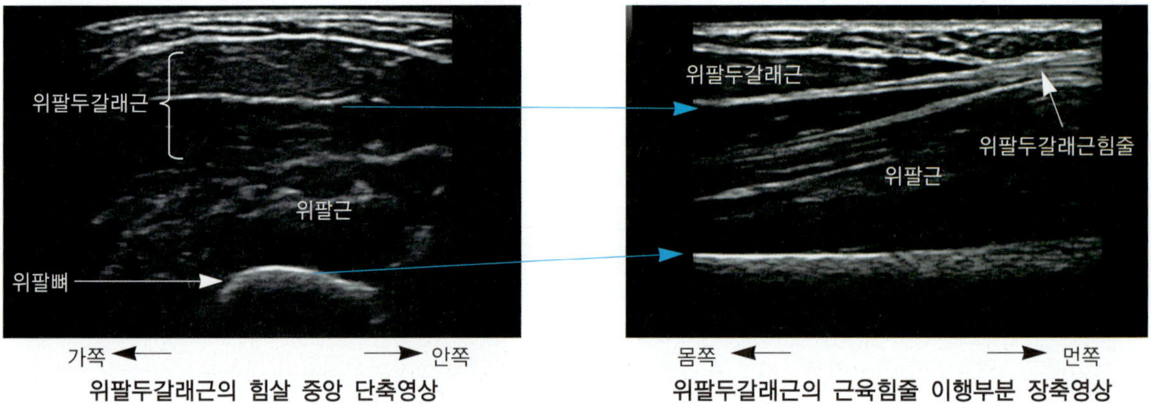

위팔두갈래근의 힘살 중앙 단축영상 / **위팔두갈래근의 근육힘줄 이행부분 장축영상**

그림 3-3 위팔두갈래근긴갈래힘줄 이는곳의 해부

위팔두갈래근긴갈래힘줄은 관절위결절과 위쪽관절테두리에 부착한다(그림 좌). 위쪽관절테두리와 위쪽관절주머니와의 결합은 성기며 위팔두갈래근긴갈래힘줄의 긴장은 위쪽관절테두리를 들어 올려 뼈머리의 위쪽 이동을 제한하는 기능이 있다(그림 우).

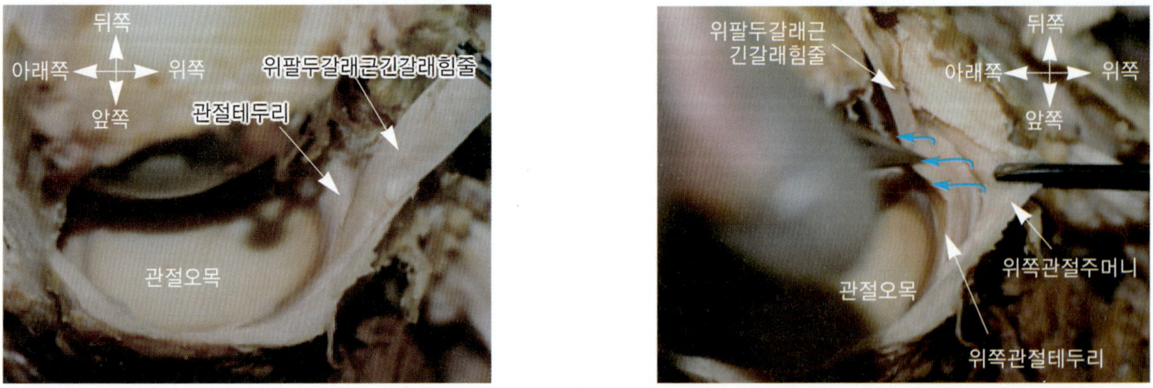

(사진은 青木隆明 박사의 호의에 따름)

그림 3-4 위팔두갈래근긴갈래힘줄의 뻗음

위팔두갈래근긴갈래힘줄은 결절사이고랑을 통과 후 관절 안으로 진입하여 가시위근힘줄과 어깨밑근힘줄의 사이(회전근개 성긴 부분)를 보강하는 형태로 뻗는다. 긴갈래힘줄은 회전근개에 의한 지지가 부족한 장소를 보완하는 것 같다.

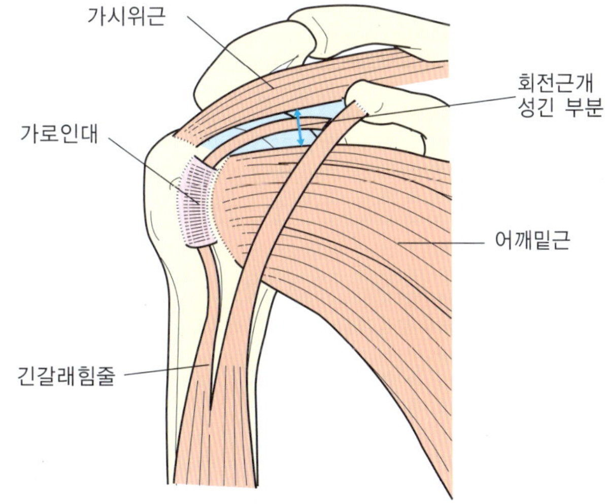

그림 3-5 회전근개 성긴 부분에서의 위팔두갈래근긴갈래힘줄과 부리위팔인대의 관계

회전근개 성긴 부분을 통과하는 위팔두갈래근긴갈래힘줄의 표층은 부리위팔인대가 덮고 있다. 관절 내 긴갈래힘줄의 단축영상으로부터는 뒤쪽에 가시위근힘줄, 앞쪽에 어깨밑근힘줄을 관찰할 수 있다. 긴갈래힘줄의 위쪽에 있는 엷은 백색부분이 부리위팔인대이다. 관절 내의 긴갈래힘줄의 장축영상에서는 긴갈래힘줄의 위쪽에 겹치는 부리위팔인대를 선명하게 관찰할 수 있다.

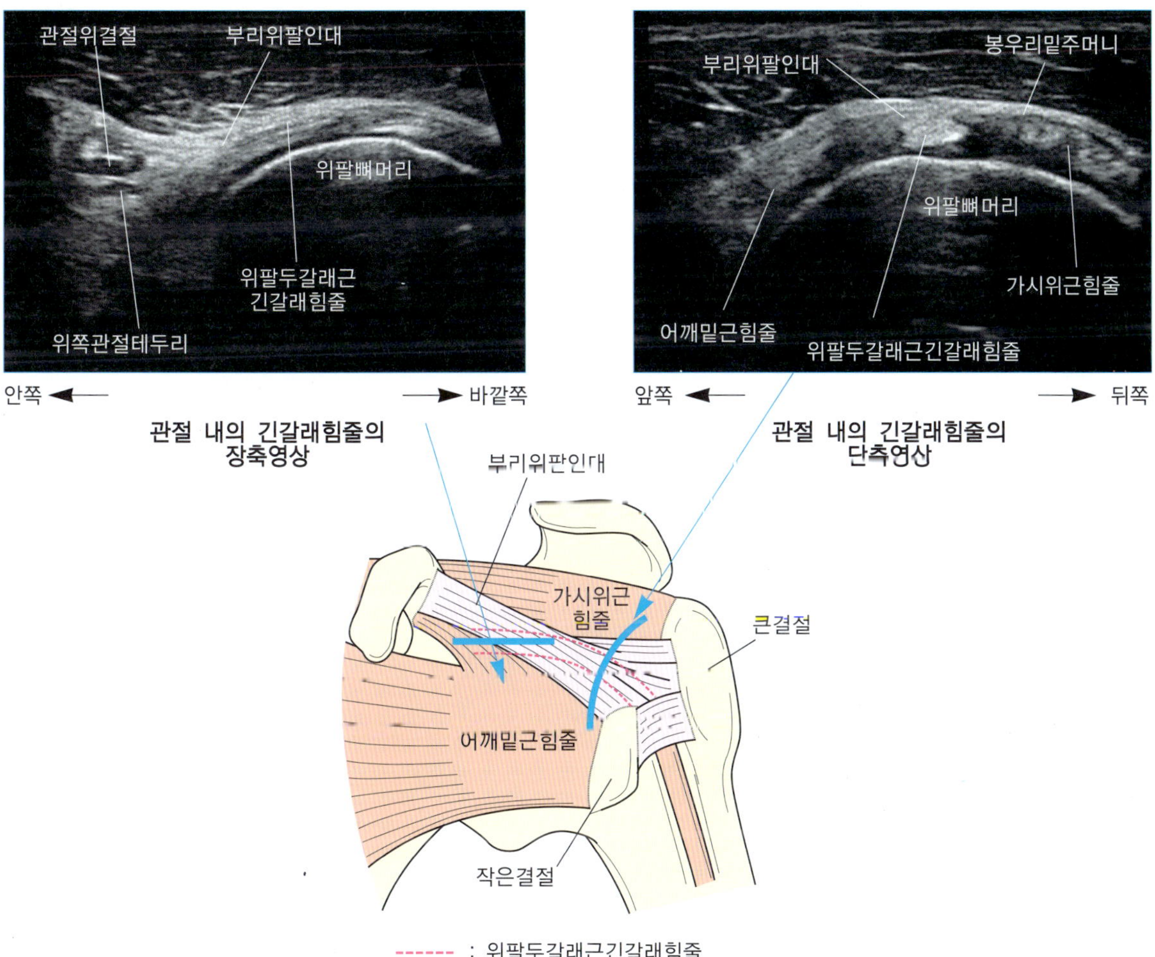

그림 3-6 위팔두갈래근긴갈래를 중심으로 한 관절 내 지지조직

위팔뼈머리를 떼어낸 상태에서 오른쪽 관절오목을 가쪽에서부터 관찰한다. 위쪽 관절테두리에 부착하는 위팔두갈래근 긴갈래힘줄에서부터 시계방향으로 위오목위팔인대(SGHL), 중간오목위팔인대(MGHL), 앞아래오목위팔인대(AIGHL), 뒤아래오목위팔인대(PIGHL)가 존재하여 관절을 안정시키고 있다.

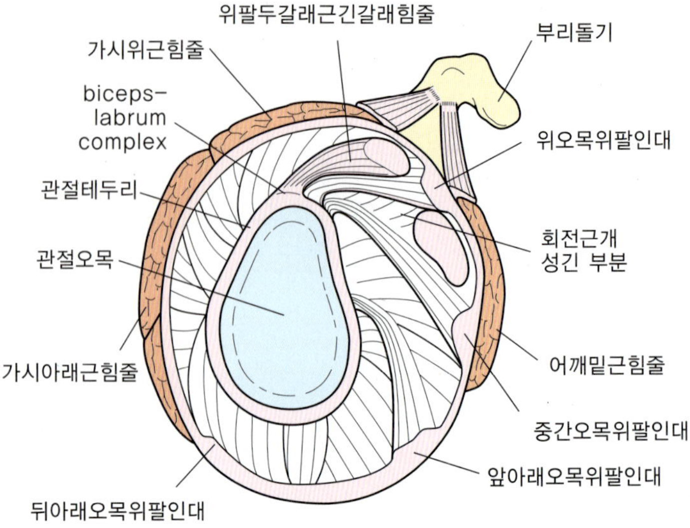

문헌 12)에서 변경

그림 3-7 위팔두갈래근 닿는곳의 주변 해부

위팔두갈래근의 닿는곳은 노뼈거친면과 아래팔굽힘근널힘줄의 2개로 갈린다. 노뼈거친면으로 향하는 힘줄의 가쪽에서는 노신경과 아래팔 가쪽피부신경이 통과한다. 아래팔 굽힘근널힘줄로 향하는 힘줄과 안쪽위관절융기 사이에서는 위팔동맥과 정중신경이 통과한다.

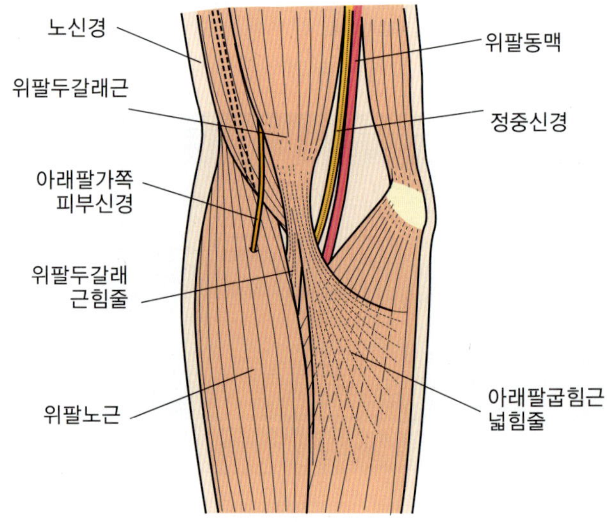

그림 3-8 위팔두갈래근의 작용

위팔두갈래근은 팔꿉관절의 중요한 굽힘근임과 동시에 강력한 뒤침근이기도 하다. 위팔두갈래근을 단독으로 촉진하고 싶은 경우 뒤침운동을 사용하는 편이 합리적이다. 왜냐하면 위팔근은 위팔자관절(상완척골관절)에서 작용하는 근육이며 그 작용은 굽힘에만 작용하고 회전운동에는 관여할 수 없기 때문이다.

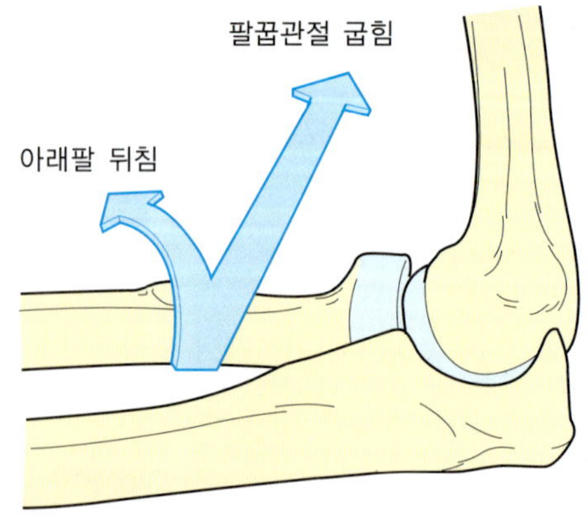

그림 3-9 어깨관절 회전과 긴갈래힘줄의 긴장

위팔두갈래근긴갈래힘줄은 가로인대 안을 활주하고 뼈머리의 안정화에 관여한다. 이때 어깨관절 가쪽회전 위치로 하면 긴갈래힘줄의 긴장은 높아지고 안쪽회전 위치로 하면 긴장은 저하한다. 즉 긴갈래힘줄에 의한 뼈머리의 안정화는 어깨관절 가쪽회전 위치에서 가장 효과적으로 작용한다.

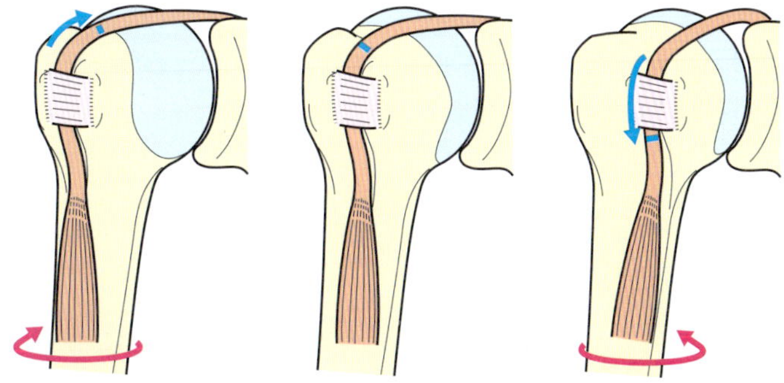

그림 3-10 위팔두갈래근긴갈래의 촉진①

피검자를 바로 누운 자세로 하고 어깨관절 폄 0°·회전 중간위치·팔꿉관절은 45° 굽힘·아래팔을 엎침을 한 자세를 시작자세로 한다. 피검자에게는 아래팔이 뒤침운동을 강하게 반복시키면서 촉진을 시행한다.

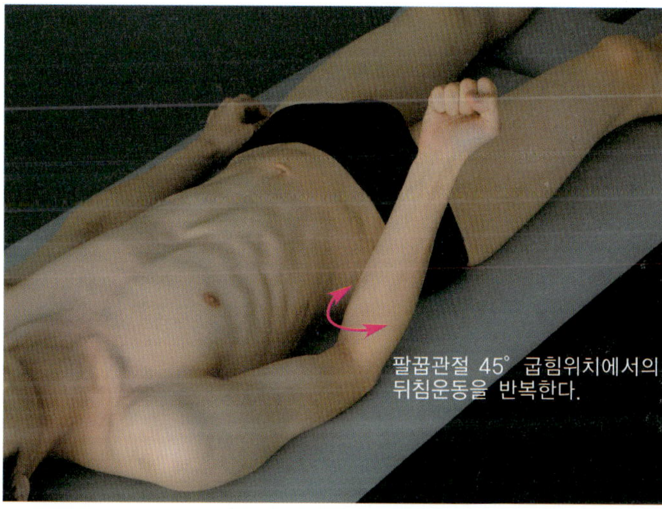

그림 3-11 위팔두갈래근긴갈래의 촉진②

피검자에게 아래팔의 뒤침운동을 시행시키면 뒤침과 함께 위팔의 배쪽으로 크게 부풀어 오르는 위팔두갈래근의 힘살을 확인할 수 있다. 검사자는 힘살의 가쪽을 따라서 손가락을 댄다.

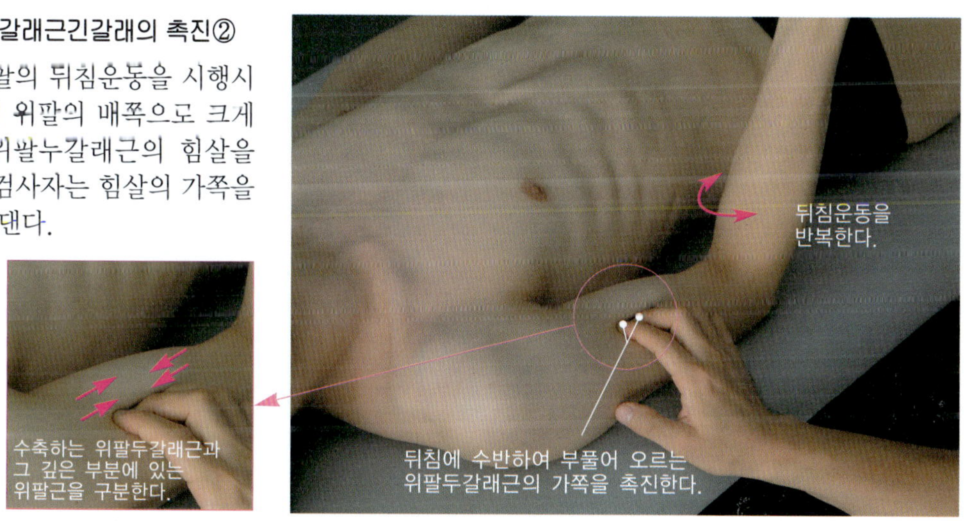

3 팔꿉관절에 관계되는 근육

그림 3-12 위팔두갈래근긴갈래의 촉진③

피검자에게는 뒤침운동을 반복시키고 검사자는 위팔두갈래근 힘살의 가쪽 모서리를 따라서 몸쪽으로 손가락을 진행시켜 결절사이고랑을 통과하는 상태를 촉진한다. 어깨관절 회전 중간위치에서는 결절사이고랑은 거의 앞쪽에 있으므로 경계표로 하면 좋다.

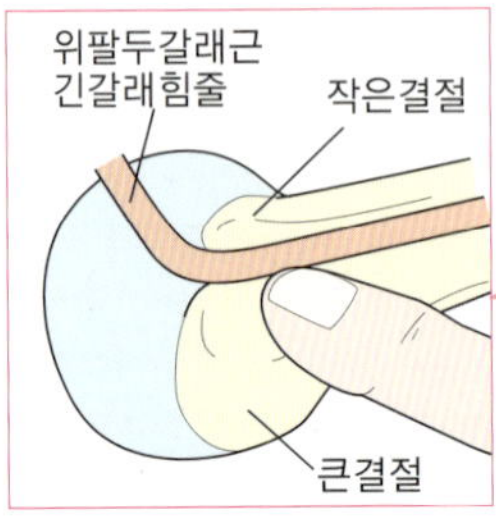

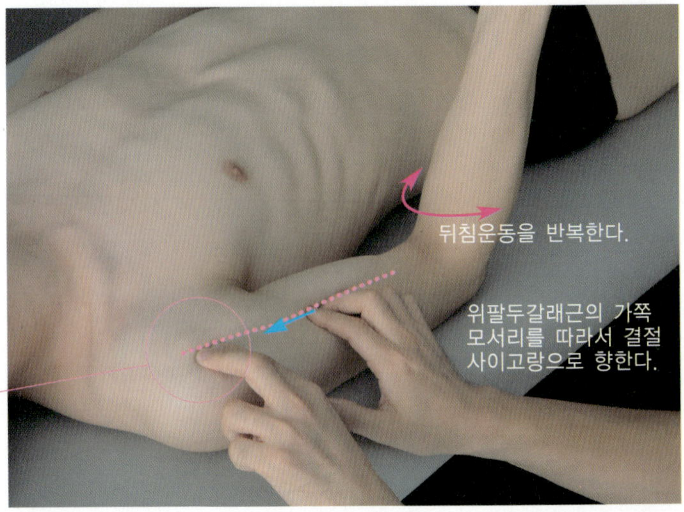

그림 3-13 위팔두갈래근긴갈래의 촉진④

이어서 위팔두갈래근긴갈래 먼쪽 부분의 촉진을 시행한다. 피검자에게는 뒤침운동을 반복시키면서 검사자는 위팔두갈래근 힘살의 가쪽 모서리를 먼쪽으로 만져간다. 위팔노근, 긴노쪽손목폄근의 자쪽을 깊은 부분으로 향하는 닿는곳 힘줄을 촉진해가면 노뼈거친면에 도달한다. 닿는곳을 주의 깊고 세밀하게 만지면 뒤침 때에 약간 융기한 노뼈거친면도 촉진할 수 있다.

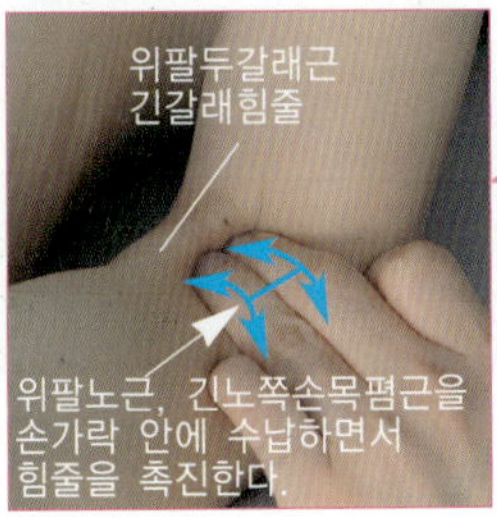

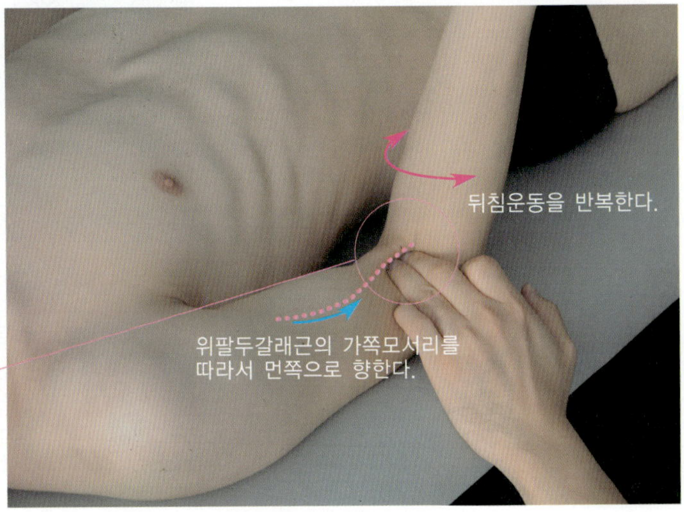

그림 3-14 위팔두갈래근짧은갈래의 촉진①

피검자를 바로 누운 자세로 하고 어깨관절은 90° 벌림 · 약간 가쪽회전위치로 하고 팔꿉관절은 45° 굽힘 · 아래팔의 엎침을 한 자세가 시작자세가 된다. 피검자는 뒤침운동을 반복하도록 지시한다.

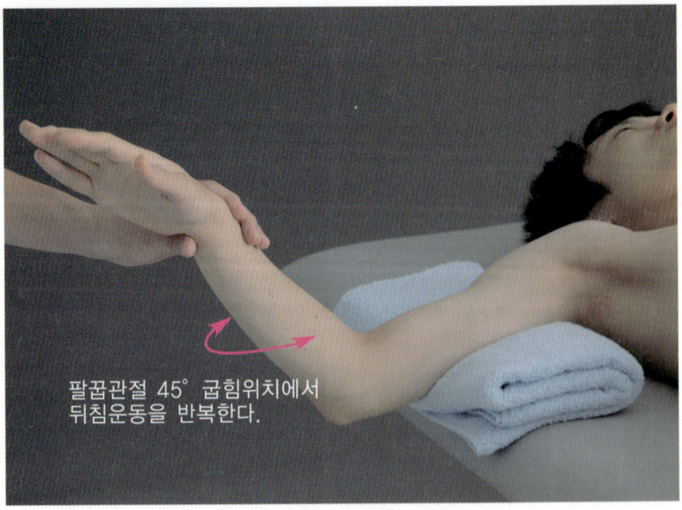

그림 3-15 위팔두갈래근짧은갈래의 촉진②

검사자의 손가락은 아래팔 뒤침운동에 수반하여 부풀어 오르는 위팔두갈래근 힘살의 안쪽을 따라서 댄다.

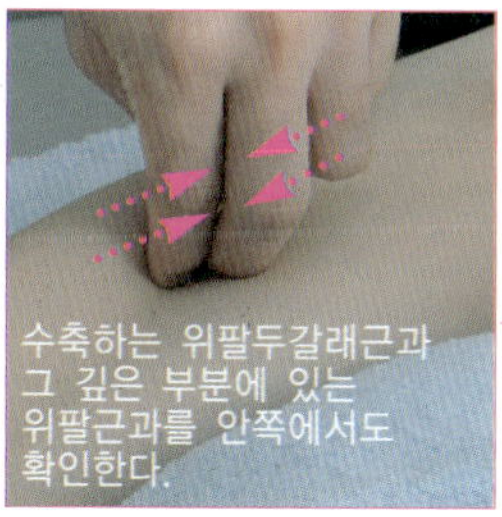

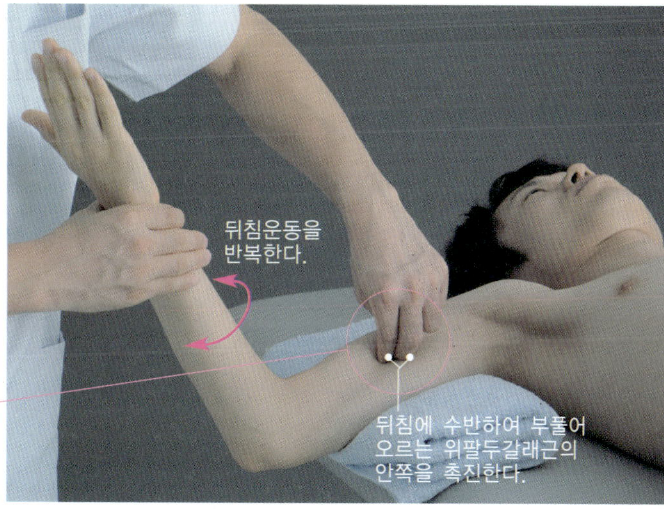

그림 3-16 위팔두갈래근짧은갈래의 촉진③

피검자에게는 뒤침운동을 반복시키고 검사자는 위팔두갈래근 힘살의 안쪽모서리를 따라서 몸쪽으로 촉진해간다. 도중에 큰가슴근의 아래에 위팔두갈래근짧은갈래힘줄은 들어가는데 검사자는 가능한 한 큰가슴근의 아래에 손가락을 미끄러져 들어가게 하여 그 수축을 쫓아간다.

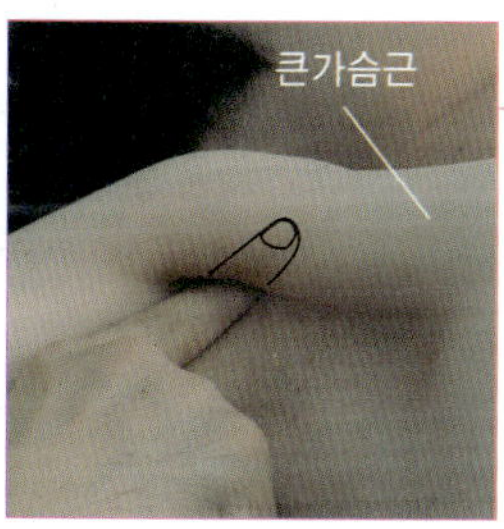

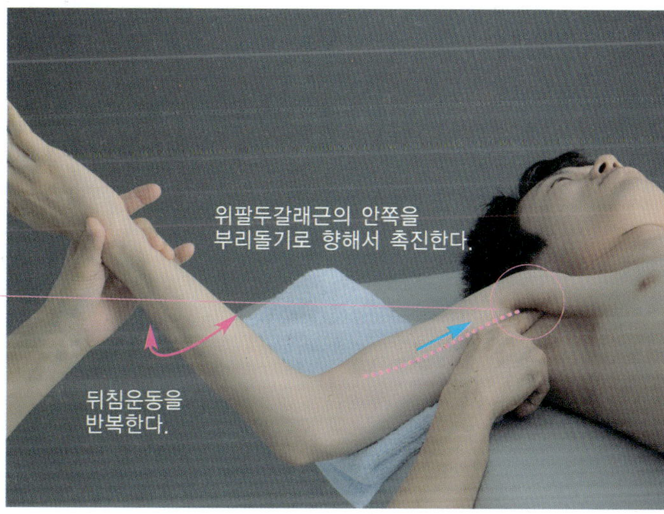

그림 3-17 위팔두갈래근짧은갈래의 촉진④

이어서 위팔두갈래근짧은갈래 먼쪽부분의 촉진을 시행한다. 피검자에게는 뒤침운동을 반복시키면서 검사자는 위팔두갈래근 힘살의 안쪽모서리를 먼쪽으로 촉진해간다. 닿는곳 힘줄은 서서히 넓어지고 아래팔 굽힘근군의 표면으로 넓어지는 상태를 촉진한다.

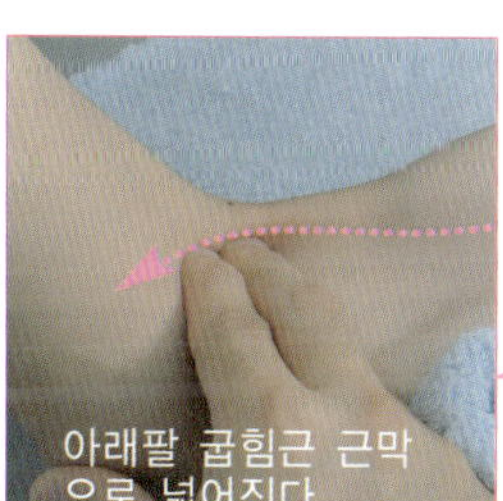

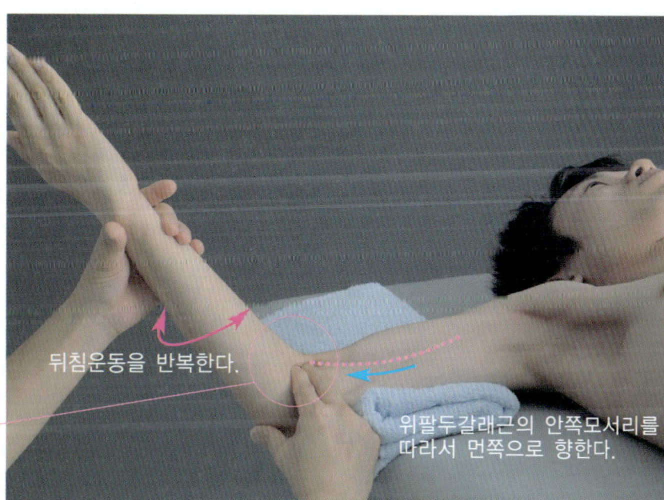

그림 3-18 위팔두갈래근긴갈래와 짧은갈래와의 근육사이의 촉진①

2개의 이는곳(관절위결절과 부리돌기)으로 향하는 각각의 힘살을 확인하였으면 검사자의 집게손가락을 근육사이에 댄다. 그 후, 엄지손가락을 긴갈래의 가쪽에, 가운데손가락을 짧은갈래의 안쪽에 놓고 집게손가락을 중심으로 2개의 근육을 사이에 끼는 것처럼 손가락을 댄다.

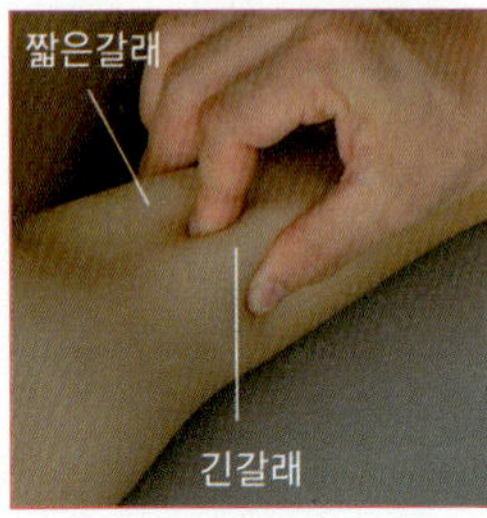

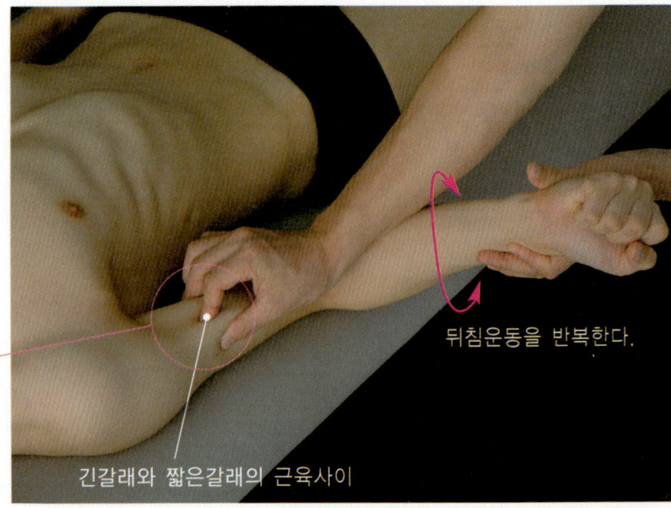

그림 3-19 위팔두갈래근긴갈래와 짧은갈래와의 근육사이의 촉진②

그 후 아래팔을 가볍게 뒤침을 시키면서 그 근육사이를 확인하여 먼쪽으로 손가락을 진행시킨다. 보통은 힘살의 중앙 부근까지는 긴갈래와 짧은갈래를 구별하여 촉진하는 것이 가능하다.

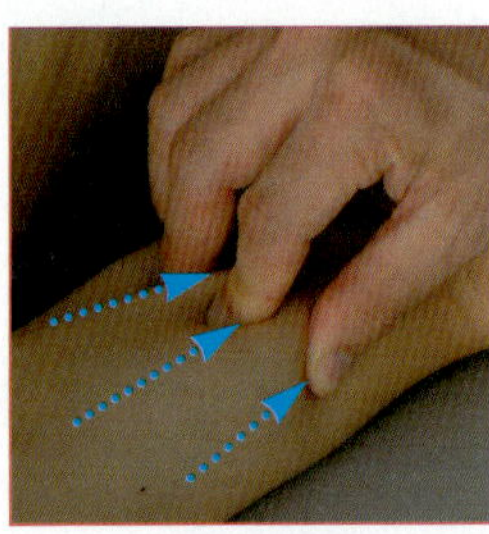

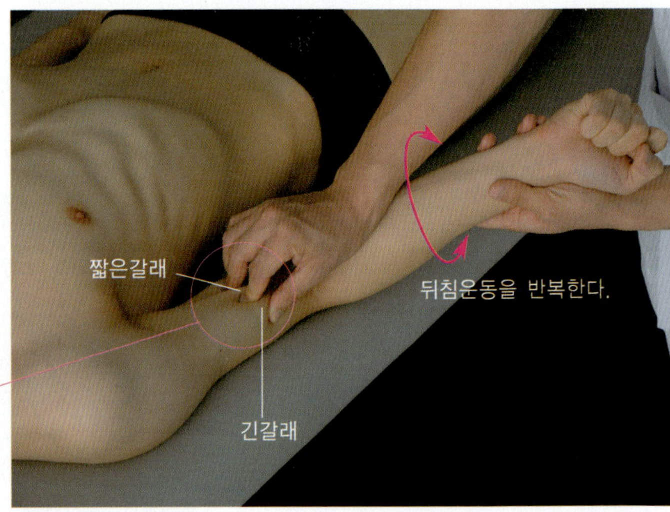

Skill Up 어깨 위쪽관절테두리 손상(SLAP lesion)

투구장애 어깨 중의 하나의 병태로서 생각되고 있다. 그 원인은 투구동작의 반복에 의한 과다사용(over use)과 전력투구 때에 가해지는 hyper tension(과도한 견인력)이 작용한 결과라 한다.

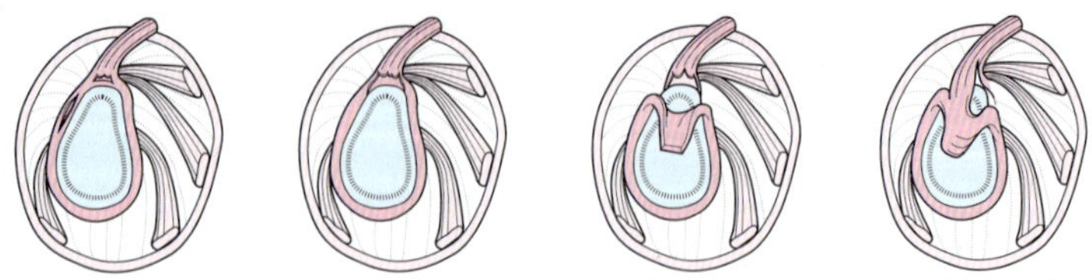

Snyder에 의한 분류
Type 1 : 관절테두리의 변성
Type 2 : 관절테두리의 박리
Type 3 : 관절테두리의 양동이 자루모양 파열
Type 4 : 위팔두갈래근긴갈래힘줄의 부분파열에 이르는 수직파열

문헌 13)에서

위팔근(상완근) brachialis muscle

해부학적 특징

- **[이는곳]** 위팔뼈 바닥쪽면 먼쪽 1/2
  [닿는곳] 자뼈거친면, 팔꿉관절 앞쪽관절주머니
  [지배신경] 근육피부신경(C5 · C6)
- 위팔근은 힘줄성분이 매우 적고 근육 전체가 힘살이라는 형태를 하고 있다.
- 위팔근은 얕은갈래와 깊은갈래로 나뉘고 전자는 자뼈거친면에 닿고 후자는 갈고리돌기에서부터 자뼈거친면에 이르기까지의 면에 닿는다는 것을 보여주었다[14].
- 앞쪽관절주머니와 위팔근 깊은갈래와의 사이에는 조직학적으로 직접 부착하는 근섬유는 없고 결합조직을 통한 결합양식을 취한다[15,16].

근육기능의 특징

- 위팔근은 위팔뼈와 자뼈를 연결하는 근육이기 때문에 순수한 팔꿉관절 굽힘에 작용한다.
- 관절주머니에 결합조직을 통해서 접하는 근육군은 팔꿉관절 굽힘에 수반하는 관절주머니가 끼이어 들어가는 것을 자신의 몸쪽으로의 활주와 함께 방지하고 있다.

임상과의 접점

- 팔꿉관절 굽힘구축에서 위팔근의 섬유화는 주된 병태의 하나이다.
- 수동적인 팔꿉관절 굽힘 때에 팔오금(주와)에 통증을 호소하는 경우에는 팔꿉관절 내에서의 앞쪽관절주머니의 부딪힘(impingement)을 고려한다.
- 팔꿉관절 30° 굽힘위치에서부터의 종말 폄에서는 위팔뼈 도르래를 중심으로 시상면상에서 위팔근은 그 뻗는 것(주행)이 크게 구부러지고 이마면 상에서는 근섬유가 근막 내를 안쪽으로 이동한다. 이 동태는 굽힘구축 증상사례를 보는 데에 중요한 지식이다.

관련되는 질환

- 팔꿉관절 굽힘구축, 근육피부신경마비 등.

그림 3-20 위팔근의 뻗음

위팔근은 위팔뼈 바닥쪽 면 먼쪽 1/2에 시작하고 자뼈거친면과 팔꿉관절 앞쪽관절주머니에 닿는다. 위팔자관절(완척관절)에 관여하는 순수한 팔꿉관절의 굽힘근이다.

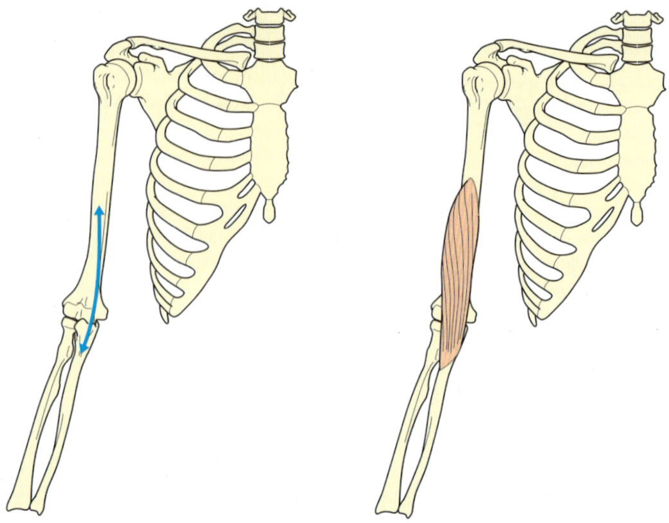

그림 3-21 관절근육으로서의 위팔근

위팔근의 깊은 층 섬유군은 팔꿉관절 앞쪽관절주머니에 결합조직을 통해서 밀착하여 있다. 위팔근에는 팔꿉관절을 굽혔을 때에 느슨해지는 관절주머니를 수축과 함께 앞 위쪽으로 끌어낸다. 관절근육으로서의 역할이 있다.

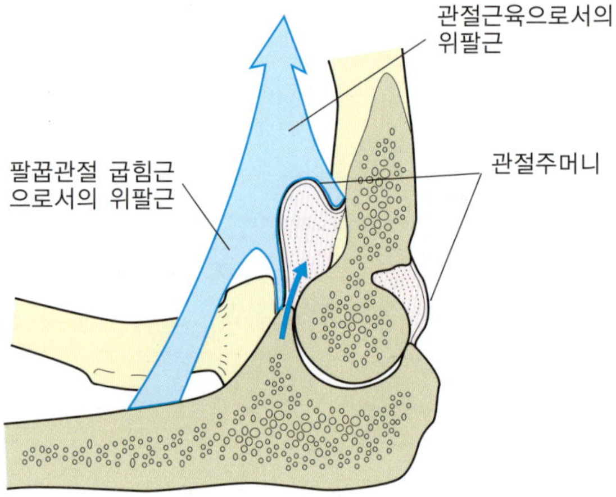

그림 3-22 위팔뼈 도르래 수준의 주변해부

위팔뼈 도르래 수준은 해부학적으로 중요한 조직이 많이 있다. 위팔뼈 도르래는 위팔근에 의해서 완전히 덮인다(그림 가운데 →). 위팔근의 안쪽 위쪽에는 위팔동맥과 정중신경이 있으며 위쪽에는 위팔두갈래근힘줄과 그 가쪽에서 아래팔의 가쪽피부신경이 있다. 또한 위팔근의 가쪽 위쪽에서는 긴노쪽손목폄근과의 사이에 노신경이 있다.

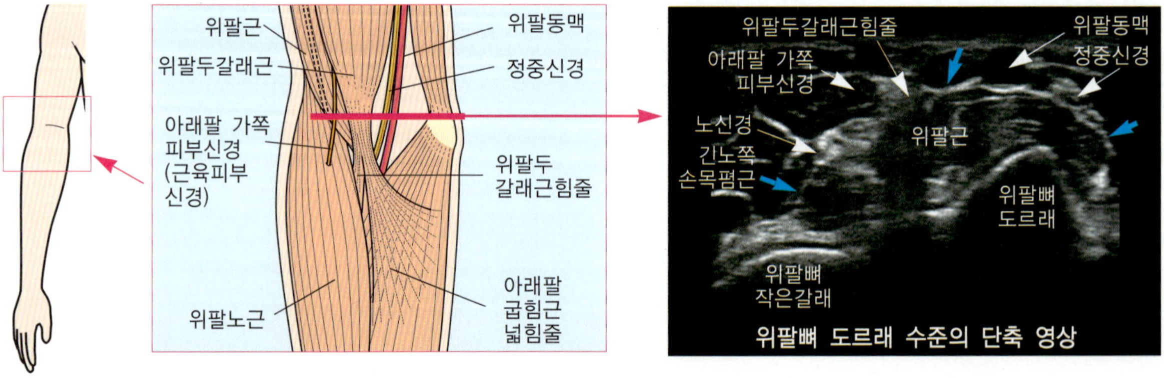

그림 3-23 팔꿉관절 최종 폄 때의 위팔근의 동태

노르래 앞쪽의 장축영상에서는 팔꿉관절 약 30° 굽힘 때의 위팔근은 위팔뼈 장축에 거의 평행인 것에 반해서 완전 폄위치에서는 도르래를 중심으로 앞쪽으로 볼록하게 굽으면서 뻗는다. 도르래 앞쪽의 단축영상에서부터는 종말 폄에 수반하여 위팔근 섬유가 안쪽으로 이동하는 상태를 관찰할 수 있다(그림 가운데 →). 굽힘구축이 관찰될 때에는 중요한 소견이다.

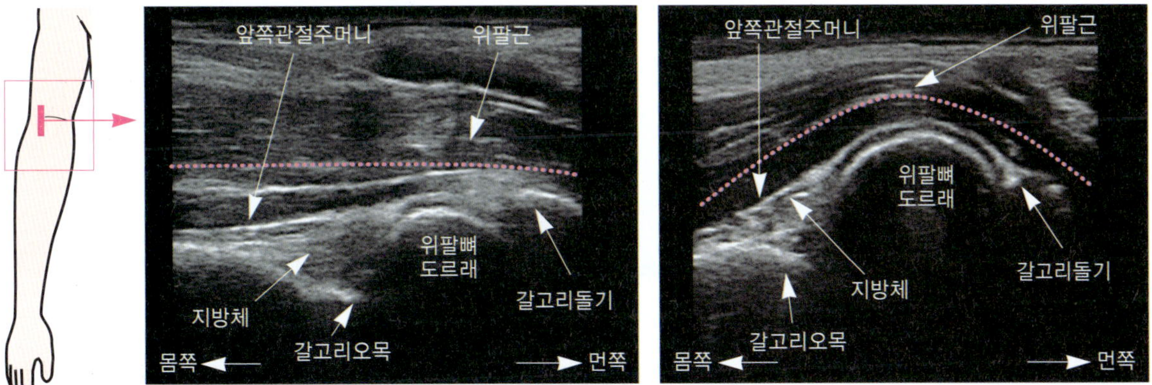

도르래 앞쪽의 장축영상

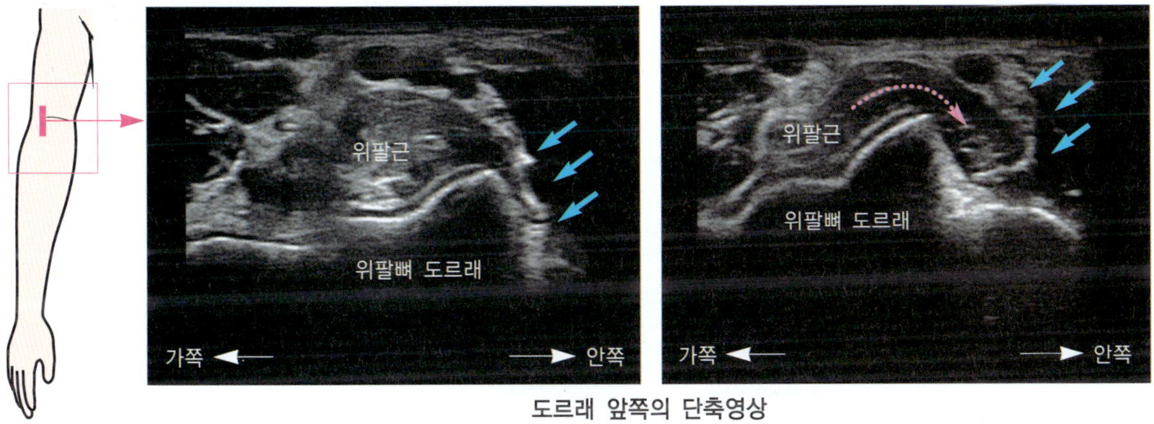

도르래 앞쪽의 단축영상

그림 3-24 위팔근의 촉진①

위팔근의 촉진은 피검자를 앉은 사세로 하고 테이블 위에 아래팔을 놓은 자세를 시작자세로 한다. 촉진을 위해 사용하는 운동은 아래팔의 엎침을 수반한 팔꿉관절 굽힘운동을 사용한다. 팔꿈치의 굽힘에 아래팔 엎침을 수반시킴으로써 뒤침작용을 가진 위팔두갈래근의 수축을 배제할 수 있다.

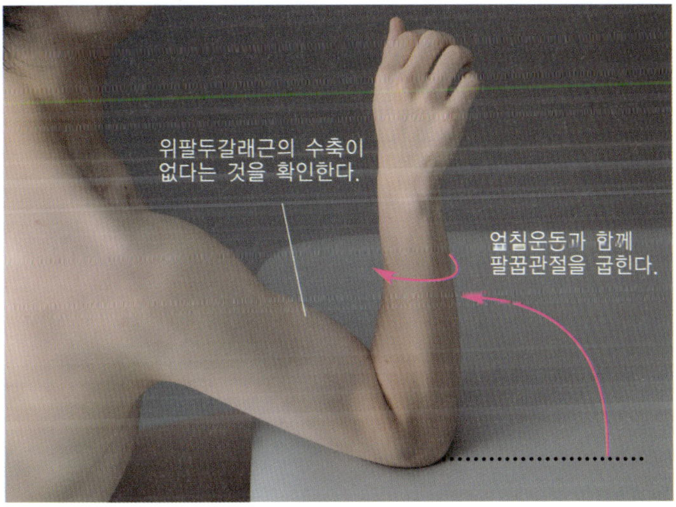

그림 3-25 위팔근의 촉진②

위팔근의 가쪽모서리에서부터 만지려면 우선 위팔노근의 하층에 있는 긴노쪽손목폄근과 위팔근과의 근육사이를 찾아내는 것이 필요하다. 피검자에게 아래팔 회전 중간위치에서 팔꿉관절 굽힘운동을 시행시켜 위팔노근을 확인한 후, 가쪽에서부터 근육사이에 손가락을 댄다.

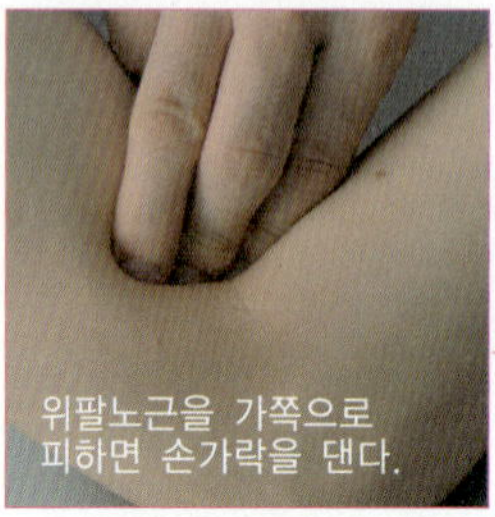

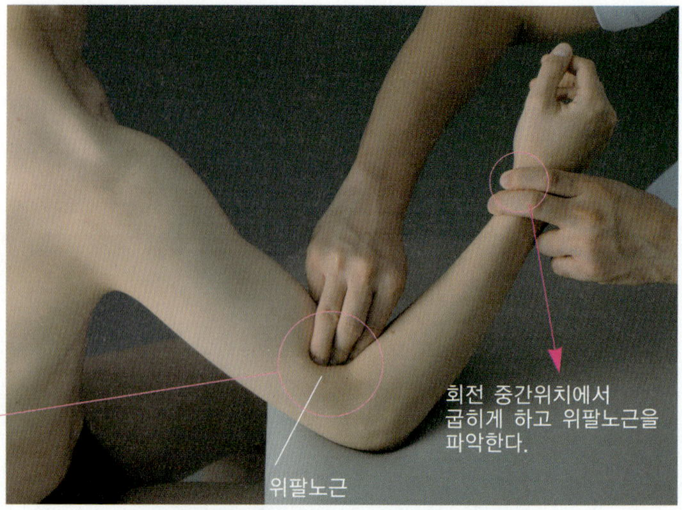

그림 3-26 위팔근의 촉진③

피검자에게는 아래팔의 엎침운동과 함께 팔꿉관절 굽힘운동을 반복하게 하고 그 때의 수축을 위팔근의 가쪽모서리를 따라서 몸쪽으로 촉진해간다. 팔꿉관절 굽힘운동의 최종영역에서 깊은 부분에서부터 부풀어 오르는 위팔근을 촉진하는 것이 요령이다.

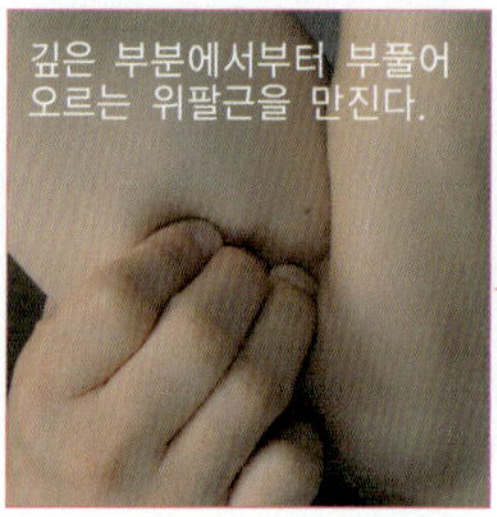

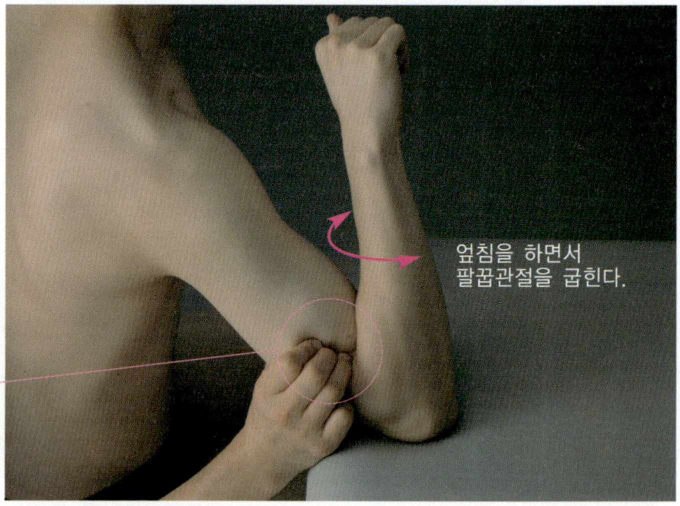

그림 3-27 위팔근의 촉진④

위팔근의 안쪽모서리에서부터 만지려면 우선 원엎침근과 위팔근의 근육사이를 찾아낼 필요가 있다. 피검자에게 아래팔의 엎침운동을 반복시키고 안쪽위관절융기의 약간 가쪽에서 원엎침근을 확인하고 검사자의 손가락을 안쪽에서부터 근육사이에 댄다.

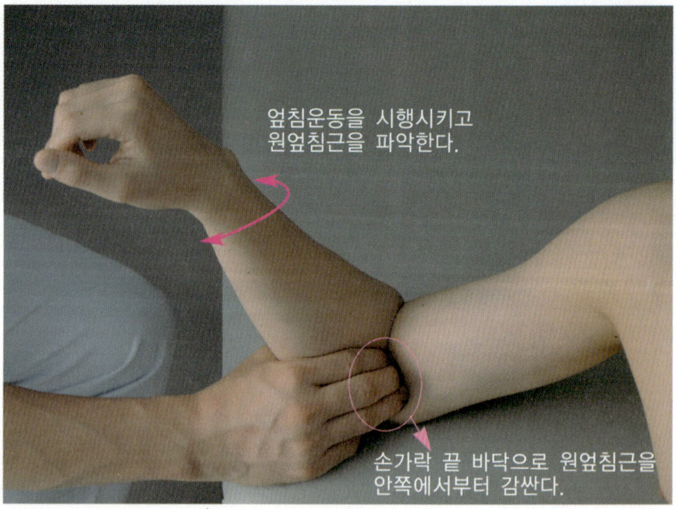

그림 3-28 위팔근의 촉진⑤

피검자에게는 아래팔의 엎침운동과 함께 팔꿉관절 굽힘운동을 반복하게 하고 그 때의 수축을 위팔근의 안쪽모서리를 따라서 몸쪽으로 촉진해간다. 위팔근의 가쪽을 촉진한 것과 마찬가지로 굽힘 최종 영역에서 부풀어 오르는 상태에 의존해서 촉진하면 좋다.

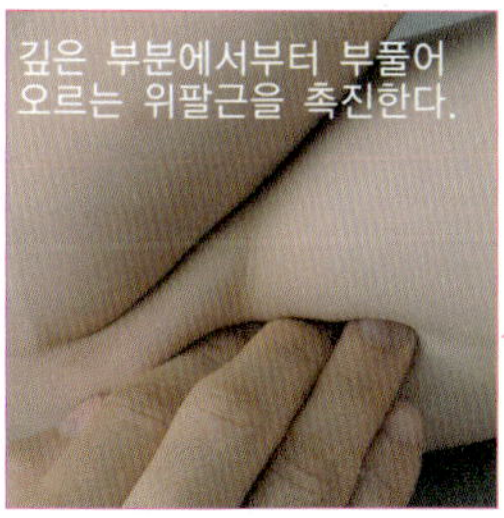

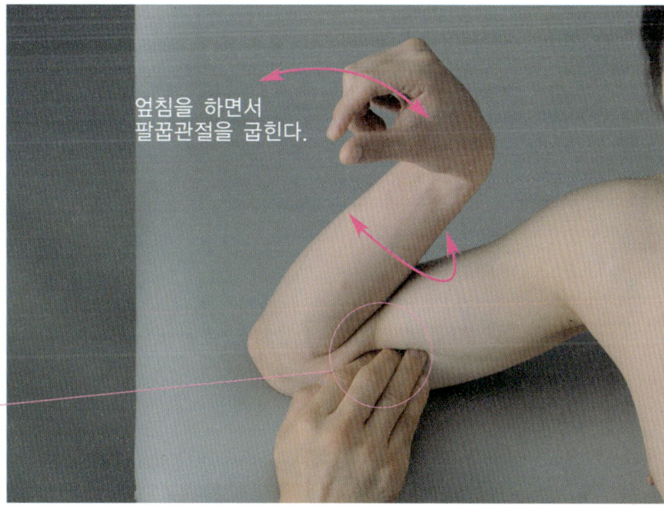

그림 3-29 위팔근의 촉진⑥

아래팔 엎침운동을 병용함으로써 위팔두갈래근의 수축이 완전히 소실하여 있는 것을 확인할 수 있으면 위팔두갈래근의 힘살을 통한 상태에서도 촉진은 가능하다. 검사자의 손가락은 약간 압박하면서 약간 깊숙이 대고 굽힘 최종영역에서 깊은 부분에서부터 밀어 올라오는 위팔근을 촉진한다. 위팔의 1/2 부근까지 촉진할 수 있을 것이다.

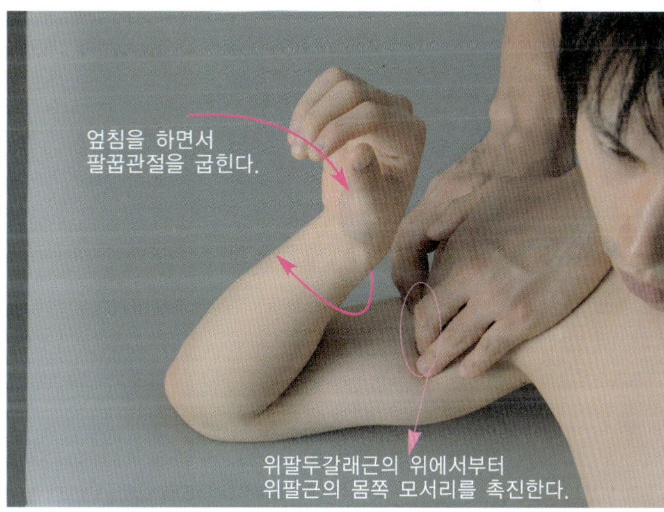

3 팔꿉관절(주관절)에 관계되는 근육

위팔노근(상완요골근) brachioradialis muscle

해부학적 특징

- **[이는곳]** 위팔뼈 가쪽관절융기위능선의 몸쪽 2/3
  [닿는곳] 노뼈붓돌기의 밑 부분
  [지배신경] 노신경(C5 · C6)
- 위팔노근의 위팔뼈 부착부분의 먼쪽에 긴노쪽손목폄근의 부착이 이어진다.

근육기능의 특징

- 팔꿉관절의 폄 위치에서는 이는곳/닿는곳을 연결한 선 위에 팔꿉관절 굽힘/폄의 축이 일치하기 때문에 위팔노근에는 팔꿉관절의 굽힘 토크(torque)는 일어나지 않는다.
- 팔꿉관절을 굽히고 근육이 뻗는 것이 굽힘/폄의 축보다 앞쪽에 위치한 시점에서 굽힘작용이 발휘된다.
- 위팔노근은 아래팔의 회전자세의 차이에 따라 작용 벡터(vector)방향이 변화한다. 엎침위치에서는 아래팔의 뒤침에, 중간위치에서는 굽힘에, 뒤침위치에서는 외반에 작용한다.

임상과의 접점

- 위팔뼈 뼈몸통 골절 후 발생하는 노신경마비에서는 위팔노근도 그 영향을 받는다. 그러나 팔꿉관절 굽힘작용에 대해서는 위팔근, 위팔두갈래근이 남기 때문에 큰 장애는 발생하지 않고 일반적으로는 손떨굼(손하수, drop hand), 손가락떨굼(하수수지, drop finger)이 문제가 된다.
- 근육피부신경마비가 일어난 경우는 팔꿉관절 굽힘을 시행하는 중요한 근육이 된다.
- 위팔노근과 긴노쪽손목폄근이 팔꿉관절에 미치는 작용은 매우 유사하다. 손목관절 기능의 유무에 따라 양 근육을 구별하는 것이 필요하다.

관련되는 질환

- 노신경마비, 근육피부신경마비 등.

그림 3-30 위팔노근의 뻗음

위팔노근은 위팔뼈의 먼쪽 가쪽에서부터 아래팔의 가쪽에 위치하는 가늘고 긴 근육이다. 이는곳은 위팔뼈 가쪽관절융기 위능선의 몸쪽 2/3, 닿는곳은 노뼈붓돌기의 밑 부분이다. 위팔두갈래근, 위팔근과 함께 팔꿉관절의 굽힘에 강하게 작용한다고 한다.

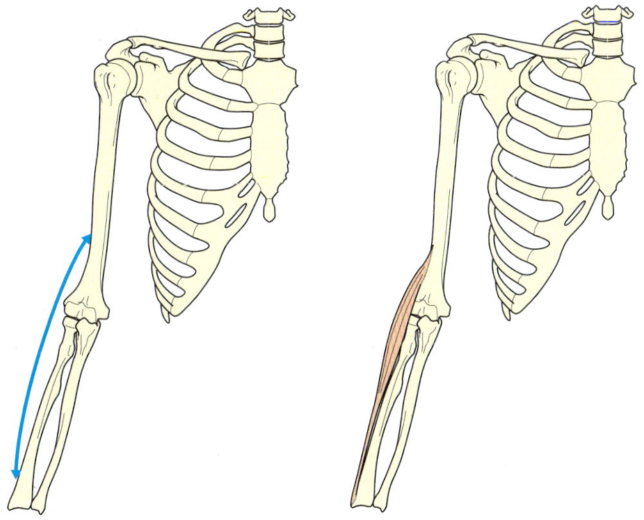

그림 3-31 위팔노근의 작용①

팔꿉관절 폄위치에서 위팔노근은 그 뻗는 것이 굽힘/폄 축과 일치하기 때문에 굽힘 토크(torque)가 일어나지 않는다. 팔꿉관절을 굽힘위치로 함으로써 굽힘/폄 축의 앞쪽을 뻗게 되어 비로소 굽힘근으로서 작용한다.

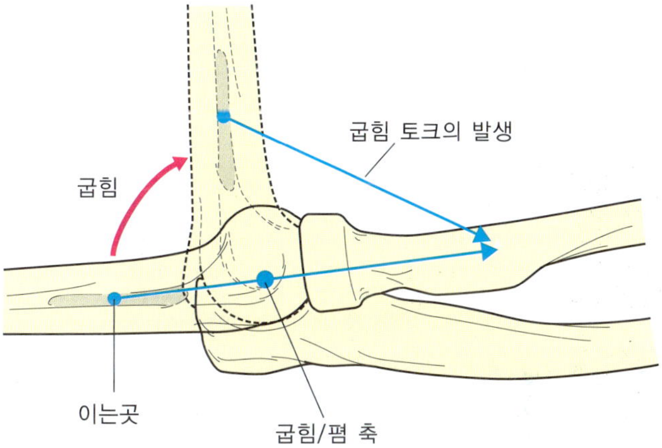

그림 3-32 위팔노근의 작용②

위팔노근이 닿는 노뼈붓돌기의 밑 부분은 회전사세의 차이에 따라 공간적 위치가 이동하고 이것에 맞춰서 위팔노근의 작용도 변화한다. 뒤침위치에서 위팔노근이 작동하면 외반의 힘이 발생하고 중간위치에서는 굽히는 힘, 엎침위치에서는 뒤침의 힘이 발생한다.

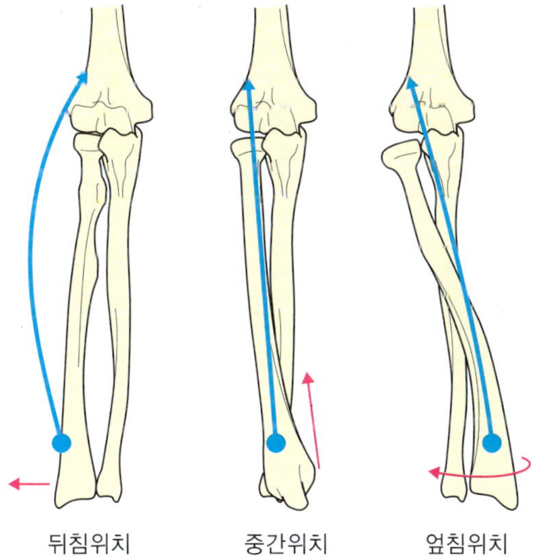

그림 3-33 위팔노근의 촉진①

피검자를 앉은 자세로 하여 팔꿉관절 90° 굽힘, 아래팔 회전 중간위치로 한 자세가 시작자세가 된다. 이 자세에서부터 팔꿉관절 굽힘운동에 대해서 검사자는 저항을 주고 등척성 수축을 반복시킨다.

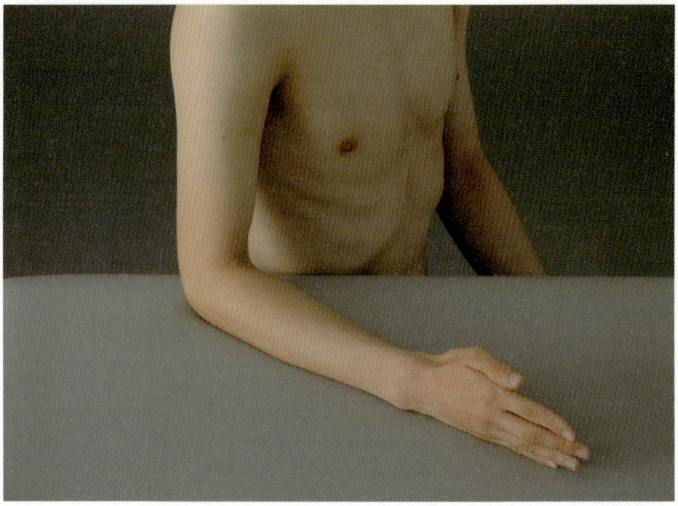

그림 3-34 위팔노근의 촉진②

가하는 저항은 노뼈 먼쪽 끝으로 하고 결코 손목관절을 넘어서지 않도록 주의한다. 그림은 손목관절을 넘어선 부분에 저항을 가하고 있다(**a**). 이때 관찰할 수 있는 힘살은 위팔노근에 긴노쪽손목폄근의 근육 부풀어 오름이 가미되어 있고 본래의 위팔노근의 힘살은 아니라는 것에 주의가 필요하다(**b**).

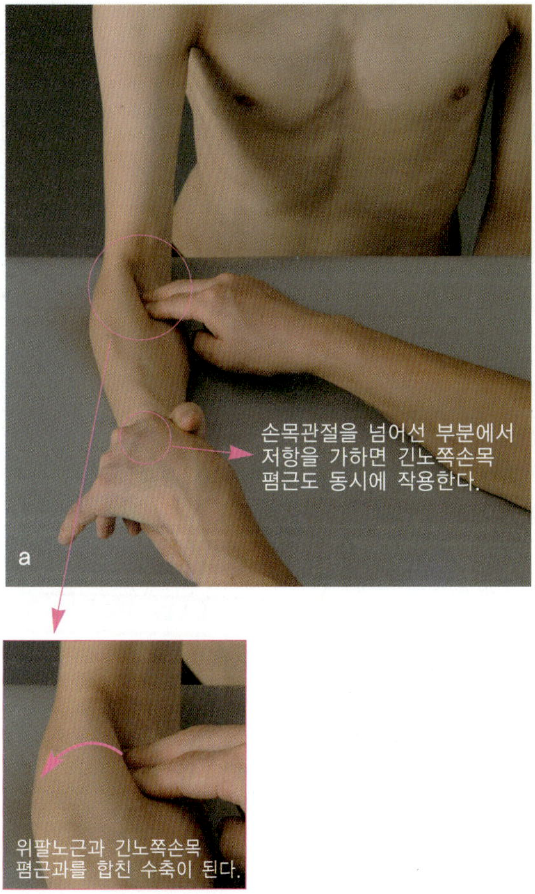

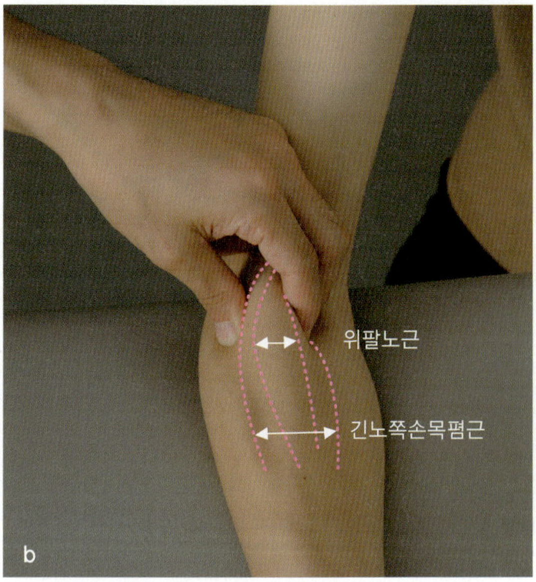

그림 3-35 위팔노근의 촉진③

검사자는 손목관절 몸쪽의 노뼈 먼쪽 끝에 저항을 가하고 다시 팔꿉관절의 굽힘을 지시한다(**a**). 손목관절의 먼쪽에 저항을 가하였을 때에 관찰할 수 있었던 근육의 부풀어 오름에 의해서 명백히 그 근육 수축부위가 축소하여 있는 상태를 관찰할 수 있다. 이 부분이 위팔노근의 힘살이다(**b**).

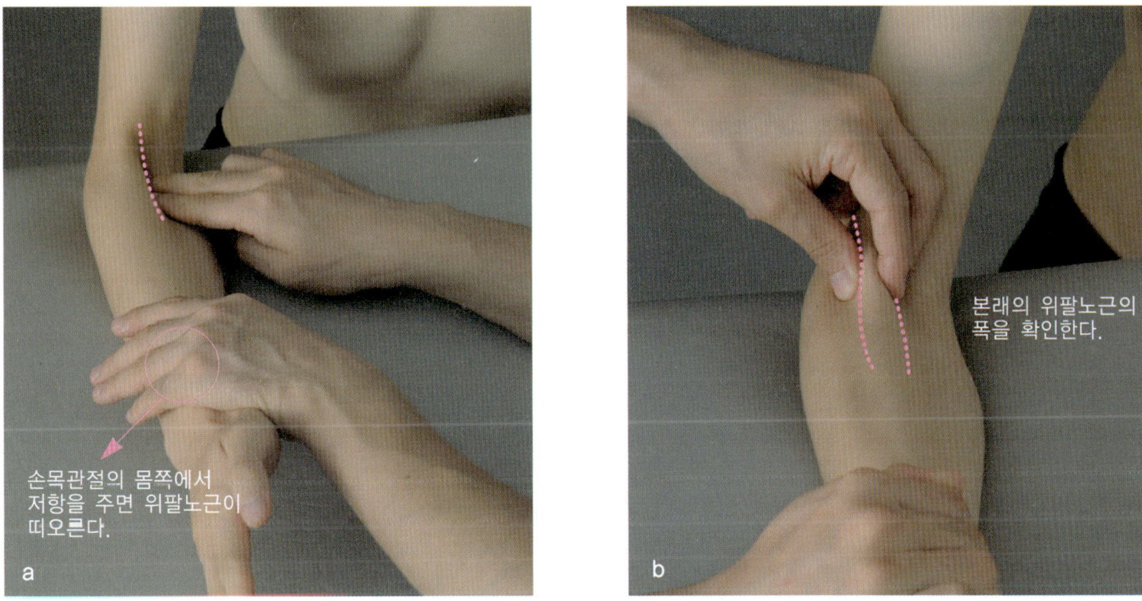

그림 3-36 위팔노근의 촉진④

아래팔의 먼쪽 1/3 부근을 넘어서면 위팔노근은 힘줄로 이행한다. 여기서부터 먼쪽에서의 촉진에서는 위팔노근의 힘줄이 노뼈의 뼈몸통에 찰싹 달라붙는 느낌이 되기 때문에 수축에 수반하는 힘줄의 긴장을 주의 깊고 세밀하게 촉신하여 노뼈 부리돌기의 밑 부분까지 확인한다.

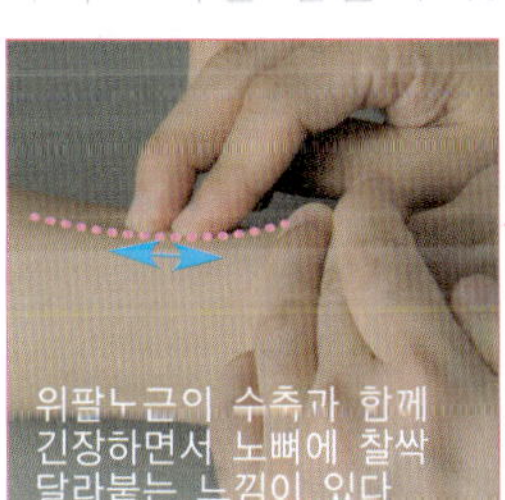

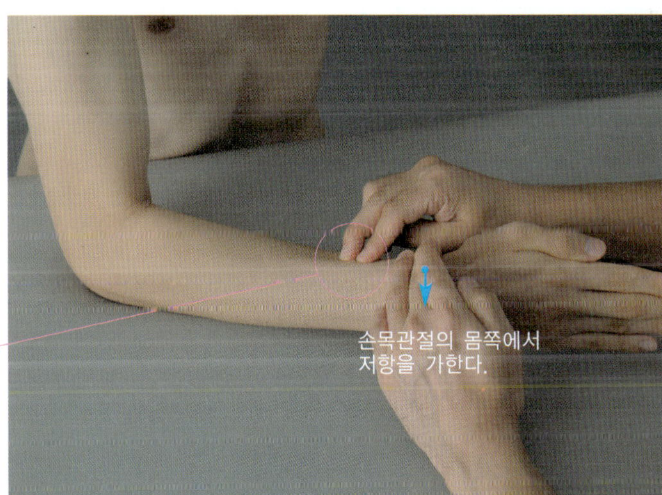

3 팔꿉관절(주관절)에 관계되는 근육

위팔세갈래근(상완삼두근) triceps brachii muscle

해부학적 특징

- **위팔세갈래근긴갈래(triceps brachii long head)**
  [이는곳] 어깨뼈관절밑결절 **[닿는곳]** 자뼈 팔꿈치머리
- **위팔세갈래근가쪽갈래(triceps brachii lateral head)**
  [이는곳] 위팔뼈 몸쪽 등쪽 면에서 노신경고랑보다 몸쪽
  [닿는곳] 자뼈 팔꿈치머리
- **위팔세갈래근안쪽갈래(triceps brachii medial head)**
  [이는곳] 위팔뼈 몸쪽 등쪽 면에서 노신경고랑보다 먼쪽
  [닿는곳] 긴갈래와 가쪽갈래에 의해서 구성되는 공동힘줄에 합류한 자뼈 팔꿈치머리, 팔꿉관절 뒤쪽관절주머니
- **[신경지배]** 노신경(C7 · C8)
- 위팔세갈래근은 긴갈래만 2관절근이고 기타는 단관절근이다.
- 3개의 근육은 안쪽갈래를 깊은 층에 두고 이것을 덮어서 숨기는 것처럼 긴갈래와 가쪽갈래가 뻗고 있다.
- 노신경고랑을 경계로 하여 위팔세갈래근가쪽갈래와 안쪽갈래와의 이는곳이 구별된다.
- 표층 쪽에 위치하는 긴갈래와 가쪽갈래는 위팔의 먼쪽 1/3부근에서 서로 합쳐 공동힘줄을 형성하여 자뼈 팔꿈치머리에 닿는다.
- 안쪽갈래의 가장 깊은 층에 있는 섬유군은 그대로 팔꿉관절 뒤쪽관절주머니에 진입한다.
- 관절주머니에 닿지(정지하지) 않는 섬유는 긴갈래와 가쪽갈래에 의해서 형성된 공동힘줄에 깊은 부분에서부터 합류한다.

근육기능의 특징

- 위팔세갈래근은 강력한 팔꿉관절의 폄 작용을 가짐과 동시에 긴갈래에는 어깨관절을 펴는 작용도 존재한다.
- 긴갈래의 팔꿉관절을 펴는 힘은 어깨관절의 영향을 받는다. 어깨관절 굽힘위치에서는 강력하게 작용하는 한편 어깨관절 폄위치에서는 이는곳, 닿는곳이 접근하는 자세가 되기 때문에 팔꿉관절을 펴는 작용이 저하한다.
- 관절근육으로서의 기능을 가진 안쪽갈래는 팔꿉관절의 폄에 수반하여 뒤쪽관절주머니가 끼이어 들어가는 것을 방지하는 역할이 있다.

임상과의 접점

- 투구장애 어깨 중에서 뒤쪽의 통증을 호소하여 내원하는 증상사례 중에서 관절아래결절 부근에서부터 먼쪽으로 뻗는 Bennet 뼈곁돌기(골극)가 관찰되는 일이 있다[**p.29, 32 참조**]. 기본적으로는 어깨관절의 뒤 아래 부분이 딱딱한 것이 유발요인이 되지만 위팔세갈래근긴갈래의 단축도 간과해서는 안 되는 중요한 요소이다.

- 팔꿉관절 외상 후 발생하는 굽힘의 제한은 세수나 음식물 섭취동작을 크게 제한하고 치료에서 큰 문제가 된다. 이러한 사례에서는 위팔세갈래근 중에서도 안쪽갈래의 압통이나 연축(spasm)이 존재하는 일이 많고 이들의 반복수축치료는 가동범위 획득에 크게 영향을 준다.
- 팔꿉관절의 수동 폄에서 팔꿉관절 뒤쪽에 통증을 호소하는 경우 뒤쪽관절주머니 및 뒤쪽지방체가 끼이어 들어가는 것에 의한 통증인 경우가 많다. 이러한 경우에는 안쪽갈래의 수축을 팔꿉관절 폄에 동기시킴으로써 증상이 경감되는 일이 많다.
- 팔꿉관절 폄에 수반하여 뒤쪽지방체는 팔꿈치머리의 침입에 의해서 기능적으로 변형한다. 이때의 지방체는 팔꿈치오목을 넘어서 몸쪽으로 이동하고 안쪽갈래의 깊은 부분에 들어간다. 이 움직임을 허용하는 안쪽갈래의 유연성이 결여되면 지방체의 충돌이 일어난다.

관련되는 질환

- 투구장애 어깨, 외상 후 팔꿉관절 구축, 팔꿉관절 뒤쪽 부딪힘(impingement), 이소성 골화(heterotopic ossification), Bennet 뼈곁돌기, 노신경마비 등.

그림 3-37 위팔세갈래근의 뻗음

a. 위팔세갈래근긴갈래

위팔세갈래근긴갈래는 어깨뼈 관절아래결절에 시작하고 자뼈 팔꿈치머리에 닿는다. 위팔 등쪽 표층의 안쪽을 구성하고 어깨관절과 팔꿉관절에 작용하는 2관절근이다.

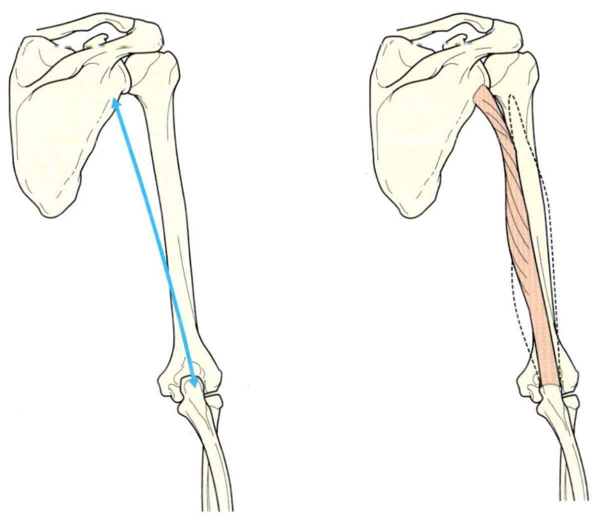

b. 위팔세갈래근가쪽갈래

위팔세갈래근가쪽갈래는 위팔뼈 등쪽 뼈몸통의 몸쪽에 시작한다. 그 이는곳은 노신경고랑의 몸쪽에 시작하고 자뼈 팔꿈치머리에 닿는다. 위팔뼈 등쪽 표층의 가쪽을 구성하고 팔꿉관절의 폄에 작용한다.

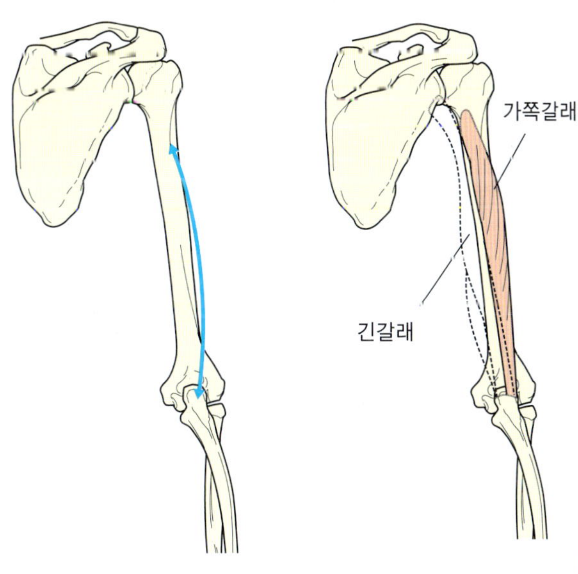

c. 위팔세갈래근안쪽갈래

위팔세갈래근안쪽갈래는 위팔뼈 등쪽 뼈몸통의 먼쪽에 시작한다. 그 이는곳은 노신경고랑의 먼쪽에 넓게 시작하고 자뼈 팔꿈치머리와 팔꿉관절 뒤쪽관절주머니에 닿는다. 위팔 등쪽 깊은 층에 위치하는 근육이며 팔꿉관절의 폄에 작용한다.

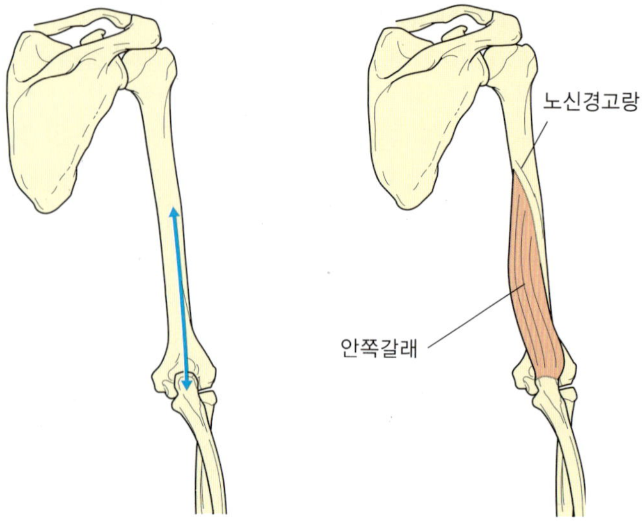

그림 3-38 위팔세갈래근의 중복 구조

위팔세갈래근안쪽갈래를 깊은 층에 두고 가쪽에는 가쪽갈래, 안쪽에는 긴갈래가 덮어씌우는 것처럼 위치하고 있다. 표층에서부터 안쪽갈래의 힘살을 관찰할 수는 없다.

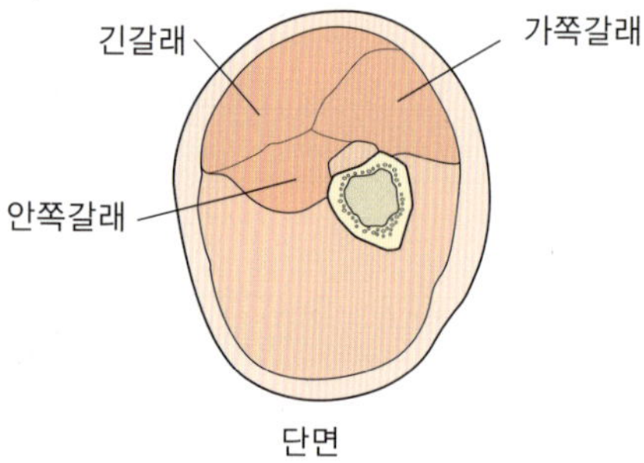

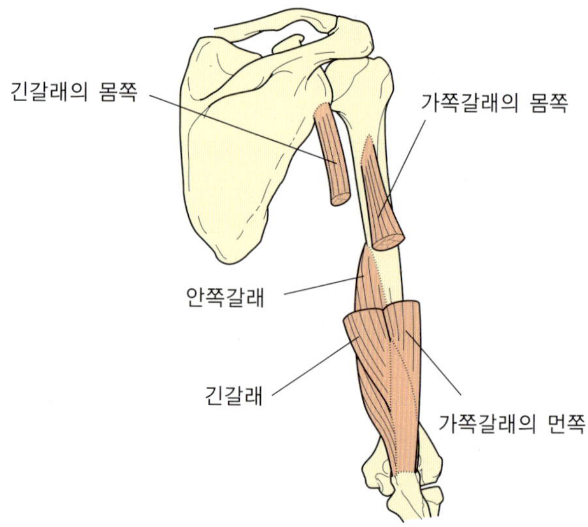

그림 3-39 위팔세갈래근 닿는곳의 해부

위팔세갈래근의 닿는곳은 표층에 위치하는 긴갈래와 가쪽갈래에 의해서 구성되는 공동힘줄에 깊은 부분에서부터 안쪽갈래가 진입하여 긴갈래에 닿는다.

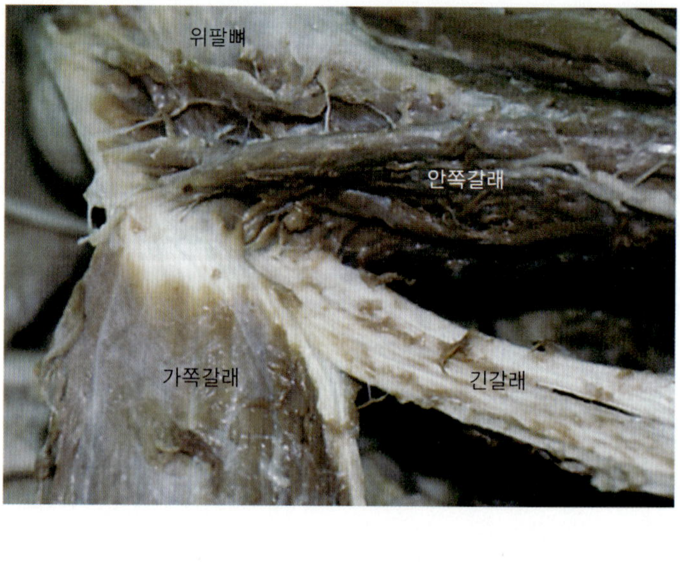

(사진은 青木隆明 박사의 호의에 따르다)

그림 3-40 위팔세갈래근안쪽갈래 닿는곳의 해부

위팔세갈래근안쪽갈래의 깊은 층은 관절근육으로서 팔꿉관절 뒤쪽관절주머니로 진입한다. 이것에는 팔꿉관절을 펼 때에 관절주머니가 끼이어 들어가는 것을 방지하는 역할이 있다.

(사진은 青木隆明 박사의 호의에 따른다)

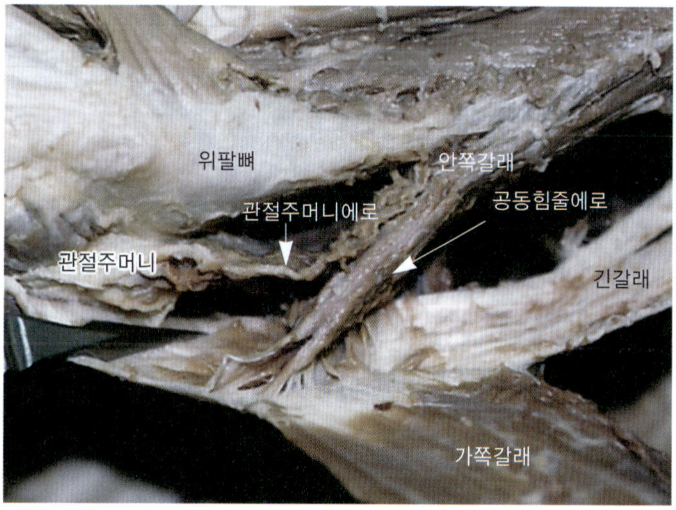

그림 3-41 팔꿉관절 최종 폄 때의 뒤쪽지방체의 동태

팔꿉관절 45° 굽힘위치에서의 뒤쪽지방체는 팔꿈치오목 몸쪽에서부터 팔꿈치머리로 뻗는 관절주머니 안에 간극을 메우는 것처럼 존재하고 있다(그림 가운데 →). 완전 폄 때의 뒤쪽지방체는 팔꿈치머리로 밀려나면서 안쪽갈래의 깊은 부분을 밀어 제치는 것처럼 몸쪽 등쪽으로 이동한다. 안쪽갈래의 유연성이 이 지방체의 이동을 허용하고 있다.

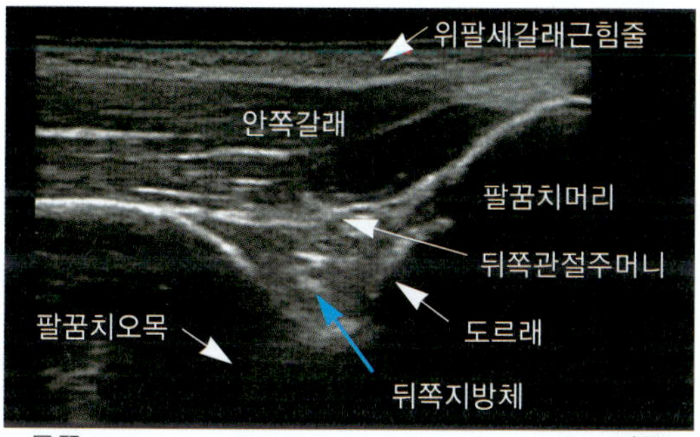

몸쪽 ← → 먼쪽

팔꿉관절 45° 굽힘위치

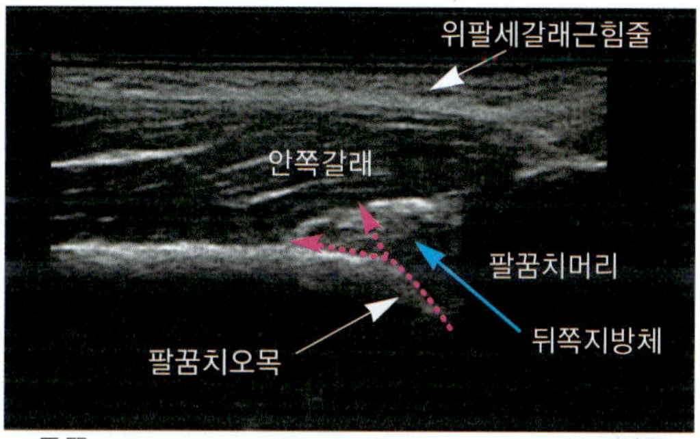

몸쪽 ← → 먼쪽

팔꿉관절 완전 폄위치

그림 3-42 수축을 이용한 위팔세갈래근 긴갈래의 촉진①

피검자를 앉은 자세로 한다. 어깨관절을 약 90° 굽히고 검사자는 피검자의 팔꿉관절보다 몸쪽에서 팔을 유지한 자세가 시작자세가 된다.

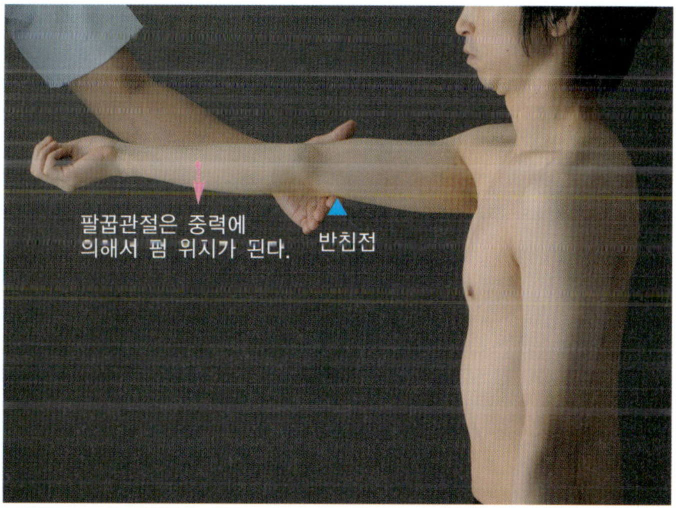

그림 3-43 **수축을 이용한 위팔세갈래근 긴갈래의 촉진②**

검사자는 피검자의 팔꿈치머리의 몸쪽에 안쪽에서부터 손가락을 댄다. 팔꿉관절로 유지한 손으로 어깨관절 폄 운동에 대한 저항을 주고 위팔세갈래근긴갈래의 수축을 유발한다. 이때 일어나는 근육수축을 몸쪽으로 촉진해간다. 위팔의 등쪽에 있는 근육에서 어깨관절 폄에 관여할 수 있는 근육은 위팔세갈래근 밖에 없으므로 느낀 수축에 자신감을 갖고 촉진할 것.

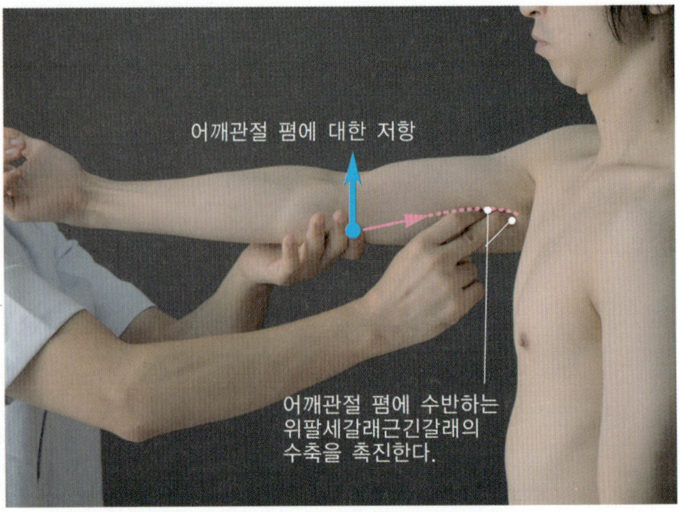

그림 3-44 **수축을 이용한 위팔세갈래근 긴갈래의 촉진③**

어깨관절 폄에 수반하는 수축을 더 몸쪽으로 촉진하여가면 위팔세갈래근긴갈래의 힘살이 명백해진다. 검사자는 그 힘살을 안쪽·가쪽에서부터 집는 것처럼 촉진하고 더욱 몸쪽으로 촉진을 진행시킨다.

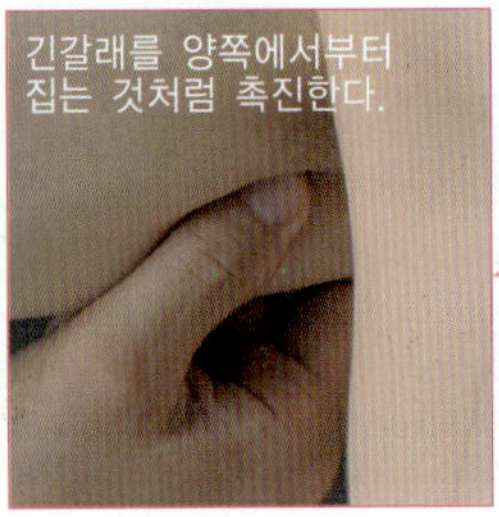

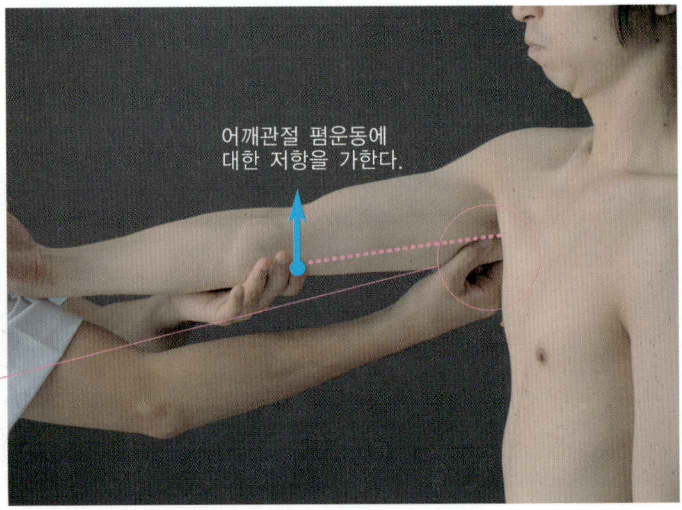

그림 3-45 **스트레칭을 이용한 위팔세갈래근긴갈래의 촉진①**

위팔세갈래근 긴갈래를 촉진하는 별법으로서 스트레칭을 가하여 촉진하는 방법을 소개한다. 피검자는 앉은 자세에서 어깨관절을 최대로 굽히고 팔꿉관절을 약 90° 굽힌 자세를 시작자세로 한다.

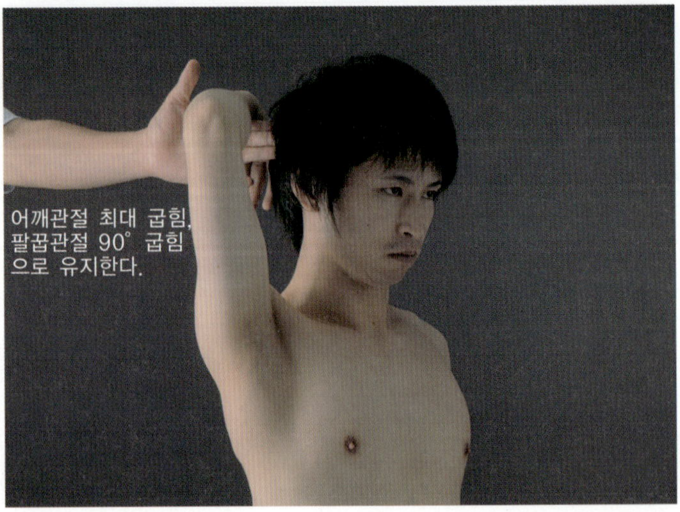

그림 3-46 스트레칭을 이용한 위팔세갈래근긴갈래의 촉진②

검사자는 시작자세에서부터 피검자의 팔꿉관절을 수동적으로 굽히고 위팔세갈래근긴갈래에 신장을 가한다. 검사자의 손가락은 관절아래결절의 약간 먼쪽에서 긴장하는 위팔세갈래근긴갈래를 촉진한다.

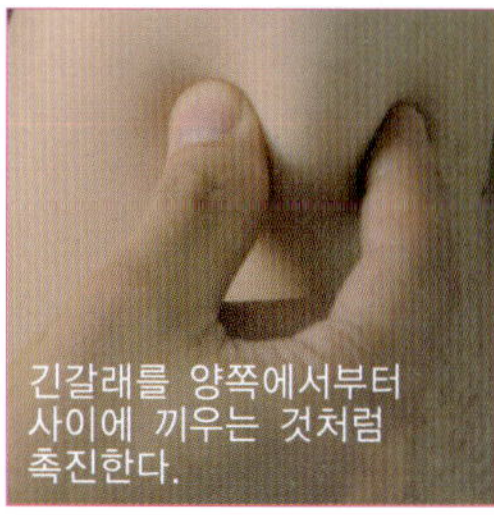

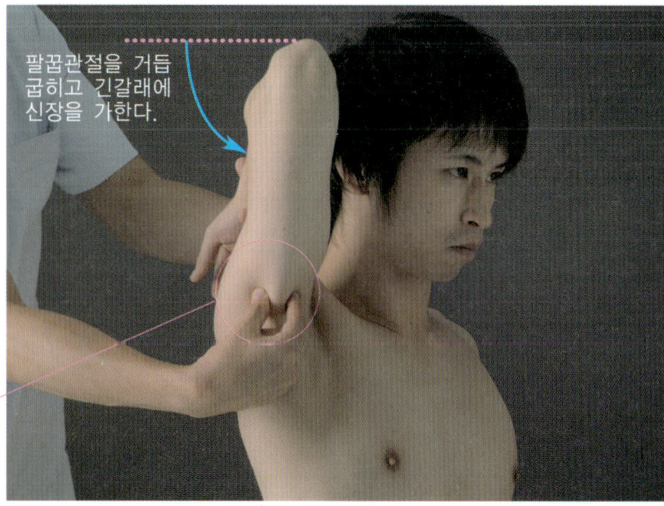

그림 3-47 위팔세갈래근가쪽갈래 · 안쪽갈래의 촉진

위팔세갈래근의 가쪽갈래 및 안쪽갈래는 팔꿉관절의 폄 밖에 관여할 수 없다. 팔꿉관절 폄에 작용하는 위팔세갈래근긴갈래의 관여를 가능한 한 배제하기 위해 어깨관절을 최대로 편 자세를 촉진 시작자세로 한다.

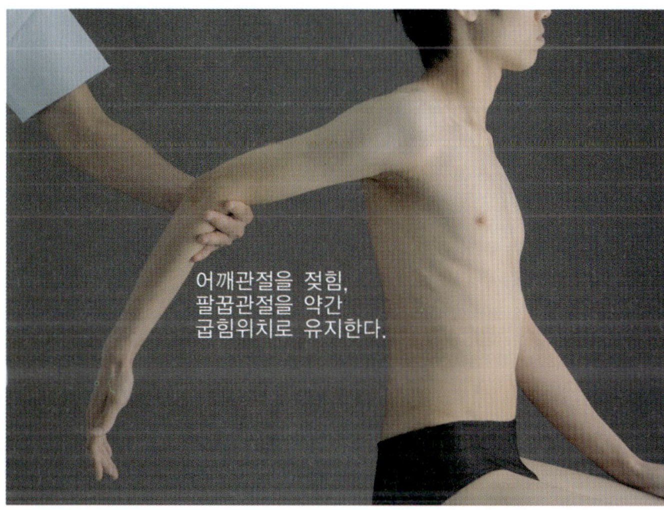

그림 3-48 위팔세갈래근가쪽갈래의 촉진①

위팔세갈래근가쪽갈래의 촉진에서는 피검자의 어깨관절을 시작자세에서부터 더욱 가쪽회전을 시킨 자세에서 시행한다. 이렇게 함으로써 팔꿉관절 폄 운동 때에는 아래팔에 중력에 의한 내반 토크가 작용하고 이것에 길항하는 위팔세갈래근가쪽갈래의 수축이 강화된다.

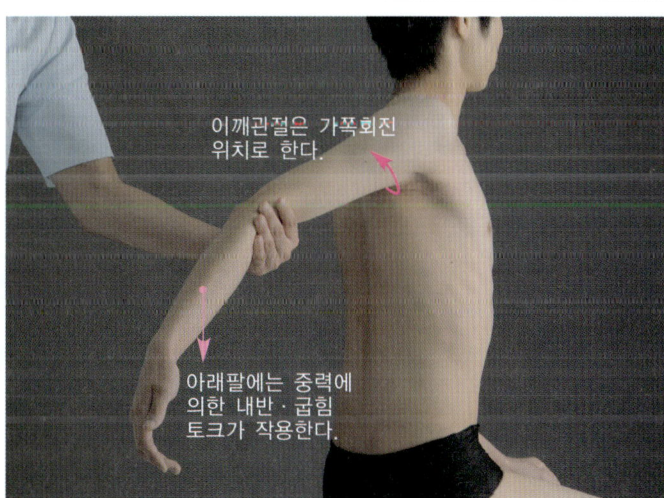

그림 3-49 **위팔세갈래근가쪽갈래의 촉진②**

피검자에게는 팔꿉관절 폄 운동을 지시하고 반복시킨다. 검사자는 위팔의 등쪽에 가쪽에서부터 손가락을 대고 폄운동에 수반하는 위팔세갈래근가쪽갈래의 수축을 촉진하여간다. 특히 팔꿉관절의 폄 최종 영역에서 수축이 강해지므로 이 시기에 주의하여 촉진하면 좋다.

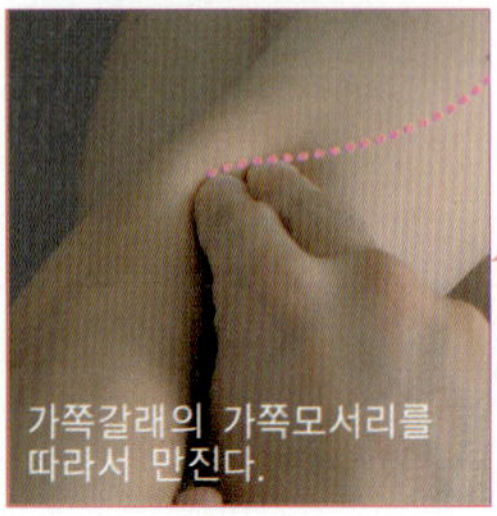

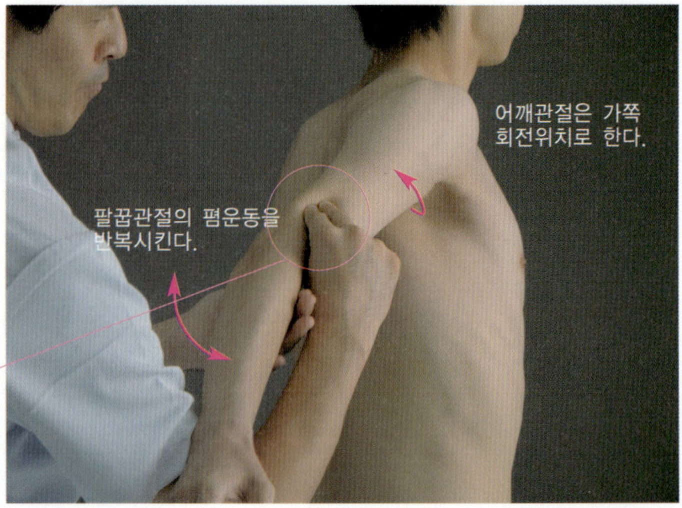

그림 3-50 **위팔세갈래근안쪽갈래의 촉진①**

위팔세갈래근안쪽갈래의 촉진에서는 피검자의 어깨관절을 시작자세에서부터 더욱 안쪽회전을 시킨 자세에서 시행한다. 이렇게 함으로써 팔꿉관절 폄운동 때에는 아래팔에 중력에 의한 외반 · 굽힘 토크가 작용하고 이것에 저항하는 위팔세갈래근안쪽갈래의 수축이 강화된다.

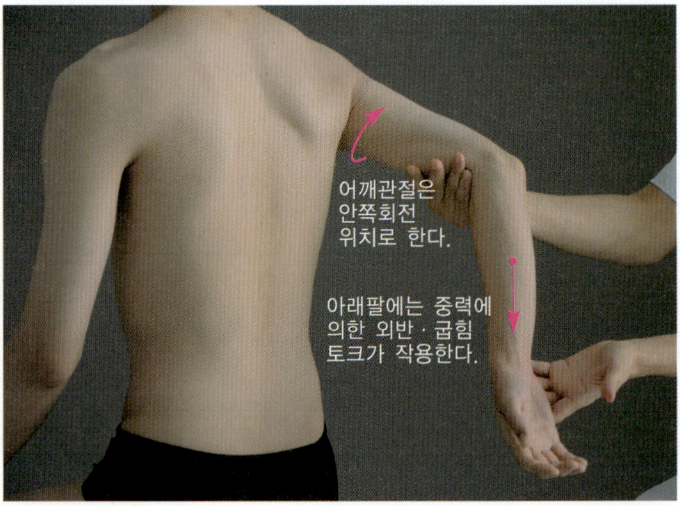

그림 3-51 **위팔세갈래근안쪽갈래의 촉진②**

피검자에게는 팔꿉관절 폄운동을 지시하고 반복시킨다. 팔꿉관절을 폈을 때의 위팔을 관찰하면 위팔세갈래근긴갈래의 수축이 어깨의 젖힘에 의해서 배제되어 있기 때문에 위팔 먼쪽 안쪽 부피(volume)가 감소하여 약간 움푹 팬 상태가 관찰된다.

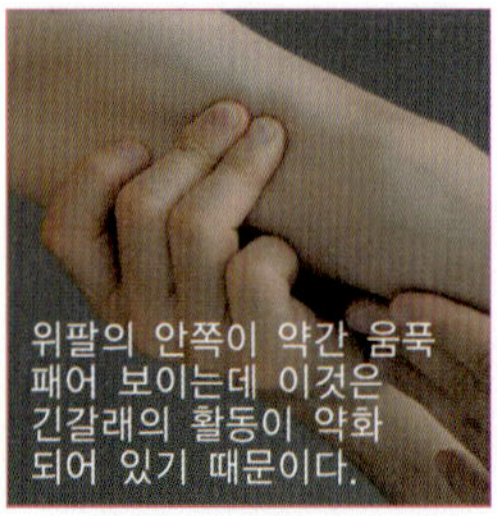

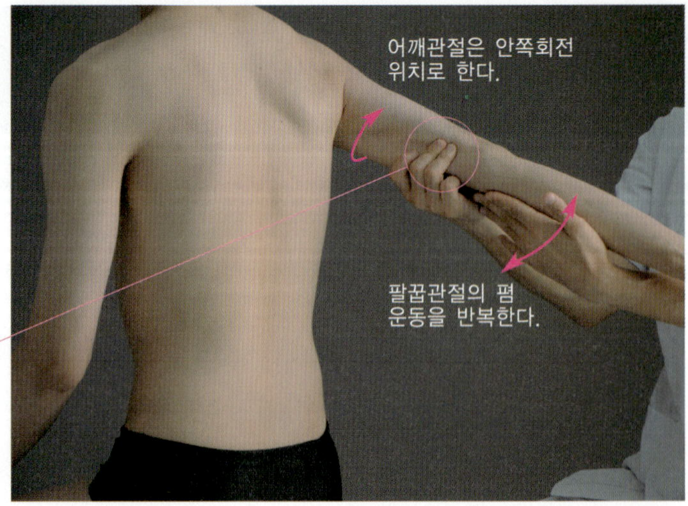

그림 3-52 위팔세갈래근안쪽갈래의 촉진③

검사자는 위팔 먼쪽 안쪽의 약간 부피가 감소한 부분에 손가락을 대고 팔꿉관절 폄에 수반하는 위팔세갈래근안쪽갈래의 수축을 촉진해간다. 그대로 수축을 주의 깊고 세밀하게 촉진해가면 위팔의 가쪽에서부터 중앙부근까지의 넓은 범위에서 안쪽갈래를 촉진할 수 있다.

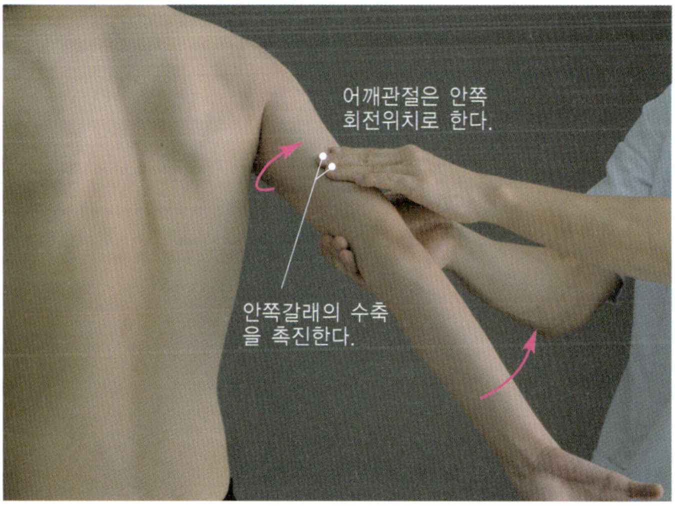

그림 3-53 위팔세갈래근가쪽갈래와 안쪽갈래와의 사이에 위치하는 노신경의 촉진①

어깨관절 젖힘 위치에 가쪽회전 · 안쪽회전을 가하여 촉진함으로써 위팔세갈래근가쪽갈래와 안쪽갈래의 수축에 강약을 가할 수 있다. 검사자는 어깨관절의 가쪽회전(**a**)과 안쪽회전(**b**)을 번갈아 바꿔서 촉진함으로써 가쪽갈래와 안쪽갈래의 수축강도의 차이를 위팔 등쪽에서 확인한다.

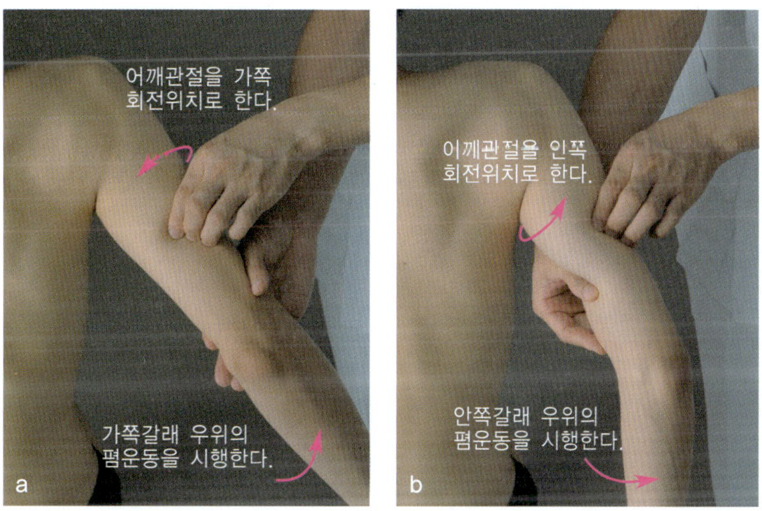

그림 3-54 위팔세갈래근가쪽갈래와 안쪽갈래와의 사이에 위치하는 노신경의 촉진②

검사자는 가쪽갈래와 안쪽갈래의 수축속도의 변화를 촉진하면서 쌍방의 근육의 경계를 위팔 등쪽에서 확인한다. 그 부분을 주의 깊고 세밀하게 촉진하면 노신경을 촉진할 수 있다. 너무 강하게 누르면 매우 불쾌하므로 부드럽게 만질 것.

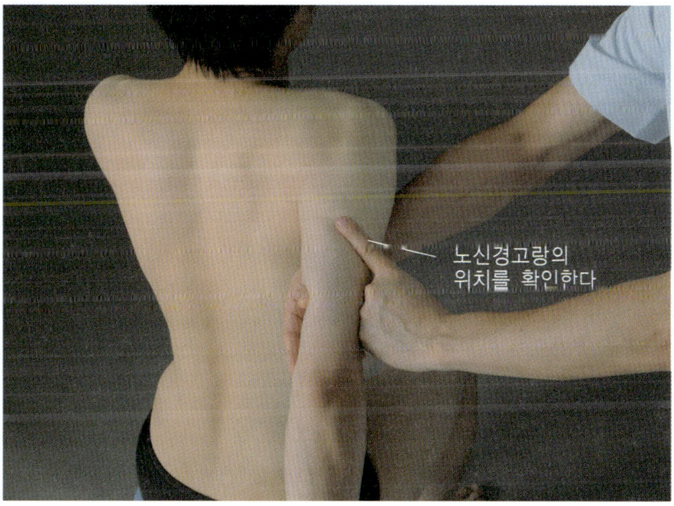

3 팔꿉관절(주관절)에 관계되는 근육

팔꿈치근(주근) anconeus muscle

해부학적 특징

- **[이는곳]** 위팔뼈 가쪽위관절융기 뒷면, 팔꿉관절주머니 **[닿는곳]** 자뼈 몸쪽 1/4 뒷면
  [지배신경] 노신경(C7 · C8)
- 팔꿈치근의 이는곳 일부는 뒤 바깥쪽의 팔꿉관절주머니에서부터 시작한다.

근육기능의 특징

- 팔꿉관절을 펴고 위팔세갈래근을 돕는다.
- 관절주머니에서부터 시작하는 섬유는 부딪힘(impingement)을 방지하는 이외에 뒤 가쪽 부분의 관절주머니를 긴장시켜 그 안정성에 관여한다고 생각된다.
- 아래팔의 엎침을 동반해서 펴면 팔꿈치근의 근육활동은 강화된다. 이것은 엎침에 의해서 발생하는 내반 벡터(vector)에 길항하기 위한 동적 안정화라 생각된다.

임상과의 접점

- 위팔뼈 가쪽위관절융기에 압통을 가지는 증상사례의 대부분은 짧은노쪽손목폄근(단요측수근신근) 등의 부착부염(가쪽위관절융기염)인 경우가 많다. 그러나 엎침, 폄에서 통증이 유발되고 게다가 가쪽위관절융기의 뒤쪽에서 압통이 있는 경우에는 팔꿈치근이 유발점이 된 부착부염일 가능성이 높아 상세한 감별이 필요하다.

관련되는 질환

- 위팔뼈가쪽위관절융기염, 노신경마비 등.

그림 3-55 팔꿈치근의 뻗음

팔꿈치근은 위팔뼈위관절융기의 뒷면 및 팔꿉관절 뒤 가쪽의 관절주머니에서 시작되고 위팔뼈 몸쪽 1/4 뒷면에 닿는 세모꼴의 근육이다. 팔꿉관절의 폄을 보조하고 관절주머니를 긴장시키는 작용을 가진다.

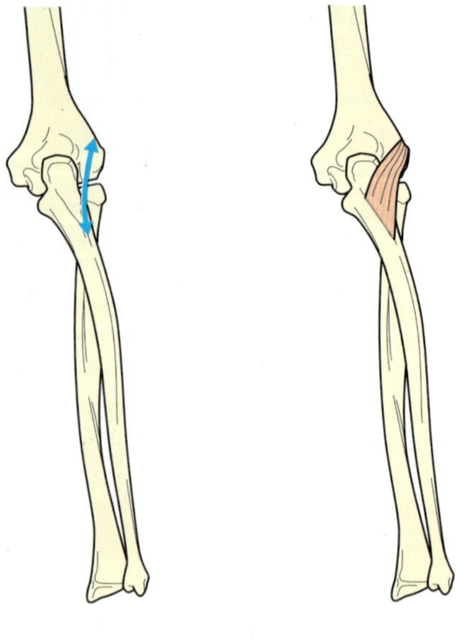

그림 3-56 엎침운동과 팔꿈치근의 관계

팔꿈치근은 엎침운동을 시행하면서 팔꿉관절을 펴면 근육활동이 높아진다. 노뼈에 부착을 갖지 않은 팔꿈치근이 아래팔의 회전에 의해서 근육활동이 증감하는 것은 기능해부학적으로 생각하기 어렵다. 그러나 엎침에 의해서 생긴 내반, 굽힘 벡터에 대항하는 동적 안정화로서의 반응이라 생각하면 납득할 수 있다.

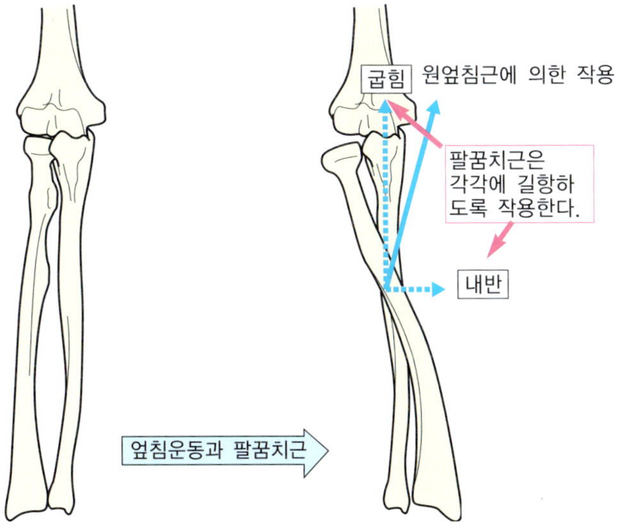

그림 3-57 팔꿈치근의 촉진①

피검자를 바로 누운 자세로 하고 어깨관절을 90° 굽힘, 팔꿉관절을 굽힘, 아래팔은 뒤침을 시킨 자세가 촉진 시작자세가 된다. 여기서 위팔뼈 가쪽위관절융기를 확인한다.

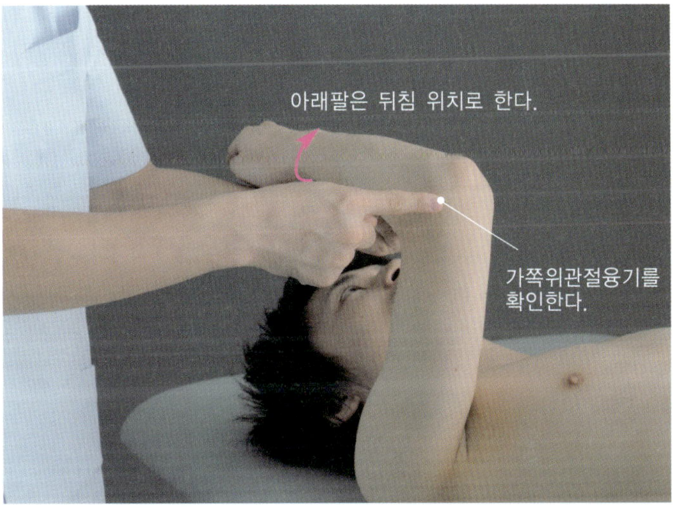

그림 3-58 팔꿈치근의 촉진②

피검자에게는 시작자세에서부터 아래팔의 엎침을 수반하면서 팔꿉관절의 폄운동을 반복시킨다. 검사자는 가쪽위관절융기의 뒤쪽에 손가락을 대고 운동에 수반하여 수축하는 팔꿈치근을 촉진한다.

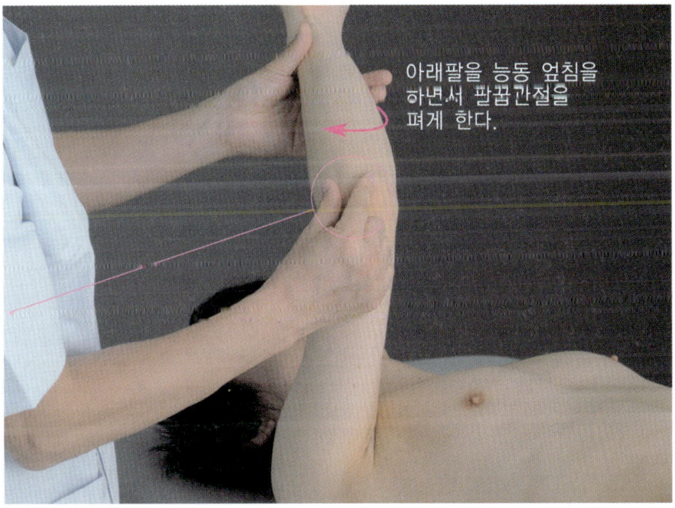

가쪽위관절융기에서부터 자뼈몸쪽으로 향하는 세모꼴을 한 팔꿈치근을 관찰할 수 있다.

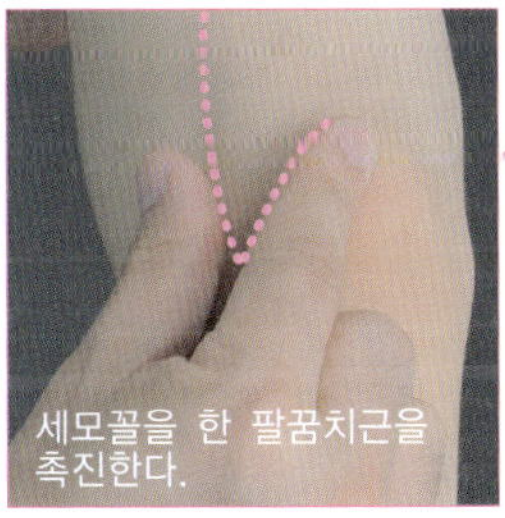

3 팔꿉관절(주관절)에 관계되는 근육

원엎침근(원회내근) pronator teres muscle

해부학적 특징

- **[이는곳]** 위팔뼈 안쪽위관절융기(위팔갈래), 자뼈갈고리돌기의 안쪽 면
  [닿는곳] 노뼈 중앙 가쪽
  [지배신경] 정중신경(C6 · C7)
- 이는곳이 위팔갈래(상완골두)와 자뼈머리(척골두)로 갈리고 그 근육사이를 정중신경이 통과한다.
- 원엎침근의 힘살에는 닿는곳힘줄에서부터 넓어진 편평한 근육힘줄이 있으며 이 근육 내 힘줄에 대해서 근섬유가 합류하는 날개근 구조를 갖는다.

근육기능의 특징

- 팔꿉관절을 굽히고 엎침을 한다.
- 팔꿉관절의 외반부하는 동적인 stabilizer로서 제동한다.

임상과의 접점

- 원엎침근의 과도한 연축이나 흉터형성에 의해서 정중신경이 포착되어(entrapment) 발생하는 정중신경마비를 원엎침근증후군(원회내근증후군)이라 부른다.
- 투구장애 팔꿈치에서 가장 많은 안쪽형은 가속기에서의 과도한 외반부하가 원인으로 발생한다. 이러한 증상사례의 아래팔 굽힘근군에서 가장 압통이 심한 것이 원엎침근이다.

관련되는 질환

- 원엎침근증후군(정중신경 고위마비), 안쪽형 투구장애 팔꿈치, 팔꿉관절 굽힘 구축 등.

그림 3-59 원엎침근의 뻗음

원엎침근은 이는곳을 2개 갖고 있으며 하나가 위팔뼈 안쪽위관절융기에 시작하는 위팔갈래, 또 하나가 자뼈 갈고리돌기의 안쪽 면에 시작하는 자뼈머리이다. 닿는곳은 노뼈 중앙 가쪽이고 팔꿉관절의 굽힘과 엎침에 작용한다. 또한 팔꿉관절에 가해지는 외반부하에 관해서는 중요한 동적 제동요소의 하나이다.

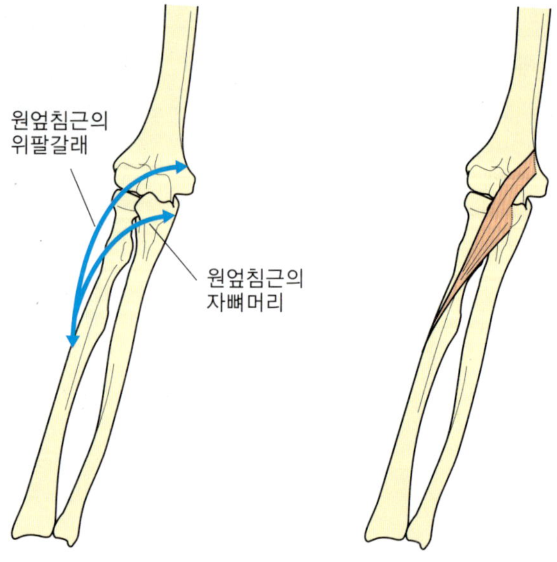

그림 3-60 원엎침근과 정중신경의 관계

원엎침근의 자뼈머리와 위팔갈래의 사이를 정중신경이 통과하고 그 후 얕은손가락굽힘근(천지굴근)의 힘줄활(fibrous arcade) 안에 진입한다. 이 부분에서의 포착(entrapment)은 원엎침근증후군이라 불리고 고위 정중신경마비가 잘 발생하는 부위이다.

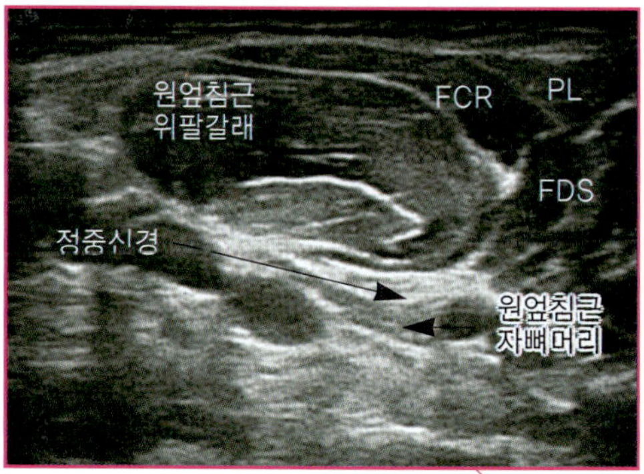

원엎침근의 위팔갈래와 자뼈머리의 사이를 통과하는 정중신경(단축영상)

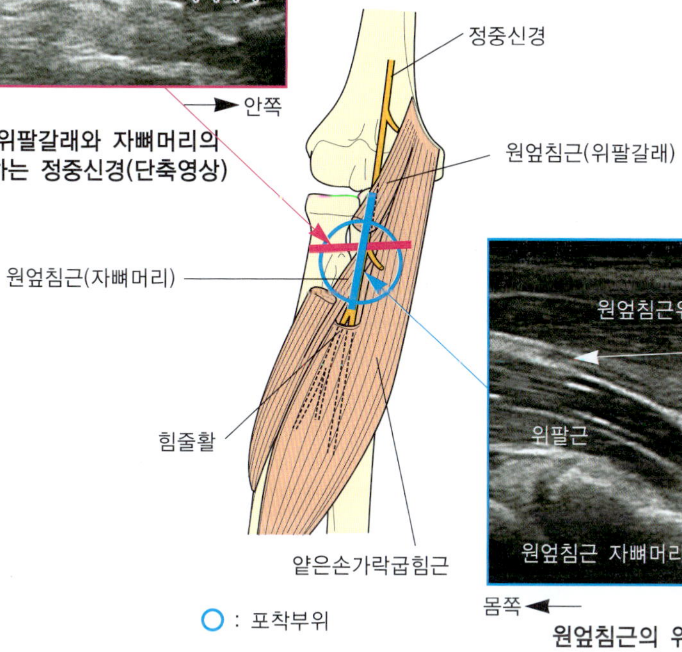

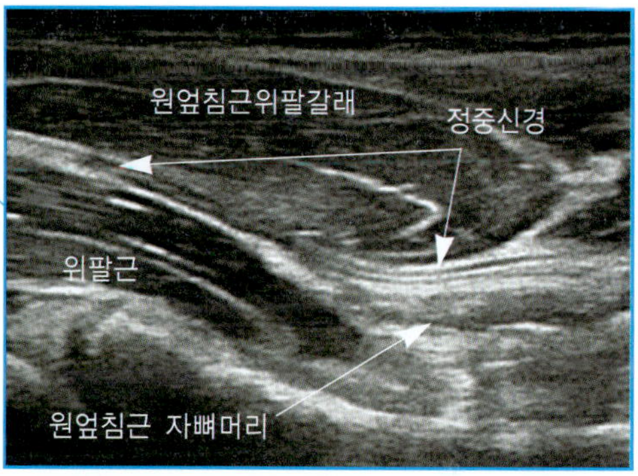

원엎침근의 위팔갈래와 자뼈머리의 사이를 통과하는 정중신경(장축영상)

그림 3-61 원엎침근 이외의 얕은 층 굽힘근이 가지는 엎침 작용

원엎침근 이외의 얕은 층 굽힘근, 특히 노쪽손목굽힘근(요측수근굴근)과 긴손바닥근(장장근)은 비스듬히 바깥쪽으로 뻗고 있기 때문에 이들의 근육수축은 원엎침근과 마찬가지로 굽힘과 엎침 벡터(vector)로 분해한다. 원엎침근을 단독으로 촉진하려면 이들 굽힘근군의 억제가 필요하다.

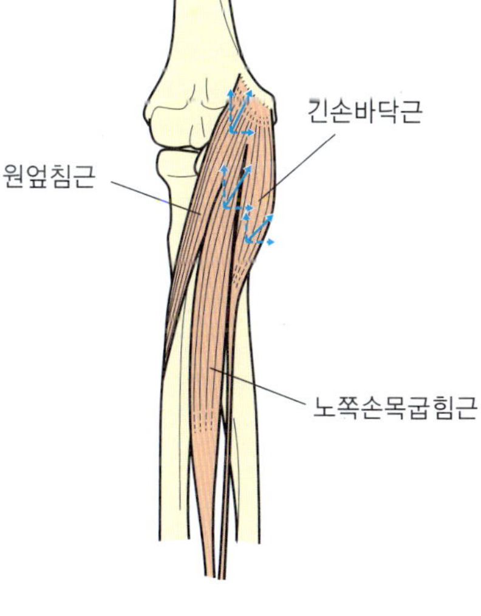

그림 3-62 원엎침근의 촉진①

피검자를 바로 누운 자세로 하고 팔굽관절을 약 90° 굽힘, 아래팔 뒤침 위치, 손목관절은 최대로 바닥쪽굽힘(장굴)을 한 자세를 시작자세로 한다. 손목관절을 바닥쪽굽힘을 하는 것은 안쪽위관절융기에서부터 시작하여 엎침작용을 가진 노쪽손목굽힘근, 긴손바닥근의 근육길이를 이완하여 원엎침근의 촉진을 용이하게 하기 위해서이다.

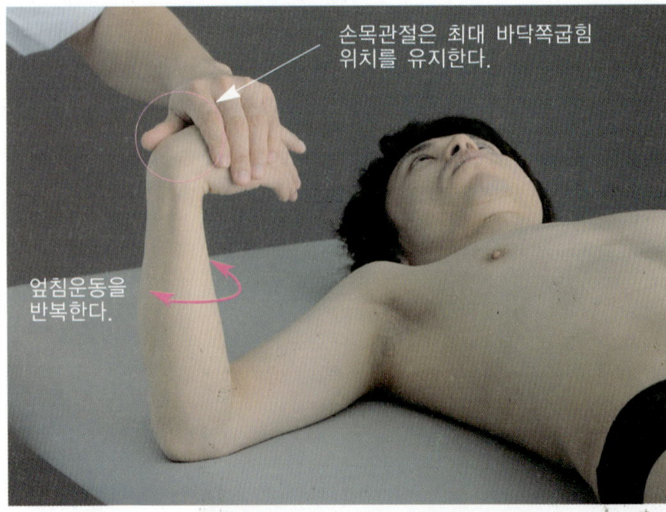

그림 3-63 원엎침근의 촉진②

검사자는 안쪽위관절융기에 손가락을 대고 피검자의 손목관절은 바닥쪽굽힘위치를 유지한 채로 아래팔의 엎침운동을 반복시킨다. 아래팔의 엎침운동에 대한 저항은 전혀 필요가 없다. 회전 중간위치를 넘어서 엎침을 해 갈 무렵부터 원엎침근의 수축이 명확해진다. 운동에 수반하여 비스듬히 뻗는 원엎침근을 촉진할 수 있다.

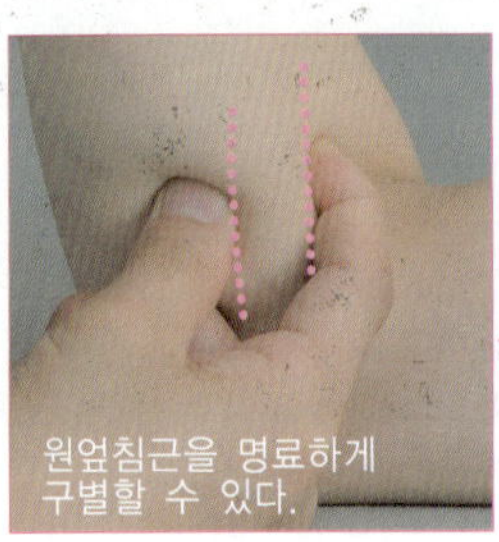

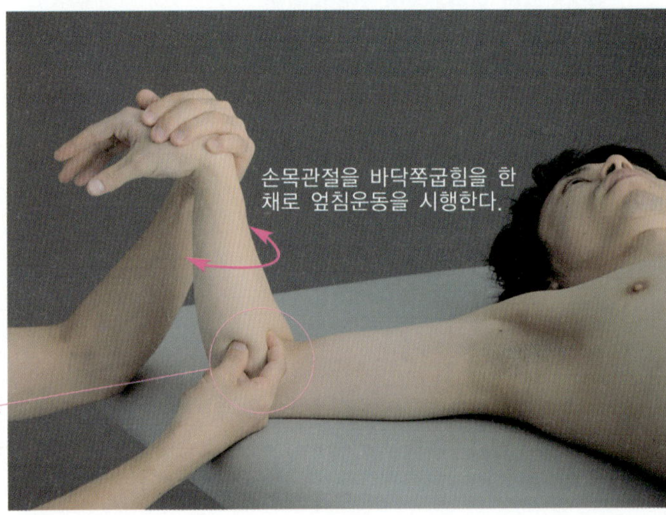

그림 3-64 원엎침근의 촉진③

손목관절의 굽힘근군, 특히 노쪽손목굽힘근이나 긴손바닥근 등은 아래팔의 엎침에 관여한다. 손목관절의 바닥쪽굽힘 위치를 유지하지 않는 상태에서 엎침을 시키면 원엎침근 이외에 인접하는 굽힘근군이 수축하여 (→) 원엎침근 단독의 촉진을 어렵게 한다.

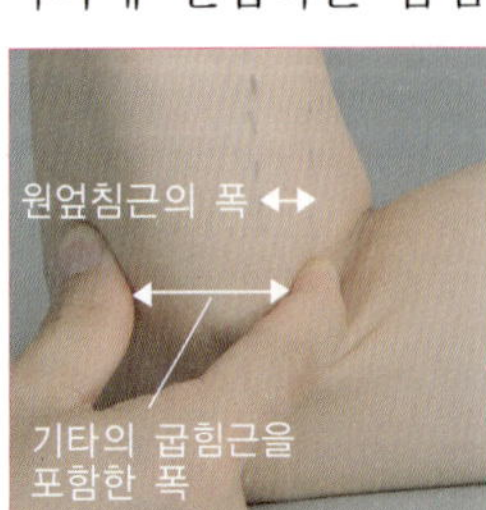

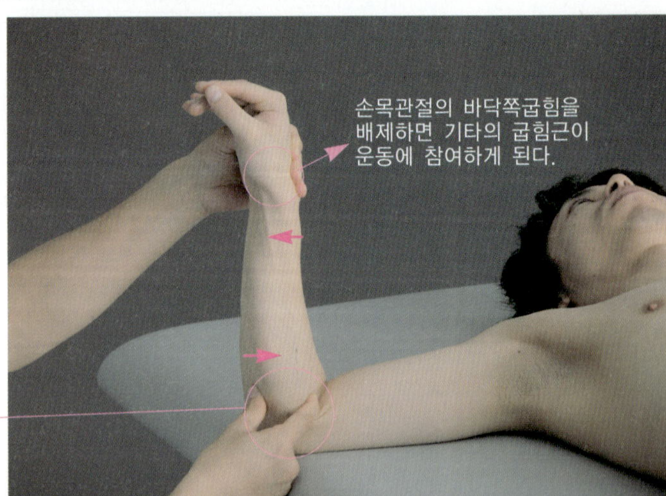

Skill Up 원엎침근 주변에 압통이 인지되는 투구장애 팔꿈치의 보는 방법

투구장애 팔꿈치의 환자에서 원엎침근을 따라가는 압통을 평가할 때에는 그 압통부위에서의 해부에 유의하여 판달할 필요가 있다.

원엎침근 이는곳 부근의 압통에서는 부착부분 주변의 근육의 손상인지, 원엎침근의 깊은 층에 위치하는 MCL의 손상인지를 구별하여 대처할 필요가 있다.

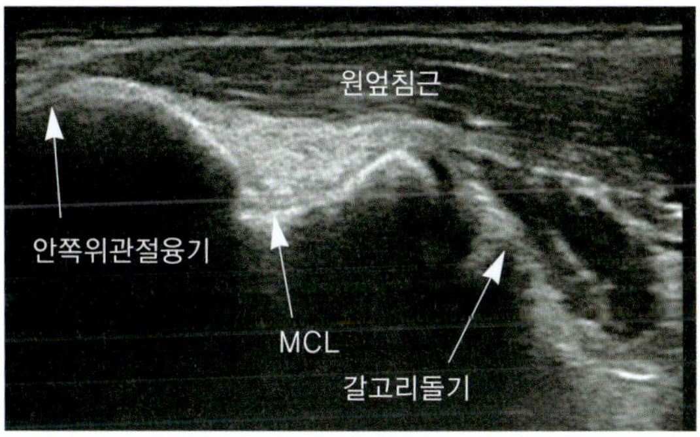

정상적 팔꿈치

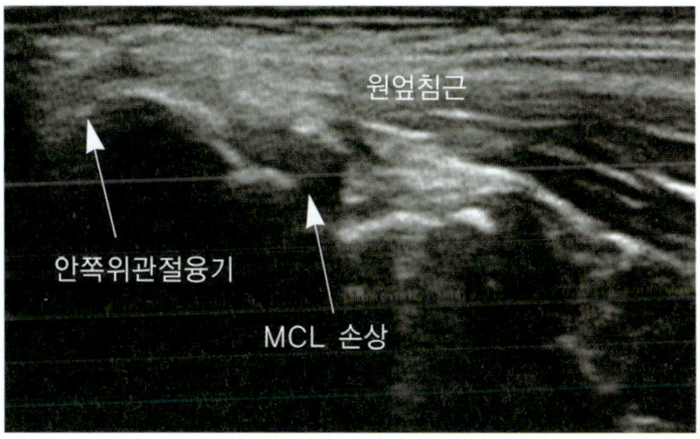

MCL 손상

원엎침근의 힘살에 강한 압통이 관찰되는 경우에는 원엎침근의 근육 내 힘줄에서부터 근섬유가 박리가 있을 가능성이 있다. 근육 손상이 없으면 근육 내 압력 상승에 수반하는 통증이라 해석할 수 있다.

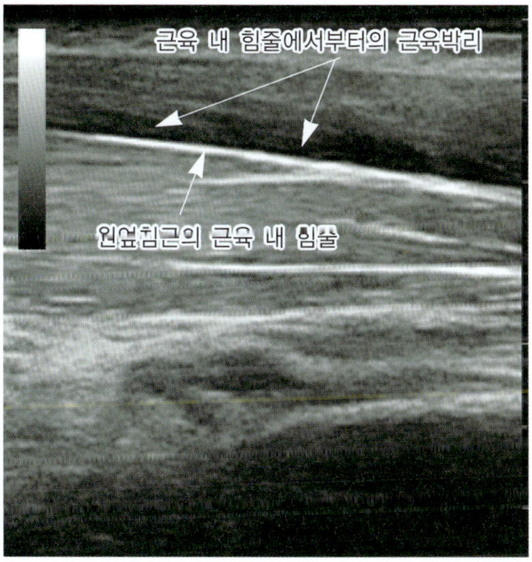

원엎침근의 힘살에서의 근육박리

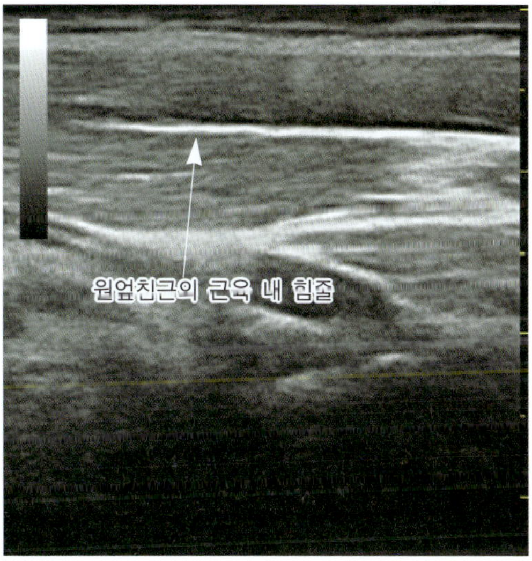

건전한 쪽의 원엎침근의 힘살

3 팔꿉관절(주관절)에 관계되는 근육

네모엎침근(방형회내근) pronator quadratus muscle

해부학적 특징

- **[이는곳]** 자뼈 아랫부분 앞면
  [닿는곳] 노뼈 아랫부분 앞면
  [지배신경] 정중신경(C8 · T1)
- 아래팔의 근육 중에서 가장 깊은 층에 위치하고 폭은 약 3~4cm정도이다.
- 네모엎침근의 위는 노쪽에서부터 노동맥, 긴엄지굽힘근, 정중신경, 깊은손가락굽힘근, 자동맥, 자신경이 통과한다.
- 네모엎침근의 노뼈 부착부분이 비교적 단순하게 노뼈 앞면에 있는 것에 반해서 자뼈가 부착하는 부분은 자뼈 아랫부분을 휩쓸려 들어가는 것처럼 거듭 등쪽으로 뻗어 있다.

근육기능의 특징

- 아래팔의 순수한 엎침근이며 이것 이외의 작용은 없다.

임상과의 접점

- 엎침운동에는 네모엎침근 이외에 원엎침근, 기타 아래팔 굽힘근군의 일부가 관여한다. 네모엎침근 고유의 근력을 평가할 때에는 팔꿉관절을 완전히 굽히고 손목관절을 완전 바닥쪽굽힘위치로 하여 엎침근 근력을 평가하면 거의 네모엎침근 단독의 근력을 파악할 수 있다.

관련되는 질환

- 원엎침근증후군(정중신경 고위마비), 앞뼈사이신경(전골간신경)마비, 아래팔 엎침근 구축 등.

그림 3-65 네모엎침근의 뻗음

네모엎침근은 자뼈 아랫부분 앞면에서부터 시작하고 노뼈 아랫부분 앞면에 닿는다. 특히 자뼈의 부착부분은 노뼈의 부착부분에 비하여 더 등쪽으로 뻗고 자뼈에 감겨 붙는 것 같은 위치관계가 된다. 노뼈를 자뼈로 향해서 끌어당겨 순수한 엎침운동에 작용한다.

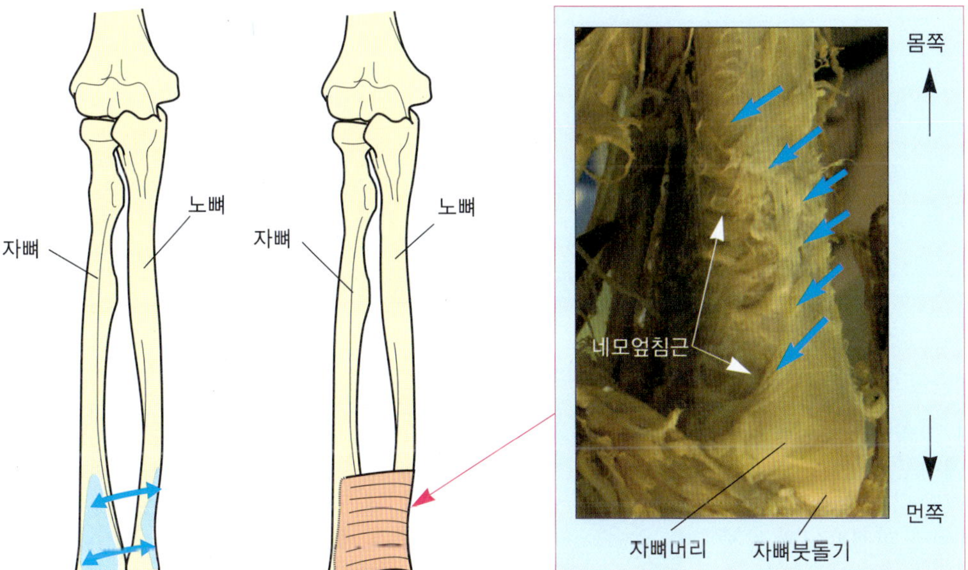

(사진은 青木隆明 박사의 호의에 따름)

그림 3-66 네모엎침근의 주변 해부

네모엎침근은 아래팔 굽힘근군 중에서 가장 깊은 층에 위치하고 그 위를 긴엄지굽힘근힘줄, 깊은손가락굽힘근힘줄(심지굴근건)이 통과한다. 또한 노쪽에 노동맥(요골동맥), 자쪽에 자동맥(척골동맥)이 통과하고 있다.

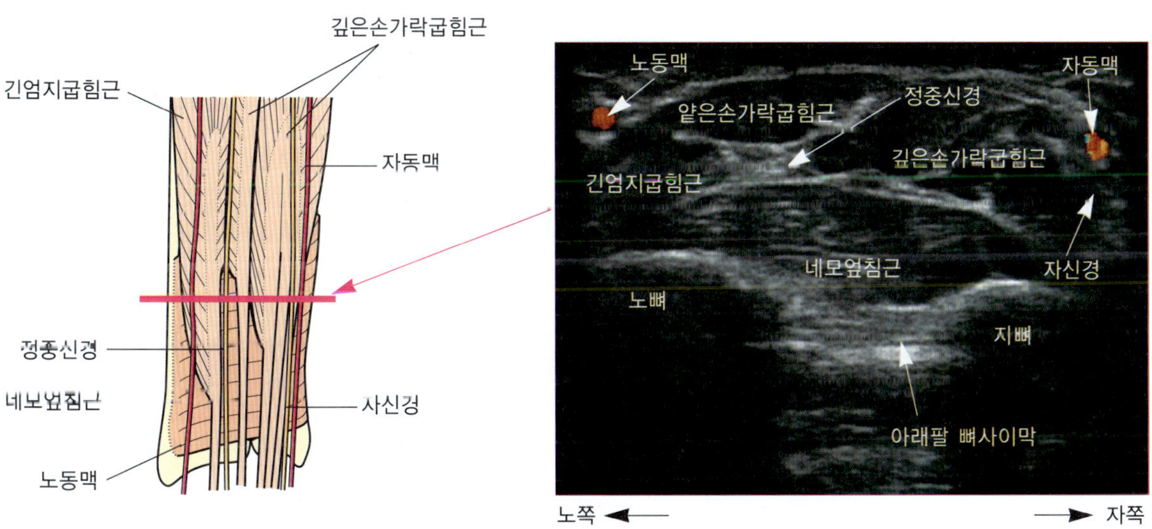

네모엎침근 중앙수준의 초음파영상(횡단면)

그림 3-67 네모엎침근의 촉진①

피검자를 앉은 자세로 하고 팔꿉관절을 테이블 위에 올려놓는다. 아래팔은 수직으로 세우고 손목관절은 최대로 바닥쪽굽힘으로 유지한 자세를 시작자세로 한다.

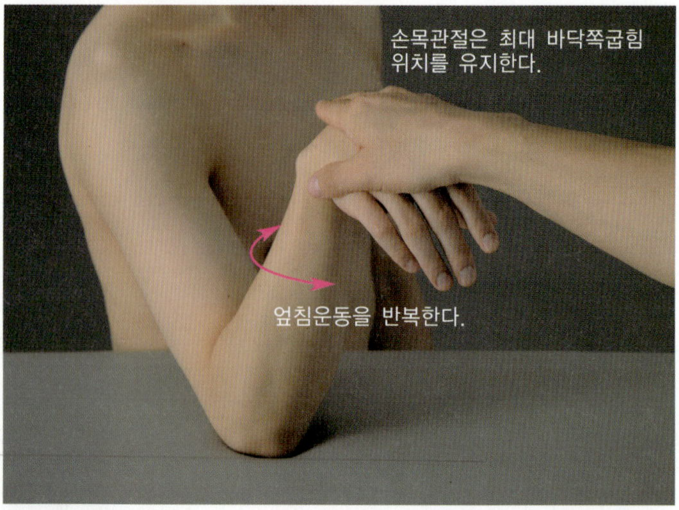

그림 3-68 네모엎침근의 촉진②

검사자는 피검자의 자쪽손목굽힘근힘줄을 피하도록 자쪽에서부터 손가락을 댄다. 검사자는 손목관절 바닥쪽굽힘위치를 수동적으로 유지한 채로 피검자에게 엎침운동을 시키고 그 때의 네모엎침근의 수축을 촉진한다.

수축은 회전 중간 위치를 넘어선 엎침 최종영역에서 명확하게 촉진할 수 있다.

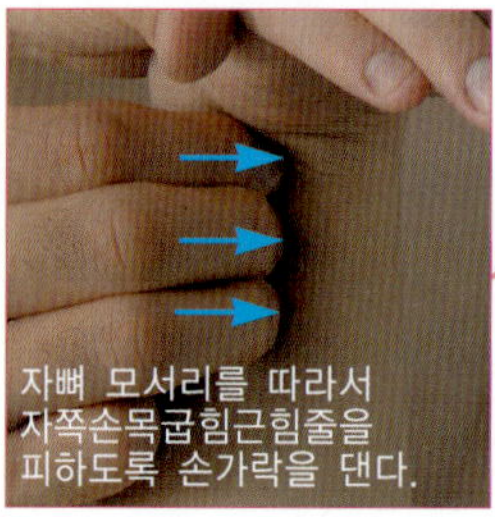

자뼈 모서리를 따라서
자쪽손목굽힘근힘줄을
피하도록 손가락을 댄다.

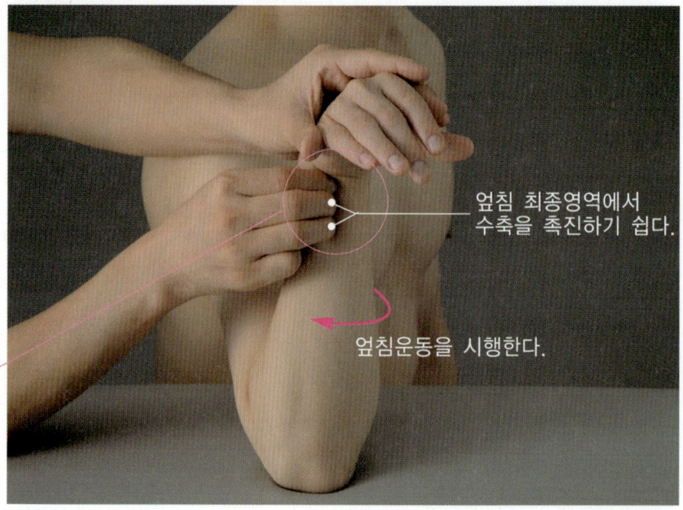

그림 3-69 네모엎침근의 촉진③

자뼈 부착부분 부근에서 네모엎침근의 수축이 확인된 시점에서 검사자의 손가락을 아래팔 먼쪽의 바닥쪽에 대고 마찬가지로 촉진한다. 이때의 검사자의 손가락은 약간 깊숙이 압박하도록 대고 엎침운동에 수반하여 깊은 부분에서부터 밀어 올리는 감각으로 주의하여 촉진한다. 주의 깊고 세밀하게 촉진하면 네모엎침근이 존재하는 부분과 존재하지 않는 부분의 경계도 확인할 수 있다.

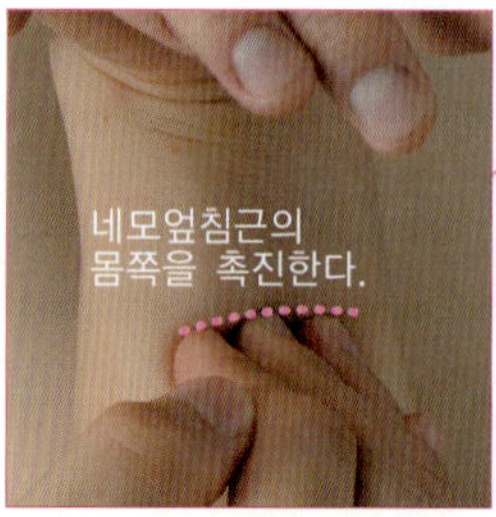

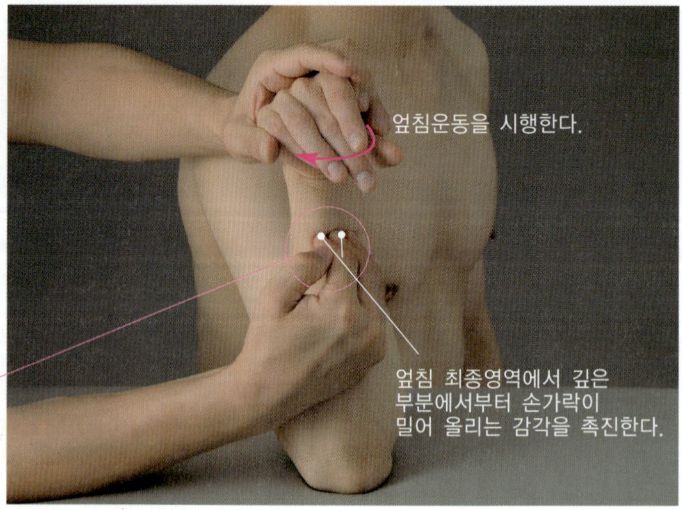

3 팔꿉관절(주관절)에 관계되는 근육

뒤침근(회외근) spinator muscle

해부학적 특징

- **[이는곳]** 위팔뼈 가쪽위관절융기, 자뼈 뒤침근능선, 가쪽곁인대, 노뼈머리띠인대
  [닿는곳] 노뼈 윗부분(노뼈거친면과 엎침근결절 사이)
  [지배신경] 노신경(C5 · C6)
- 아래팔의 등쪽 근육군의 깊은 층에 위치하고 노뼈에 휘감기는 것처럼 닿는다.
- 노신경 깊은가지는 얕은가지와 갈린 후 Frohse의 아케이드에서부터 뒤침근 안으로 들어가 관통한다. 그 후는 각 손가락의 폄근을 지배한다.

근육기능의 특징

- 팔꿉관절의 폄과 함께 아래팔의 뒤침을 한다.
- 노뼈머리띠인대에 부착하는 뒤침근은 뒤침운동 때에 노뼈머리띠인대의 신상을 높이고 가쪽의 지지성을 높인다.

임상과의 접점

- 뒤침운동에는 뒤침근 이외에 위팔두갈래근이 관여한다. 뒤침근 고유의 근력을 평가할 때에는 팔꿉관절을 최대로 굽히고 위팔두갈래근의 작용을 배제함으로써 거의 뒤침근 단독의 근력을 파악할 수 있다.
- 뒤침근을 관통하는 노신경 깊은가지는 자주 이 부분에서 포착(entrapment)되어 뒤뼈사이신경마비가 발생한다. 일반적으로 이것을 뒤침근증후군이라 한다.

관련되는 질환

- 뒤침근증후군(뒤뼈사이신경마비), 아래팔 뒤침구축, 위팔뼈가쪽위관절융기염 등.

그림 3-70 뒤침근의 뻗음

뒤침근은 위팔뼈 가쪽위관절융기, 자뼈 뒤침근능선, 가쪽곁인대, 노뼈머리띠인대에서부터 시작하고 노뼈 윗부분에 닿는다. 팔꿉관절의 폄과 뒤침에 작용한다.

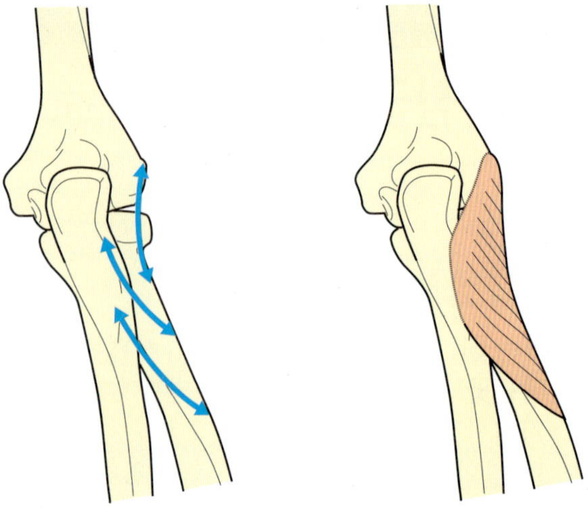

그림 3-71 뒤침근과 원엎침근의 상호관계

뒤침근과 원엎침근의 상호관계를 뒤침위치와 엎침위치에서 나타냈다. 뒤침근의 닿는곳이 엎침근결절의 몸쪽에서부터 노뼈거친면의 가쪽에 걸쳐서 넓게 부착하여 있는 것을 알 수 있다. 그리고 엎침위치에서는 노뼈에 휘감기는 것처럼 뻗고 그 되감음에 의해서 뒤침 운동이 시행된다.

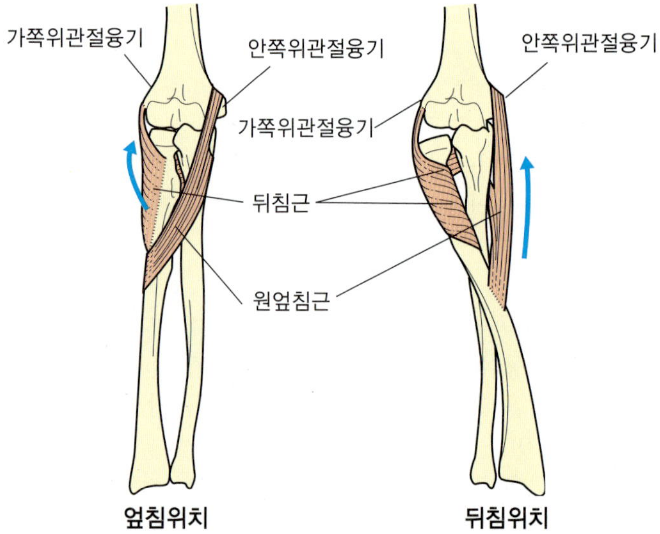

그림 3-72 뒤침작용을 가진 폄근

아래팔의 뒤침에 작용하는 아래팔의 근육은 뒤침근만이 아니다. 긴·짧은노쪽손목폄근(장·단요측수근신근)이나 긴엄지폄근(장무지신근), 긴엄지벌림근(장무지외전근) 등도 그 뻗는 것에 의해서 뒤침작용을 갖고 있다. 뒤침근의 촉진에서는 이들 폄근군의 억제가 필요하다.

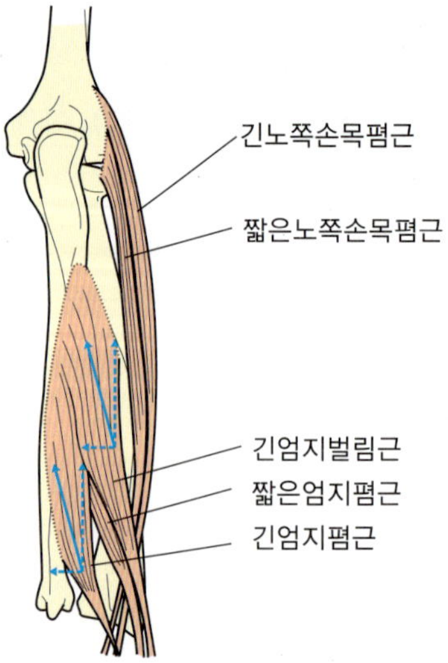

그림 3-73 뒤침근을 관통하는 노신경깊은가지

노신경 깊은가지는 뒤침근 안을 관통하고 그 후 뒤뼈사이신경이 되어 긴엄지폄근, 집게폄근 등을 지배한다. 뒤침근증후군이란 이 신경 관통부분에서의 포착(entrapment)에 의해서 뒤뼈사이신경 마비가 발병한다. 전표를 넘기는 일이 많은 사무직에 많이 발병한다고 일컬어지고 있다. 그림은 실제의 해부사진과 초음파 영상을 연관시켜서 나타냈다. 신경과 근육의 관계를 입체적으로 이해하기 바란다.

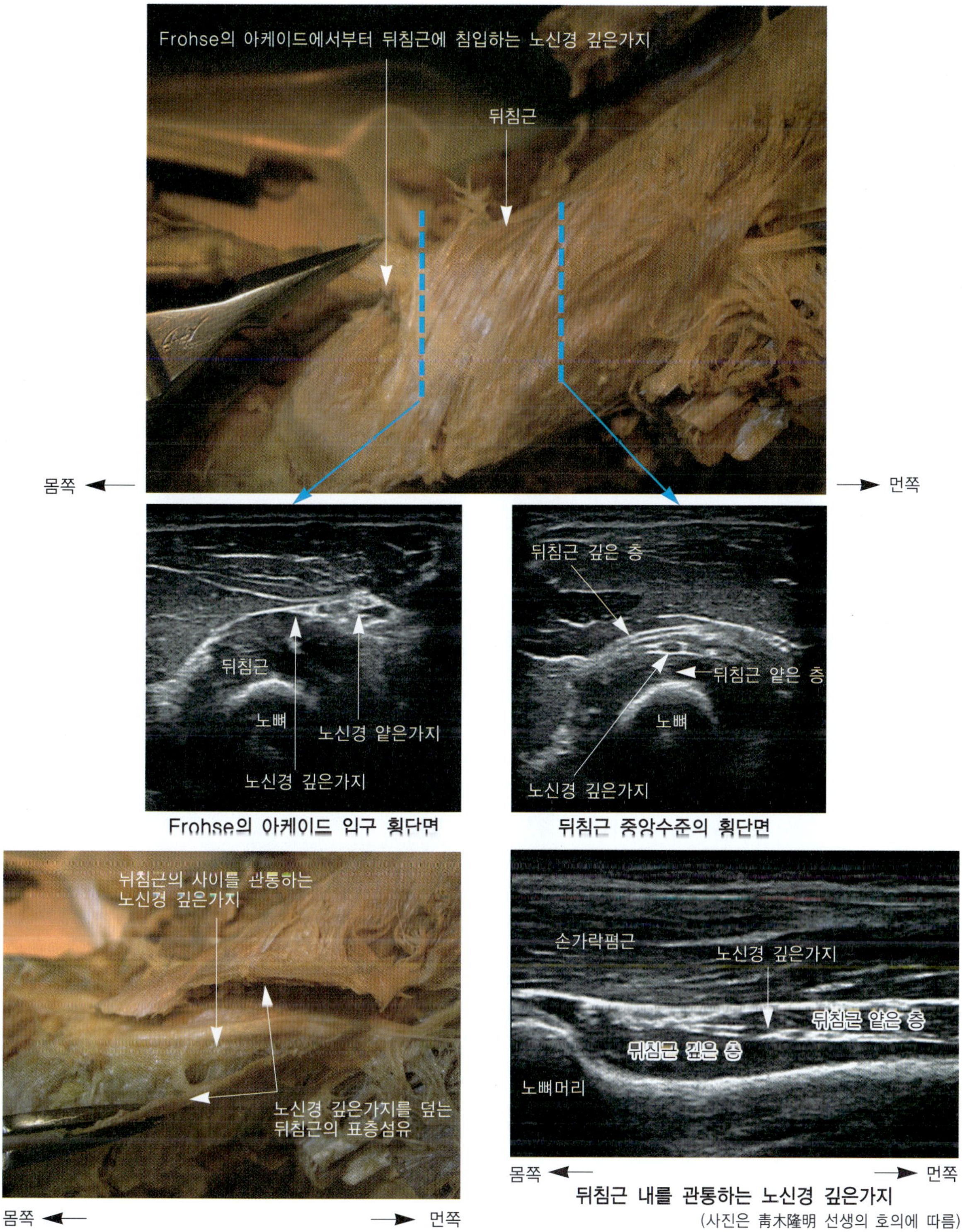

(사진은 青木隆明 선생의 호의에 따름)

그림 3-74 뒤침근의 촉진①

피검자를 앉은 자세로 하고 팔꿉관절을 테이블에 올려놓는다. 아래팔은 수직으로 세우고 손가락폄근의 긴장을 완화하기 위해 손목관절은 최대로 등쪽굽힘 위치로 한 자세가 시작자세가 된다.

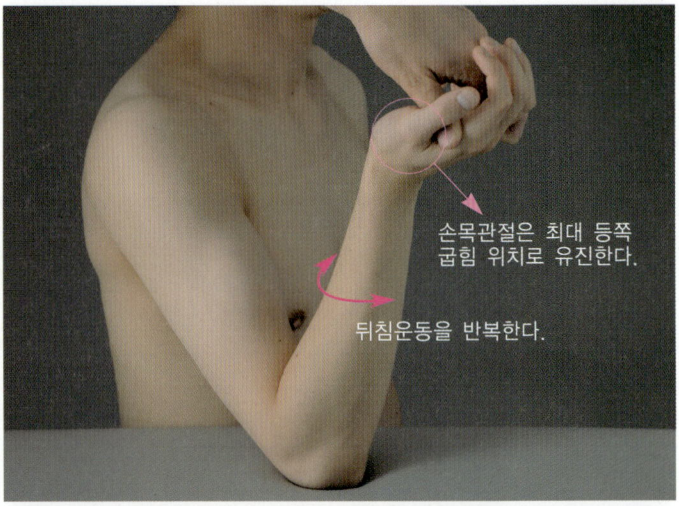

그림 3-75 뒤침근의 촉진②

검사자는 가쪽위관절융기에 손가락을 대고 피검자의 손목관절은 등쪽굽힘위치를 유지한 채로 아래팔의 뒤침운동을 반복시킨다. 운동에 수반하여 위팔뼈에서부터 시작하는 뒤침근을 촉진할 수 있다. 뒤침근의 수축은 회전 중간위치를 넘어선 부근에서부터 강하게 느껴진다. 뒤침에 대한 저항은 전혀 필요가 없고 최종영역까지의 뒤침 능동운동을 시행시킨다.

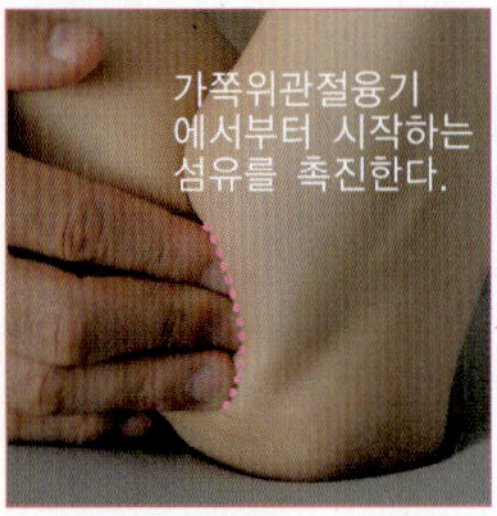

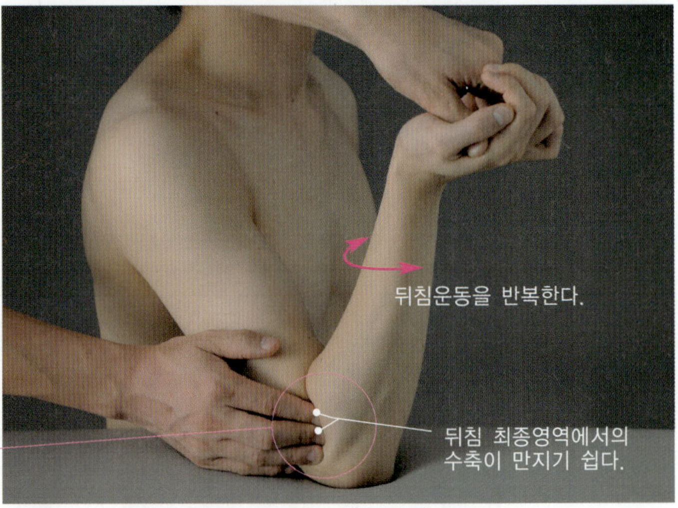

그림 3-76 뒤침근의 촉진③

이어서 검사자는 가쪽위관절융기에서부터 세 손가락 폭 정도, 아래팔 장축방향으로 손가락을 이동시켜서 뒤침근의 힘살 위에 놓는다. 이때, 검사자의 손가락은 약간 깊고 가볍게 압박하는 것처럼 대고 수축에 수반하여 깊은 부분에서부터 밀려 올라가는 감각을 촉진해간다. 주의 깊고 세밀하게 마지면 뒤침근의 먼쪽 경계도 촉진할 수 있다.

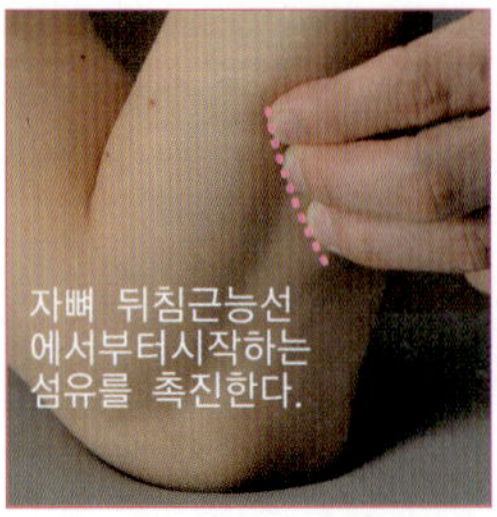

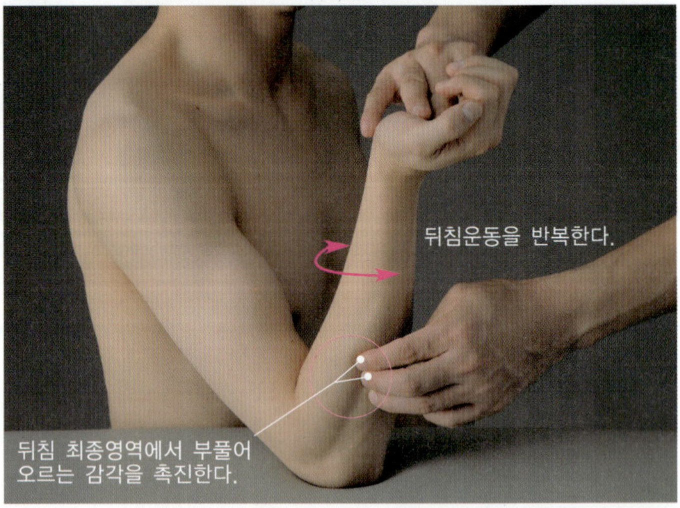

긴손바닥근(장장근) palmaris longus muscle

해부학적 특징

- **[이는곳]** 위팔뼈 안쪽위관절융기
  [닿는곳] 손바닥널힘줄(수장건막)
  [지배신경] 정중신경(C7~T1)
- 손목관절 바닥쪽에서 관찰되는 긴손바닥근힘줄은 기타의 굽힘근힘줄을 확인하는 데에 중요한 경계표가 된다.
- 긴손바닥근힘줄의 노쪽에는 노쪽손목굽힘근힘줄, 자쪽에는 얕은손가락굽힘근힘줄이 뻗고, 얕은손가락굽힘근힘줄의 자쪽에는 자쪽손목굽힘근힘줄이 뻗고 있다.
- 긴손바닥근이 선천적으로 결손이 있는 예는 비교적 많으며 그 결손률은 4~16%라 일컬어진다[11, 17].

근육기능의 특징

- 긴손바닥근은 손바닥널힘줄에 긴장을 주면서 손목관절의 바닥쪽굽힘에 작용한다. 또한 팔꿉관절의 굽힘 및 아래팔의 엎침에도 보조적으로 작용한다.

임상과의 접점

- 긴손바닥근은 손목관절 굽힘근의 하나이지만 결손사례에서도 특히 기능장애를 나타내는 일은 없고 임상적으로는 손목관절 굽힘의 보조근육으로서 다루는 편이 타당하다.
- 긴손바닥근힘줄은 매우 긴 힘줄을 갖고 있으며 오래된 관절불안정증 증상사례에 대한 재건재료로서 사용되고 또한 굽힘근힘줄 손상, 폄근힘줄 손상에서는 절단 끝부분에 큰 틈새가 발생한 경우 등의 이식에 사용된다.
- 안쪽형 투구장애 팔꿈치에서는 긴손바닥근의 힘살에 강한 연축(spasm)과 압통을 나타내는 예가 많다.

관련되는 질환

- 긴손바닥근힘줄 파열, 정중신경마비, 투구장애 팔꿈치, 굽힘근힘줄 손상, 폄근힘줄 손상, 오래된 팔꿉관절불안정증 등.

그림 4-1 **긴손바닥근의 뻗음(오른팔)**

긴손바닥근은 위팔뼈 안쪽위관절융기에서부터 시작하고 손바닥널힘줄에 닿는다. 주된 작용은 손바닥널힘줄을 긴장시켜 손목관절의 바닥쪽굽힘을 하지만 팔꿉관절의 굽힘과 그 뻗는 데에 아래팔의 엎침에도 보조적으로 관여한다.

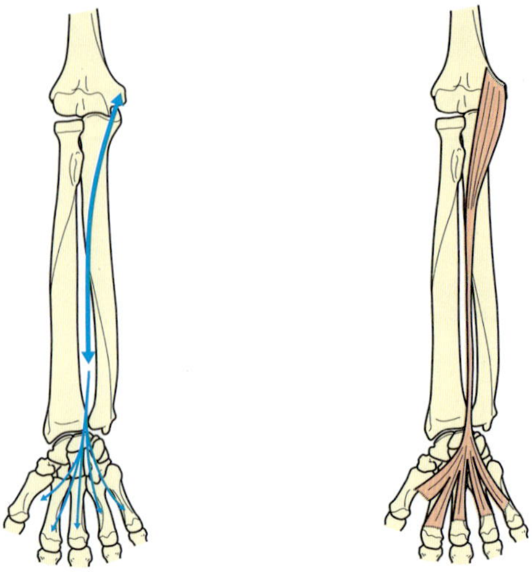

그림 4-2 **긴손바닥근힘줄을 경계표로 한 기타 굽힘근힘줄의 위치**

긴손바닥근힘줄을 중심으로 하여 그 바로 노쪽에 노쪽손목굽힘근힘줄, 바로 자쪽에 얕은손가락굽힘근힘줄이 있다. 얕은손가락굽힘근힘줄의 자쪽에는 콩알뼈(두상골)에 부착하는 자쪽손목굽힘근힘줄이 있다. 노동맥은 노쪽손목굽힘근힘줄의 노쪽에서, 자동맥은 자쪽손목굽힘근힘줄의 노쪽에서 확인할 수 있다.

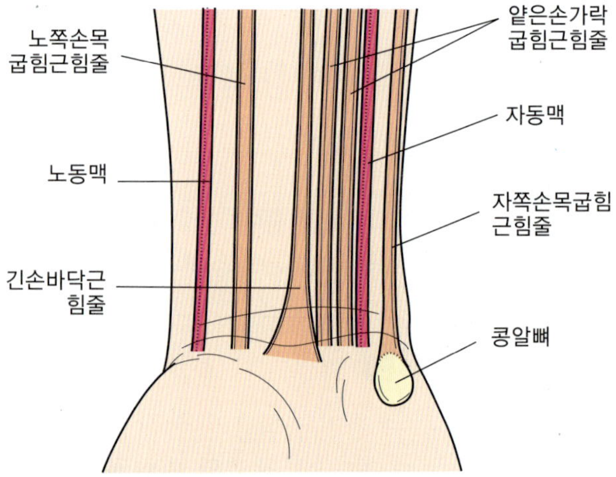

그림 4-3 **긴손바닥근힘줄의 촉진①**

긴손바닥근힘줄의 촉진에서는 피검자의 아래팔을 뒤침위치로 하고 손등을 테이블 위에 놓은 자세가 시작자세가 된다. 피검자는 모든 손가락 끝을 합치도록 힘을 넣어 손바닥널힘줄을 긴장시킨다.

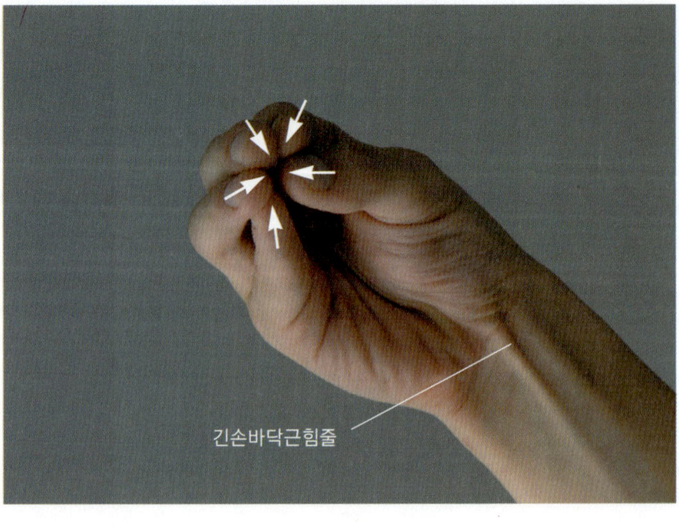

그림 4-4 긴손바닥근힘줄의 촉진②

손바닥널힘줄을 긴장시킨 채로 가볍게 손목관절을 바닥쪽굽힘을 시키면 손목관절의 바닥쪽에 선명한 긴손바닥근힘줄을 관찰할 수 있다.

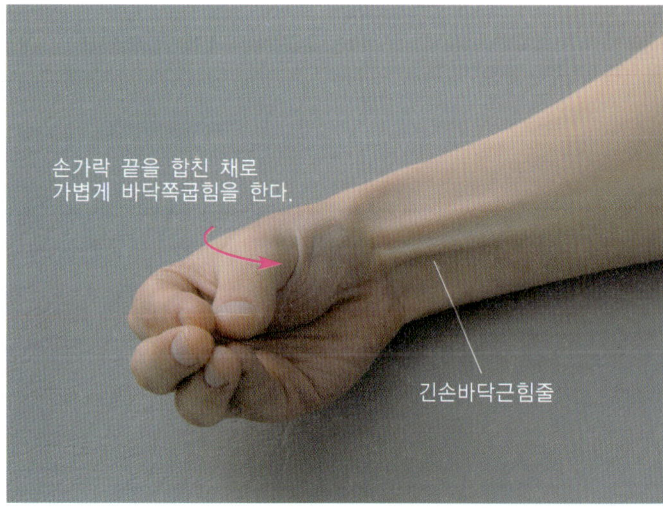

그림 4-5 긴손바닥근힘줄의 촉진③

손목관절의 바닥쪽굽힘에 수반하여 관찰할 수 있는 긴손바닥근힘줄을 따라서 몸쪽 방향으로 향해서 촉진을 진행시킨다. 긴손바닥근힘줄의 노쪽을 촉진할 때에는 검사자의 손가락은 노쪽손목폄근힘줄과 긴손바닥근힘줄과의 틈새를 의식하면서 시행하면 좋다.

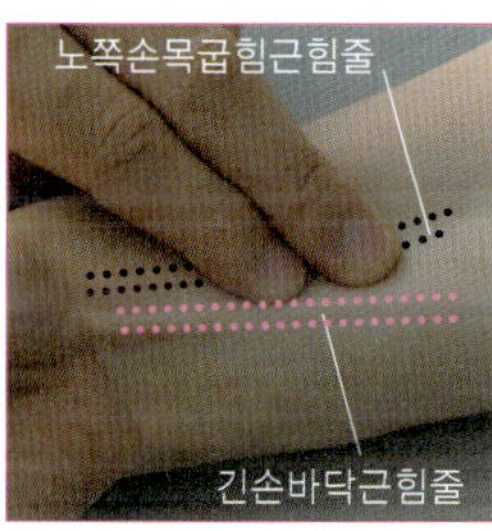

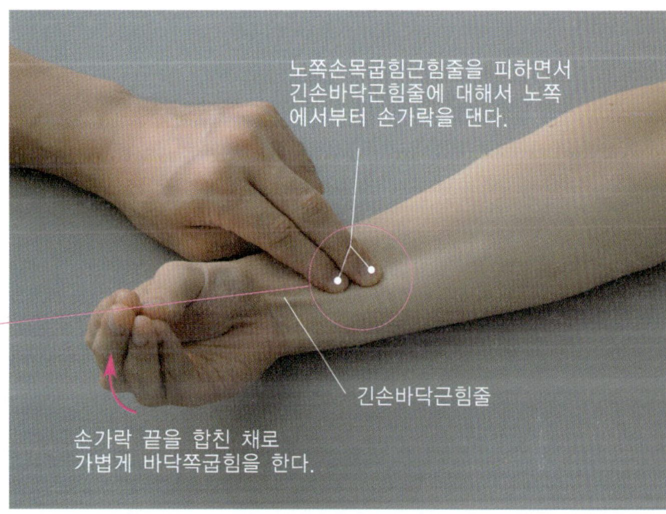

그림 4-6 긴손바닥근힘줄의 촉진④

긴손바닥힘줄의 자쪽을 만질 때에는 검시자의 손가락을 자쪽손목굽힘근힘줄과 긴손바닥근힘줄과의 사이에 대고 양 힘줄의 간극을 의식하면서 바닥쪽굽힘운동에 수반하는 힘줄의 긴장을 촉진해간다.

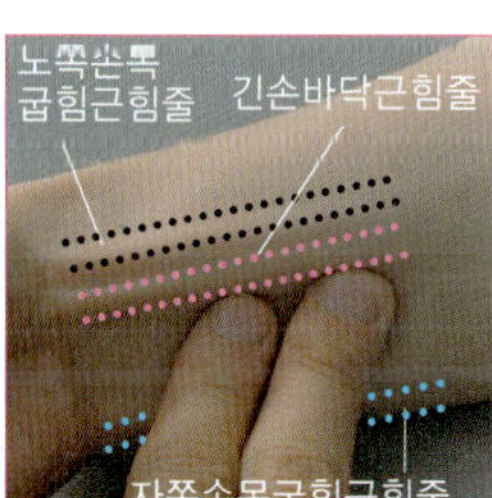

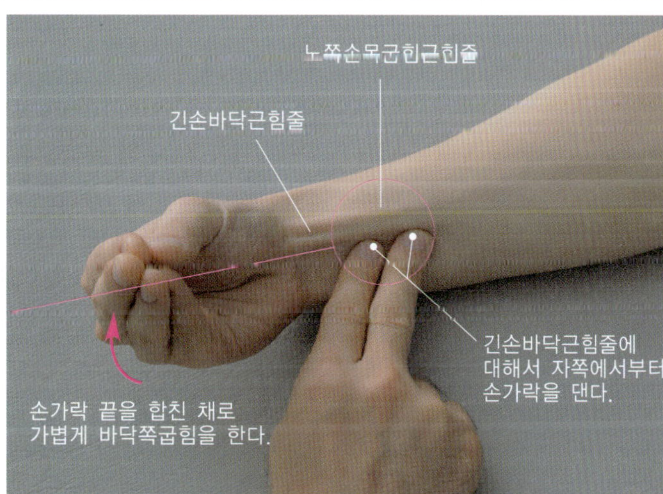

그림 4-7 긴손바닥근의 촉진①

긴손바닥근힘줄을 더 몸쪽 방향으로 촉진해가고 근육힘줄 이행부분을 촉진한다. 긴손바닥근은 보통 약 15cm 정도가 힘줄조직이다. 힘줄조직에서부터 부피가 있는 근육조직으로 이행하는 상태를 촉진한다.

노쪽에서는 긴손바닥근과 노쪽손목폄근과의 근육사이를 구별해서 촉진한다.

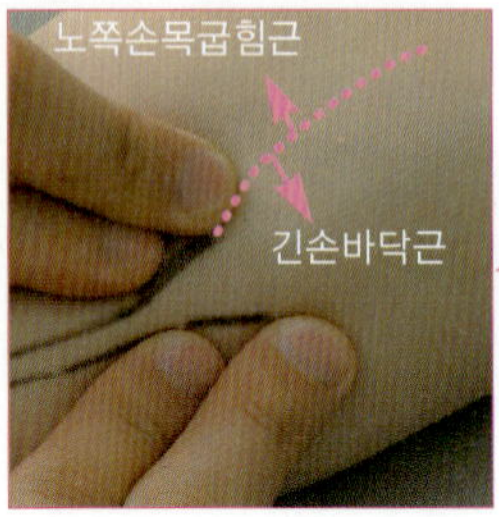

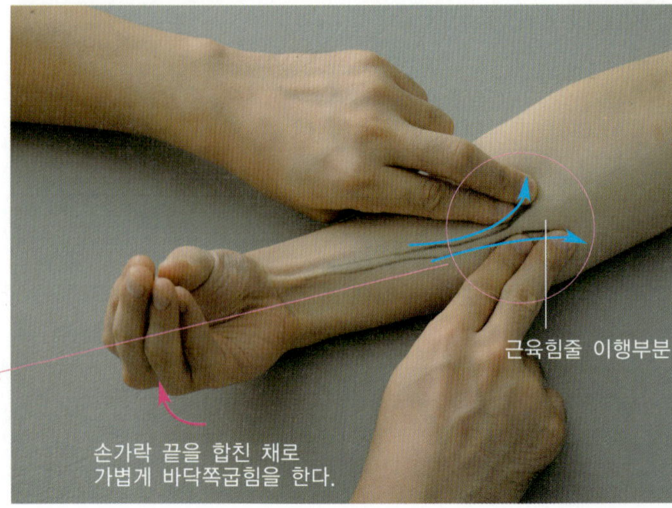

그림 4-8 긴손바닥근의 촉진②

긴손바닥근힘줄의 자쪽을 몸쪽으로 촉진하여 근육힘줄 이행부분을 확인한다. 긴손바닥근의 자쪽에서는 자쪽 손목굽힘근과의 간극을 구별하여 촉진한다.

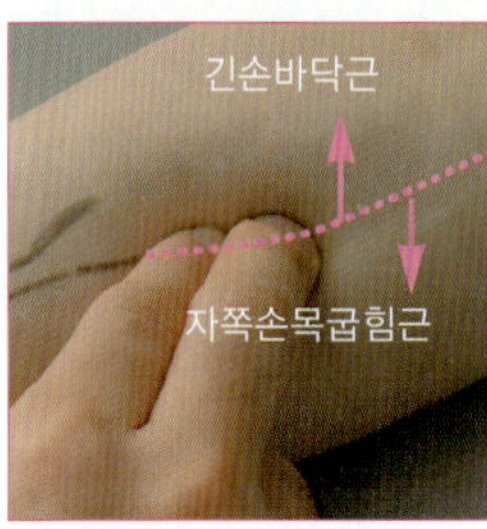

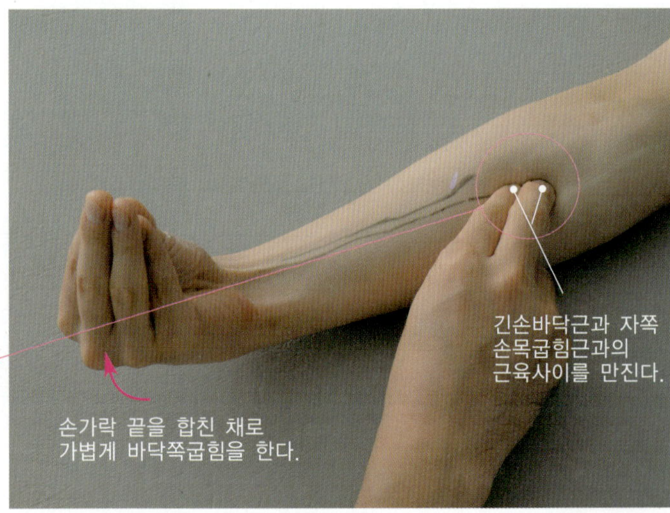

노쪽손목굽힘근(요측수근굴근) flexor carpi radialis muscle

해부학적 특징

- **[이는곳]** 위팔뼈 안쪽위관절융기
  [닿는곳] 집게손가락, 가운데손가락의 손허리뼈바닥(중수골저) 바닥 쪽
  [지배신경] 정중신경(C6 · C7)
- 손목관절 바닥쪽에서는 긴손바닥근힘줄의 노쪽에 위치한다.
- 노쪽손목굽힘근힘줄과 긴손바닥근힘줄의 사이에는 정중신경이 위치하고 노쪽손목굽힘근힘줄의 노쪽에는 노동맥이 위치한다.

근육기능의 특징

- 노쪽손목굽힘근은 손목관절의 바닥쪽굽힘과 노쪽편위(요굴)에 작용하고 팔꿉관절에서는 보조적으로 굽힘에 작용한다.
- 노쪽손목굽힘근은 안쪽위관절융기에서부터 비스듬히 바깥쪽으로 뻗고 있기 때문에 아래팔의 뒤침위치에서는 엎침 작용을 갖고 있다.

임상과의 접점

- 손목관절의 바닥쪽굽힘 운동은 노쪽손목굽힘근과 자쪽손목굽힘근의 균형 속에서 조정되어 있다. 예컨대 자신경마비 등으로 자쪽손목굽힘근의 기능이 저하하면 손목관절은 노쪽편위를 수반한 바닥쪽굽힘 운동을 나타내게 된다.
- 안쪽형 투구장애 팔꿈치에서는 노쪽손목굽힘근의 힘살에 강한 연축과 압통을 나타내는 예가 많다.

관련되는 질환

- 노쪽손목굽힘근힘줄 파열, 정중신경마비, 투구장애 팔꿈치, 손목관절 구축 등.

그림 4-9 **노쪽손목굽힘근의 뻗음**

노쪽손목굽힘근은 위팔뼈 안쪽위관절융기에서부터 시작하고 집게손가락, 가운데손가락의 손허리뼈바닥 바닥 쪽에 닿는다. 주된 작용은 손목관절의 바닥쪽굽힘 및 노쪽편위에 관여하고 보조적으로 팔꿉관절의 굽힘에 관여한다. 아래팔 뒤침위치에서는 엎침에도 관여한다.

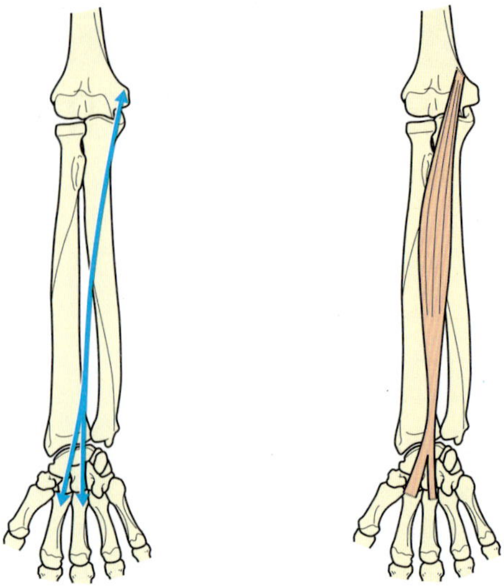

그림 4-10 **손목관절의 굽힘근군**

손목관절의 굽힘근군은 아래팔 바닥쪽의 얕은 층에 있고 노쪽손목굽힘근, 긴손바닥근, 자쪽손목굽힘근에 의해서 구성된다. 긴손바닥근을 중심으로 노쪽에 노쪽손목굽힘근, 자쪽에 자쪽손목굽힘근이 늘어선다. 긴손바닥근은 직접 뼈에 닿는 곳을 갖지 않기 때문에 손목관절 굽힘에 대한 주된 힘의 원천은 노쪽 및 자쪽 손목굽힘근이 담당한다고 생각해도 된다. 또한 노쪽손목굽힘근의 닿는곳이 손목부분에서의 고정부분인 집게손가락과 가운데손가락 손허리뼈 바닥에 분기하여 부착하고 있다는 사실도 흥미가 있다.

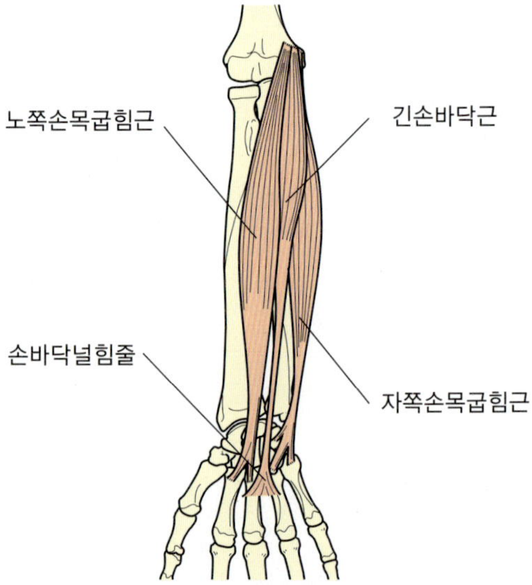

그림 4-11 **노쪽손목굽힘근의 촉진①**

노쪽손목굽힘근의 촉진은 피검자의 아래팔을 뒤침위치로 하여 손등을 테이블에 놓은 자세가 시작자세가 된다.

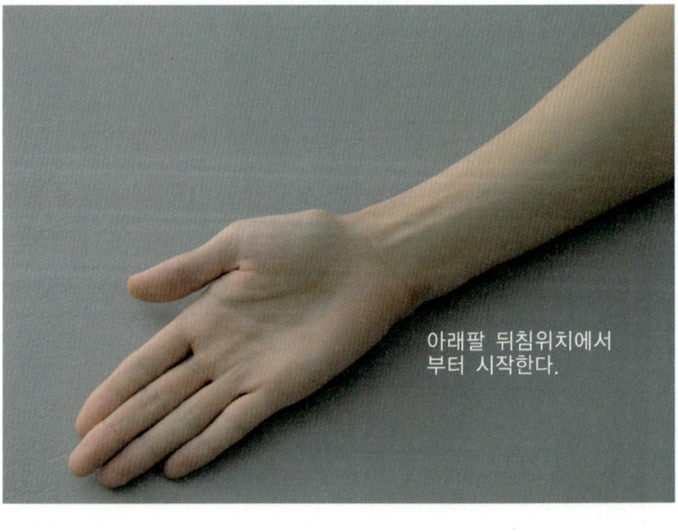

그림 4-12 노쪽손목굽힘근의 촉진②

검사자는 피검자에게 손목관절의 바닥쪽 굽힘운동을 시행시키고 긴손바닥근힘줄을 확인한 후, 그 노쪽을 뻗는 노쪽손목굽힘근힘줄을 확인한다.

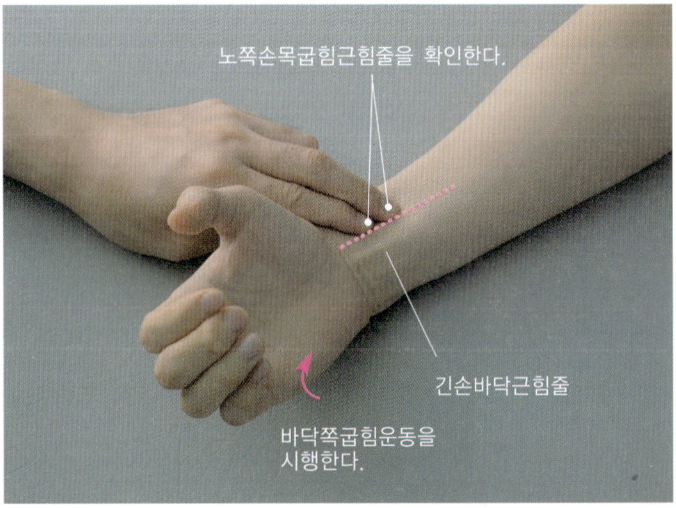

그림 4-13 노쪽손목굽힘근의 촉진③

검사자는 피검자의 집게손가락의 손허리뼈 바닥을 사이에 끼우는 것처럼 잡고 집게손가락의 손허리뼈바닥이 위팔뼈 안쪽위관절융기에 가장 짧게 접근하는 운동을 수동적으로 반복한다. 이 운동에 피검자가 서서히 능동수축을 맞추는 요령으로 운동에 참여시킨다. 검사자의 또 한쪽의 손가락은 노쪽손목굽힘근힘줄의 노쪽 모서리에 대고 그 수축을 몸쪽으로 촉진한다.

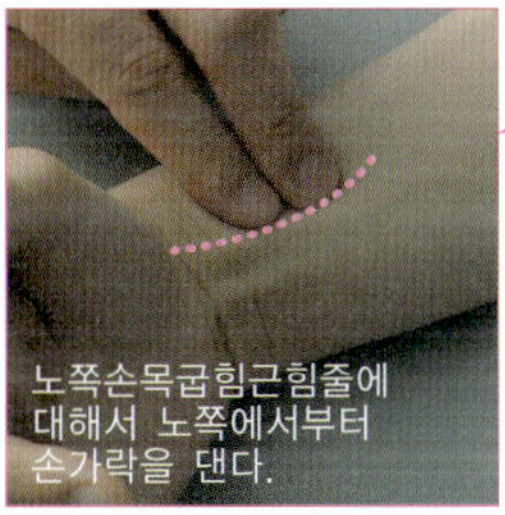

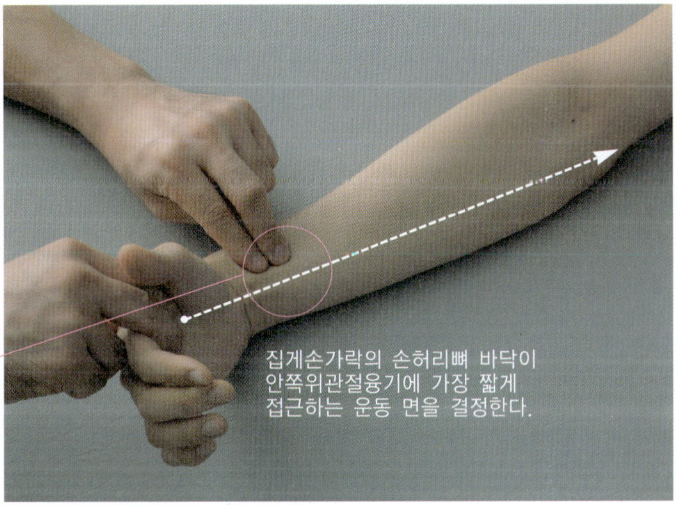

그림 4-14 노쪽손목굽힘근의 촉진④

노쪽손목굽힘근힘줄의 노쪽 모서리를 따라서 몸쪽으로 만져 가면 아래팔의 중앙 부근에서 근육힘줄 이행부분이 된다. 검사자는 그대로 원엎침근과의 근육사이를 의식하면서 몸쪽으로 촉진을 진행시킨다.

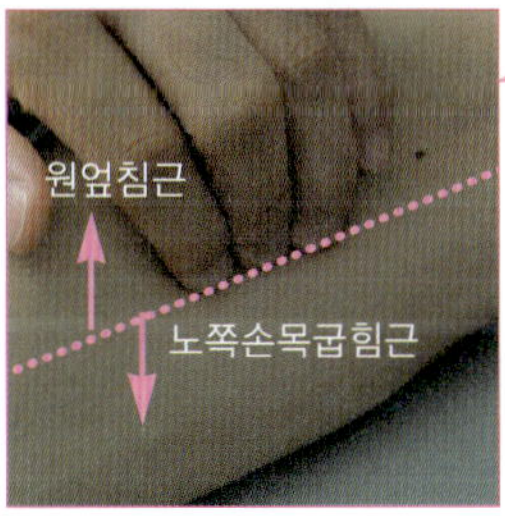

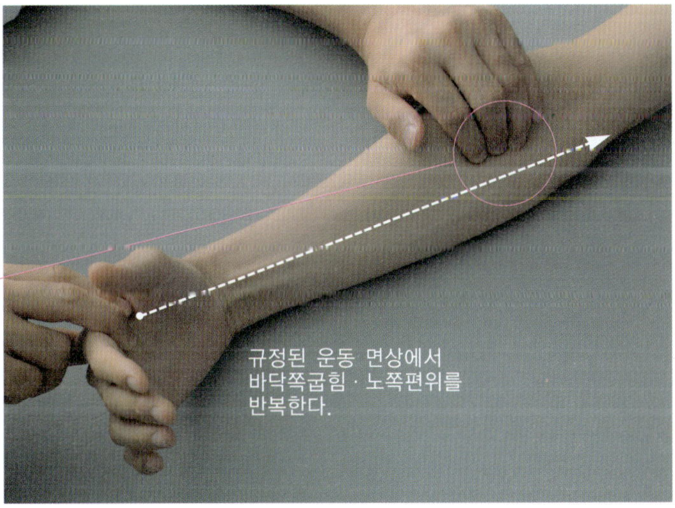

그림 4-15 **노쪽손목굽힘근의 촉진⑤**

이어서 검사자는 노쪽손목굽힘근힘줄의 자쪽에 손가락을 대고 운동에 수반하는 노쪽손목굽힘근힘줄의 긴장을 몸쪽으로 촉진해간다.

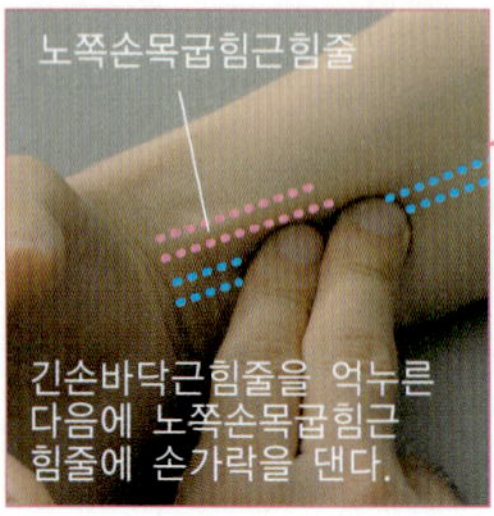

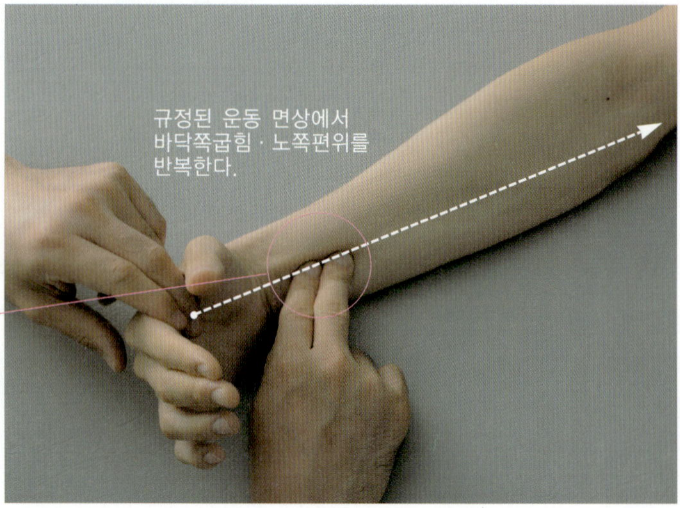

그림 4-16 **노쪽손목굽힘근의 촉진⑥**

노쪽손목굽힘근힘줄의 자쪽모서리를 따라서 몸쪽으로 만지고 근육힘줄 이행부분을 확인한다. 그대로 검사자는 긴손바닥근과의 근육사이를 의식하면서 몸쪽으로 촉진을 진행시킨다.

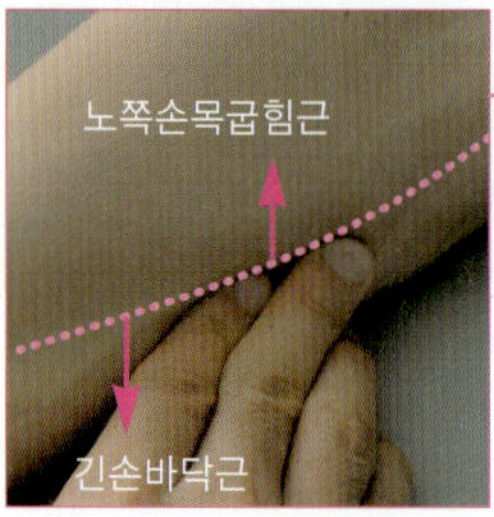

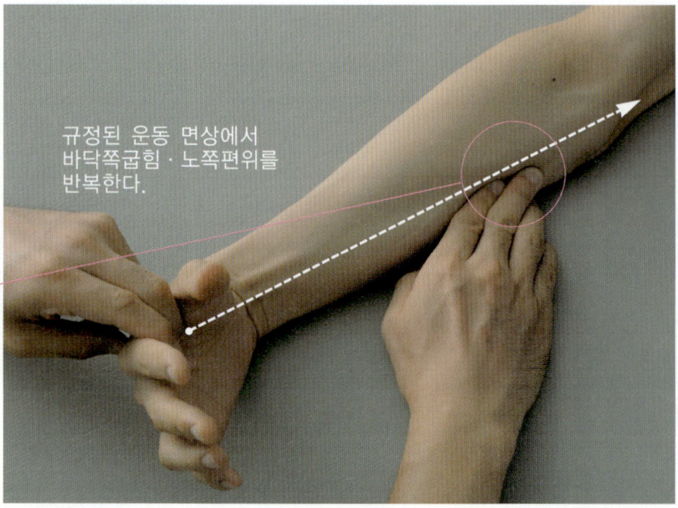

자쪽손목굽힘근(척측수근굴근) flexor carpi ulnaris muscle

해부학적 특징

- **[이는곳]** 위팔갈래 : 위팔뼈 안쪽위관절융기
  자뼈머리 : 팔꿈치머리의 안쪽 면에서부터 자뼈의 뒷면 몸쪽 2/3
  [닿는곳] 콩알뼈를 통하여 새끼손가락의 손허리뼈바닥 바닥 쪽, 갈고리뼈갈고리
  [지배신경] 자신경(C8 · T1)
- 손목관절 바닥쪽에서는 가장 자쪽에 위치하는 힘줄이며 얕은손가락굽힘근힘줄의 자쪽에 위치한다.
- 자쪽손목굽힘근힘줄의 바로 노쪽을 자동맥과 자신경이 뻗고 있다.
- 자쪽손목굽힘근은 아래팔의 굽힘근군 중에서 유일하게 자신경으로 지배된다.
- 자쪽손목굽힘근의 위팔갈래와 자뼈머리의 근육사이를 자신경이 통과한다.

근육기능의 특징

- 자쪽손목굽힘근은 손목관절의 바닥쪽굽힘과 자쪽편위에 작용하고 팔꿉관절에서는 보조적으로 굽힘에 작용한다.
- 자쪽손목굽힘근은 콩알뼈에 부착한다는 것으로부터 콩알뼈에서부터 시작하는 새끼벌림근의 고정근으로서도 작용한다.

임상과의 접점

- 자쪽손목굽힘근은 팔꿈치굴(주부관)을 구성하는 하나의 요소이며 같은 부위에서의 자신경의 포착(entrapment)의 원인이 되는 경우가 있다.
- 팔꿈치굴증후군(주부관증후군)에서는 자쪽손목굽힘근은 마비되지만, 기용굴증후군(Guyon tunnel syndrome : 사신경의 저위 마비)에서는 자쪽손목굽힘근의 기능은 유지된다.
- 안쪽형 투구장애 팔꿈치에서는 자쪽손목굽힘근에 연축이나 압통을 나타내는 일은 비교적 적다. 그러나 중증사례에서는 때로는 자쪽손목굽힘근에 강한 증상을 나타내는 경우가 있다. 이러한 증상사례에서는 새끼손가락에 마비를 호소하는 사례도 드문드문 볼 수 있다.

관련되는 질환

- 팔꿈치굴증후군(자신경마비), 자쪽손목굽힘근힘줄 파열, 자쪽손목굽힘근힘줄집염(척측수근굴근 건초염), 투구장애 팔꿈치 등.

그림 4-17 자쪽손목굽힘근의 뻗음

자쪽손목굽힘근은 위팔뼈 안쪽위관절융기와 자뼈 팔꿈치갈래의 안쪽에서부터 자뼈 뒤모서리 몸쪽 2/3에서부터 시작하고 콩알뼈를 통해서 새끼손가락 손허리뼈바닥 바닥쪽 및 갈고리뼈갈고리에 닿는다. 주된 작용은 손목관절의 바닥쪽굽힘 및 자쪽편위에 관여한다. 보조적으로 팔꿉관절의 굽힘에 관여한다.

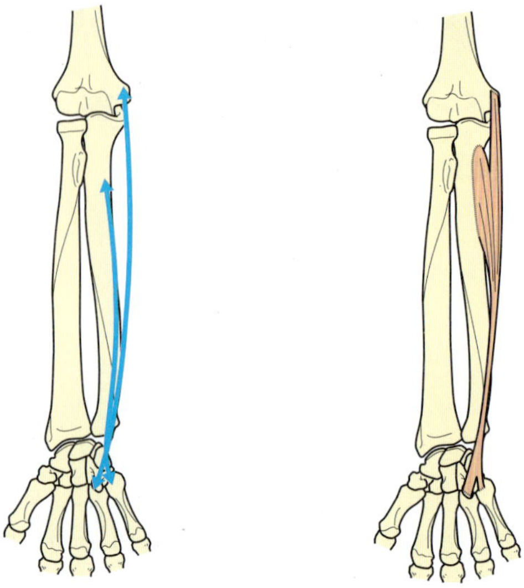

그림 4-18 새끼벌림근과 자쪽손목굽힘근의 관계

콩알뼈는 기타 7개의 손목뼈와 비교하여 지지조직이 느슨하고 정적 안정성이 결여된다. 콩알뼈에서부터 시작하는 새끼벌림근은 그 수축효율을 위해서는 토대가 되는 콩알뼈의 안정화가 반드시 필요하다. 자쪽손목굽힘근은 이 콩알뼈의 안정화에 기여하고 새끼벌림근의 기능을 높이고 있다.

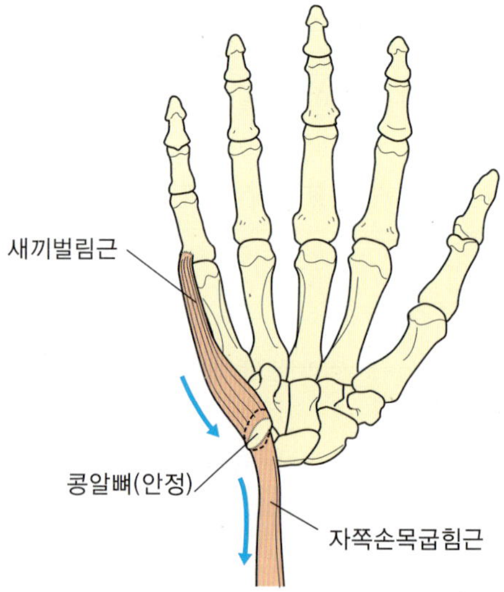

그림 4-19 자쪽손목굽힘근 이는곳 부근에서 위팔갈래와 자뼈머리의 사이를 통과하는 자신경

자쪽손목굽힘근의 이는곳은 2개가 있으며 각각 위팔갈래로서 안쪽위관절융기에, 자뼈머리로서 팔꿈치머리 안쪽에서부터 자뼈 뒤모서리에서 시작한다. 팔꿉관절의 가까이에서는 자신경은 이들 2개의 갈래 사이를 통과하여 먼쪽으로 뻗는다. 자신경장애에서 반드시 체크해야 할 부위이다.

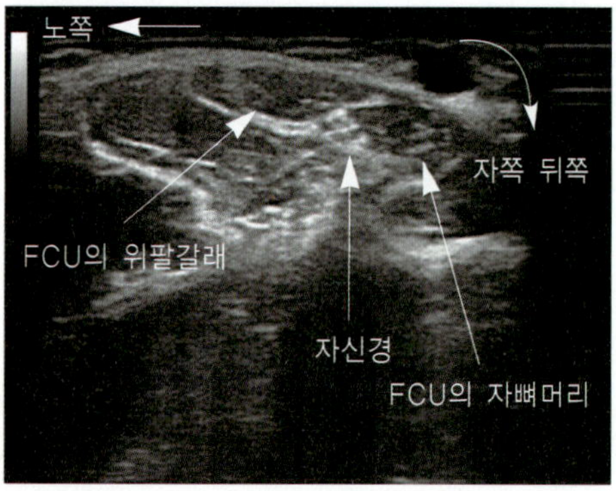

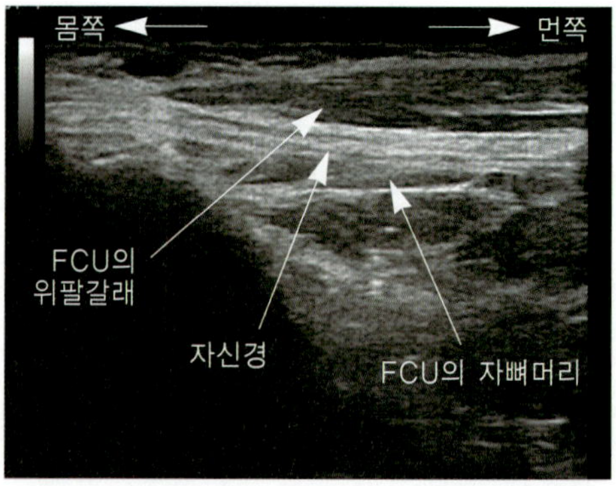

그림 4-20 **자쪽손목굽힘근의 촉진①**

자쪽손목굽힘근의 촉진에서는 피검자의 아래팔을 뒤침위치로 하고 손등을 테이블에 놓은 자세가 시작자세가 된다.

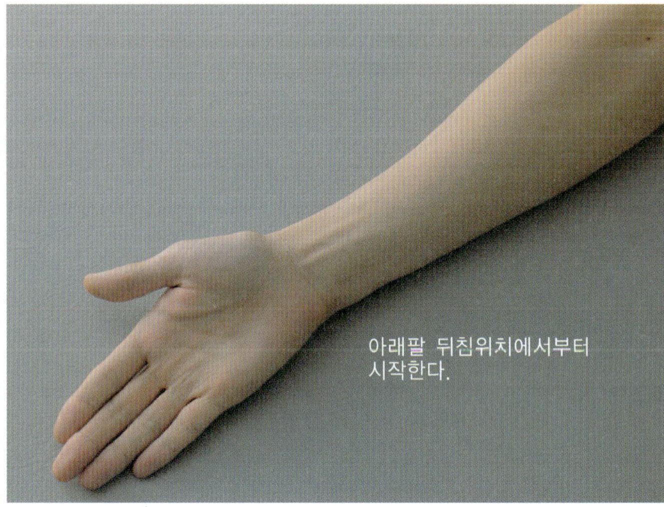

그림 4-21 **자쪽손목굽힘근의 촉진②**

검사자는 콩알뼈를 확인 후, 그 몸쪽으로 손가락을 댄다. 피검자의 손목관절을 수동적으로 노쪽편위를 시키면 자쪽손목굽힘근힘줄의 긴장이 높아지는 상태를 확인할 수 있고 같은 힘줄을 확인할 수 있다.

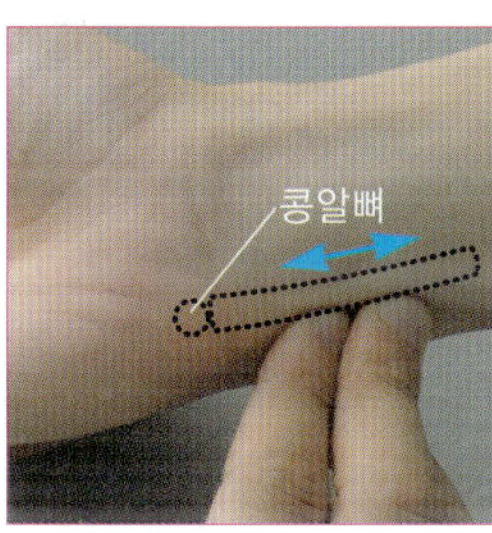

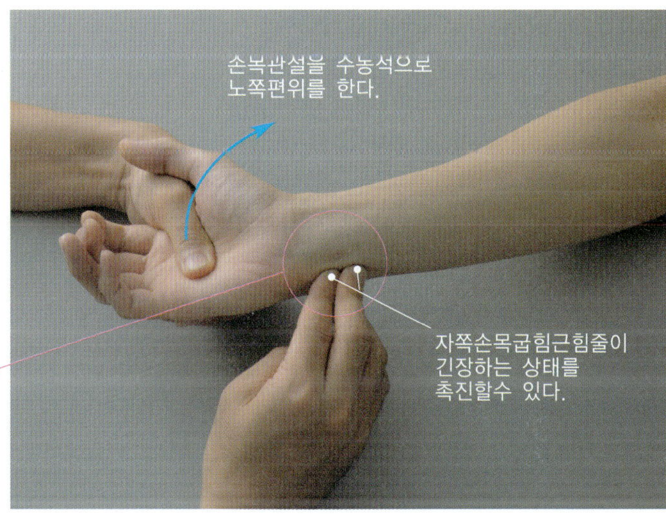

그림 4-22 **자쪽손목굽힘근의 촉진③**

검사자는 먼저 확인한 자쪽손목굽힘근힘줄에 손가락을 댄 채로 피검자의 콩알뼈가 안쪽위관절융기를 향해서 접근하는 운동을 수동적으로 반복한다. 이 운동에 피검자는 동기(synchronization)를 하도록 능동수축을 맞춰 가면 자쪽손목굽힘근힘줄의 긴장이 더욱 명료해진다.

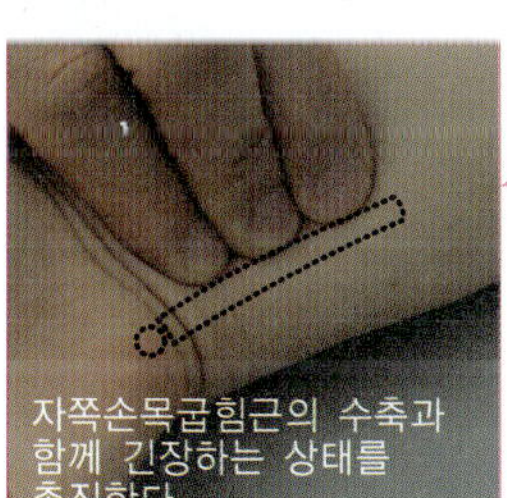

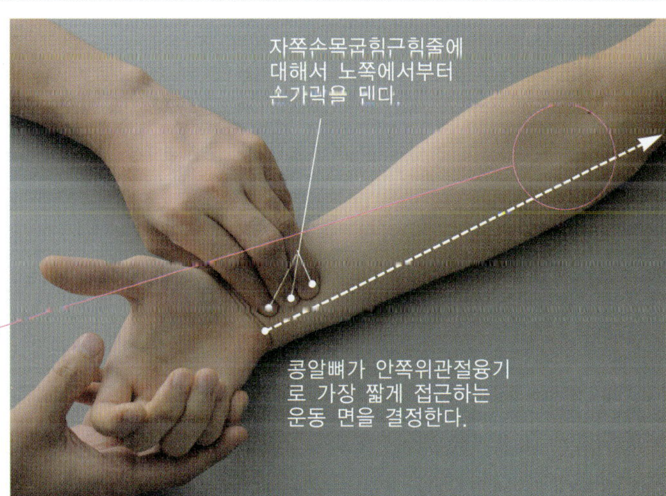

4 관계되는 근육 손목관절 및 손가락에

그림 4-23 자쪽손목굽힘근의 촉진④

자쪽손목굽힘근힘줄은 아래팔의 먼쪽 1/3 부근에서 힘줄로부터 힘살로 이행한다. 자쪽손목굽힘근의 근육힘줄 이행부분도 주의 깊고 세밀하게 촉진하면서 검사자의 손가락을 자쪽손목굽힘근힘줄의 노쪽을 따라서 만져 가면 얕은손가락굽힘근과의 근육사이를 확인할 수 있다.

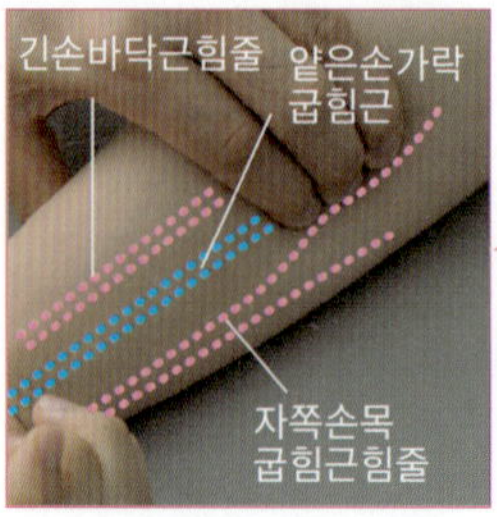

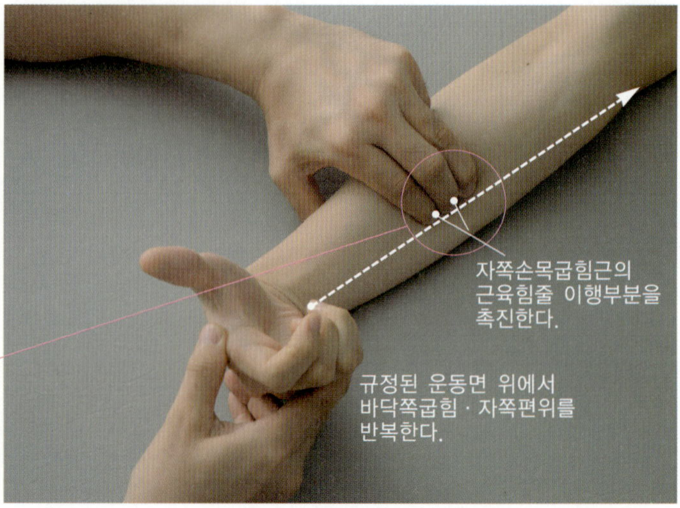

그림 4-24 자쪽손목굽힘근의 촉진⑤

이어서 자쪽손목굽힘근힘줄의 자쪽을 따라서 몸쪽으로 촉진해가면 깊은손가락굽힘근과의 근육사이를 촉진할 수 있다. 손목관절의 운동과 반지손가락 · 새끼손가락의 굽힘운동을 번갈아 시행하면 그 간극이 명료해진다.

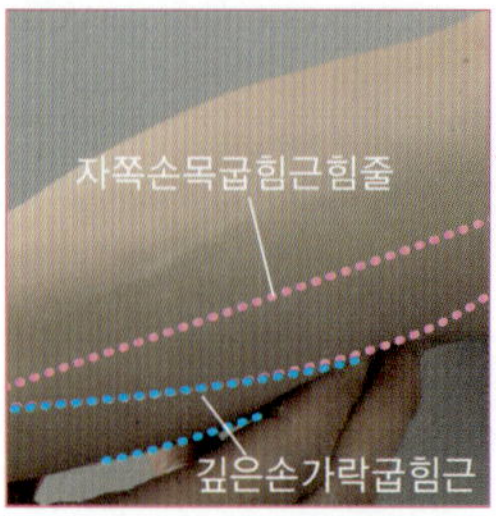

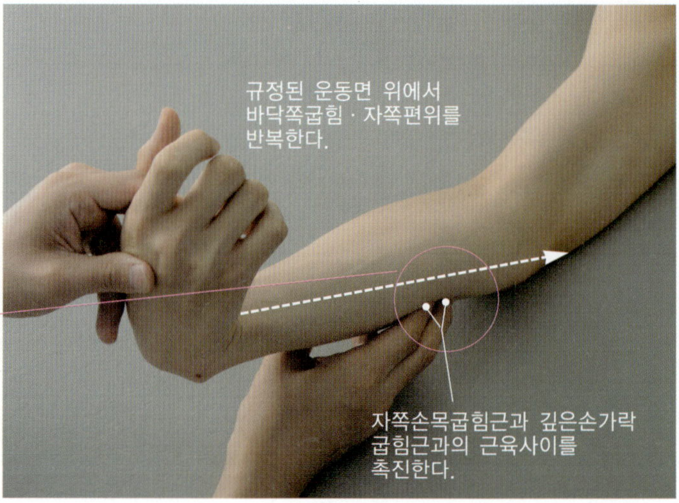

그림 4-25 자쪽손목굽힘근의 촉진⑥

새끼벌림근의 수축에 수반하는 고정화작용을 이용하여 자쪽손목굽힘근을 촉진한다. 손가락을 피검자의 콩알뼈에 대고 새끼손가락의 벌림운동을 반복시킨다. 새끼손가락의 벌림운동과 함께 긴장한다. 자쪽손목굽힘근힘줄을 몸쪽으로 촉진해간다.

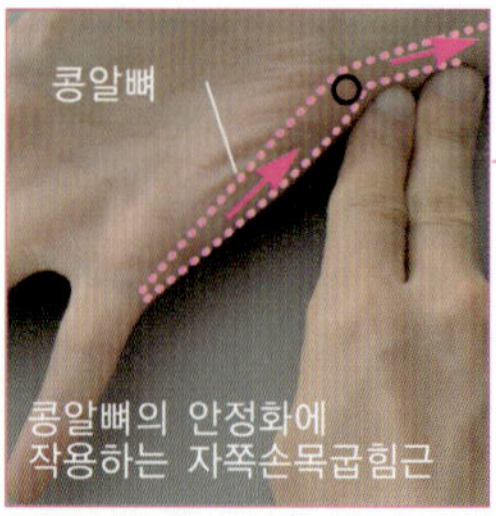

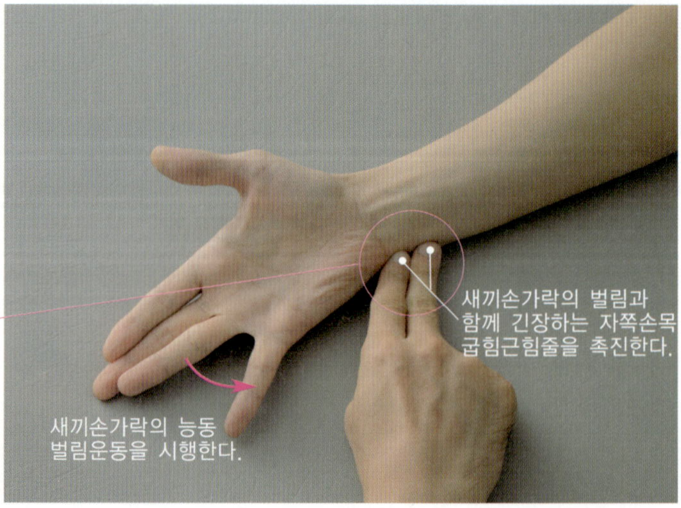

4 손목관절 및 손가락에 관계되는 근육

긴노쪽손목폄근(장요측수근신근) extensor carpi radialis longus muscle
짧은노쪽손목폄근(단요측수근신근) extensor carpi radialis brevis muscle

해부학적 특징

- **긴노쪽손목폄근**
  [이는곳] 위팔뼈 가쪽위관절융기에 이르기까지의 가쪽관절융기위능선
  [닿는곳] 집게손가락의 손허리뼈 바닥 등쪽
  [지배신경] 노신경깊은가지(C6 · C7)
- **짧은노쪽손목폄근**
  [이는곳] 위팔뼈 가쪽위관절융기, 가쪽곁인대, 노뼈머리띠인대
  [닿는곳] 가운데손가락의 손허리뼈바닥 등쪽
  [지배신경] 노신경깊은가지(C6 · C7)
- 짧은노쪽손목폄근힘줄은 리스터결절(dorsal tubercle of Lister)의 노쪽을 통과한다.
- 짧은노쪽폄근은 이는곳으로 향함에 따라 긴노쪽손목폄근과 손가락폄근의 깊은 부분을 뻗고 가쪽위관절융기에 부착한다.
- 손목관절의 몸쪽 등쪽에서는 긴엄지벌림근과 짧은엄지폄근의 힘살이 긴 · 짧은노쪽손목폄근힘줄의 위쪽을 가로지르는 것처럼 뻗고 손가락폄근의 깊은 층에로 진입한다. 이 부분은 intersection이라 불린다.

근육기능의 특징

- 긴노쪽손목폄근은 손목관절의 등쪽굽힘과 노쪽편위에 작용하고 팔꿉관절에서는 굽힘에 작용한다.
- 짧은노쪽손목폄근도 손목관절의 등쪽굽힘과 노쪽편위에 작용하지만 닿는곳이 가운데손가락의 손허리뼈바닥이 되기 때문에 노쪽편위 작용은 긴노쪽손목폄근에 비하여 약하다.

임상과의 접점

- 위팔뼈 가쪽위관절융기염(통칭 테니스 팔꿈치)은 가쪽위관절융기에 시작하는 근육힘줄의 부착부염(enthesopathy)이다. 그 통증의 발생에는 짧은노쪽손목폄근이 강하게 관계하고 있다. 긴노쪽손목폄근은 가쪽위관절융기에 부착이 없기 때문에 통증발생의 유발로는 되지 않는다.
- 가쪽위관절융기염에 대한 보존치료로서 짧은노쪽손목폄근에 대한 개별적 스트레칭은 증상의 개선에 효과적이다. 또한 테니스 엘보 밴드(tennis elbow band)는 짧은노쪽손목폄근의 수축장력을 경감하기 위한 장구치료의 하나이다.
- 뒤뼈사이신경(후골간신경)마비(뒤침근증후군)의 큰 임상적 특징은 손떨굼(drop hand)이 아니라 손가락떨굼(하수수지, drop finger)을 나타내는 것에 있다. 이것은 뒤침근 안에 신경이 진입하기 전에 긴 · 짧은노쪽손목폄근에 신경의 가지가 분포하여 그 기능이 상실되지 않기 때문에 일어나는 현상이다.
- 팔꿈치 이단성골연골염에 일어나는 굽힘구축의 원인으로서 위팔노관절의 관절주머니에 접하는 긴노쪽손목폄근은 치료에 있어서 중요한 조직이다.

관련되는 질환

- 위팔뼈가쪽위관절융기염(테니스 팔꿈치), 긴노쪽손목폄근힘줄 파열, 짧은노쪽손목폄근힘줄 파열, 뒤뼈사이신경마비 등.

그림 4-26 긴노쪽손목폄근과 짧은노쪽손목폄근의 뻗음

긴노쪽손목폄근은 위팔뼈 가쪽위관절융기에 이르기까지의 가쪽관절융기위능선(외측과상능)에 시작하고 집게손가락의 손허리뼈바닥 등쪽에 닿는다. 짧은노쪽손목폄근은 가쪽위관절융기, 가쪽곁인대, 노뼈머리띠인대에서부터 시작하고 가운데손가락의 손허리뼈바닥 등쪽에 닿는다. 각각 손목관절의 등쪽굽힘과 노쪽편위에 작용하지만 긴노쪽손목폄근 쪽이 노쪽편위 작용이 강하다. 그리고 긴노쪽손목폄근은 팔꿉관절의 굽힘에도 보조적으로 관여한다.

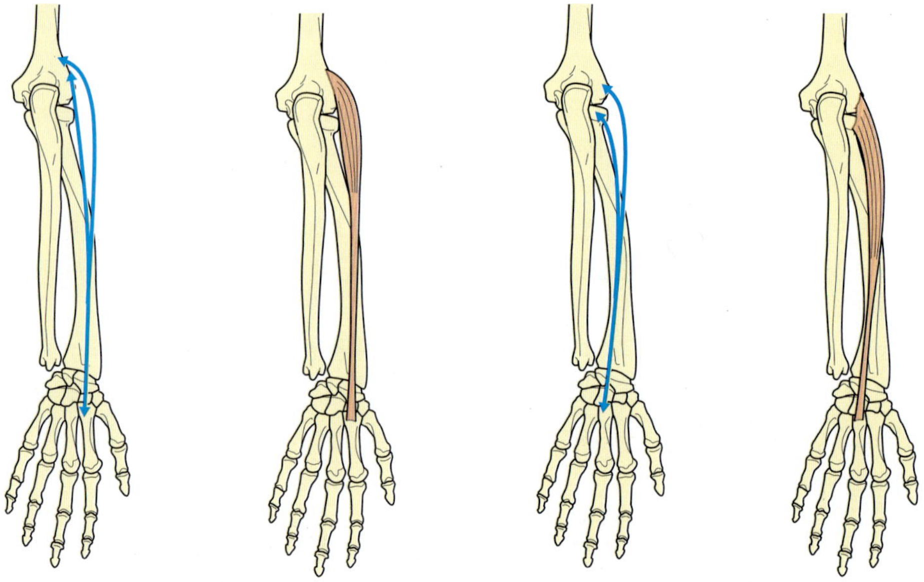

그림 4-27 리스터결절 주변의 힘줄의 뻗음

리스터결절의 바로 노쪽을 짧은노쪽손목폄근힘줄이 뻗고 그 노쪽을 병행하여 긴노쪽손목폄근힘줄이 뻗는다. 리스터결절의 자쪽은 긴엄지폄근힘줄이 뻗는다.

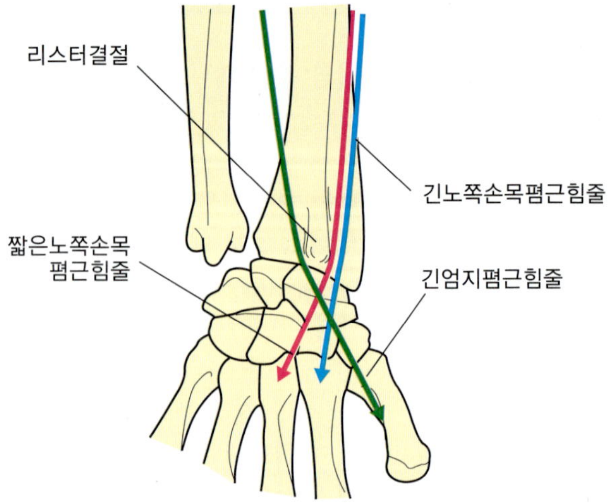

그림 4-28 긴·짧은노쪽손목폄근힘줄과 짧은엄지폄근힘줄, 긴엄지벌림근과의 해부학적 관계

손목관절 몸쪽 수준의 긴·짧은노쪽손목폄근힘줄은 짧은엄지폄근과 긴엄지벌림근에 의해서 구성되는 굴(터널)을 통과하도록 먼쪽으로 뻗고 집게손가락 및 가운데손가락 손허리뼈바닥에 닿는다. 이 긴·짧은노쪽손목폄근힘줄과 짧은엄지폄근, 긴엄지벌림근이 교차하는 부분을 intersection이라 부른다.

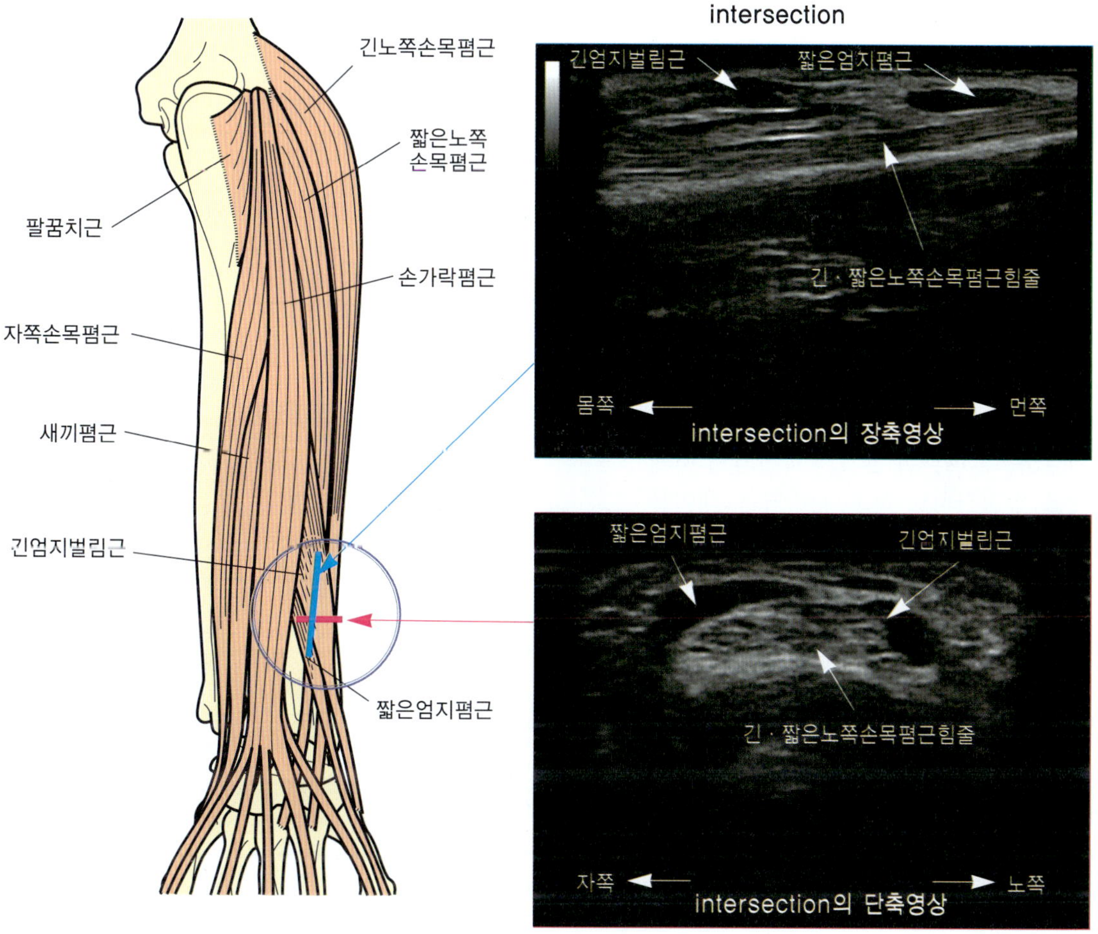

그림 4-29 뒤뼈사이신경마비가 손떨굼이 되지 않는 이유

뒤침근 부분에서의 포착신경장애인 뒤뼈사이신경 마비에서는 손떨굼(하수수)이 아니라 손가락떨굼(하수수지)이 된다. 손목관절 등쪽굽힘의 기능이 잔존하는 이유는 노신경 깊은가지가 긴·짧은노쪽손목폄근에 분포한 후에 뒤침근으로 진입하기 때문이다.

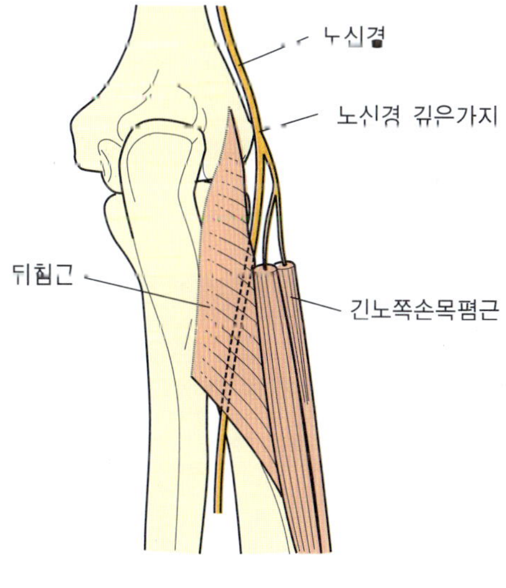

그림 4-30 짧은노쪽손목폄근 이는곳의 해부학적 특징

짧은노쪽손목폄근은 이는곳을 향함에 따라 긴노쪽손목폄근과 손가락폄근의 깊은 부분을 뻗어 가쪽위관절융기로 향한다. 짧은노쪽손목폄근의 몸쪽 부분의 촉진에서는 긴노쪽손목폄근을 피하면서 만질 필요가 있다.

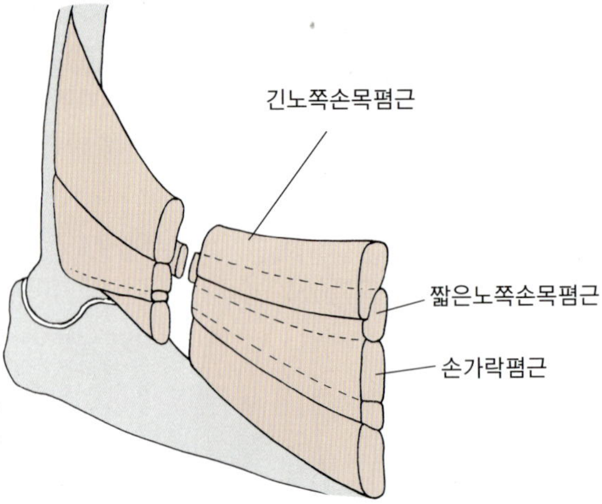

문헌 18)에서 전재

그림 4-31 긴노쪽손목폄근의 촉진①

긴노쪽손목폄근의 촉진은 피검자의 아래팔을 엎침위치로 하고 손바닥을 테이블에 놓은 자세가 시작자세가 된다. 검사자는 피검자의 집게손가락 손허리뼈를 몸쪽에서부터 먼쪽으로 촉진하고 바닥부분의 부풀어 오름을 확인한다.

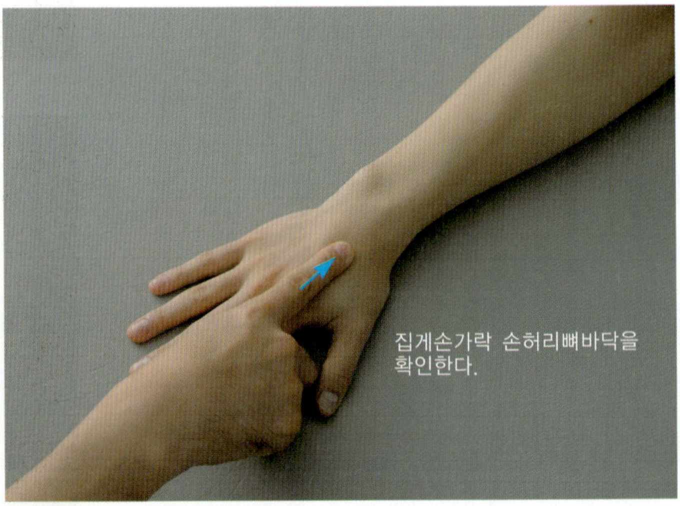

그림 4-32 긴노쪽손목폄근의 촉진②

이어서 검사자는 피검자의 위팔뼈 가쪽위관절융기를 확인한 후 몸쪽으로 향해서 완만한 곡선을 그리는 가쪽관절융기 위능선을 촉진한다.

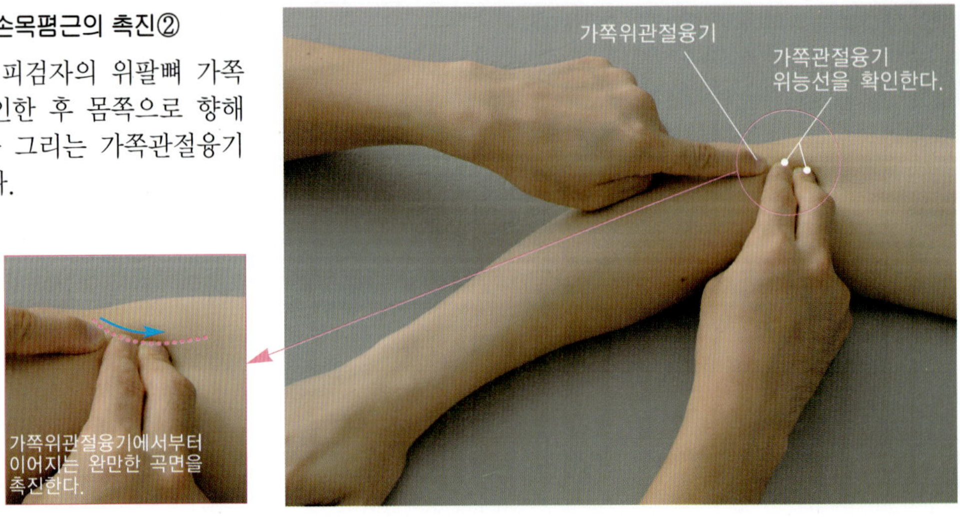

그림 4-33 긴노쪽손목폄근의 촉진③

긴노쪽손목폄근의 이는곳과 닿는곳을 확인하였으면 닿는곳인 집게손가락 손허리뼈 바닥부분이 가쪽관절융기위능선으로 향해서 최단거리로 접근하는 움직임을 수동적으로 재현한다. 피검자에게는 수동적으로 시행되고 있는 운동에 서서히 능동수축을 맞추도록 지시한다.

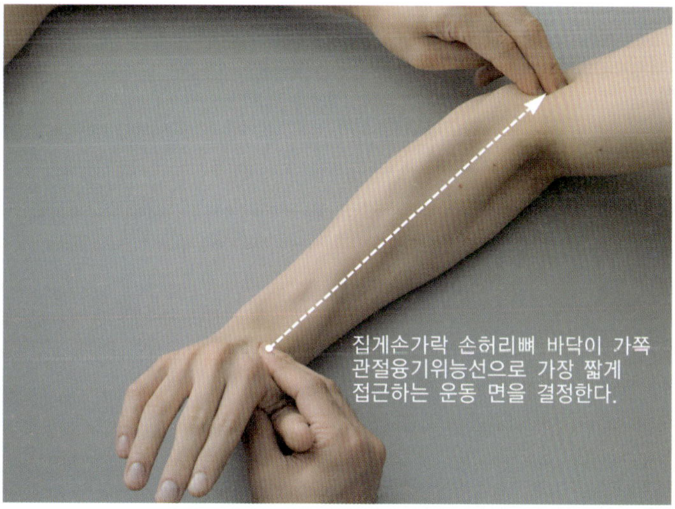

그림 4-34 긴노쪽손목폄근의 촉진④

긴노쪽손목폄근 고유의 운동이 피검자 자신이 시행할 수 있게 된 곳에서 검사자의 손가락을 집게손가락 손허리뼈바닥부분에 닿는 힘줄에 대해서 노쪽에서부터 댄다. 운동에 수반하는 힘줄의 긴장을 몸쪽으로 향해서 촉진한다.

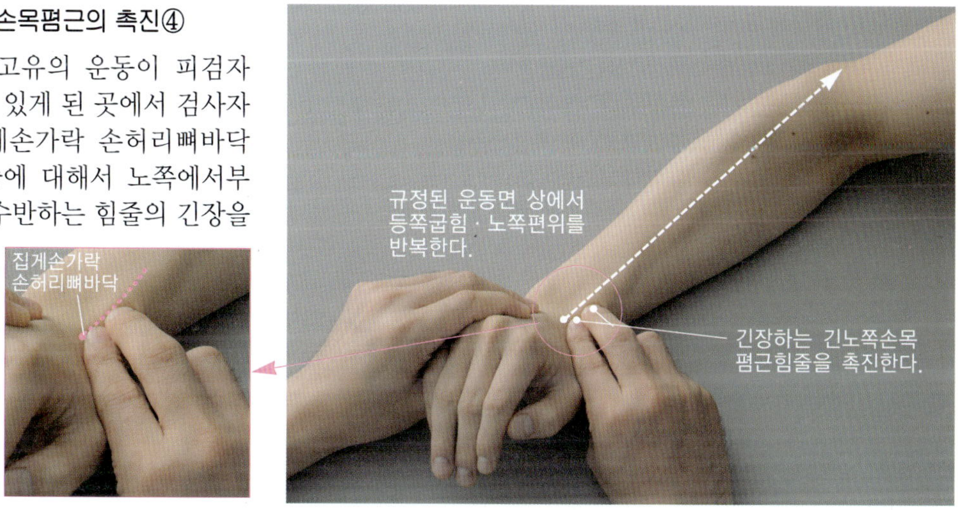

그림 4-35 긴노쪽손목폄근의 촉진⑤

운동에 수반하는 긴노쪽손목폄근의 수축을 더 몸쪽으로 만져 이는곳으로 접근하면 그 힘살은 팔꿈치오목의 가쪽에서부터 가쪽관절융기위능선으로 뻗고 있는 상태를 촉진할 수 있다. 이 뻗는 것으로부터 긴노쪽손목폄근의 팔꿉관절에서의 작용은 굽힘이라는 것을 이해할 수 있다.

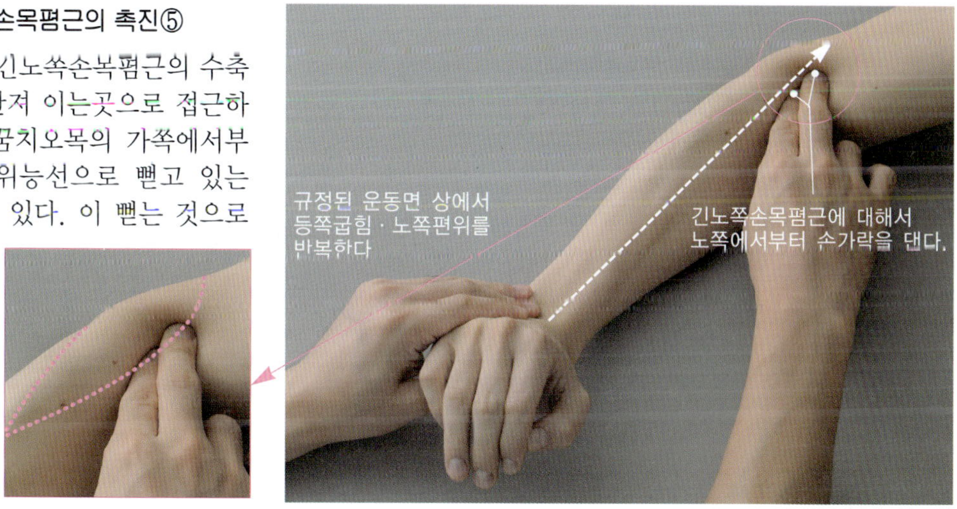

그림 4-36 짧은노쪽손목폄근의 촉진①

짧은노쪽손목폄근의 촉진은 피검자의 아래팔을 뒤침위치로 하고 손바닥을 테이블에 놓은 자세가 시작자세가 된다. 검사자는 피검자의 가운데손가락 손허리뼈를 몸쪽에서부터 먼쪽으로 만지고 바닥부분의 부풀어 오름을 확인한다.

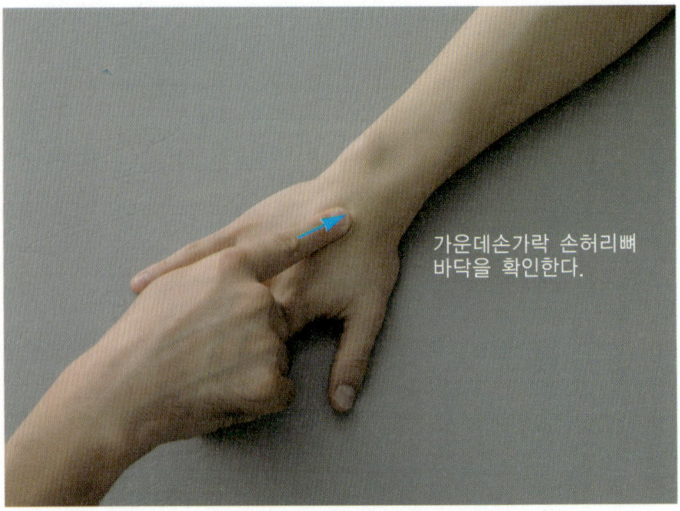

그림 4-37 짧은노쪽손목폄근의 촉진②

검사자는 피검자의 가쪽위관절융기를 확인한 후, 닿는곳인 가운데손가락 손허리뼈바닥 부분이 가쪽위관절융기로 향해서 최단거리로 접근하는 움직임을 수동적으로 재현한다. 피검자에게는 수동적으로 시행되고 있는 운동에 서서히 능동수축을 맞추도록 지시한다.

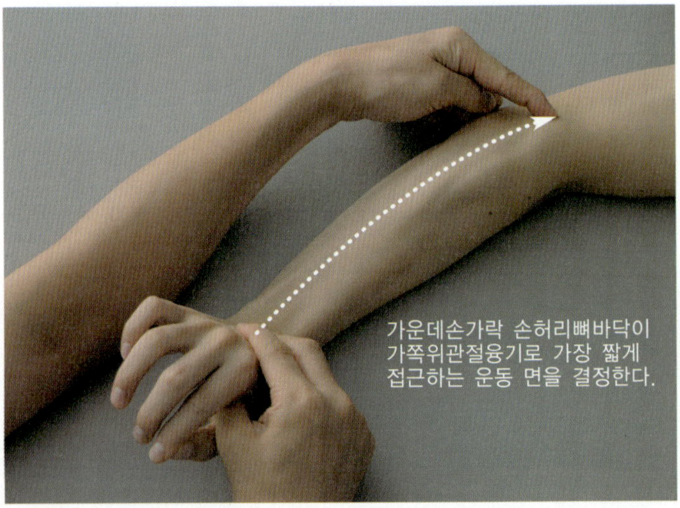

그림 4-38 짧은노쪽손목폄근의 촉진③

짧은노쪽손목폄근 고유의 운동이 피검자 자신으로 시행할 수 있게 된 곳에서 검사자의 손가락을 가운데손가락 바닥부분에 닿는 힘줄에 대해서 자쪽에서부터 댄다. 운동에 수반하는 힘줄의 긴장을 몸쪽으로 만져 가면 리스터결절이 바로 노쪽을 통과하는 상태를 촉진할 수 있다.

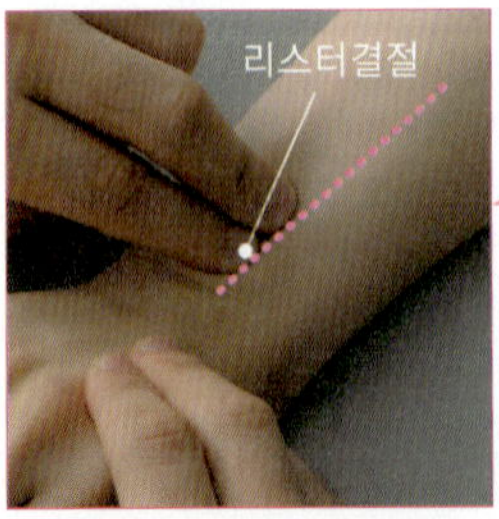

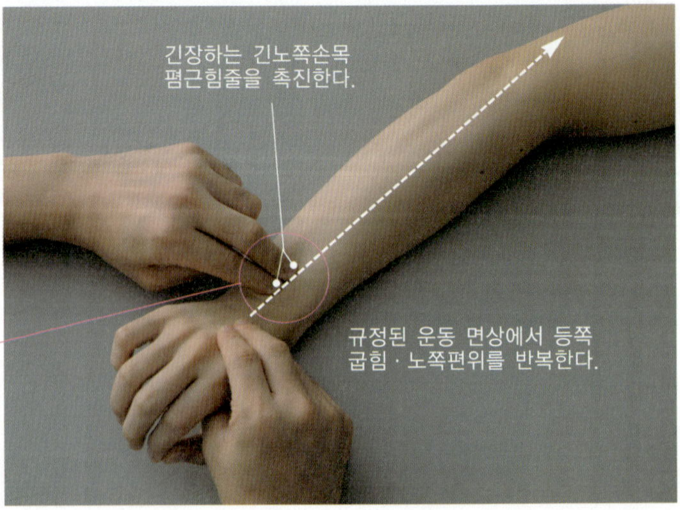

그림 4-39 짧은노쪽손목폄근의 촉진④

운동에 수반하는 짧은노쪽손목폄근의 수축을 더 몸쪽으로 만져 이는곳으로 접근하면 그 힘살은 긴노쪽손목폄근의 아래로 미끄러져 들어가는 상태를 확인할 수 있다. 이 부분의 촉진으로 긴노쪽손목폄근의 힘살을 약간 밀어제치는 것처럼 하면 좋다.

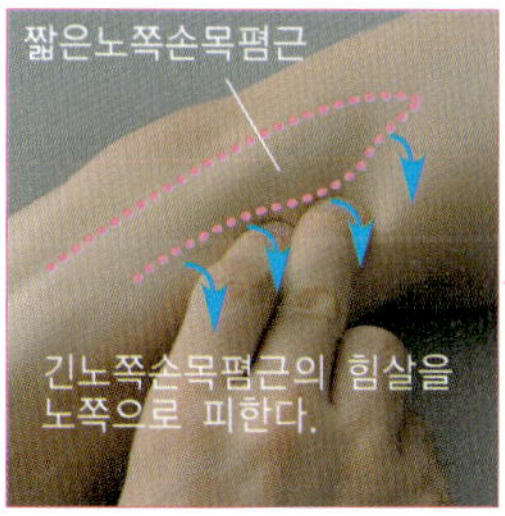

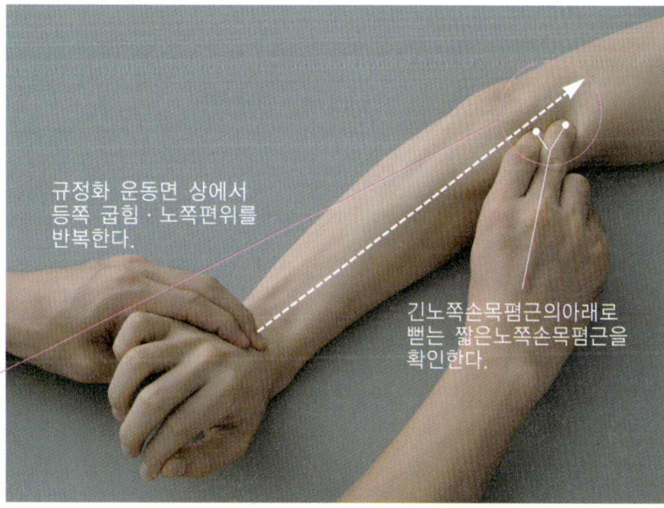

그림 4-40 긴 · 짧은노쪽손목폄근의 감별

긴 · 짧은노쪽손목폄근의 근육사이를 감별하려면 운동에 대한 저항을 집게손가락 손허리뼈바닥과 가운데손가락 손허리뼈 바닥에 번갈아 가하면 된다. 어느 근육도 노쪽편위 · 등쪽굽힘 근육이므로 그 수축을 제로(zero)로 할 수는 없으나 저항위치를 바꿈으로써 쌍방의 근육수축 강도는 명백히 변화한다. 그 차이를 느끼면서 두 근육을 감별한다.

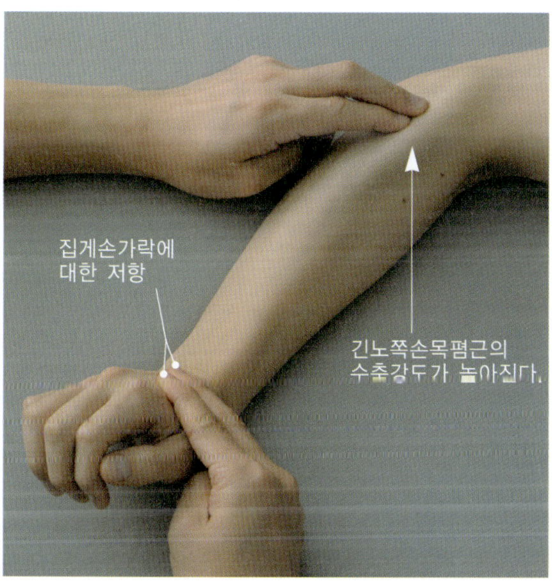

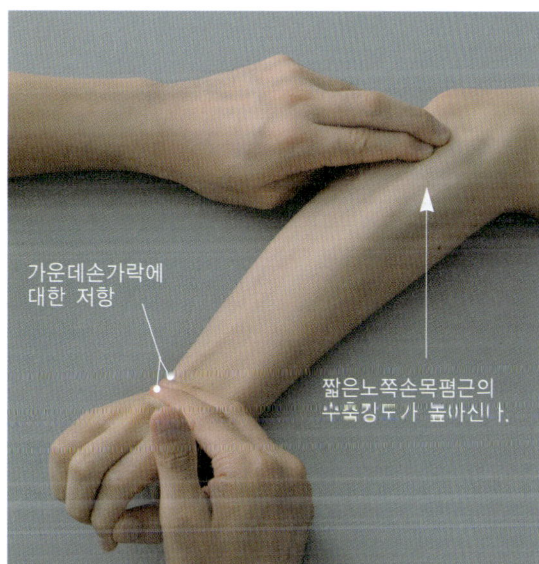

4 손목관절 및 손가락에 관계되는 근육

자쪽손목폄근(척측수근신근) extensor carpi ulnaris muscle

해부학적 특징

- **[이는곳]** 위팔뼈 가쪽위관절융기, 자뼈의 뒷면 윗부분
  [닿는곳] 새끼손가락의 손허리뼈바닥 등쪽
  [지배신경] 노신경(C6~C8)
- 자쪽손목폄근의 바로 노쪽에는 새끼폄근이 위치한다.
- 자쪽손목폄근힘줄은 아래팔 뒤침위치에서부터 엎침위치로 변화할 때 자뼈붓돌기 밑 부분의 부풀어 오른 곳을 타고 넘도록 뻗는 것이 변화한다.
- 자쪽손목폄근힘줄은 제6구획을 통과한다.
- 자쪽손목폄근힘줄은 삼각섬유 연골복합체(TFCC)의 자쪽을 지지하는 벽이 된다.

근육기능의 특징

- 자쪽손목폄근은 손목관절의 순수한 자쪽 편위에 작용한다. 이것은 자쪽손목폄근힘줄이 손목관절(요골수근관절) 수준에서는 굽힘/폄 축의 등쪽을 통과하고 손목뼈중간관절(수근중앙관절) 수준에서는 바닥쪽을 통과하기 때문에 서로의 기능이 상쇄되기 때문이다.

임상과의 접점

- 자쪽손목폄근힘줄집염(척측수근신근건초염)은 전표를 넘기는 작업이 많은 사무직에 많이 관찰된다. 이것은 엎침 · 뒤침에 의해서 자쪽손목폄근힘줄이 뻗는 것이 변화하기 때문에 일어난다. 기계적 스트레스가 원인이다.
- 위팔뼈 가쪽위관절융기염은 짧은노쪽손목폄근이나 손가락폄근이 통증의 유발점으로 되는 경우가 많지만 그 일부에는 자쪽손목폄근이 통증발생에 관여하는 사례도 드문드문 볼 수 있다.
- 삼각섬유 연골복합체(TFCC)를 메아리영상을 관찰할 때 자쪽손목폄근힘줄의 장축영상을 경계표로 하여 묘출하면 재현성이 있는 검사가 가능해진다.

관련되는 질환

- 자쪽손목폄근힘줄집염, 자쪽손목폄근힘줄 탈구, 자쪽손목폄근힘줄 파열, 위팔뼈가쪽위관절융기염 등.

그림 4-41 **자쪽손목폄근의 뻗음**

자쪽손목폄근은 위팔뼈 가쪽위관절융기, 자뼈 뒷면 윗부분에 시작하고 새끼손가락의 손허리뼈바닥 등쪽에 닿는다. 손목폄근이라 불리고 있으나 손목관절의 등쪽굽힘 작용은 거의 없고 순수한 자쪽 편위 운동에 관여한다. 팔꿉관절에서는 보조적으로 폄 작용을 갖고 있다.

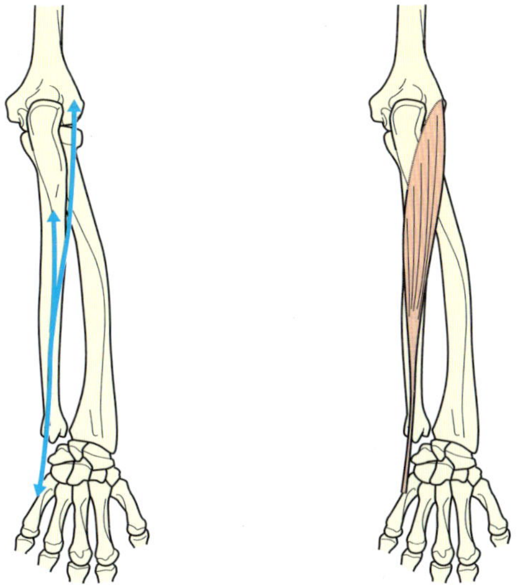

그림 4-42 **엎침 · 뒤침 운동 때의 자쪽손목폄근힘줄의 움직임**

아래팔 엎침위치에서의 자쪽손목폄근힘줄은 자뼈붓돌기의 노쪽에 있는 자쪽손목폄근힘줄고랑(척측수근신근건구)을 통과하고 있다. 아래팔의 뒤침에 수반하여 자쪽손목폄근힘줄은 붓돌기 밑 부분의 부풀어 오른 곳을 자쪽으로 타고 넘는(over-ride) 것처럼 이동한다. 자쪽손목폄근힘줄집염(척측수근신근건초염) 발병의 원인이라 생각된다.

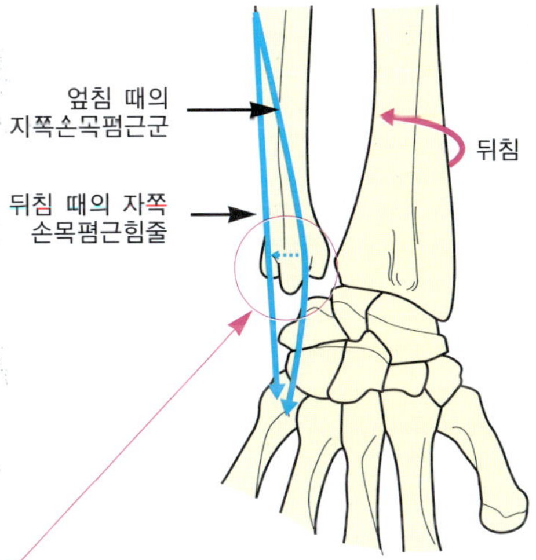

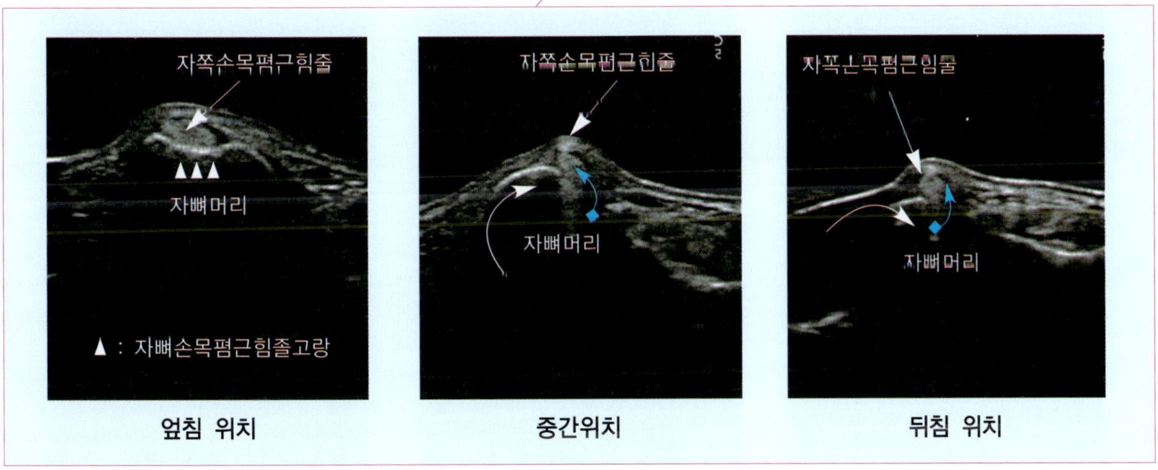

그림 4-43 운동축과 자쪽손목폄근힘줄의 관계

자쪽손목폄근힘줄은 노뼈손목관절(요골수근관절)에서는 굽힘/폄 축의 등쪽을 통과하기 때문에 등쪽굽힘에 작용하고 손목중간관절(수근중앙관절)에서는 굽힘/폄 축의 바닥쪽을 통과하기 때문에 바닥쪽굽힘에 작용한다. 이들의 작용은 서로 상쇄하여 순수한 자쪽편위 운동에 작용한다.

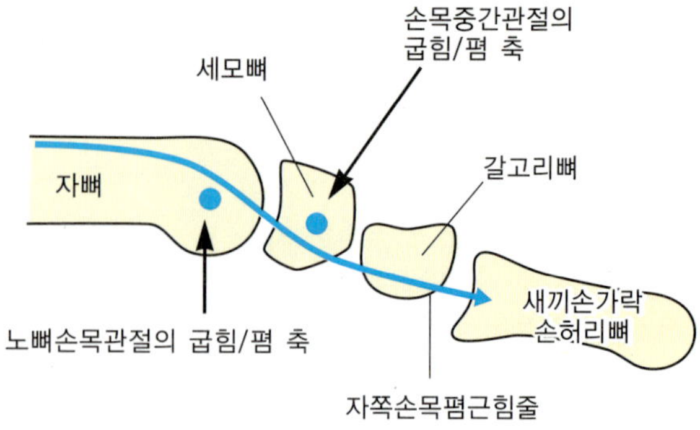

그림 4-44 자쪽손목폄근힘줄을 경계표로 한 TFCC의 메아리 영상

자쪽손목폄근힘줄이 TFCC의 자쪽을 통과하는 부분은 ECU floor라 불리고 TFCC의 자쪽 벽으로서 기능하고 있다. TFCC를 메아리 영상으로 관찰할 때 자쪽손목폄근힘줄의 장축영상을 경계표로 하면 재현성이 있는 관찰이 가능해진다.

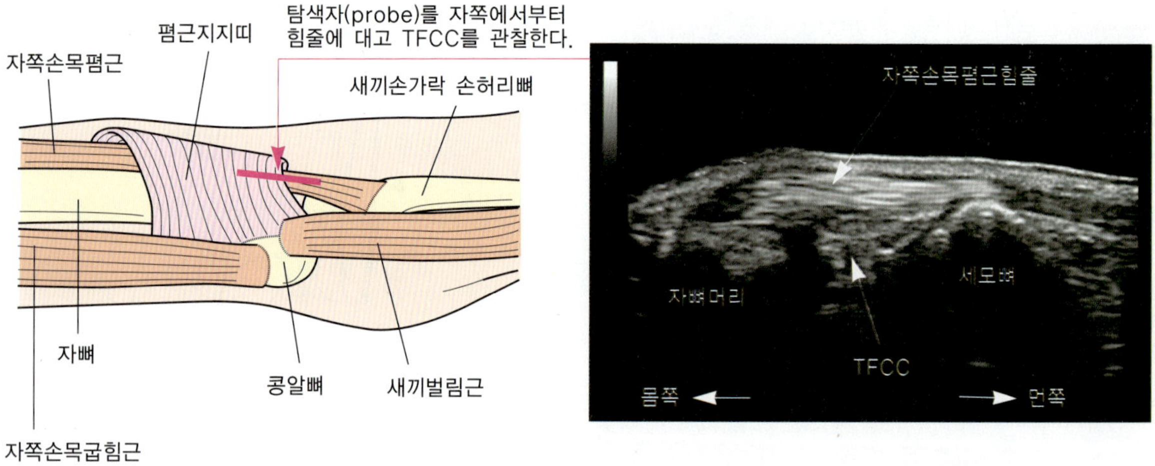

그림 4-45 자쪽손목폄근의 촉진①

피검자의 아래팔을 엎침위치로 하고 손바닥을 테이블에 놓은 자세를 시작자세로 한다. 검사자는 피검자의 자뼈붓돌기를 촉진한다.

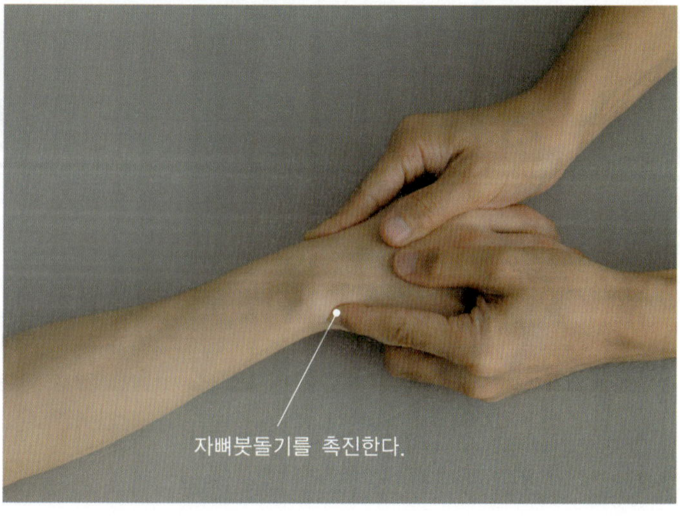

그림 4-46 자쪽손목폄근의 촉진②

자쪽붓돌기를 확인하였으면 검사자의 손가락을 몸쪽으로 약간 진행시키고 자뼈머리의 둥그스레함을 확인한다. 그 후 자뼈머리의 둥그스레함을 따라서 검사자의 손가락을 등쪽에서부터 노쪽으로 향해서 뼈 융기를 타고 넘으면 자쪽손목폄근힘줄고랑을 촉진할 수 있다.

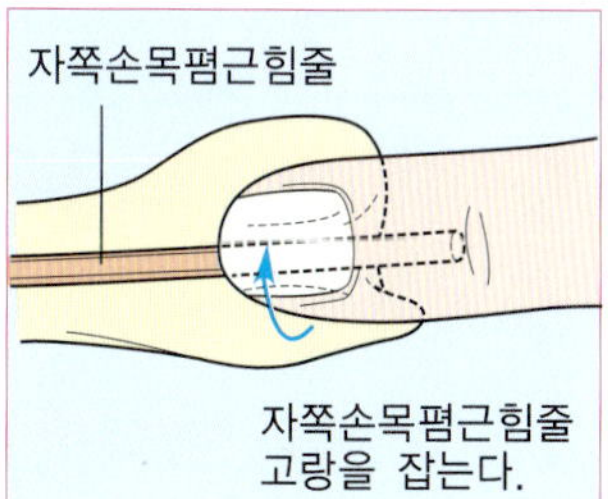

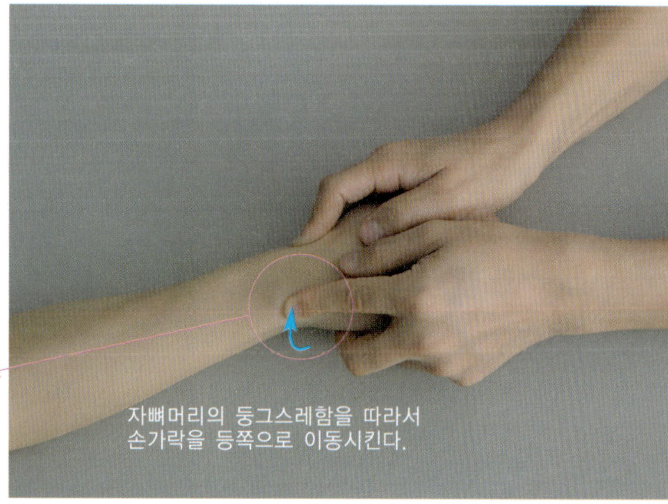

그림 4-47 자쪽손목폄근의 촉진③

검사자는 자쪽손목폄근힘줄고랑에 손가락을 대고 피검자에게 자쪽편위 운동을 반복시킨다. 이때의 자쪽편위 운동은 테이블을 따라가는 순수한 자쪽편위 운동을 시행시키는 것이 중요하다. 운동에 수반하는 자쪽손목폄근힘줄의 긴장을 먼쪽으로 촉진하면 새끼손가락 손허리뼈에 닿는 상태를 촉진할 수 있다.

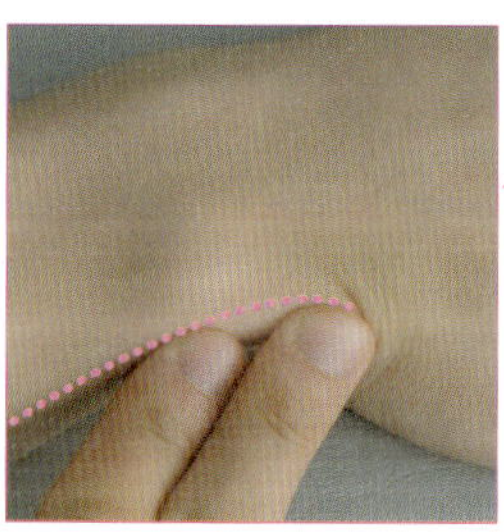

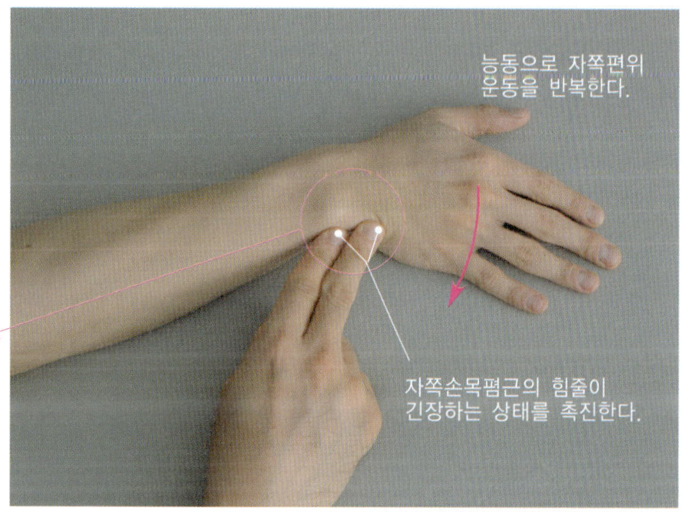

그림 4-48 자쪽손목폄근의 촉진④

이어서 검사자는 자쪽손목폄근힘줄에 대해서 자쪽에서부터 손가락을 댄다. 자쪽 편위 운동에 수반하는 힘줄의 긴장을 몸쪽으로 촉진하여 힘살을 확인한다. 자쪽손목폄근의 자쪽에는 깊은손가락굽힘근이 접하지만 손가락의 운동을 시행하지 않으면 틀리는 일은 없다.

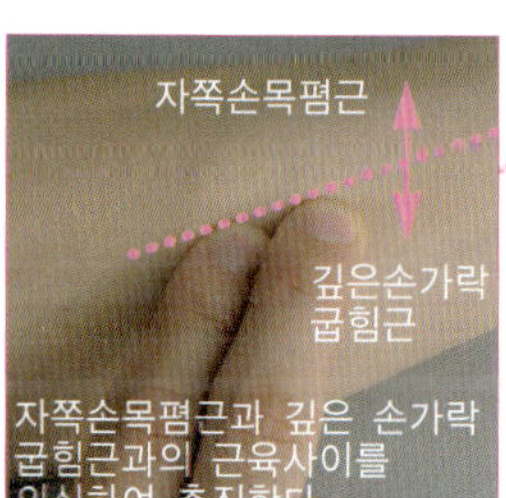

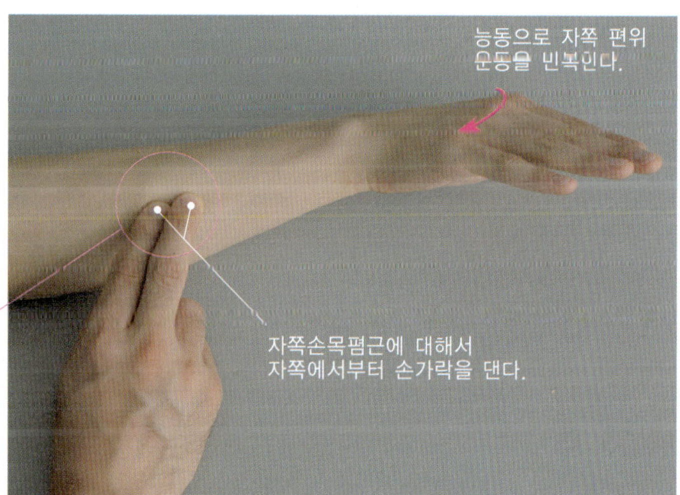

그림 4-49 자쪽손목폄근의 촉진⑤

자쪽손목폄근의 노쪽은 새끼폄근과 접한다. 쌍방의 근육사이를 촉진하려면 새끼손가락만의 폄 운동과 자쪽편위 운동을 번갈아 시행하고 그 간극을 촉진해간다. 자쪽손목폄근에 대해서 자쪽에서부터 손가락을 대고 새끼폄근과의 근육사이를 확인한다.

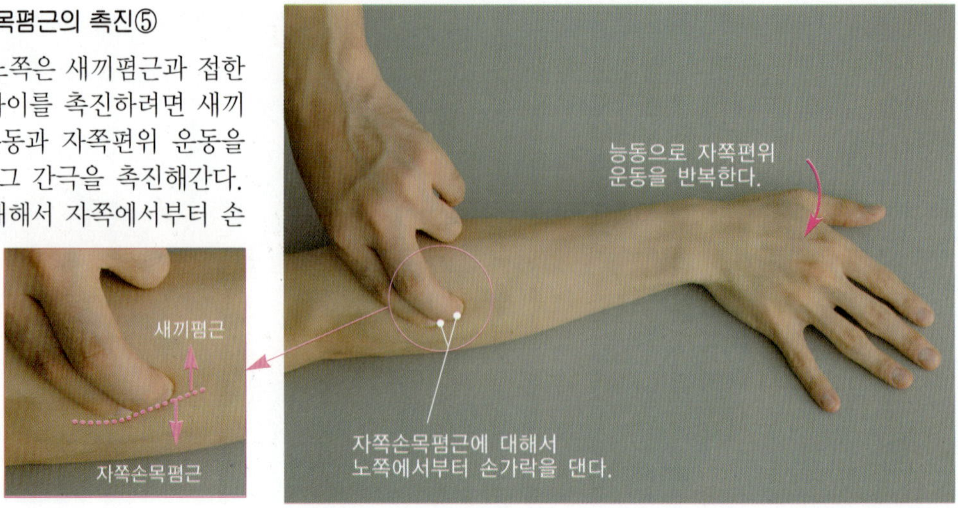

손가락폄근(총지신근) extensor digitorum muscle

해부학적 특징

- **[이는곳]** 위팔뼈 가쪽위관절융기, 가쪽곁인대, 노뼈머리띠인대, 아래팔근막
  [닿는곳] 집게손가락에서부터 새끼손가락까지의 첫마디뼈(기절골) 바닥에 닿은 후 중심다발(중심속, central band)이 되어 중간마디뼈(중절골) 바닥에 닿는다. 중간마디뼈에 닿기 전에 가쪽다발(외측속, lateral band)을 신장하여 종말힘줄(종말건, terminal tendon)이 되어 끝마디뼈(말절골)에 닿는다.
  [지배신경] 노신경(C6~C8)
- 손가락폄근에서부터 뻗은 가쪽다발(외측속, lateral band)에는 벌레근(충양근), 바닥쪽뼈사이근(장측골간근), 등쪽뼈사이근(배측골간근)의 힘줄이 합류하고 서로 PIP관절, DIP관절의 폄 운동에 관여한다.
- 손가락폄근힘줄은 폄근지지띠(신근지대)에 의해서 구성되는 제4구획을 통과한다. 이 구획은 손가락폄근힘줄에 더하여 집게손가락폄근힘줄도 통과한다.
- 손목관절을 넘어서 먼쪽의 손가락폄근힘줄은 집게손가락에서부터 새끼손가락을 향해서 힘줄을 뻗지만 각각의 힘줄은 힘줄사이결합에 의해서 고정되어 있다.

근육기능의 특징

- 손가락폄근은 집게손가락에서부터 새끼손가락까지의 MP관절을 편다. 팔꿉관절에는 보조적으로 폄에 작용한다.
- PIP관절, DIP관절의 폄은 손가락폄근과 손안의 근육(수내근)의 협동작용에 의해서 이루어지지만 PIP관절, DIP관절의 폄에 손가락폄근이 우위로 관여하는 것은 MP관절이 굽힘위치에 있을 때이다. MP관절의 폄위치에서는 중심다발, 가쪽다발이 이완하여 그 기능을 상실한다.
- 손가락폄근은 각 손가락을 향하는 힘줄에 대응하여 근육다발(근속)이 존재하지만 그 독립성은 매우 부족하다. 손가락폄근의 작용은 개별의 손가락의 폄이라기보다 집게손가락에서부터 새끼손가락의 총체적 폄 작용이라 파악하는 편이 좋다.
- 강력하게 쥐는 동작(power grip)에서는 손목관절의 등쪽굽힘위치 고정에도 관여한다.

임상과의 접점

- 팔 외상 후의 노신경마비의 체크에는 손가락의 폄이 가능한지 아닌지는 중요한 관찰의 요점이다. 특히 MP관절의 폄이 충분히 가능한지 어떤지를 보는 것이 중요하다. PIP관절 등은 손안의 근육에 의해서 폄이 가능하기 때문에 마비를 간과하는 경우가 있다.
- 위팔뼈 가쪽위관절융기염에서는 짧은노쪽손목폄근과 함께 손가락폄근은 통증의 유발점이 되는 경우가 많다.
- 충분한 악력의 회복에는 깊은손가락굽힘근, 얕은손가락굽힘근의 강화도 중요하지만 손목관절의 고정에 작용하는 손가락폄근의 강화도 아울러서 필요하다.
- 아래팔 엎침 제한에 수반하는 고리인대의 신장부위로 손가락폄근이 위치하는 구획이 크게 관여한다.

관련되는 질환

- 손가락폄근힘줄 파열, 위팔뼈가쪽위관절융기염, 노신경마비, 뒤뼈사이신경마비, 아래팔 엎침 제한 등.

그림 4-50 손가락폄근의 뻗음

손가락폄근은 위팔뼈 가쪽위관절융기에 시작하고 집게손가락에서부터 새끼손가락까지의 끝마디뼈 바닥에 닿는다. 기본적으로는 손가락의 폄과 손목관절의 등쪽굽힘에 작용하고 팔꿉관절에는 보조적으로 폄에 관여한다. 손가락폄근힘줄은 도중에서 첫마디뼈 바닥에 부착하고 그 후는 중심다발이 되어 중간마디뼈 바닥에 부착하기 바로 앞에서 3개로 갈린다. 중심의 힘줄은 그대로 중간마디뼈 바닥에 닿고 그 밖의 두 힘줄은 가쪽다발로서 끝마디뼈 바닥에 닿는다. 가쪽다발에는 벌레근, 등쪽뼈사이근, 바닥쪽뼈사이근의 힘줄이 합류하고 협동하여 PIP관절, DIP관절의 폄 운동에 관여한다.

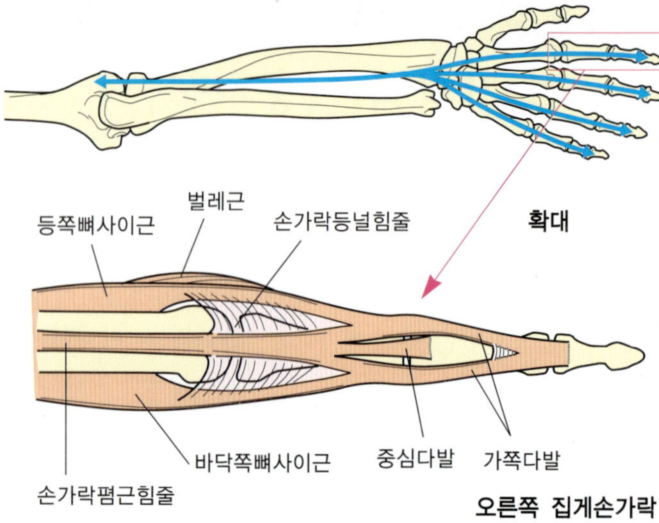

그림 4-51 손가락폄근힘줄의 사이를 고정하는 힘줄사이결합

손가락폄근힘줄은 폄근지지띠(신근지대)를 통과하여 바로 집게손가락에서부터 새끼손가락을 향해서 뻗지만 서로의 힘줄끼리는 힘줄사이결합에 의해서 고정되어 있다. 집게손가락, 새끼손가락을 굽힘위치로 고정하면 힘줄사이결합에 의해서 말초로 당겨진 위치에서 고정되기 때문에 MP관절에 부착하는 힘줄이 이완하여 MP관절의 능동 폄이 불가능해진다. 가운데손가락, 반지손가락을 굽힘위치에서 고정해도 마찬가지의 현상이 일어나지만 집게손가락과 새끼손가락에는 고유폄근이 별도로 존재하기 때문에 MP관절의 능동 폄은 가능하다.

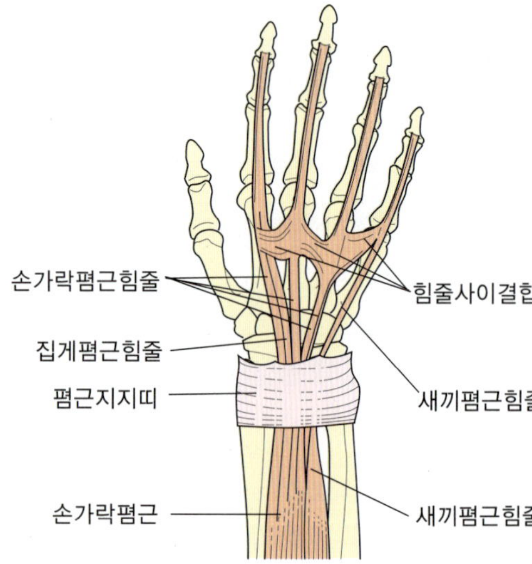

그림 4-52 첫마디뼈에 닿는 손가락폄근힘줄의 특징

MP관절의 손가락폄근힘줄은 표층의 힘줄과 깊은 층의 힘줄로 갈린다. 깊은 층의 힘줄이 첫마디뼈 바닥에 닿고 MP관절의 폄에 작용한다. 얕은 층의 힘줄은 그대로 말초로 뻗고 중심다발(central band)이 되어 중간마디뼈 바닥에 닿고 PIP관절의 폄에 작용한다.

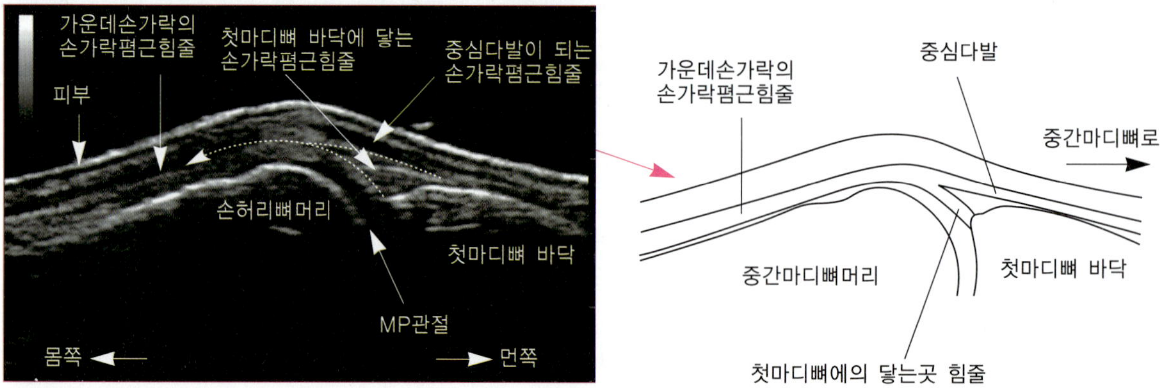

그림 4-53 PIP관절, DIP관절의 폄 기전

PIP관절과 DIP관절의 폄은 손가락폄근과 벌레근을 비롯한 좁은 의미의 손안 근육에 의한 협동작용으로 수행된다. MP관절 폄위치에서는 중심다발이 이완하는 한편 손안 근육은 긴장하기 때문에 그 때의 PIP관절의 폄은 손안 근육에 의해서 시행된다. MP관절 굽힘위치에서는 손안 근육은 이완하지만 손가락폄근힘줄을 긴장하기 때문에 이때의 PIP관절의 폄은 손가락폄근에 의해서 시행된다.

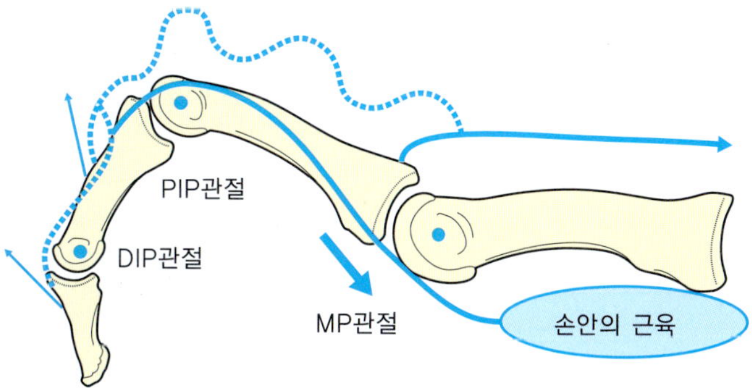

MP관절 폄 위치

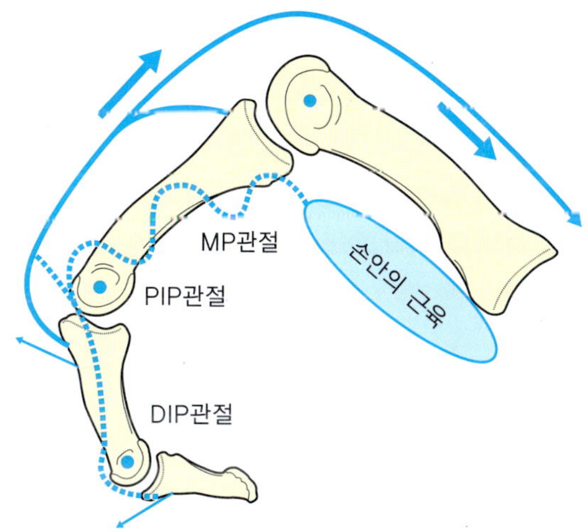

MP관절 굽힘 위치

그림 4-54 손가락폄근의 촉진①

피검사의 아래팔을 엎침위치로 하여 손바닥을 테이블 위에 놓고 집게손가락과 새끼손가락을 굽힘위치에서 고정한 자세가 촉진의 시작자세가 된다.

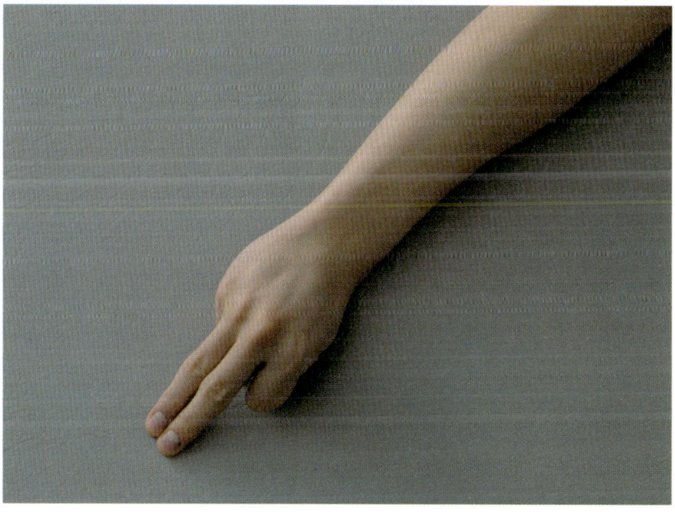

그림 4-55 손가락폄근의 촉진②

피검자에게 가운데손가락, 반지손가락(환지)의 MP관절을 펴게 하면 제4구획에서부터 각 손가락으로 향하는 선명한 손가락폄근힘줄을 피검자의 손등에 관찰할 수 있다(→).

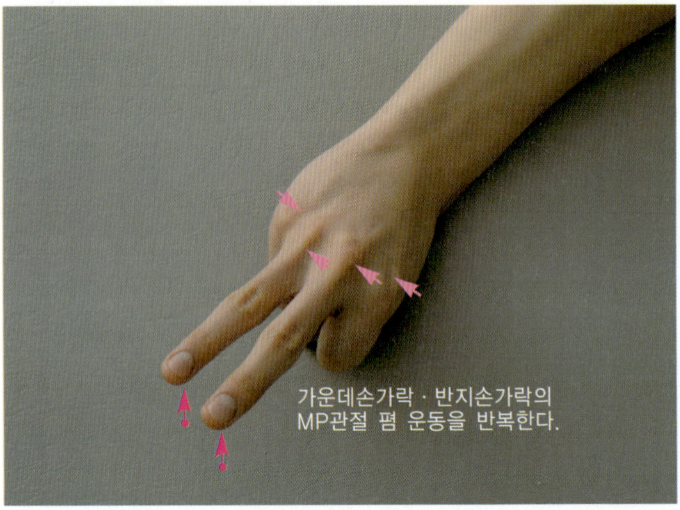

그림 4-56 손가락폄근의 촉진③

가운데손가락과 반지손가락만의 손가락폄근힘줄을 쫓는 것이 아니라 집게손가락 및 새끼손가락으로 향하는 손가락폄근힘줄도 손가락의 폄에 맞춰서 긴장하므로 이들도 함께 촉진하여 간다. 이들의 힘줄이 제4구획을 통과하는 상태도 아울러서 촉진한다.

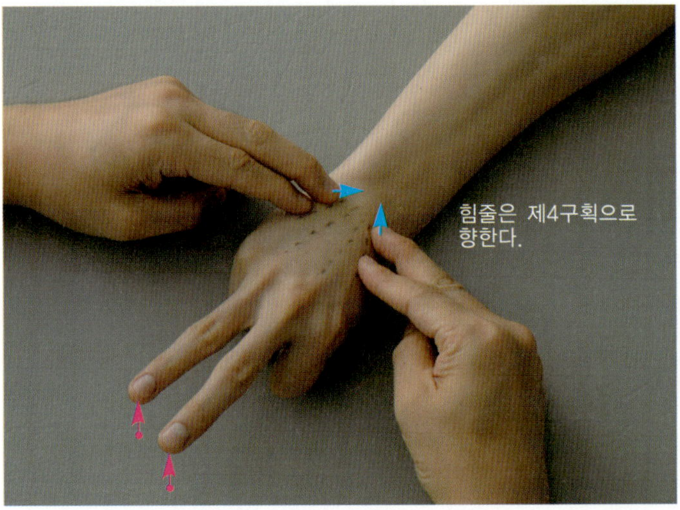

그림 4-57 손가락폄근의 촉진④

손가락폄근힘줄을 따라서 몸쪽으로 촉진을 진행시킨다. 힘살에서의 촉진에서는 가운데손가락, 반지손가락의 폄만이 시행되고 있는지 주의하고 힘살에 대해서 노쪽에서부터 손가락을 대고 촉진을 진행시키면 손가락폄근과 짧은노쪽손목폄근의 근육사이를 확인할 수 있다.

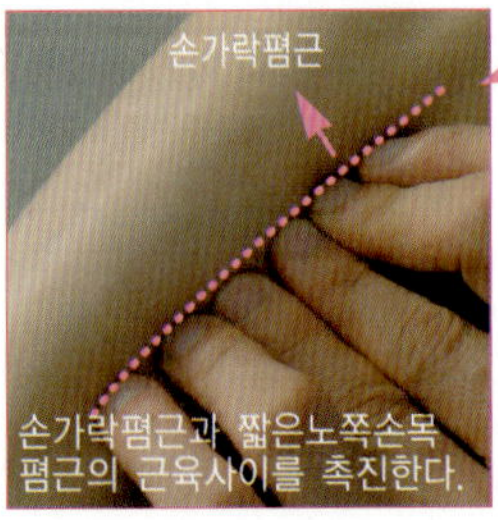
손가락폄근
손가락폄근과 짧은노쪽손목
폄근의 근육사이를 촉진한다.

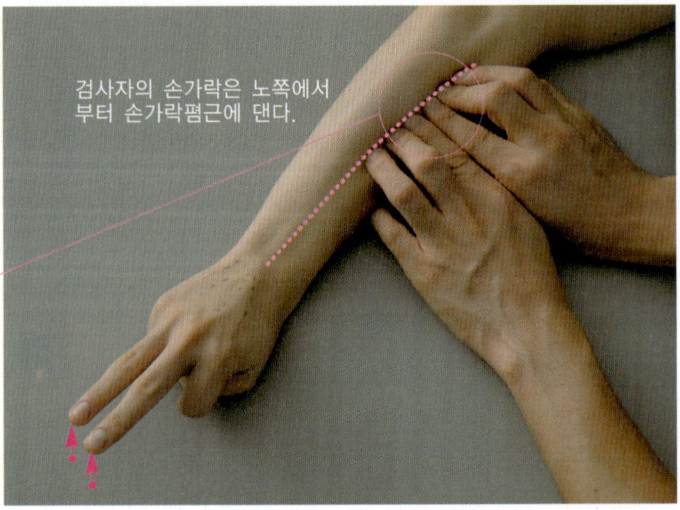

그림 4-58 손가락폄근의 촉진⑤

이어서 힘살에 대해서 자쪽에서부터 손가락을 대고 수축을 쫓아가면 손가락폄근과 새끼폄근과의 근육사이가 만져진다. 이 경우, 집게손가락에서부터 반지손가락을 굽힘위치에서 고정한 채로 새끼손가락을 펴는 운동을 시행하면 새끼폄근이 단독으로 수축하므로 그 수축강도의 차이를 확인하여 쌍방의 근육사이를 촉진하면 좋다.

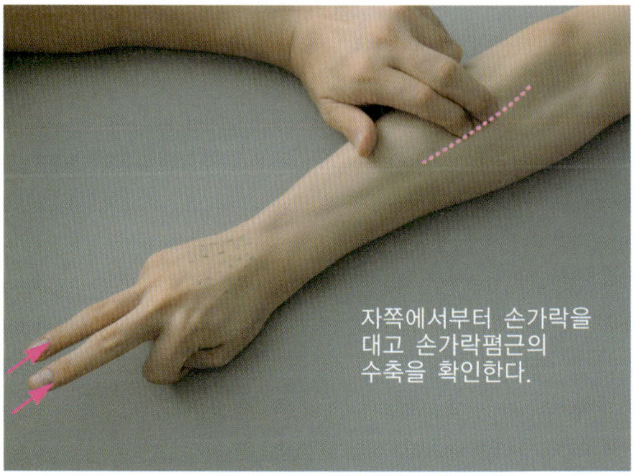

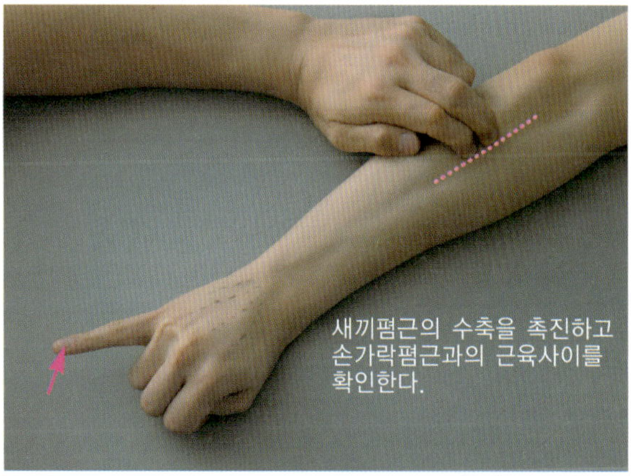

Skill Up 아래팔 엎침에 수반하는 노뼈머리띠인대의 신장패턴 (초음파 영상은 노뼈머리 수준의 관상단면)

아래팔이 엎침을 할 때에는 노뼈머리의 회전을 허용하는 만큼 노뼈머리띠인대는 신장한다. 특히 손가락폄근이 위치하는 노뼈머리띠인대의 부분은 엎침에 수반하는 신장거리가 매우 크다(평균 약 5mm). 이것은 노뼈머리띠인대의 손가락폄근 구획의 신장성이 저하하면 엎침 제한의 원인이 된다는 것을 의미하고 있다. 임상에서는 노뼈머리 주변의 손가락폄근이 유연성도 염두에 두고 엎침 제한을 고찰할 필요가 있다.

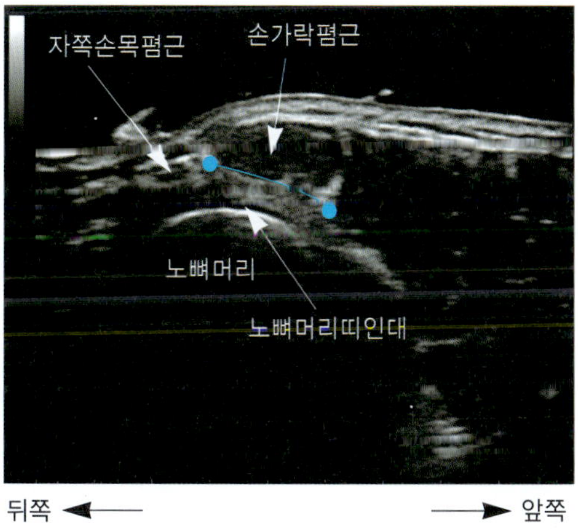

뒤침위치

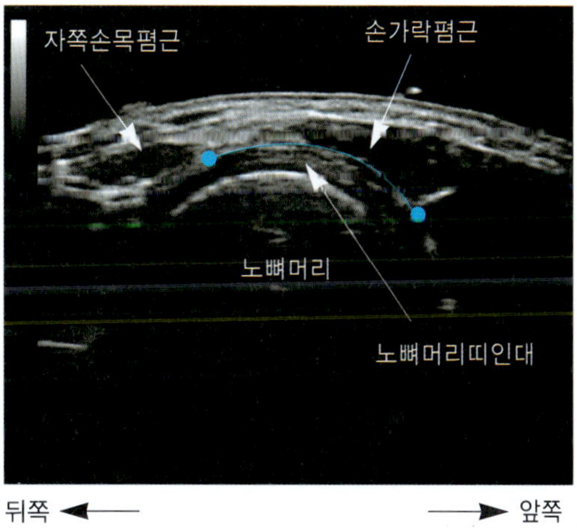

엎침위치

4 손목관절 및 손가락에 관계되는 근육

집게폄근(시지신근) extensor indicis muscle

해부학적 특징

- **[이는곳]** 자뼈 먼쪽 뼈몸통 등쪽, 아래팔 뼈사이막
  [닿는곳] 집게손가락으로 향하는 손가락폄근힘줄의 연장부분
  [지배신경] 노신경(C6~C8)
- 집게폄근은 긴엄지폄근, 긴엄지벌림근 등과 함께 아래팔 폄근군의 깊은 층 근육에 해당한다.
- 자뼈에 이는곳을 가진 아래팔 폄근군 중에서는 가장 먼쪽에 시작한다.
- 손목관절보다 먼쪽에서는 손가락폄근힘줄의 자쪽을 뻗는다.
- 집게폄근힘줄은 손가락폄근과 함께 제4구획을 통과한다.

근육기능의 특징

- 집게폄근은 집게손가락의 MP관절, PIP관절, DIP관절을 펴지게 한다. 손목관절에는 보조적으로 등쪽굽힘에 작용한다.

임상과의 접점

- 긴엄지폄근힘줄 파열에 대한 외과적 치료에서는 보통은 절단 끝과 절단 끝의 봉합이 시행된다. 그러나 봉합하는 힘줄의 상태가 나쁠 때는 집게폄근힘줄을 이용한 힘줄이행술(건이행술)이 비교적 많이 시행되고 있다.

관련되는 질환

- 집게폄근힘줄 파열, 긴엄지폄근힘줄 파열, 노신경마비, 뒤뼈사이신경마비 등.

그림 4-59 집게폄근의 뻗음

집게폄근은 자뼈의 뼈몸통 등쪽 및 아래팔뼈사이막에 시작하고 집게손가락을 향하는 손가락폄근힘줄의 연장부분에 닿는다(첫마디뼈 바닥, 중간마디뼈 바닥, 끝마디뼈 바닥). 집게손가락의 MP관절, PIP관절, DIP관절의 폄에 작용하고 손목관절의 등쪽굽힘에도 보조적으로 관여한다.

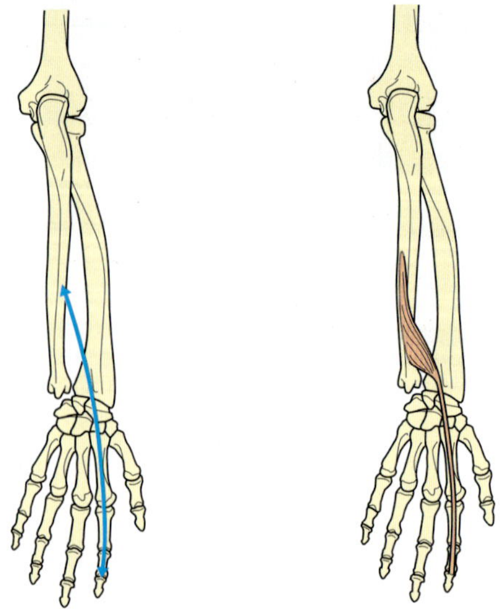

그림 4-60 자뼈에 시작하는 아래팔 깊은 층 근육군의 부착위치

집게폄근은 아래팔 폄근군의 깊은 층 근육의 하나이며 자뼈에 시작하고 있다. 이들 중에서 가장 먼쪽에서 시작하는 것이 집게폄근이며 그 몸쪽에는 차례로 긴엄지폄근, 긴엄지벌림근이 배열하여 있다.

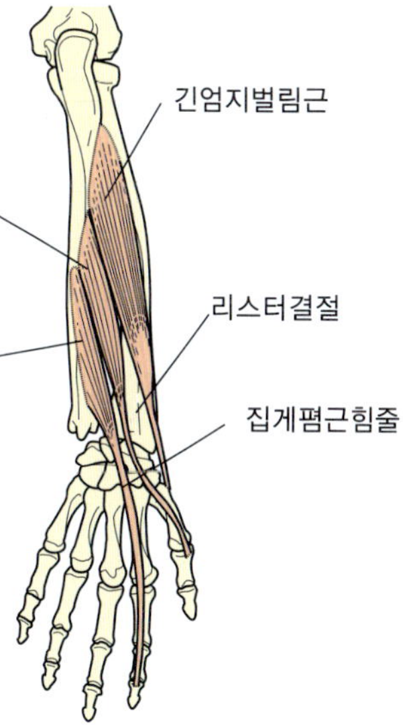

그림 4-61 집게폄근의 촉진①

피검자의 아래팔을 엎침위치로 하고 손바닥을 테이블에 놓는다. 집게손가락 이외의 손가락은 굽힘위치에서 고정한 자세가 촉진의 시작자세가 된다.

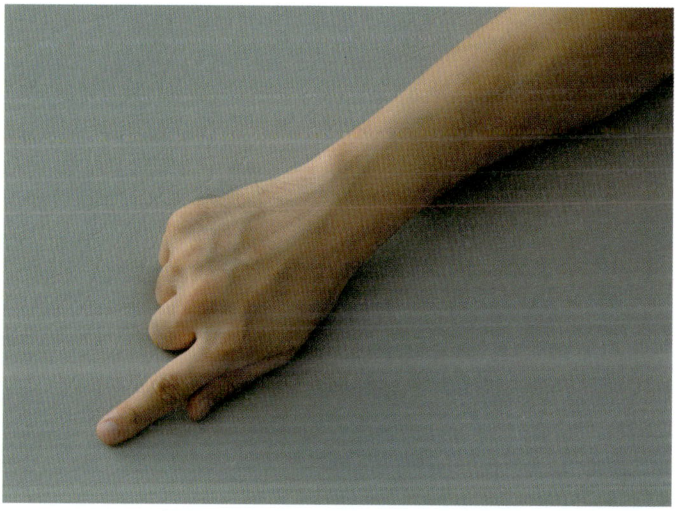

그림 4-62 집게폄근의 촉진②

피검자에게 집게손가락의 MP관절의 폄운동을 시행시키면 집게손가락으로 향하는 집게폄근힘줄을 확인할 수 있다. 집게폄근힘줄의 바로 곁에서 구불구불하게 뻗는 힘줄을 볼 수 있는데(→) 이것은 힘줄사이결합에 의해서 견인된 손가락폄근힘줄이다.

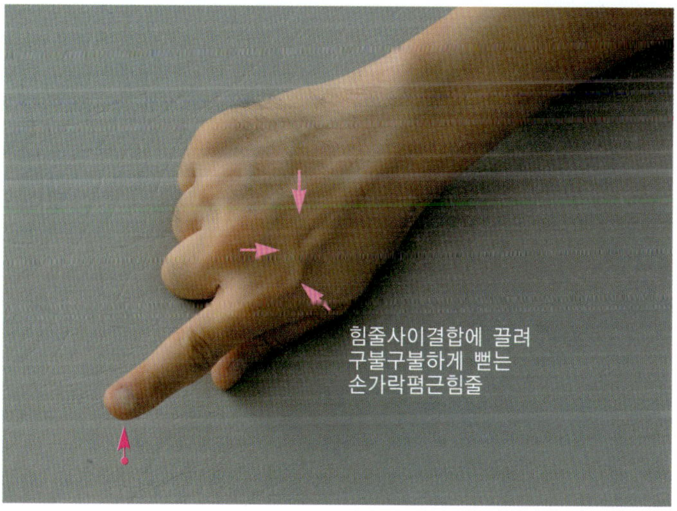

그림 4-63 집게폄근의 촉진③

피검자에게는 집게손가락의 폄운동을 반복시킨다. 구불구불한 손가락폄근힘줄에 주의하면서 제4구획으로 향해서 똑바로 뻗는 집게폄근힘줄을 촉진한다.

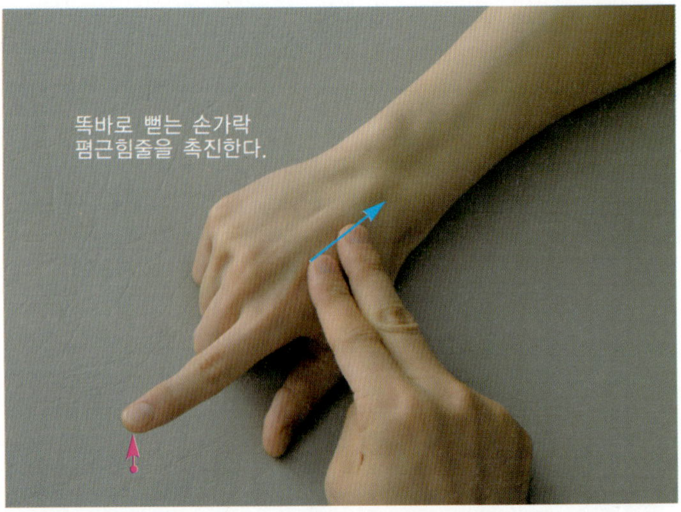

그림 4-64 집게폄근의 촉진④

집게폄근힘줄을 몸쪽으로 향해서 접촉하여 가지만 폄근지지띠를 통과하는 부분에서는 약간 그 긴장을 접촉하기 어려워지므로 주의한다. 손목관절을 넘어서 몸쪽에서는 손가락폄근의 깊은 부분으로 뻗어가기 때문에 손가락은 약간 강하게 압박하고 운동에 수반하여 깊은 부분에서부터 밀어 올라오는 감각을 의존해서 힘살의 촉진을 진행시키면 좋다.

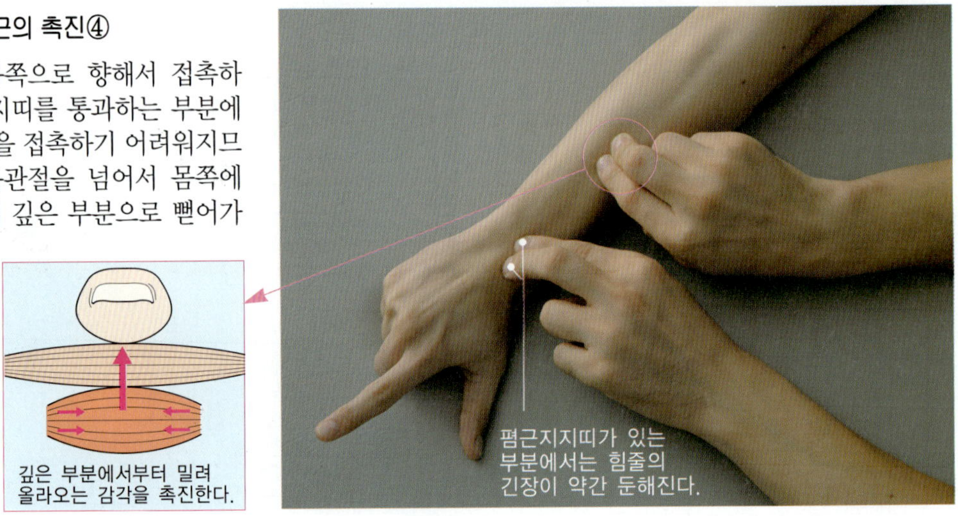

Skill Up 뒤뼈사이신경마비

지각마비는 이론적으로는 일어나지 않지만 지각이상을 호소하는 사례에 대한 보고가 있다[19-21]. 운동마비에 대해서는 손목관절의 등쪽굽힘은 가능하고 엄지손가락의 폄 · 벌림, 집게손가락~반지손가락의 MP관절 폄이 불가능 또는 저하한다[손가락 떨굼(drop finger)]. 엎침 · 뒤침의 반복운동 부하로 통증이 유발된다.

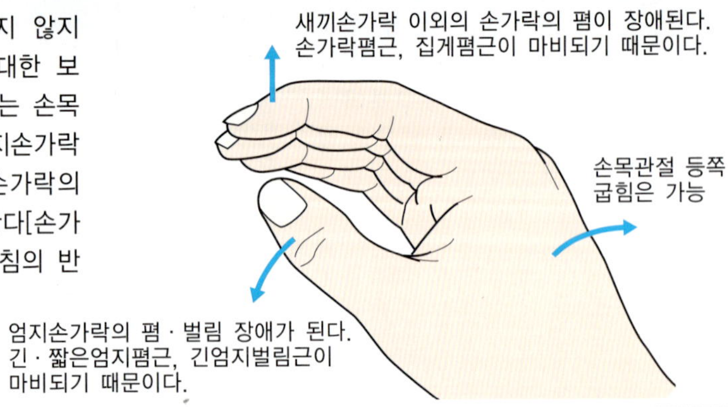

새끼폄근(소지신근) extensor digiti minimi muscle

해부학적 특징

- **[이는곳]** 위팔뼈 가쪽위관절융기
  [닿는곳] 새끼손가락으로 향하는 손가락폄근힘줄의 연장부분
  [지배신경] 노신경(C6~C8)
- 새끼폄근은 손가락폄근의 자쪽을 따라서 뻗는 아래팔 폄근군의 얕은 층 근육의 하나이다.
- 새끼폄근힘줄은 제5구획을 통과한다.

근육기능의 특징

- 새끼폄근은 새끼손가락의 MP관절, PIP관절, DIP관절을 편다. 손목관절과 팔꿉관절에 대한 관여는 보조적이며 각각 등쪽굽힘과 폄에 작용한다.

임상과의 접점

- 먼쪽노자관절의 탈구사례에서는 새끼폄근힘줄에 대한 마찰저항이 증가하는 것에 의한 힘줄 파열이 많다.
- 관절류마티스의 경우에는 윤활막염(활막염)의 영향도 추가되어 변성 파열사례가 증가한다.

관련되는 질환

- 새끼폄근힘줄 파열, 노신경마비, 뒤뼈사이신경마비, 관절류마티스[p.296 참조] 등.

그림 4-65 새끼폄근의 뻗음

새끼폄근은 위팔뼈 가쪽위관절융기에 시작하고 손가락폄근의 자쪽을 뻗으면서 새끼손가락으로 향하는 손가락폄근힘줄의 연장부분에 닿는다. 새끼손가락의 MP관절, PIP관절, DIP관절의 폄에 작용하고 손목관절의 등쪽굽힘, 팔꿉관절의 폄에도 보조적으로 관여한다.

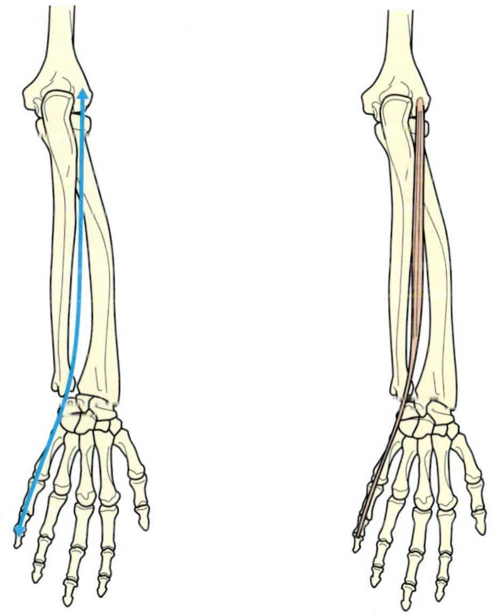

그림 4-66 폄근지지띠에 의해서 구성되는 6개의 구획(compartment)과 통과하는 힘줄

아래팔의 폄근군은 손목관절을 통과할 때 폄근지지띠에 의해서 구성되는 6개의 구획(compartment) 안을 각각 통과한다. 새끼손가락의 폄에 관여하는 손가락폄근힘줄은 제4구획, 새끼폄근힘줄은 제5구획을 통과한다. 촉진을 시행함에 있어 중요한 해부학적 지식이다. 또한 각 구획을 통과하는 힘줄은 초음파 영상에서도 명료하게 관찰이 가능하다.

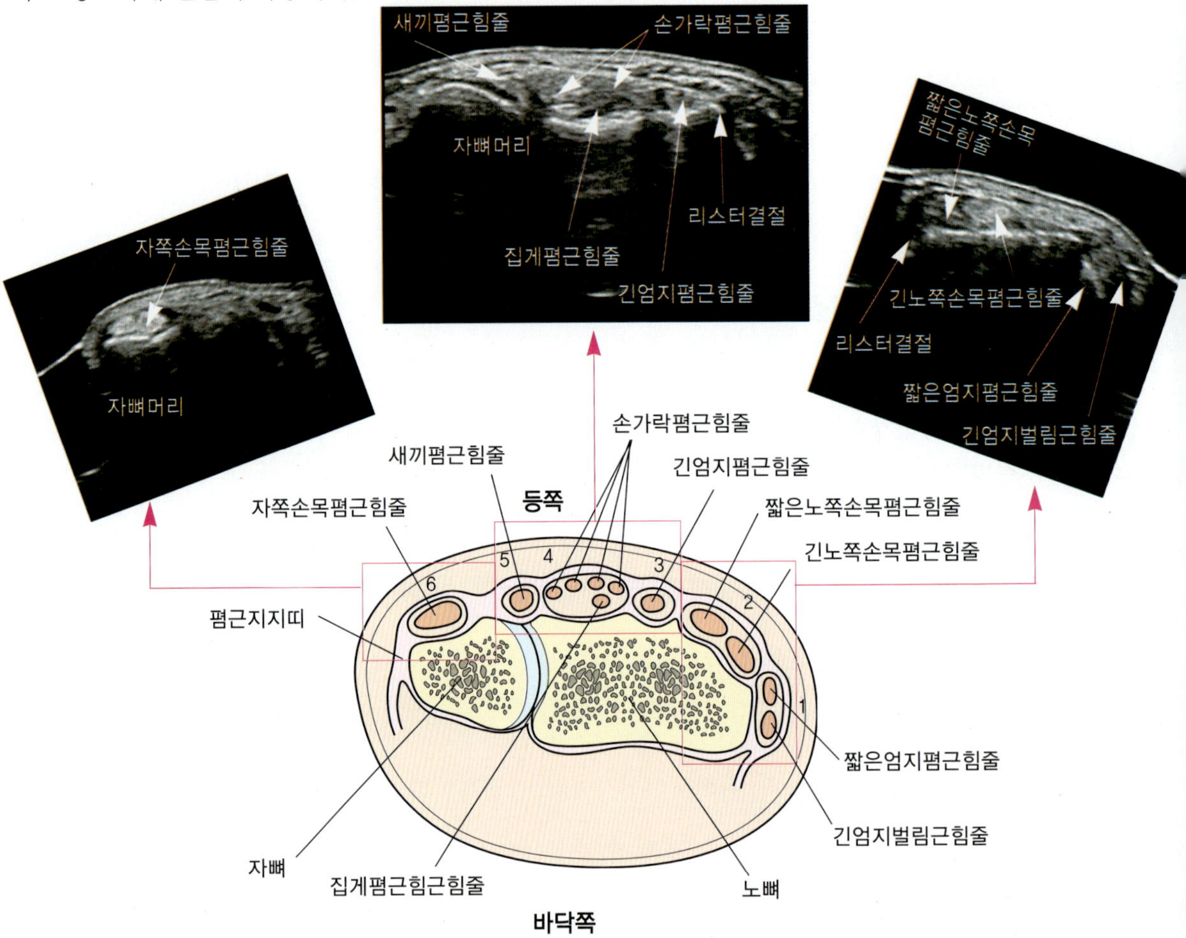

그림 4-67 새끼폄근의 촉진①

피검자의 아래팔을 엎침위치로 하고 손바닥을 테이블에 놓는다. 새끼손가락 이외의 손가락을 굽힘위치에서 고정한 자세가 촉진의 시작자세가 된다.

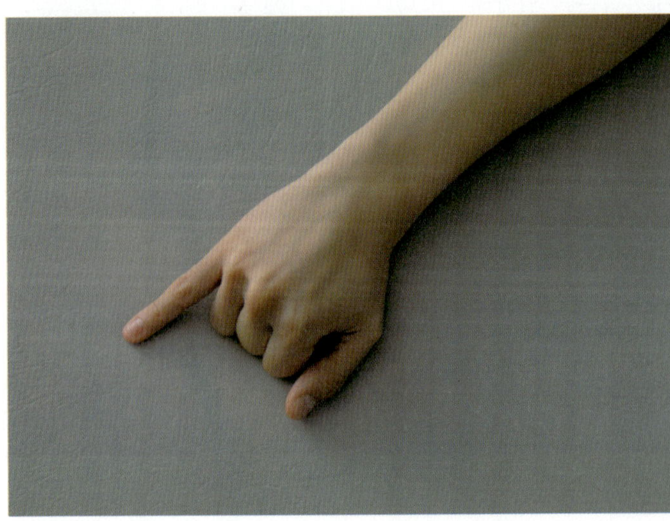

그림 4-68 새끼폄근의 촉진②

피검자에게 새끼손가락의 MP관절을 펴게 하면 새끼손가락으로 향하는 새끼폄근힘줄을 확인할 수 있다. 새끼손가락에의 손가락폄근힘줄은 손목관절 중앙의 제4구획으로 향해서 뻗지만 새끼폄근힘줄은 자뼈머리의 노쪽에 있는 제5구획으로 향해서 뻗는다.

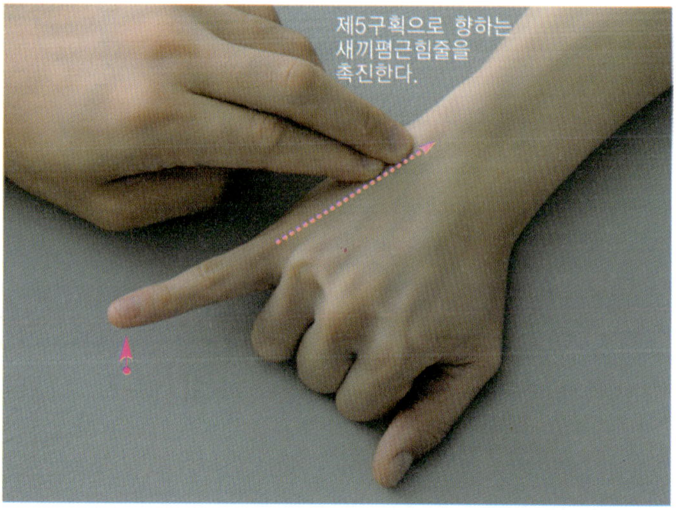

그림 4-69 새끼폄근의 촉진③

자뼈머리의 노쪽에 있는 제5구획을 통과한 새끼폄근힘줄에 대해서 노쪽에서부터 손가락을 대고 몸쪽으로 촉진해가면 손가락폄근과 새끼폄근과의 근육사이를 확인할 수 있나. 알기 어려울 때는 새끼손가락의 폄과 집게손가락 · 새끼손가락을 굽힘위치에서의 가운데손가락 · 반지손가락의 폄을 번갈아 시행하고 수축강도의 차이를 확인하여 촉진해간다.

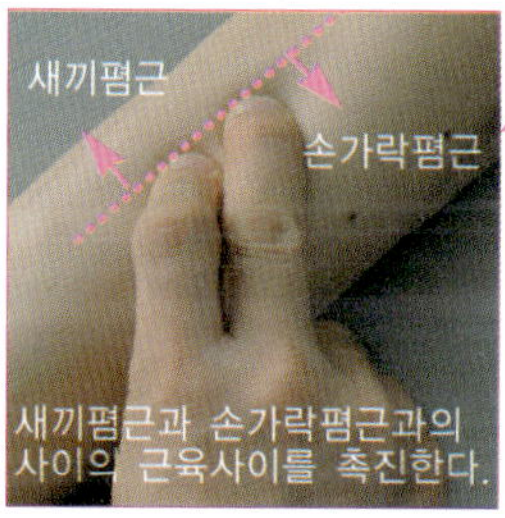

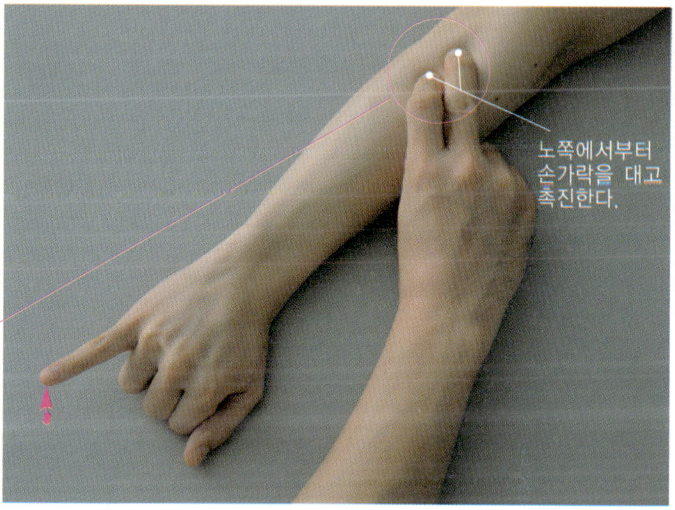

그림 4-70 새끼폄근의 촉진④

새끼폄근에 대해서 검사자의 손가락을 자쪽에서부터 대면 새끼폄근과 자쪽손목폄근과의 근육사이를 촉진할 수 있다. 알기 어려울 때는 새끼손가락의 폄과 손목관절의 자쪽편위운동을 번갈아 시행하고 쌍방의 수축강도의 차이를 확인하여 촉진해간다.

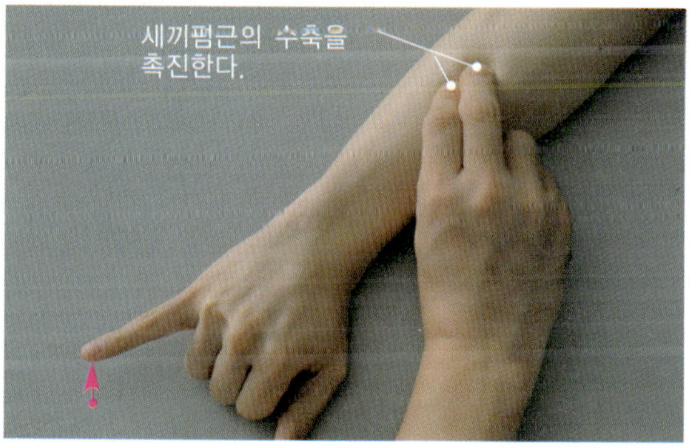

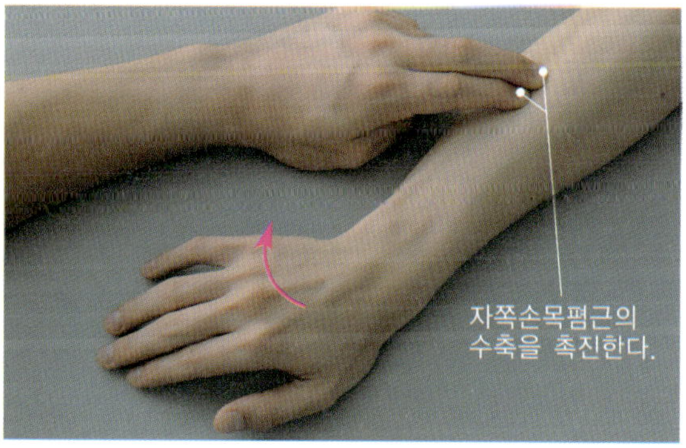

Skill Up 관절류마티스에 특징적인 손가락의 변형

관절류마티스는 전신의 관절에 염증증상을 나타내는 질환이며 심한 통증과 함께 특징적인 변형을 나타낸다. 손가락에서의 특징적인 변형으로서 ① 자쪽편위, ② 백조목 변형, ③ 단추구멍 변형, ④ Z자 변형이 있다. 이들의 변형이 진행되면 식사 · 글씨쓰기 등 일상생활에서의 어려운 동작이 증가하여 QOL(생활의 질)도 현저하게 제한된다.

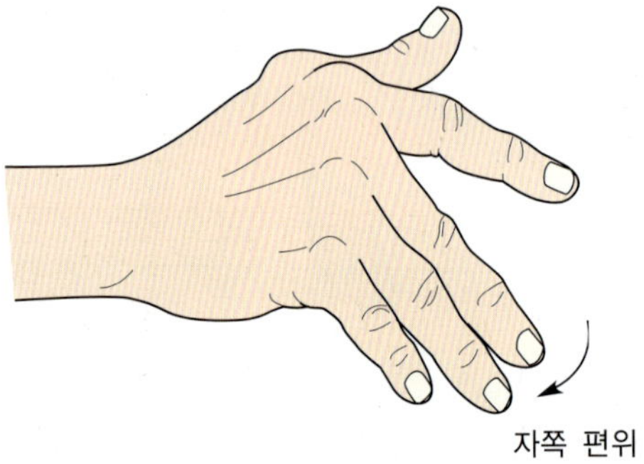

자쪽 편위

집게손가락에서부터 새끼손가락까지의 손가락이 MP관절을 중심으로 자쪽으로 편위한다.

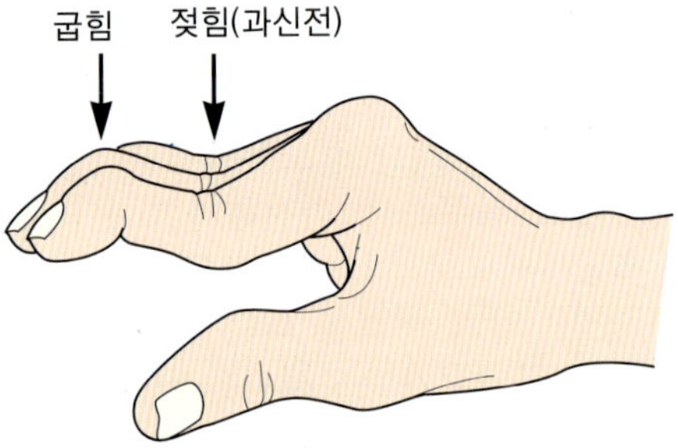

백조목 변형

DIP관절의 굽힘 변형과 PIP관절의 젖힘이 복합한 변형이다. 백조의 목과 유사하다는 것으로부터 이름이 붙여졌다.

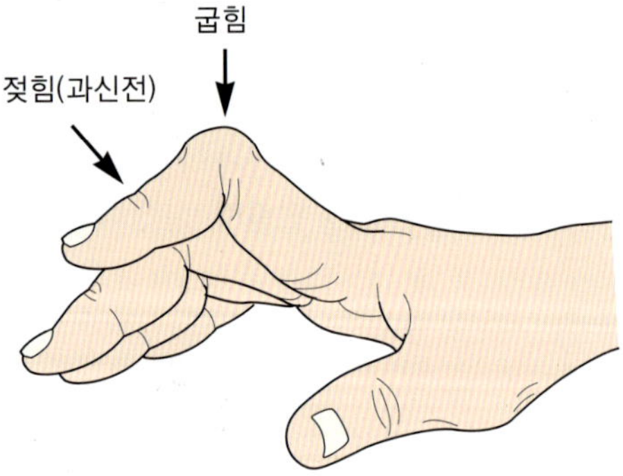

단추구멍 변형

DIP관절의 젖힘과 PIP관절의 굽힘 변형이 복합한 변형이다. "단추구멍"과 유사하다는 것으로부터 이름이 붙여졌다.

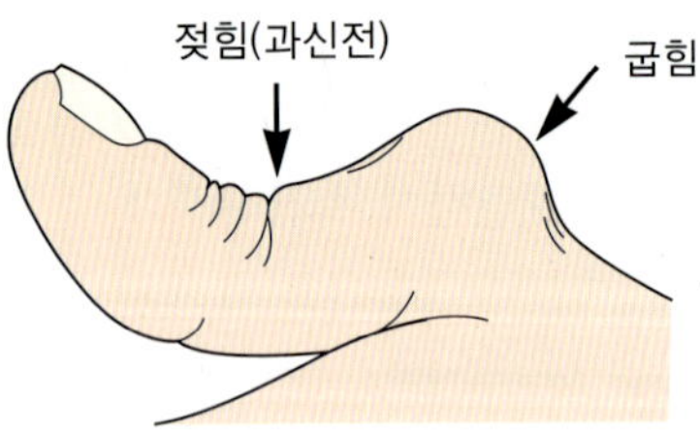

Z자 변형

엄지 IP관절의 젖힘과 MP관절의 굽힘 변형이 복합한 변형이다.

긴엄지폄근(장무지신근) extensor pollicis longus muscle

해부학적 특징

- **[이는곳]** 자뼈 뼈몸통 등쪽(집게폄근과 긴엄지벌림근의 사이)
  [닿는곳] 엄지손가락 끝마디뼈바닥 등쪽
  [지배신경] 노신경(C6 · C7)
- 긴엄지폄근은 아래팔 폄근군의 깊은 층 근육의 하나이다.
- 긴엄지폄근힘줄은 리스터결절을 도르래로서 이용하고 엄지손가락의 운동에 관여한다.
- 긴엄지폄근힘줄은 제3구획을 통과한다.
- 긴엄지폄근힘줄은 코담배갑(snuffbox)의 자쪽을 구성하는 힘줄이다.
- 긴엄지폄근힘줄은 엄지손목손허리관절(무지수근중수관절, CM관절)의 등쪽 바로 위를 통과한다.

근육기능의 특징

- 긴엄지폄근은 엄지손가락의 MP관절, IP관절을 편다. 손목관절에는 보조적으로 등쪽굽힘에 작용한다.
- 긴엄지폄근은 손바닥을 테이블에 접한 위치에서부터 엄지손가락을 똑바로 들어 올리는 동작에 관여한다. 이것은 CM관절에서의 폄 운동이며 긴엄지폄근힘줄이 CM관절의 등쪽 바로 위를 통과하는 것에 의해서 일어나는 운동이다. 이 동작을 수행할 수 있는 근육은 이 밖에는 없다.

임상과의 접점

- 긴엄지폄근힘줄의 변성파열 증상사례는 리스터결절 부분에서의 마찰에 의한 발병이 대부분이다.
- 노뼈 먼쪽 끝 골절 후에 노뼈가 등쪽 전위를 한 채로 변형 치유한 사례에서는 리스터결절부분에서의 기계적 스트레스가 증가하여 긴엄지폄근힘줄 파열을 초래하는 경우가 있다.

관련되는 질환

- 긴엄지폄근힘줄 파열, 노신경마비, 뒤뼈사이신경마비, Colles골절 후 변형치유 등.

그림 4-71 긴엄지폄근의 뻗음

긴엄지폄근은 자뼈 뼈몸통 등쪽(집게폄근과 긴엄지벌림근의 사이)에 시작하고 리스터결절의 자쪽에서 방향을 바꾸면서 엄지손가락 끝마디뼈 바닥에 닿는다. 엄지손가락의 MP관절, IP관절의 폄에 작용하고 손목관절의 등쪽굽힘에도 보조적으로 관여한다. 또한 엄지손가락 CM관절의 등쪽 바로 위를 통과하기 때문에 CM관절의 폄에 작용하는 유일한 근육이 된다.

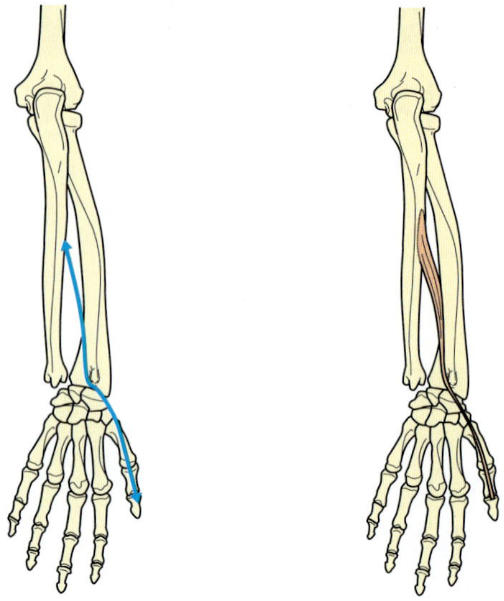

그림 4-72 긴엄지폄근의 CM관절에서의 작용

긴엄지폄근은 등쪽 면에서 보면 엄지손가락의 CM관절의 바로 위를 통과하고 측면에서 보면 등쪽을 통과한다. 따라서 엄지손가락 CM관절에서 일어나는 긴엄지폄근의 운동은 엄지손가락을 똑바로 등쪽으로 들어 올리는 운동이 된다.

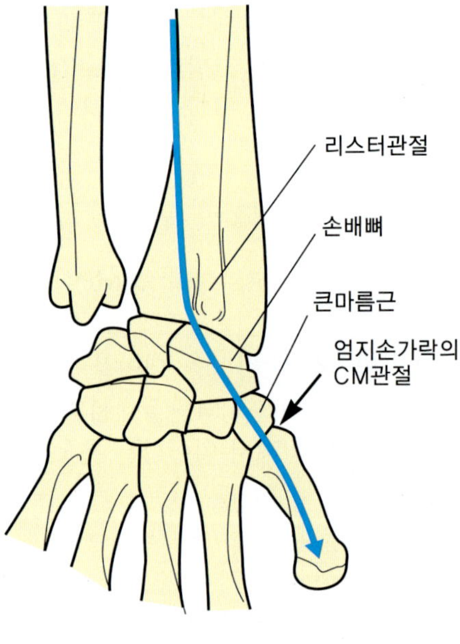

등면

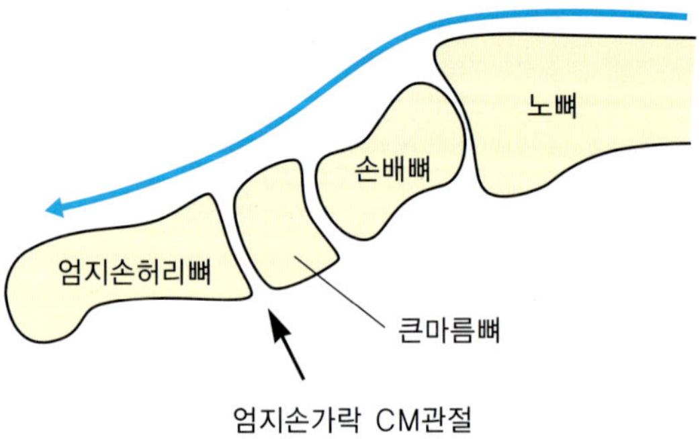

노쪽면

그림 4-73 긴엄지폄근의 촉진①

피검자의 아래팔을 엎침위치로 하고 손바닥을 테이블에 놓은 위치가 촉진의 시작자세가 된다. 여기서부터 엄지손가락을 모음위치인 채로 테이블에서부터 똑바로 위쪽으로 들어 올리도록 CM관절의 폄 운동을 시행시킨다. 운동에 수반하여 손등의 노쪽에 선명한 긴엄지폄근힘줄을 확인할 수 있다(→).

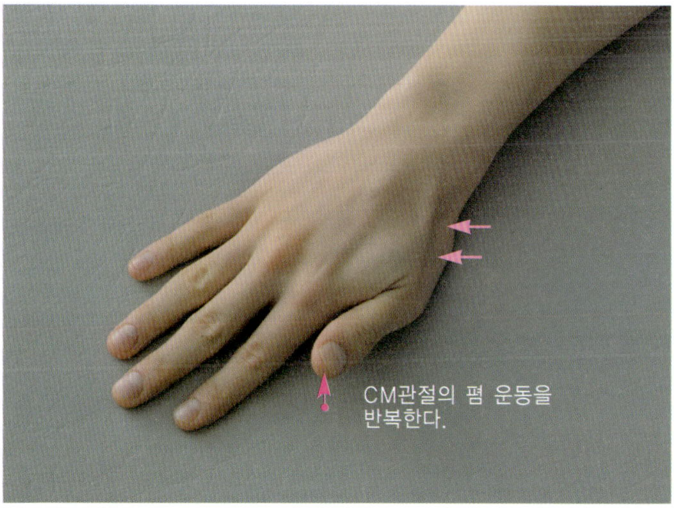

그림 4-74 긴엄지폄근의 촉진②

엄지손가락 CM관절의 폄 운동 때에는 엄지손가락의 노쪽 벌림운동을 수반하지 않고 시행시키는 것이 중요하다. 노쪽 벌림에는 짧은엄지폄근이 관여하기 때문에(→) 아래팔 등쪽에서의 힘살의 촉진을 어렵게 한다.

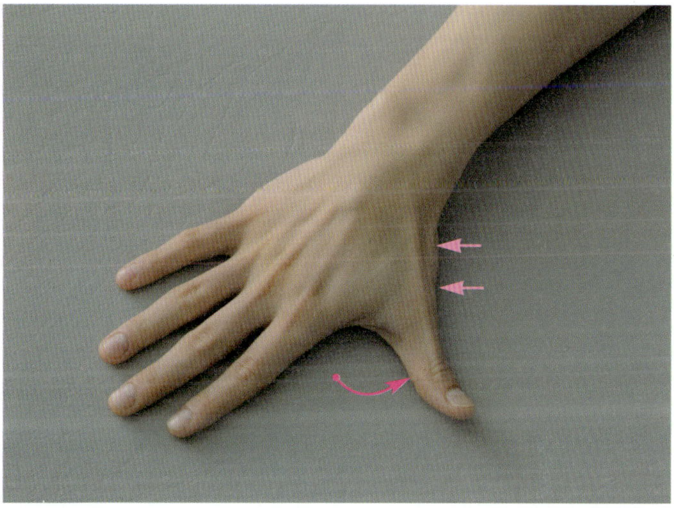

그림 4-75 긴엄지폄근의 촉진③

엄지손가락 CM관절의 폄 운동에서 관찰되는 긴엄지폄근힘줄에 의존해서 자쪽에서부터 손가락을 대고 몸쪽에로 촉진을 진행시킨다. 도중에 제3구획을 통과하는 부분에서는 운동에 수반하는 힘줄의 긴장을 만지기 어려워지므로 주의가 필요하다. 손가락폄근의 깊은 층으로 진입한 후는 손가락을 약간 강하게 압박하여 수축에 수반하여 깊은 부분에서부터 밀려 올라오는 감각에 의존해서 촉진을 진행시킨다.

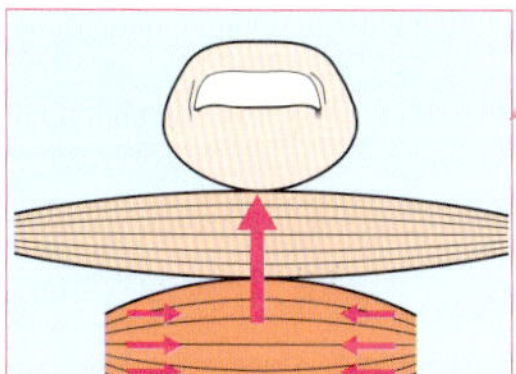

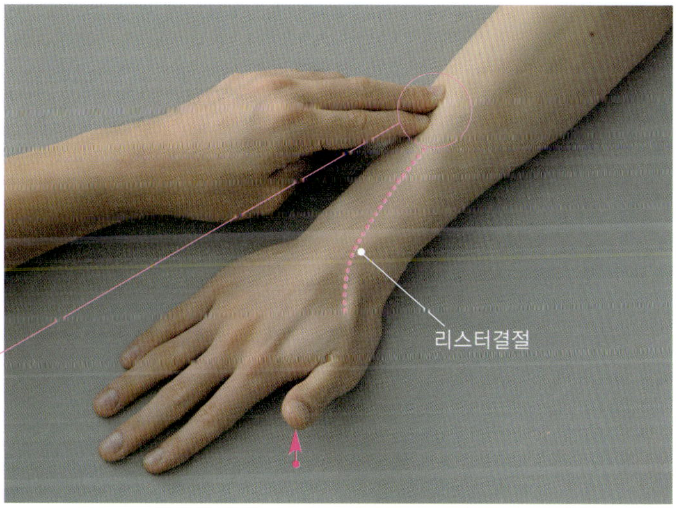

4 관계되는 근육 손목관절 및 손가락에

4 손목관절 및 손가락에 관계되는 근육

짧은엄지폄근(단무지신근) extensor pollicis brevis muscle

해부학적 특징

- **[이는곳]** 노뼈 뼈몸통 등쪽 먼쪽 1/3, 아래팔 뼈사이막
  [닿는곳] 엄지손가락 첫마디뼈 바닥 등쪽
  [지배신경] 노신경(C6 · C7)
- 짧은엄지폄근은 아래팔 폄근군의 깊은 층 근육의 하나이다.
- 손목관절의 몸쪽 수준에서의 짧은엄지폄근은 긴노쪽손목폄근힘줄, 짧은노쪽손목폄근힘줄을 억누르는 것처럼 휩쓸려 들어가게 하면서 손가락폄근의 깊은 층으로 진입한다.
- 짧은엄지폄근힘줄은 긴엄지벌림근힘줄과 함께 제1구획을 통과한다.
- 짧은엄지폄근힘줄은 코담배갑(snuff box)의 노쪽을 구성하는 힘줄이다.
- 코담배갑 안을 노동맥과 노신경 유래의 등쪽손가락신경이 통과한다.
- 짧은엄지폄근힘줄은 엄지손목손허리관절(CM관절)의 노쪽을 통과한다.
- 짧은엄지폄근은 제1구획을 통과한다.

근육기능의 특징

- 짧은엄지폄근은 주로 엄지손가락 MP관절의 폄에 관여하고 손목관절에는 보조적으로 등쪽굽힘에 작용한다.
- 짧은엄지폄근은 손바닥을 테이블에 접한 채로 엄지손가락을 노쪽에 펼치는 동작에 관여한다. 이것은 CM관절에서의 노쪽 벌림운동이며 짧은엄지폄근힘줄이 CM관절의 노쪽을 통과하는 것에 의해서 일어나는 운동이다.

임상과의 접점

- 노신경마비 증상사례의 근육의 회복에는 순번이 있으며 보통은 긴엄지폄근보다도 짧은엄지폄근의 회복이 빠르다. 이것은 노신경이 분포하는 순번이 짧은엄지폄근 쪽이 빠르기 때문에 일어나는 현상이다.
- de Quervain병[**p.304 참조**]에서는 긴엄지벌림근과 함께 통증의 원인이 되는 근육이다. 힘줄집(건초)의 부분만이 아니라 힘살에도 압통을 가지는 증상사례가 많다.
- 짧은엄지폄근은 아래팔 먼쪽에서 긴 · 짧은노쪽손목폄근힘줄과 교차한다. 이 부분에서의 장애를 intersection syndrome이라 부른다.

관련되는 질환

- 긴엄지폄근힘줄 파열, 노신경마비, 뒤뼈사이신경마비, de Quervain병, intersection syndrome 등.

그림 4-76 짧은엄지폄근의 뻗음

짧은엄지폄근은 노뼈 뼈몸통 등쪽 먼쪽 1/3 및 아래팔 뼈사이막에 시작하고 엄지손가락 첫마디뼈 바닥에 닿는다. 엄지손가락의 MP관절의 폄에 작용하고 손목관절의 등쪽굽힘에도 보조적으로 관여한다. 또한 엄지손가락 CM관절의 노쪽을 통과하기 때문에 CM관절의 노쪽 벌림에 작용한다.

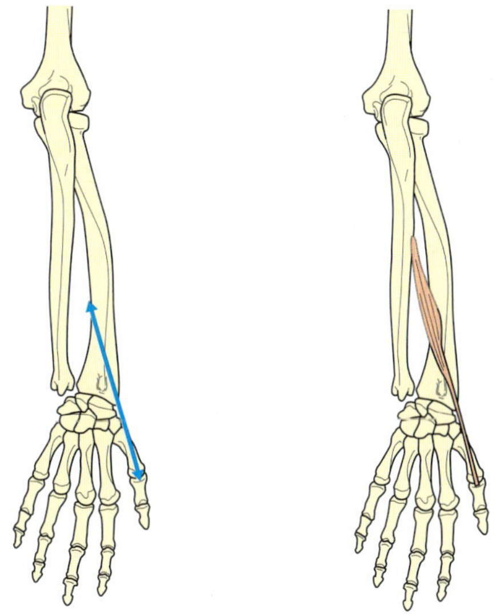

그림 4-77 짧은엄지폄근과 손가락폄 긴 · 짧은노쪽손목폄근힘줄과의 위치관계

짧은엄지폄근은 긴엄지벌림근과 함께 긴 · 짧은노쪽손목폄근힘줄을 손목관절 몸쪽의 노쪽에서 억누르면서 돌아서 들어가 손가락폄근의 깊은 층으로 진입한다. 이 근육끼리 교차하는 부분은 intersection이라 불리고 있다.

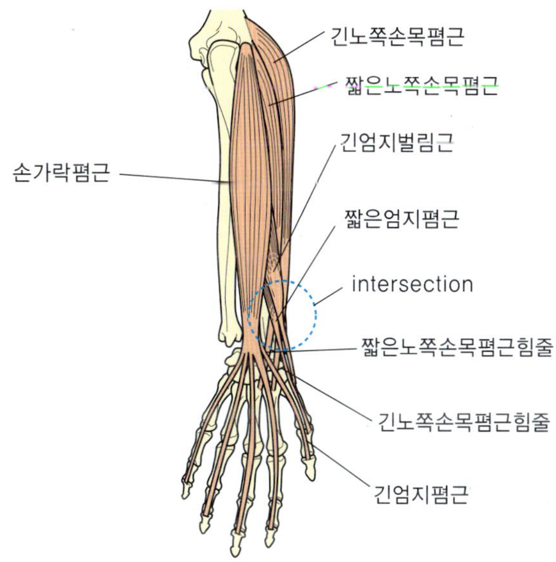

그림 4-78 코담배갑(snuff box) 주변의 해부

짧은엄지폄근힘줄은 긴엄지벌림근과 함께 코담배갑(snuff box)을 형성한다. 이 부분은 해부학적으로 중요한 장소이며 노동맥, 노신경얕은가지(요골신경천지)에서부터의 등쪽 손가락신경 등이 통과한다. 코담배갑에 손가락을 대면 노동맥의 박동을 느낄 수 있다. 또한 코담배갑이 바로 아래에는 손배뼈가 있다. 이 부분에 강한 압통소견이 있는 경우에는 손배뼈 골절을 의심한다.

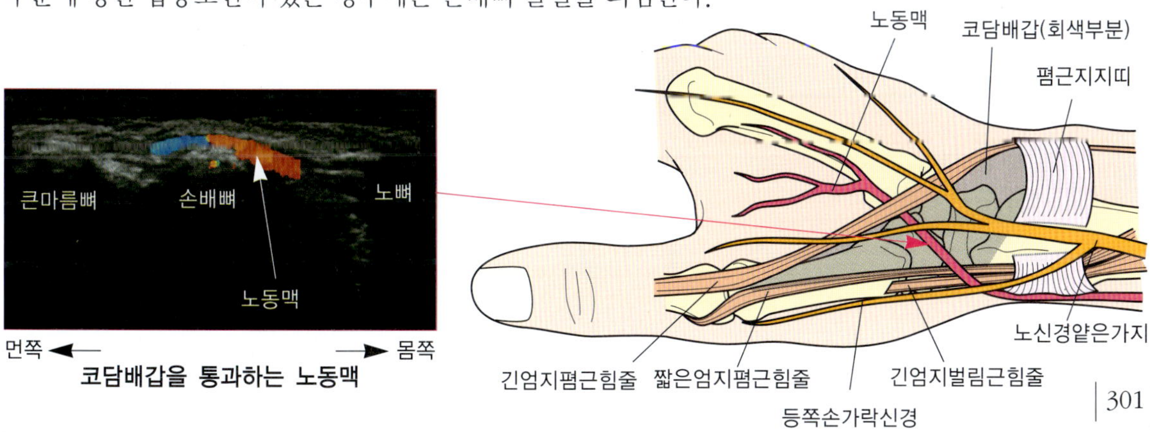

코담배갑을 통과하는 노동맥

그림 4-79 짧은엄지폄근의 CM관절에서의 작용

짧은엄지폄근은 등쪽 면에서 보면 엄지 CM관절의 노쪽을 통과하고 측면에서 보면 대략 굽힘/폄 축 위를 통과한다. 따라서 엄지 CM관절에서 일어나는 짧은엄지폄근의 운동은 엄지손가락을 똑바로 노쪽으로 벌리는 운동(노쪽 벌림운동)이 된다.

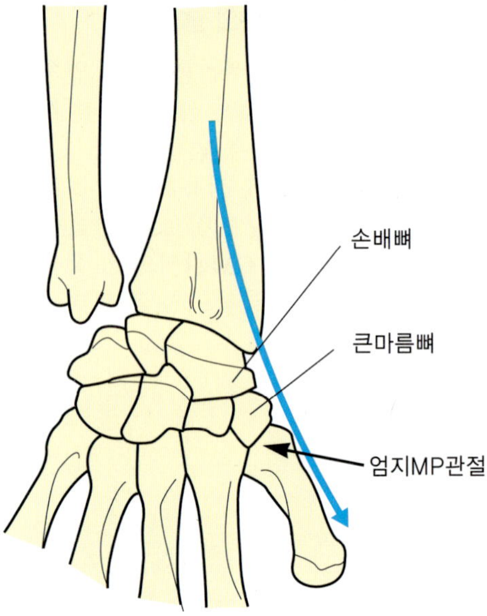

등쪽 면

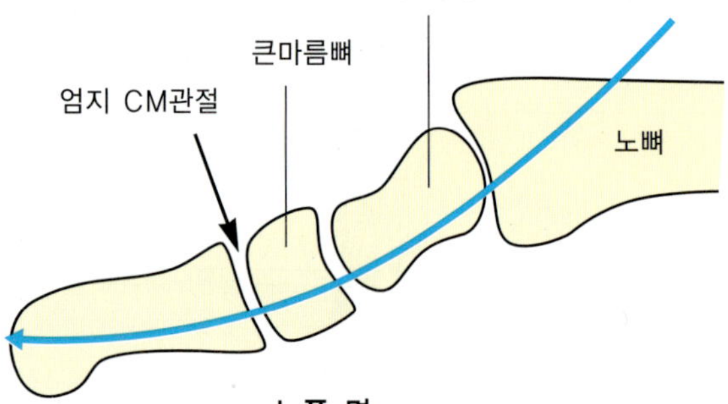

노쪽 면

그림 4-80 짧은엄지폄근의 촉진①

피검자의 아래팔을 엎침위치, 손바닥을 테이블에 놓고 엄지손가락을 모음을 한 위치가 촉진의 시작자세가 된다. 여기서부터 엄지손가락을 테이블에 접촉한 채로 엄지 CM관절의 노쪽 벌림운동을 시행시킨다.

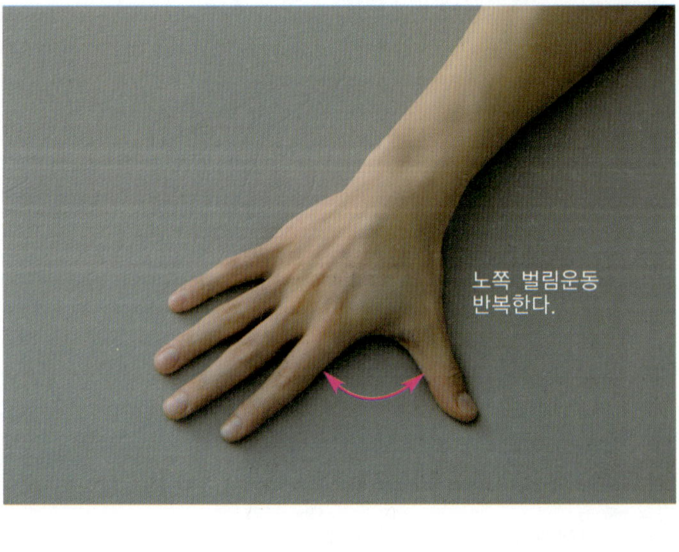

그림 4-81 **짧은엄지폄근의 촉진②**

노쪽 벌림 운동에 수반하여 손등의 노쪽에 짧은엄지폄근힘줄이 관찰된다. 짧은엄지폄근힘줄 촉진에서는 짧은엄지폄근힘줄에 대해서 검사자는 반드시 자쪽에서부터 손가락을 대고 촉진한다. 이것은 노쪽을 나란히 뻗는 긴엄지벌림근힘줄과 틀리지 않도록 하기 위해서이다.

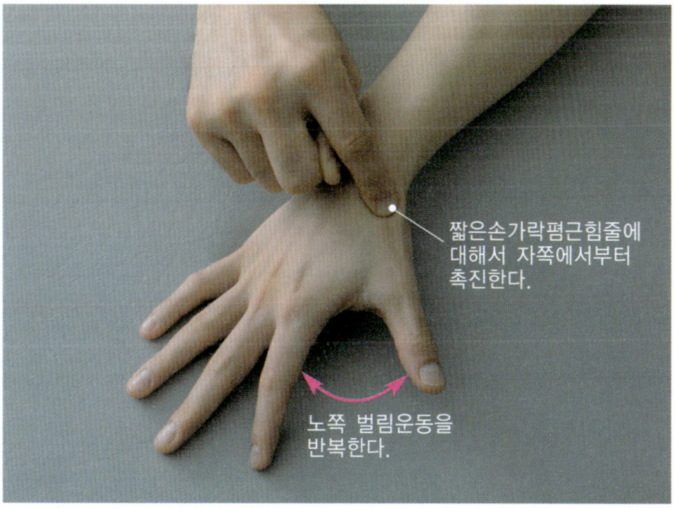

그림 4-82 **짧은엄지폄근의 촉진③**

엄지 CM관절의 노쪽 벌림운동에서 관찰되는 짧은엄지폄근힘줄을 의존해서 몸쪽에로 촉진을 진행시킨다. 도중에 제1구획을 통과하는 부분에서는 운동에 수반하는 힘줄의 긴장을 촉진하기 어려워진다. 폄근지지띠를 통과한 후는 긴 · 짧은 노쪽손목폄근힘줄을 억누르면서 등쪽으로 돌아서 들어가는 힘살을 촉진한다.

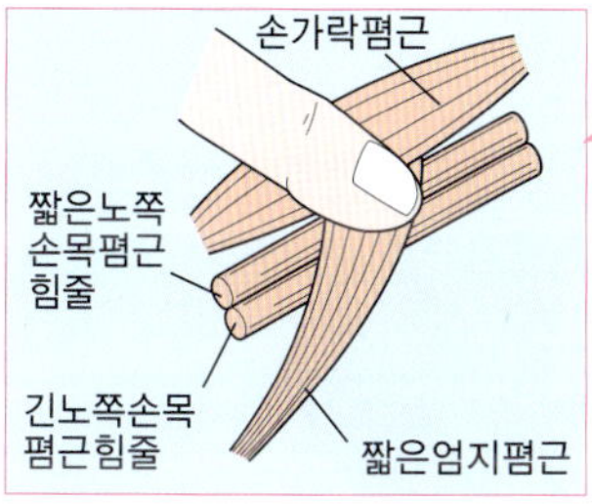

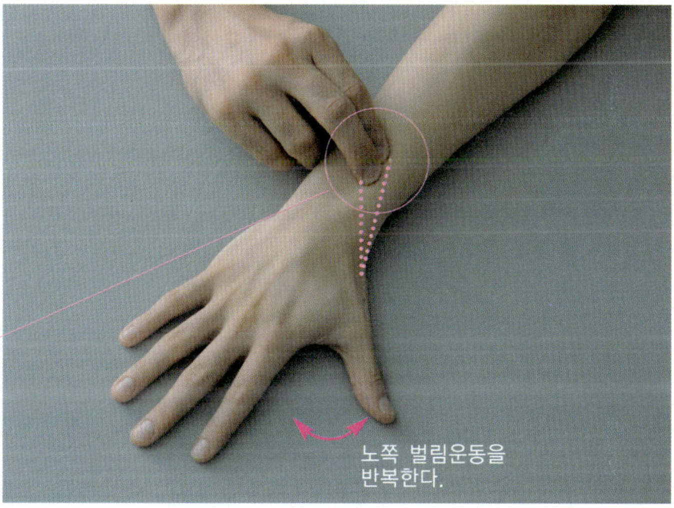

그림 4-83 **짧은엄지폄근의 촉진④**

짧은엄지폄근이 손가락폄근의 아래로 진입한 후는 검사자의 손가락을 약간 강하게 압박하고 엄지손가락 벌림운동과 깊은 부분에서부터 밀려올라오는 감각이 일치(동기)하고 있는 것을 확인하면서 촉진을 진행시킨다.

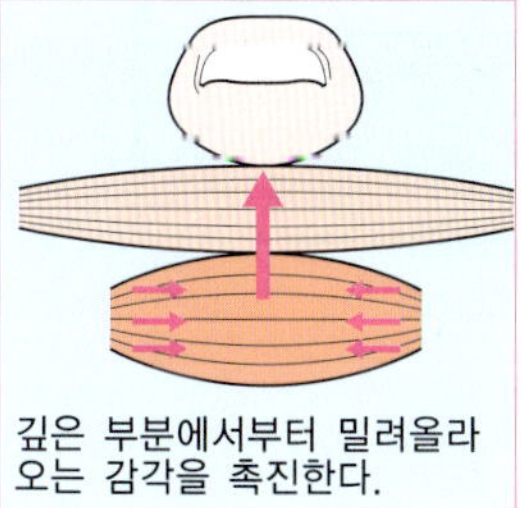

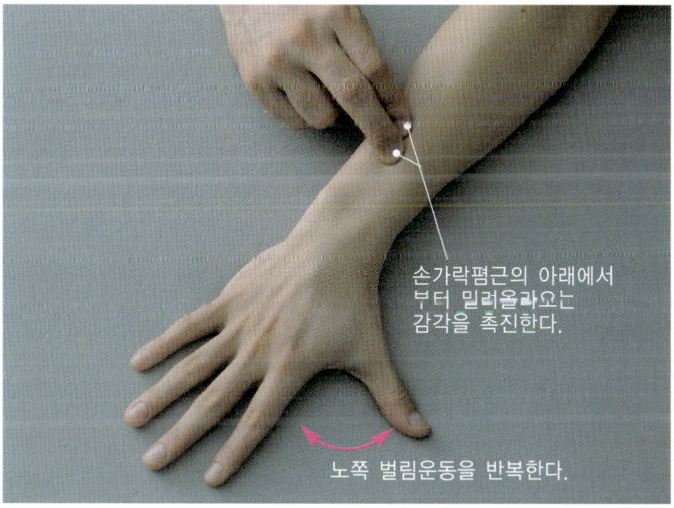

Skill Up — de Quervain병

짧은엄지폄근힘줄과 긴엄지벌림근힘줄이 제1구획을 통과하는 부분에서의 협착윤활막염(협착건초염)이다. 손의 사용빈도가 많은 노동자에게 많이 발생하고 치유에는 장기간을 필요로 하는 것이 보통이다. de Quervain병을 진단하기 위한 유명한 검사에 Finkelstein test가 있다. 엄지손가락을 안으로 하여 주먹을 만들고 손목관절을 수동적으로 자쪽편위를 하였을 때에 통증이 유발된다.

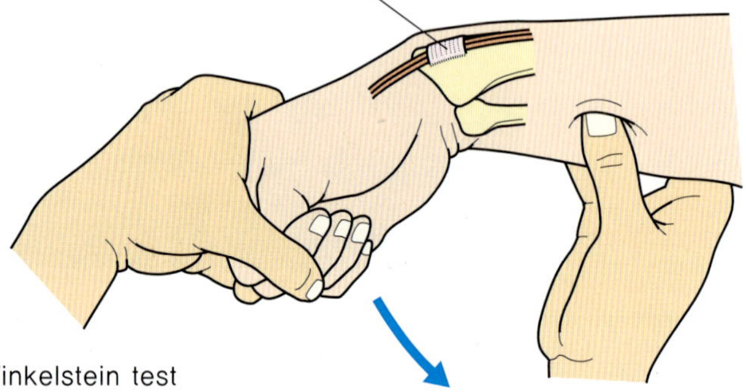

Finkelstein test

문헌 22)에서

제1구획은 짧은엄지폄근힘줄과 긴엄지벌림근힘줄이 통과한다. 약 60%의 사례에서 2개의 힘줄을 완전히 분리하는 격벽이 있다는 것을 알 수 있다. de Quervan병에서는 격벽이 있는 사례에서 국소주사를 비롯한 보존치료에 반응하기 어렵다는 것이 보고되어 있다

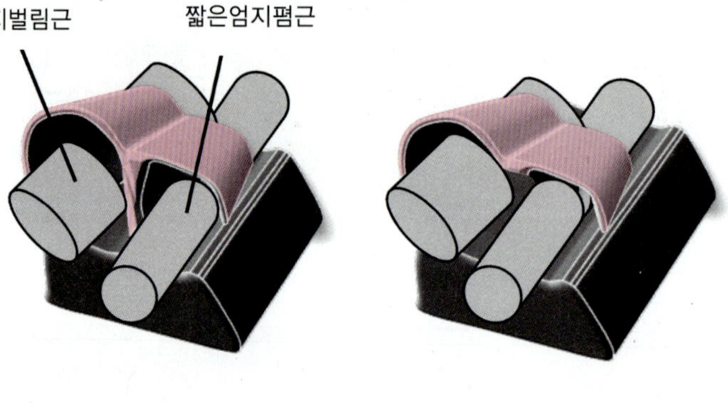

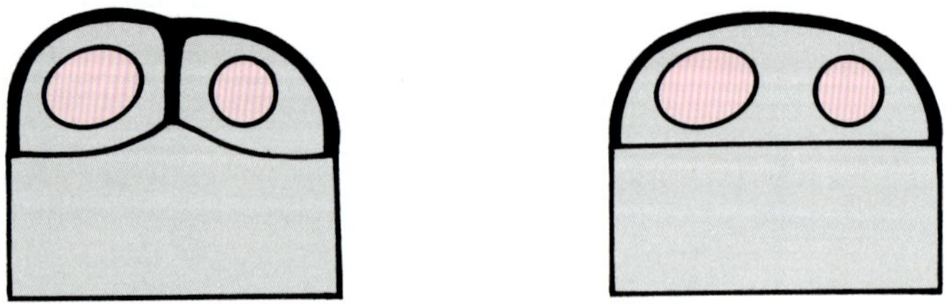

문헌 18)에서 전재

긴엄지벌림근(장무지외전근) abductor pollicis longus muscle

해부학적 특징

- **[이는곳]** 자뼈 뼈몸통 등쪽(뒤침근능선의 먼쪽이고 긴엄지폄근의 몸쪽), 아래팔 뼈사이막, 노뼈 뼈몸통 등쪽
  [닿는곳] 엄지손허리뼈바닥 바닥쪽
  [지배신경] 노신경(C6 · C7)
- 긴엄지벌림근은 아래팔폄근군의 깊은 층 근육의 하나이다.
- 손목관절의 몸쪽 수준에서의 긴엄지벌림근은 긴노쪽손목폄근힘줄, 짧은노쪽손목폄근힘줄을 억누르는 것처럼 휩쓸려 들어가게 하면서 짧은엄지폄근과 함께 손가락폄근의 깊은 층으로 진입한다.
- 긴엄지벌림근힘줄은 짧은엄지폄근힘줄과 함께 제1구획을 통과한다. 약 60%에서 2개의 힘줄을 격리하는 격벽이 존재한다.
- 긴엄지벌림근힘줄은 짧은엄지폄근힘줄의 노쪽을 나란히 뻗는다.
- 긴엄지벌림근은 엄지손목손허리관절(CM관절)의 바닥쪽을 통과한다.

근육기능의 특징

- 긴엄지벌림근은 엄지 CM관절의 바닥쪽 벌림에 작용하고 손목관절에는 그 뻗는 데에 있어 바닥쪽굽힘에 관여한다.

임상과의 접점

- 노신경마비 증상사례에서는 긴엄지폄근이나 짧은엄지폄근보다 몸쪽에서 신경이 분포하는 관계상 두 근육보다 빨리 회복조짐이 나타난다. 그러나 엄지손가락의 벌림에는 정중신경에 지배되는 짧은엄지벌림근이 자존하여 있기 때문에 엄지손가락의 벌림이 가능한지 아닌지를 판단하는 것이 아니라 긴엄지벌림근에 충분한 수축이 있는지를 관찰하는 것이 필요하다.
- de Quervain병에서는 짧은엄지폄근과 함께 통증의 원인이 되는 근육이다. 힘줄집(건초)의 부분만이 아니라 힘살에도 압통을 갖는 증상사례가 많다.

관련되는 질환

- 긴엄지벌림근힘줄 파열, 노신경마비, 뒤뼈사이신경마비, de Quervain병[**p.304 참조**] 등.

그림 4-84 긴엄지벌림근의 뻗음

긴엄지벌림근은 자뼈 뼈몸통 등쪽(뒤침근능선의 아래쪽), 아래팔뼈사이막 및 노뼈 뼈몸통 등쪽에 시작하고 엄지손허리뼈바닥 바닥쪽에 닿는다. 엄지손가락의 CM관절의 바닥쪽벌림에 작용하고 손목관절의 바닥쪽굽힘에도 보조적으로 관여한다.

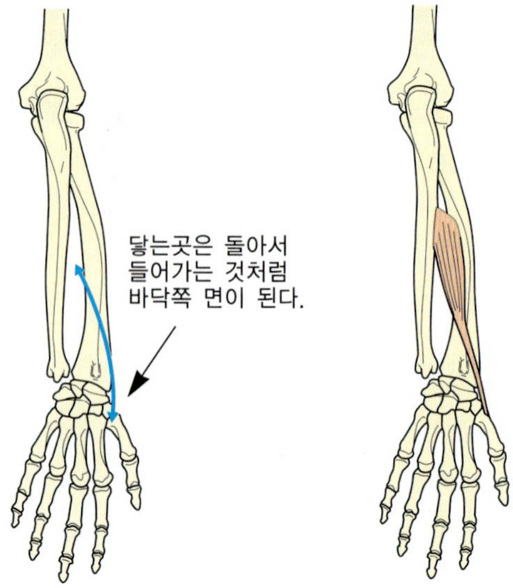

그림 4-85 긴엄지벌림근힘줄의 닿는곳 부근의 해부

긴엄지벌림근힘줄은 짧은엄지폄근힘줄과 함께 제1구획을 통과한 후 짧은엄지폄근힘줄의 바닥쪽을 따라가는 것처럼 뻗고 엄지손가락 CM관절을 넘어서 엄지손가락 손허리뼈바닥의 바닥쪽으로 돌아서 들어간다. 촉진 때에는 바닥쪽에서부터 손가락을 대면 좋다.

※긴엄지벌림근힘줄은 손목관절, 엄지 CM관절의 바닥쪽을 통과한다.

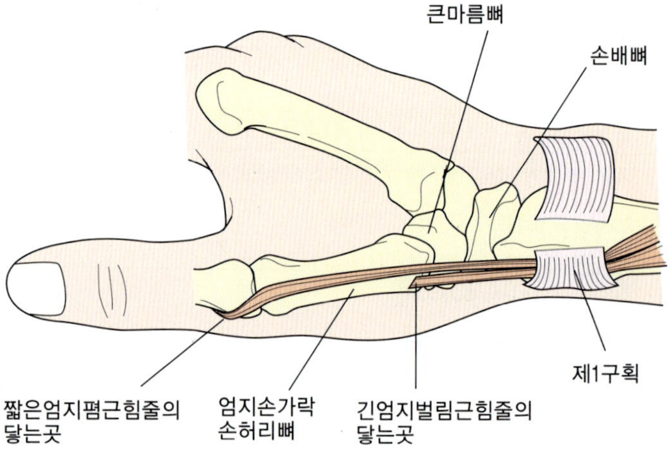

그림 4-86 긴엄지벌림근의 촉진①

피검자의 아래팔을 중간위치로 하여 손의 자쪽이 테이블에 접한 위치가 촉진 시작자세가 된다. 이것으로부터 엄지손가락 CM관절의 바닥쪽 벌림운동을 시행시킨다.

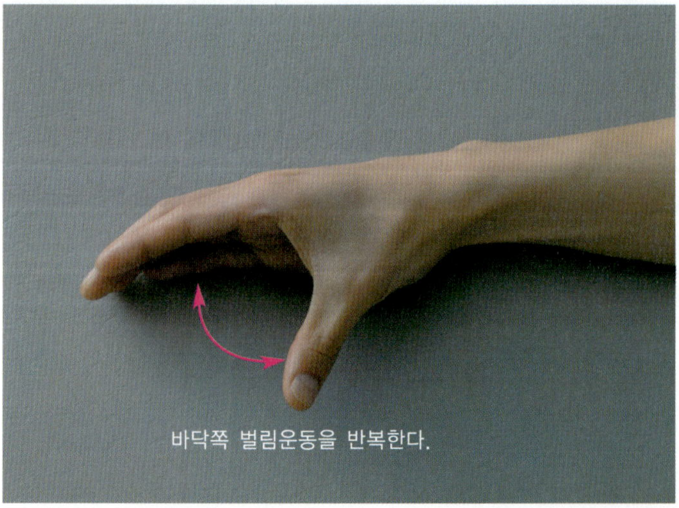

그림 4-87 긴엄지벌림근의 촉진②

운동에 수반하여 긴엄지벌림근힘줄을 손목관절의 노쪽에 관찰할 수 있다. 긴엄지벌림근힘줄에 대해서 바닥쪽에서부터 손가락을 댄다. 이것은 긴엄지벌림근의 자쪽을 뻗는 짧은엄지폄근힘줄과 틀리지 않도록 하기 위해서이다.

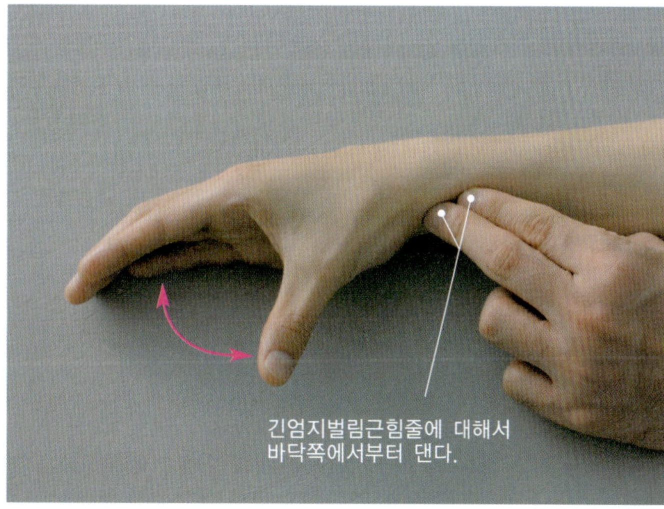

그림 4-88 긴엄지벌림근의 촉진③

긴엄지벌림근은 손목관절의 몸쪽에서는 짧은엄지폄근과 병행해서 아래팔 등쪽으로 돌아서 들어가고 긴·짧은노쪽손목폄근힘줄을 억누르는 것처럼 뻗고 손가락폄근의 깊은 부분으로 진입한다.

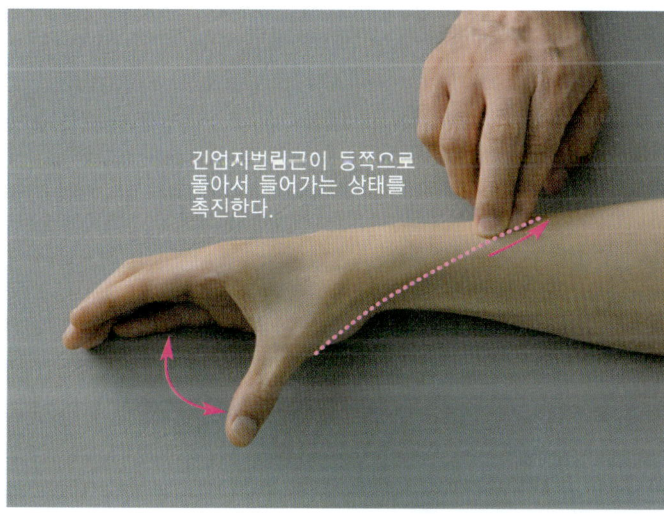

그림 4-89 긴엄지벌림근의 촉진④

손가락폄근의 아래에 진입한 후의 힘살의 촉진에서는 손가락을 약간 강하게 압박하고 엄지CM관절의 바닥쪽 벌림운동에 수반하여 깊은 부분에서부터 밀려 올라오는 감각이 동기하는지 어떤지에 주의하여 몸쪽으로 촉진을 진행한다.

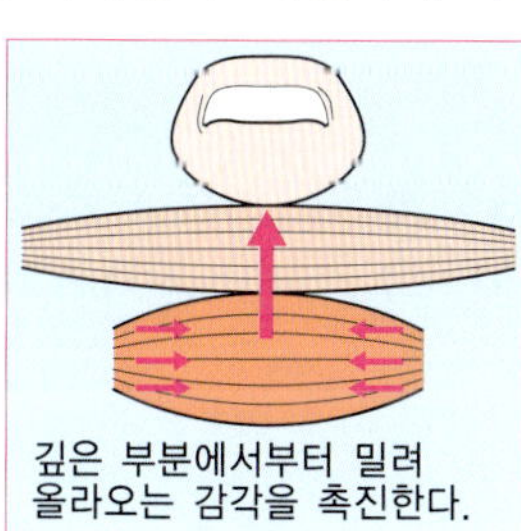

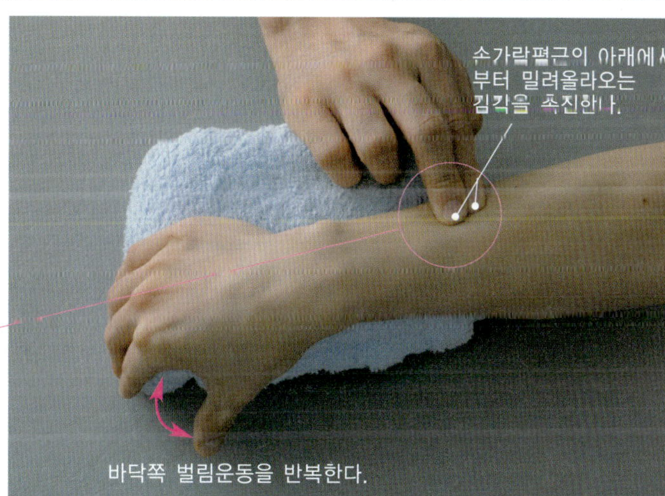

4 손목관절 및 손가락에 관계되는 근육

얕은손가락굽힘근(천지굴근) flexor digitorum superficialis muscle

해부학적 특징

- **[이는곳]** 위팔뼈 안쪽위관절융기(위팔갈래), 자뼈거친면(자뼈머리), 노뼈 몸쪽 앞면(노뼈머리)
  [닿는곳] 집게손가락에서부터 새끼손가락까지의 중간마디뼈바닥 바닥쪽
  [지배신경] 정중신경(C7~T1)
- 얕은손가락굽힘근은 아래팔 바닥쪽에 있는 굽힘근군의 중간층에 위치한다.
- 손목관절 몸쪽 수준의 얕은손가락굽힘근힘줄은 긴손바닥근힘줄의 바로 자쪽을 뻗는다.
- 손목과절 몸쪽 수준의 얕은손가락굽힘근힘줄은 가운데손가락과 반지손가락으로 향하는 힘줄이 얕은 층에 있고 집게손가락과 새끼손가락으로 향하는 힘줄이 그 깊은 층에 배열하여 뻗는다.
- 얕은손가락굽힘근힘줄은 중간마디뼈에 닿기(정지하기) 바로 앞에서 2개로 갈리고 그 사이를 깊은손가락굽힘근힘줄이 통과한다.
- 새끼손가락으로 향하는 힘줄이 결손이 되는 파격사례가 있다.

근육기능의 특징

- 얕은손가락굽힘근은 주로 PIP관절을 굽히게 하지만 아울러서 MP관절의 굽힘 및 손목관절의 바닥쪽굽힘에도 관여한다.
- 위팔뼈 안쪽위관절융기에서부터 시작하는 일부의 얕은손가락굽힘근은 보조적으로 팔꿉관절의 굽힘에 관여한다.
- 집게손가락에서부터 새끼손가락까지의 4개의 근육다발이 각각 단독으로 수축할 수 있다. 즉 각 손가락마다 PIP관절의 굽힘운동이 가능하다.

임상과의 접점

- 얕은손가락굽힘근 고유의 근력을 평가하고 싶은 경우에는 평가하고 싶은 손가락 이외의 3개 손가락을 폄위치에서 고정하면 깊은손가락굽힘근의 작용을 배제할 수 있다. 이 자세에서 PIP관절의 굽히는 힘을 검진하면 좋다.
- 완전한 정중신경마비의 증상사례에 손가락의 굽힘을 시행시키면 새끼손가락과 반지손가락만이 굽어 마치 기도를 드리는 것 같은 관절자세를 나타낸다. 이것은 기도자세라 불리고 정중신경마비의 특징적인 증상이다. 이 현상은 깊은손가락굽힘근의 자쪽 2개가 자신경에 의해서 지배되고 있기 때문에 일어난다.

관련되는 질환

- 얕은손가락굽힘근힘줄 파열, 석회힘줄염(석회건염)[p.312 참조], 탄발손가락[p.312 참조], Volkmann 구축[p.316 참조], 굽은손가락[p.312 참조], 앞뼈사이신경마비(정중신경 고위 마비) 등.

그림 4-90 **얕은손가락굽힘근의 뻗음**

얕은손가락굽힘근은 위팔뼈 안쪽위관절융기(위팔갈래), 자뼈거친면(자뼈머리), 노뼈 몸쪽 앞면(노뼈머리)의 세 갈래를 갖고 시작하고 집게손가락에서부터 새끼손가락까지의 중간마디뼈바닥 바닥쪽에 닿는다. 주로 집게손가락에서부터 새끼손가락까지의 중간마디뼈바닥 바닥쪽에 닿는다. 주로 집게손가락에서부터 새끼손가락까지의 PIP관절의 굽힘에 작용하지만 MP관절의 굽힘, 손목관절의 바닥쪽굽힘에도 관여한다. 안쪽위관절융기에 시작하는 섬유에는 약간의 팔꿉관절 굽힘작용도 갖고 있다.

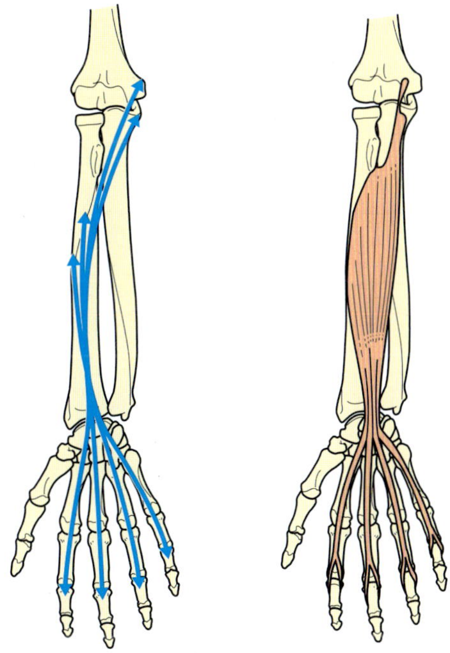

그림 4-91 **손목관절 수준의 얕은손가락굽힘근힘줄의 뻗음 배열**

손목관절 수준에서의 얕은손가락굽힘근 힘줄이 뻗는 것에는 특징이 있다. 가운데손가락과 반지손가락으로 향하는 힘줄이 얕은 층에 있고 집게손가락과 새끼손가락으로 향하는 힘줄이 그 깊은 층에 배열하여 뻗는다.

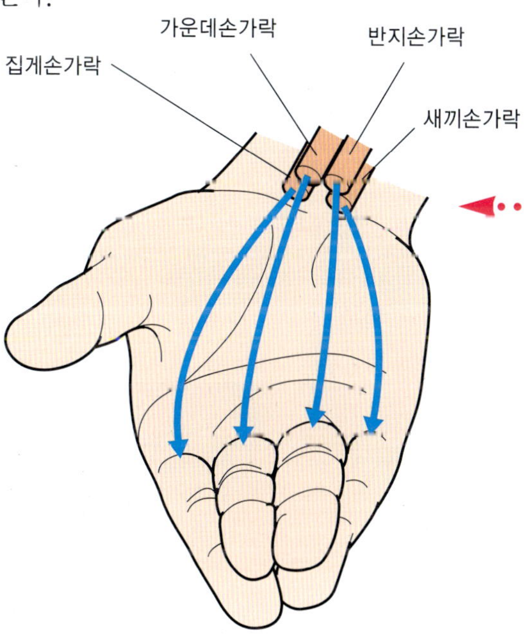

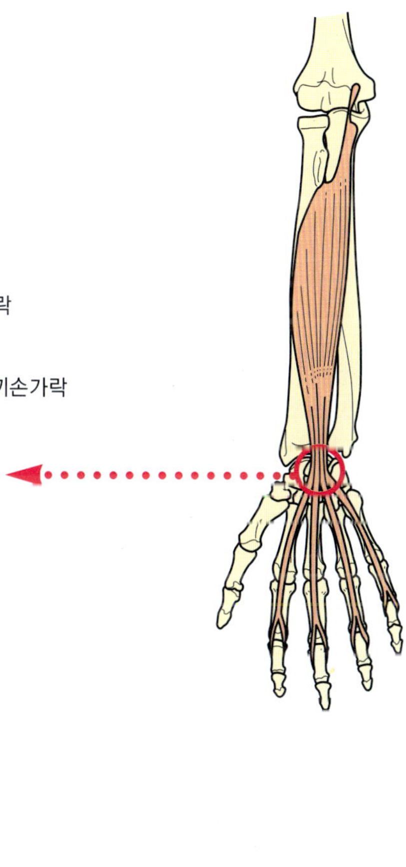

그림 4-92 얕은손가락굽힘근의 촉진①

피검자의 아래팔을 뒤침위치로 하고 손등이 테이블에 접한 자세가 촉진의 시작자세가 된다. 집게손가락의 얕은손가락굽힘근을 만지려면 피검자의 가운데손가락, 반지손가락, 새끼손가락을 폄위치로 고정한 채로 집게손가락의 굽힘운동을 시행시킨다.

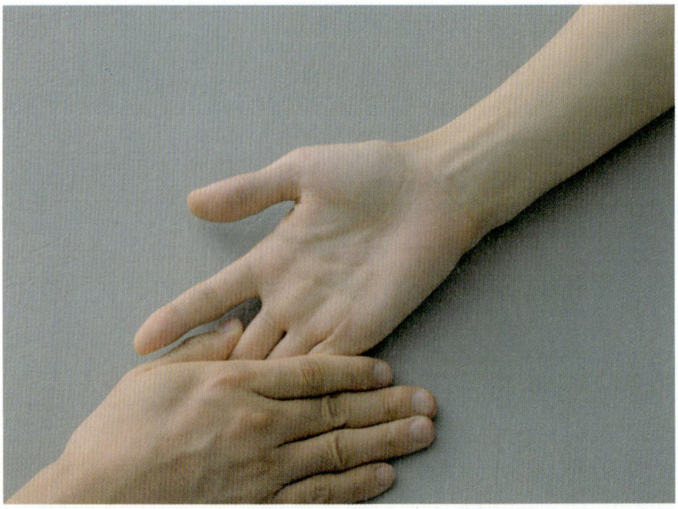

그림 4-93 얕은손가락굽힘근의 촉진②

집게손가락에서 시행되고 있는 굽힘운동이 PIP관절만으로 시행되고 있다는 것을 확인한 후 손가락을 집게손가락 첫마디뼈의 바닥쪽에 대고 PIP관절의 굽힘에 수반하여 얕은손가락굽힘근힘줄이 활주하는 상태를 촉진한다.

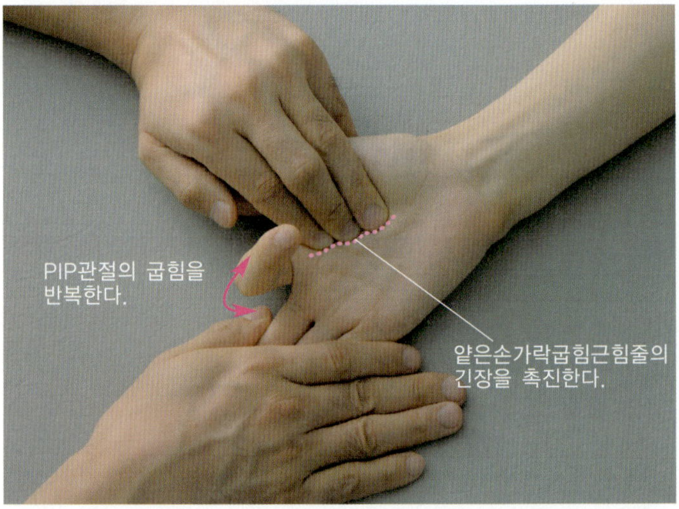

그림 4-94 얕은손가락굽힘근의 촉진③

다음으로 손가락을 긴손바닥근힘줄의 자쪽에 대고 집게손가락의 PIP관절의 굽힘운동에 수반하는 얕은손가락굽힘근힘줄의 긴장을 촉진한다. 마찬가지의 형태로 가운데손가락을 대상으로 시행하면 그 긴장을 보다 강하게 느낀다. 이것은 집게손가락으로 향하는 얕은손가락굽힘근힘줄의 표층에 가운데손가락으로 향하는 얕은손가락굽힘근힘줄이 위치하기 때문에 일어나는 현상이다.

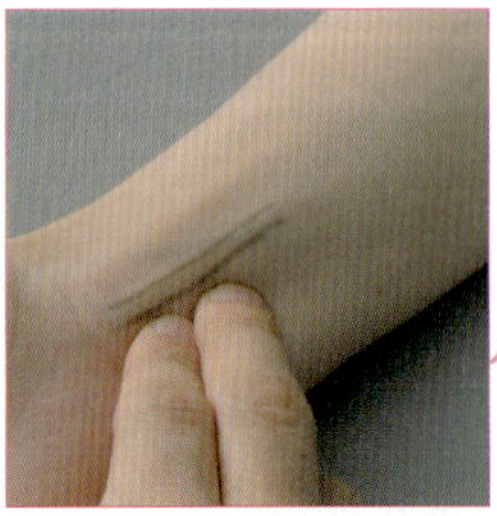

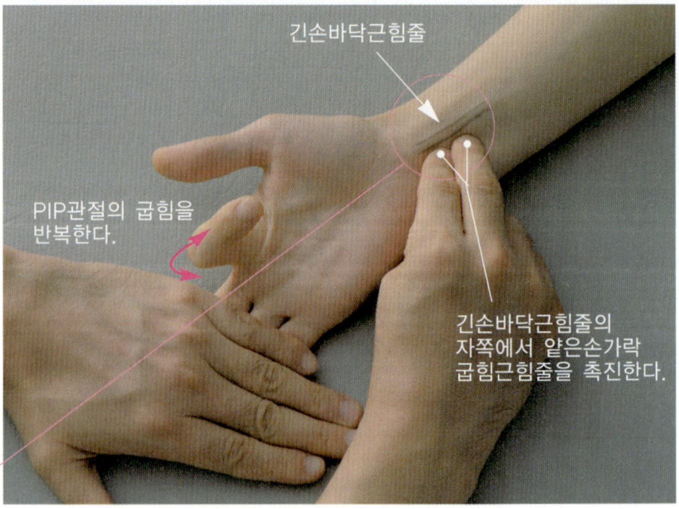

그림 4-95 얕은손가락굽힘근의 촉진④

긴손바닥근의 자쪽에서 만져지는 얕은손가락굽힘근힘줄의 긴장에 의존해서 아래팔 몸쪽으로 촉진을 진행시킨다. 집게손가락의 얕은손가락굽힘근이 바르게 만져지면 그 긴장은 노뼈 방향으로 향해서 가고 얕은손가락굽힘근의 노뼈머리가 된다.

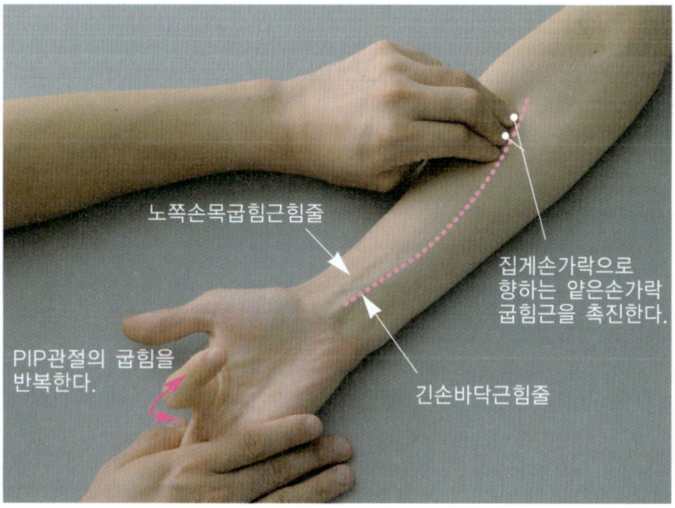

그림 4-96 얕은손가락굽힘근의 촉진⑤

이어서 반지손가락·새끼손가락으로 이어지는 얕은손가락굽힘근을 촉진한다. 검사자는 집게손가락과 가운데손가락을 폄 위치로 고정하고 반지손가락·새끼손가락의 PIP관절의 굽힘운동을 지시한다. 운동에 수반하는 수축을 좇아가면 안쪽위관절융기로 향하는 얕은손가락굽힘근을 촉진할 수 있다.

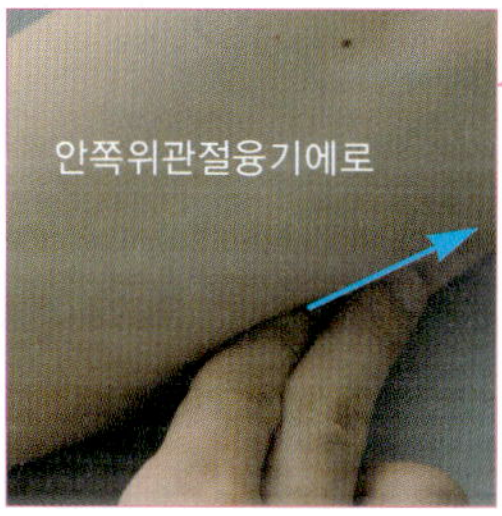

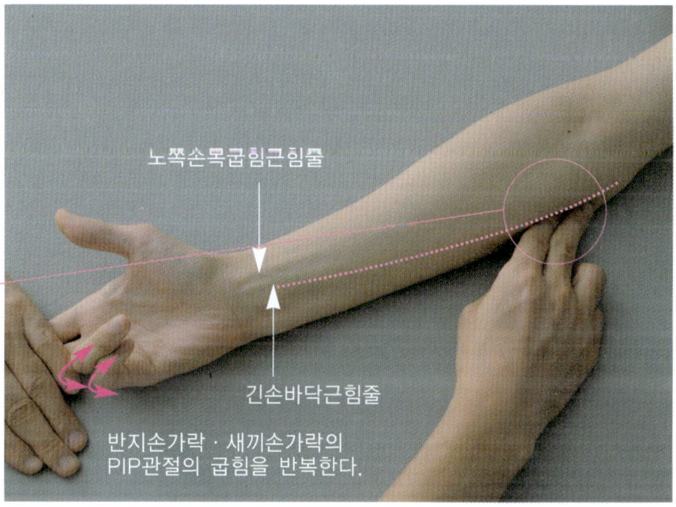

그림 4-97 얕은손가락굽힘근의 촉진⑥

마지막으로 가운데손가락으로 이어지는 얕은손가락굽힘근을 촉진한다. 검사자는 집게손가락·새끼손가락을 폄위치로 고정하고 가운데손가락의 PIP관절의 굽힘운동을 지시한다. 집게손가락의 굽힘운동 때에 만진 부분과 반지손가락·새끼손가락의 굽힘운동 때에 만진 부분의 정확히 중간 부근에서 그 수축을 촉진할 수 있다.

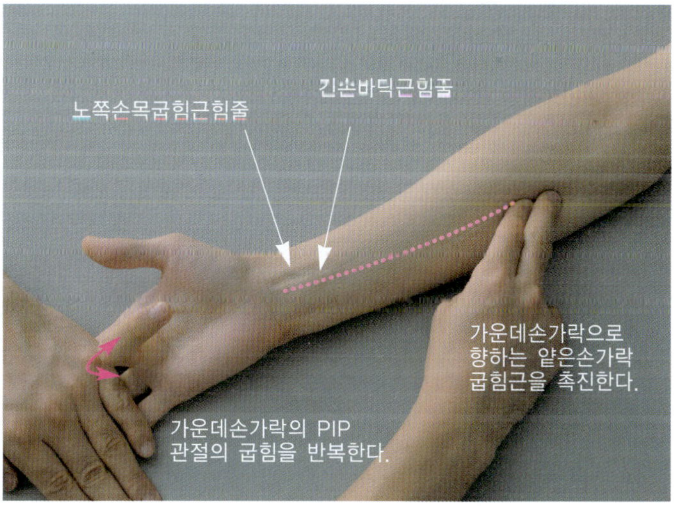

Skill Up

석회힘줄염

힘줄의 부착부분 부근에 석회염이 침착하여 급격한 염증증상을 나타낸다.

탄발손가락(그림 참조)

손가락굽힘근힘줄의 협착윤활막염(협착건초염)이 원인으로 일어난다. 중년여성에 많다. 손가락의 IP관절의 굽힘/폄 운동을 원활하게 시행할 수 없고 굽힘위치인 채로 lock되는 일도 자주 있다. 난치사례에서는 인대성 힘줄집(건초)의 절개가 필요하게 된다.

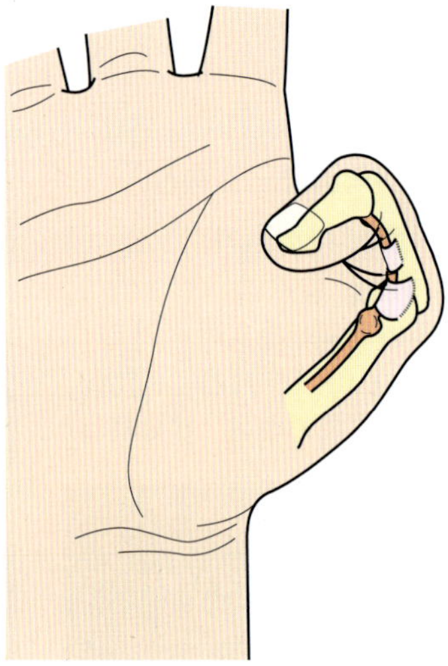

굽은 손가락(그림 참조)

손의 선천성 이상의 하나이며 PIP관절에서 굽힘구축을 일으키는 것이다. 1개의 손가락에 관찰되는 것에서부터 많은 손가락에 관찰되는 것까지 다양하다. 그 원인은 피부, 힘줄, 관절주머니 등 사례마다 다르며 원인에 상응하는 수술이 필요하다고 한다.

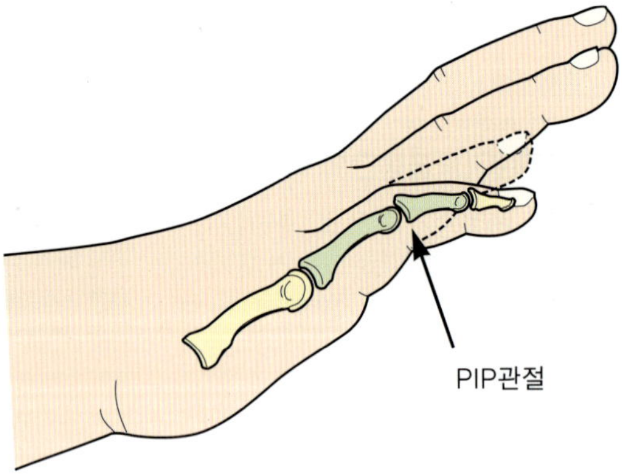

깊은손가락굽힘근(심지굴근) flexor digitorum profundus muscle

해부학적 특징

- **[이는곳]** 자뼈 안쪽 면, 아래팔 뼈사이막
  [닿는곳] 집게손가락에서부터 새끼손가락까지의 끝마디뼈바닥 바닥쪽
  [지배신경] 노쪽 2개 : 정중신경
  자쪽 2개 : 자신경(C7~T1)
- 깊은손가락굽힘근은 아래팔 바닥쪽에 있는 굽힘근군의 깊은 층에 위치하고 힘살은 대략 자쪽 절반에 위치한다.
- 아래팔의 중앙부분에서는 자뼈를 에워싸는 것처럼 위치하고 깊은 층 근육이지만 피부의 바로 아래에서 만질 수 있다.
- 집게손가락, 가운데손가락으로 향하는 깊은손가락굽힘근은 정중신경에 지배되고 반지손가락, 새끼손가락으로 향하는 깊은손가락굽힘근은 자신경에 지배된다.

근육기능의 특징

- 깊은손가락굽힘근은 DIP관절을 굽히는 유일한 근육이다. 그것이 뻗는 데에 있어서 PIP관절, MP관절의 굽힘, 손목관절의 바닥쪽굽힘에도 관여한다.
- 집게손가락 이외의 깊은손가락굽힘근은 일반적으로 분리가 나빠 반지손가락에서부터 새끼손가락의 깊은손가락굽힘근을 독립적으로 작동시킬 수 없다. 얕은손가락굽힘근과 대비하여 기억하면 좋다.

임상과의 접점

- 깊은손가락굽힘근 고유의 근력을 평가하고 싶은 경우에는 DIP관절의 근력을 검진한다.
- Volkmann 구축에서 가장 장애를 받는 근육이다[**p.316 참조**].
- 집게손가락에서부터 새끼손가락까지의 PIP관절의 몸쪽에서부터 먼쪽 손바닥 피부선까지의 사이는 굽힘근힘줄집이 매우 좁다. 이 부분에서의 굽힘근힘줄 손상의 치료는 매우 어렵고 예후불량이 되는 경우가 많다. 일반적으로 No man' s land(사람이 발을 들여놓아서는 안 되는 영역)이라 불리고 있다.

관련되는 질환

- 깊은손가락굽힘근힘줄 파열, 시회힘줄염, 단발손가락, Volkmann 구축, 굽은 손가락, 앞뼈사이신경마비(정중신경 고위마비), 팔꿈치굴증후군(자신경 고위마비) 등.

그림 4-98 깊은손가락굽힘근의 뻗음

깊은손가락굽힘근은 자뼈 안쪽 면, 아래팔 뼈사이막에 시작하고 집게손가락에서부터 새끼손가락까지의 끝마디뼈바닥 바닥쪽에 닿는다. 주로 집게손가락에서부터 새끼손가락까지의 DIP관절의 굽힘에 작용하지만 PIP관절과 MP관절의 굽힘, 손목관절의 바닥쪽굽힘에도 관여한다.

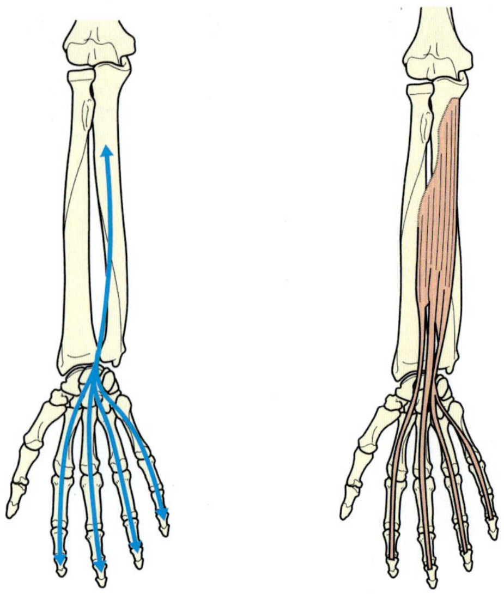

그림 4-99 깊은손가락굽힘근의 특징

아래팔 중앙부분에서는 자뼈 뼈몸통의 안쪽에서 깊은손가락굽힘근을 용이하게 만질 수 있다. 또한 닿는곳에서는 얕은손가락굽힘근힘줄이 2분된 사이를 깊은손가락굽힘근힘줄이 통과하여 끝마디뼈 바닥에 부착한다.

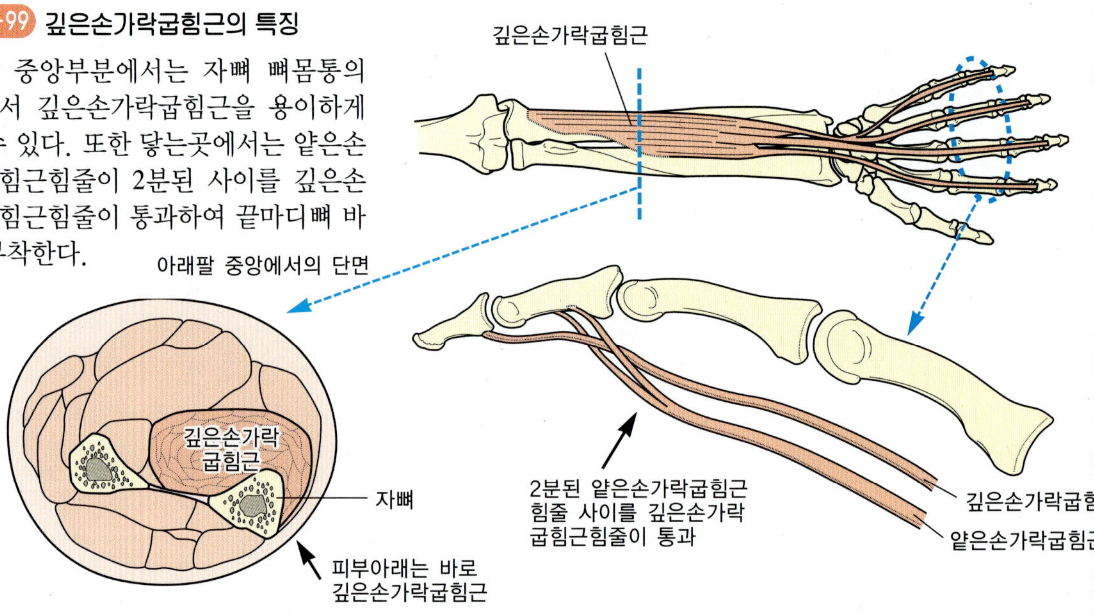

그림 4-100 No man's land

PIP관절에서부터 먼쪽 손바닥피부선까지의 사이를 No man's land라 부른다. 이 부분은 굽힘근힘줄집(굴근건초)이 매우 좁기 때문에 힘줄 봉합 후의 예후가 별로 좋지 않다는 것으로부터 이름이 붙여졌다.

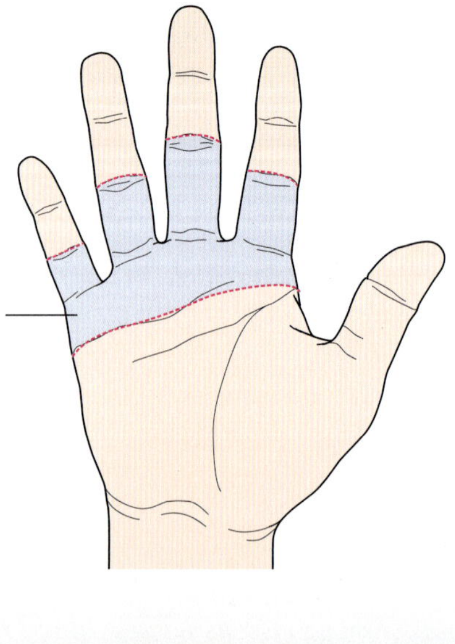

그림 4-101 깊은손가락굽힘근의 촉진①

피검자의 아래팔을 뒤침위치로 하고 손등이 테이블에 접한 자세가 촉진 시작자세가 된다. 집게손가락의 깊은손가락굽힘근을 만지려면 피검자의 MP관절, PIP관절을 고정하고 DIP관절만의 굽힘운동을 시행할 수 있도록 한다.

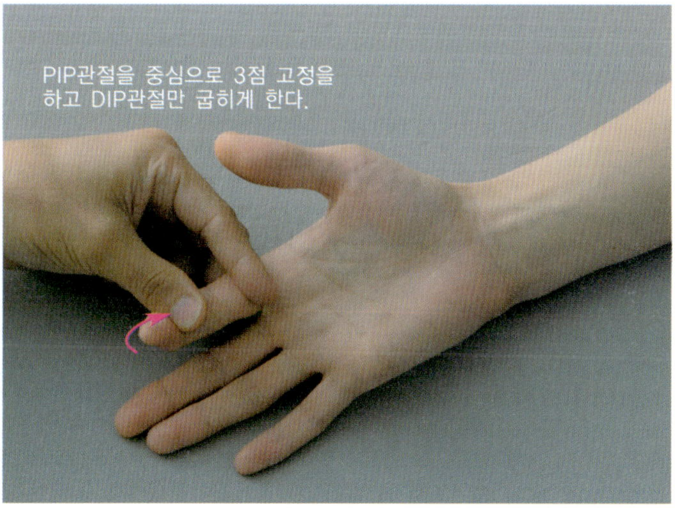

그림 4-102 깊은손가락굽힘근의 촉진②

중간마디뼈의 바닥쪽에 손가락을 대고 DIP관절의 굽힘에 맞춰서 깊은손가락굽힘근힘줄이 활주하는 상태를 촉진한다.

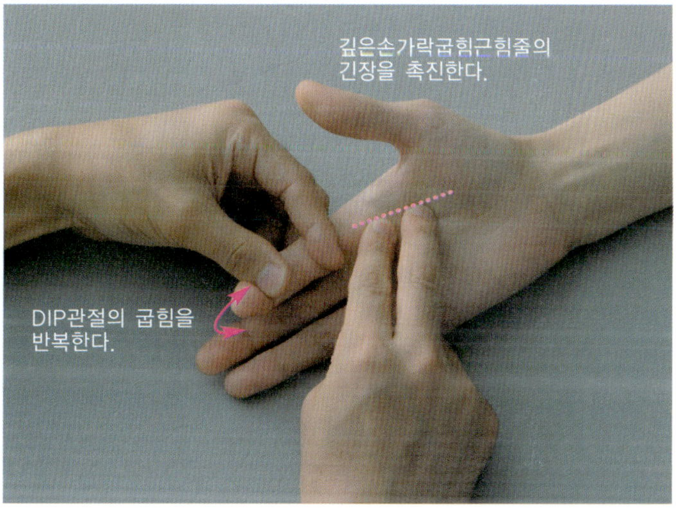

그림 4-103 깊은손가락굽힘근의 촉진③

집게손가락 이외의 깊은손가락굽힘근의 촉진에서는 개별적 운동이 곤란하기 때문에 가운데손가락에서부터 새끼손가락까지를 동시에 운동을 시행시켜 촉진한다. 피검자의 가운데손가락에서부터 새끼손가락까지의 MP관절, PIP관절을 고정하고 세 손가락을 동시에 DIP관절의 굽힘운동을 시행시킨다.

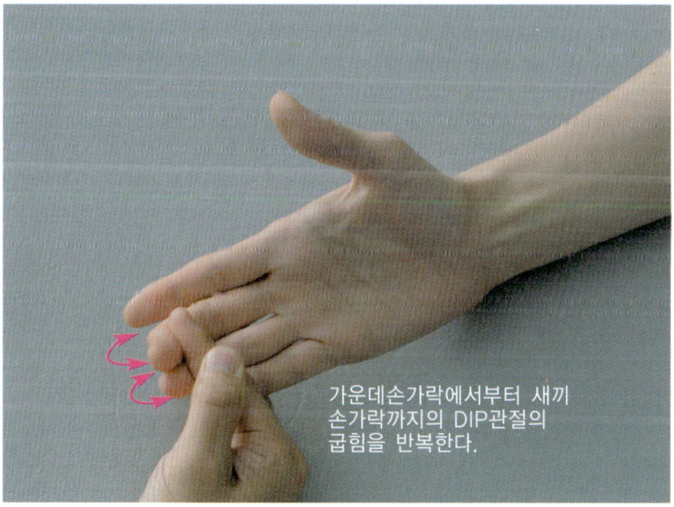

그림 4-104 **깊은손가락굽힘근의 촉진④**

깊은손가락굽힘근의 힘살부분을 만지려면 집게손가락이라면 피검자의 아래팔의 중앙부분에 대고 집게손가락 DIP관절 굽힘에 수반하는 수축을 촉진한다. 기타의 손가락이라면 차례로 자쪽으로 손가락을 이동시켜 마찬가지로 촉진한다. 촉진의 요령은 손가락을 약간 강하게 눌러서 대고 DIP관절의 굽힘에 맞춰서 깊은 부분으로부터 손가락이 밀려올라가는 감각에 의존해서 만지면 좋다.

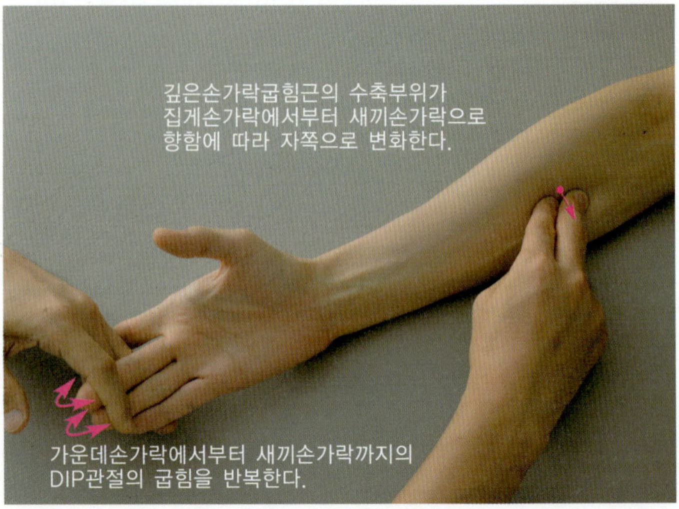

그림 4-105 **깊은손가락굽힘근의 촉진⑤**

보다 자쪽의 깊은손가락굽힘근의 힘살의 촉진은 손가락을 자뼈의 뼈몸통 자쪽 모서리에 대면 알기 쉽다. 이 부위에서는 피부의 아래가 바로 깊은손가락굽힘근의 힘살이므로 DIP관절의 굽힘에 수반하는 수축을 명료하게 촉진할 수 있다.

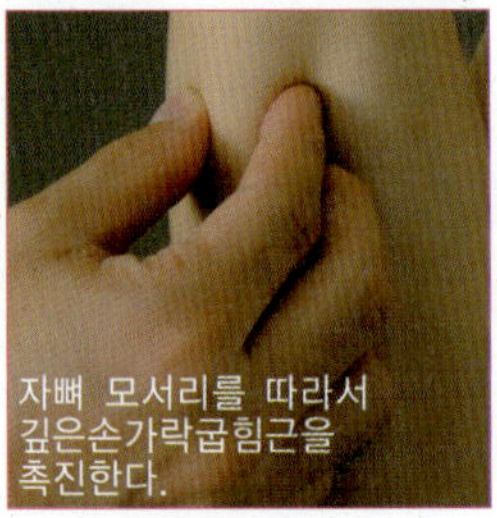

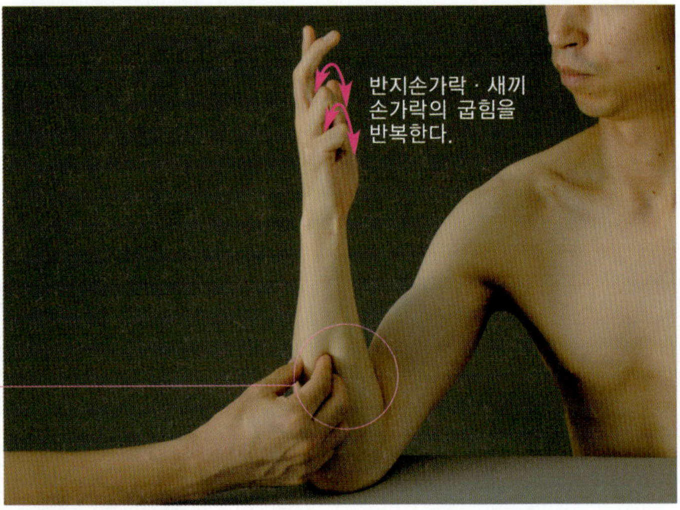

Skill Up **Volkmann 구축**

위팔뼈 관절융기위골절(과상골절)의 합병증으로서 유명하고 팔꿈치부분에서의 강한 압박이 원인으로 일어나는 허혈성 구축이다. 깊은 층 근육군인 깊은손가락굽힘근, 긴엄지굽힘근이 상해되는 경우가 많다. 4P 징후(Pain : 통증, Paresthesia : 지각이상, Paralysis : 마비, Pulselessness : 맥박 소실)의 체크가 중요하다.

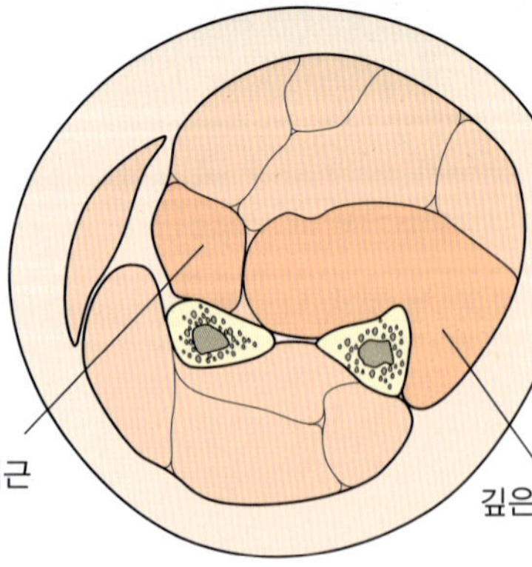

아래팔 중앙에서의 단면도

4 손목관절 및 손가락에 관계되는 근육

긴엄지굽힘근(장무지굴근) flexor pollicis longus muscle

해부학적 특징

- **[이는곳]** 노뼈 뼈몸통부분의 앞면, 아래팔 뼈사이막
  [닿는곳] 엄지손가락의 끝마디뼈바닥 바닥쪽
  [지배신경] 정중신경(C8 · T1)
- 긴엄지굽힘근은 아래팔 바닥쪽에 있는 굽힘근군의 깊은 층에 위치하고 힘살은 거의 노쪽 절반에 위치하는 반깃근(반우상근)이다.
- 긴엄지굽힘근힘줄은 모음근과 짧은엄지굽힘근, 엄지맞섬근과의 사이를 통과한다.

근육기능의 특징

- 긴엄지굽힘근은 주로 엄지손가락 IP관절의 굽힘에 작용한다. 또한 그 뻗는 데에 있어서 MP관절의 굽힘, 손목관절의 바닥쪽굽힘에도 관여한다.
- 손목관절이 바닥쪽굽힘 위치에서는 긴엄지굽힘근은 그 작용을 상실한다.

임상과의 접점

- 긴엄지굽힘근 고유의 근력을 평가하고 싶은 경우에는 엄지 IP관절의 근력을 검진한다.
- Volkmann구축으로 장애를 받는 근육의 하나이다[**p.316 참조**].
- 긴엄지굽힘근힘줄의 피하 파열은 매우 드물다고 하지만 노뼈 먼쪽 끝 골절 후의 변형이 원인으로 발생하는 지발성 긴엄지굽힘근힘줄 파열에는 주의가 필요하다.

관련되는 질환

- 긴엄지굽힘근힘줄 파열, Volkmann 구축, 앞뼈사이신경 마비(정중신경 고위마비) 등.

그림 4-106 긴엄지굽힘근의 뻗음

긴엄지굽힘근은 노뼈 뼈몸통부분의 앞면, 아래팔 뼈사이막에 시작하고 엄지손가락의 끝마디뼈바닥 바닥쪽에 닿는다. 주로 엄지손가락의 IP관절의 굽힘에 작용하지만 엄지손가락 MP관절의 굽힘, 손목관절의 바닥쪽굽힘에도 관여한다.

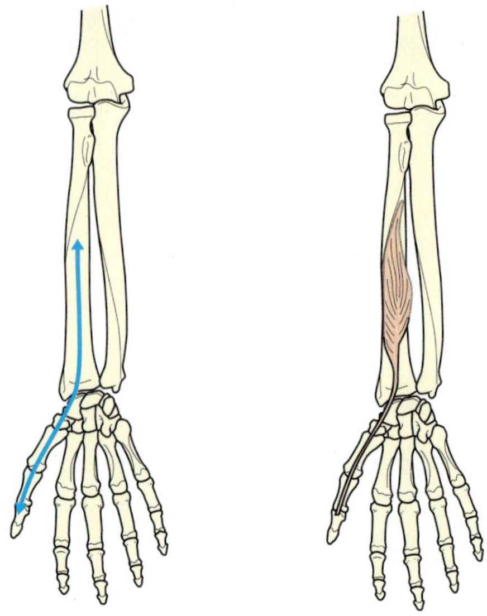

그림 4-107 엄지두덩 안을 관통하는 긴엄지굽힘근힘줄

긴엄지굽힘근힘줄은 엄지두덩근을 구성하는 엄지모음근과 짧은엄지굽힘근, 엄지맞섬근과의 사이를 통과하여 엄지손가락 첫마디뼈로 나온다. 엄지손가락 IP관절 굽힘에 수반하는 힘줄의 촉진을 시행할 때에는 알아두어야 할 지식이다.

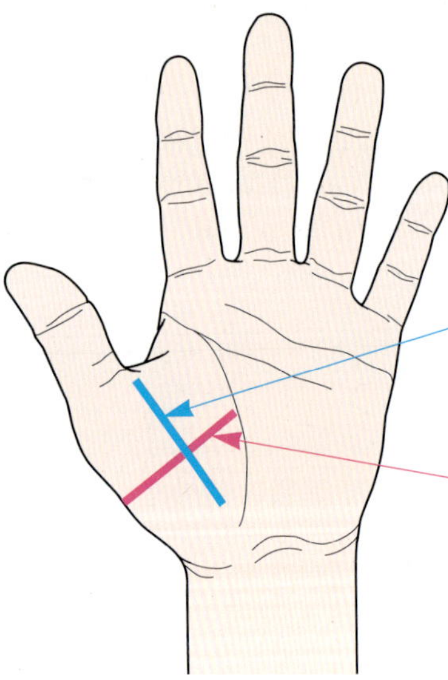

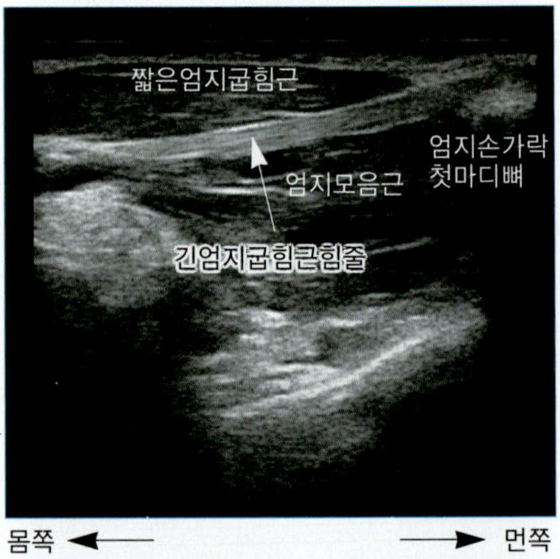

긴엄지굽힘근힘줄을 따라가는 종단면

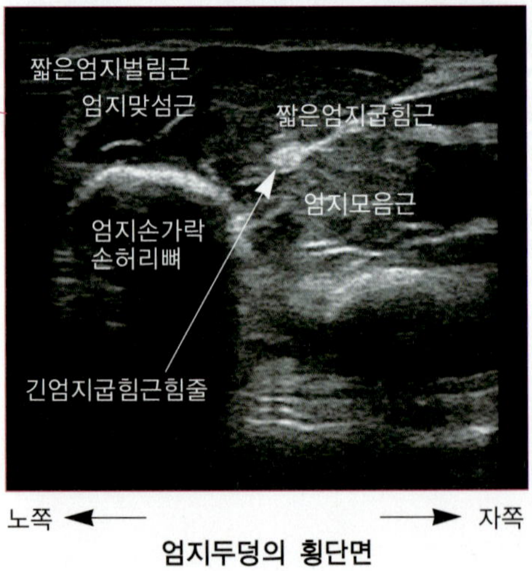

엄지두덩의 횡단면

그림 4-108 아래팔 뼈사이막에 부착하는 긴엄지굽힘근

아래팔의 먼쪽 1/3 부근의 뼈사이막에는 긴엄지굽힘근과 깊은손가락굽힘근이 대략 반반으로 부착하여 있다. 뼈사이막에 부착하는 긴엄지굽힘근을 장축에서 보면 전형적인 반깃 구조를 한 형태와 함께 뼈사이막에 널리 부착하는 상태를 알 수 있다. 긴엄지굽힘근이 뼈사이막의 탄성 유지에 중요한 조직이라는 것을 알 수 있다.

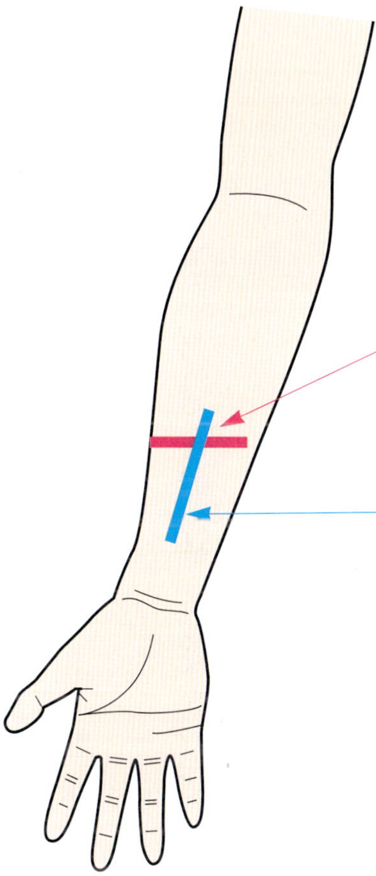

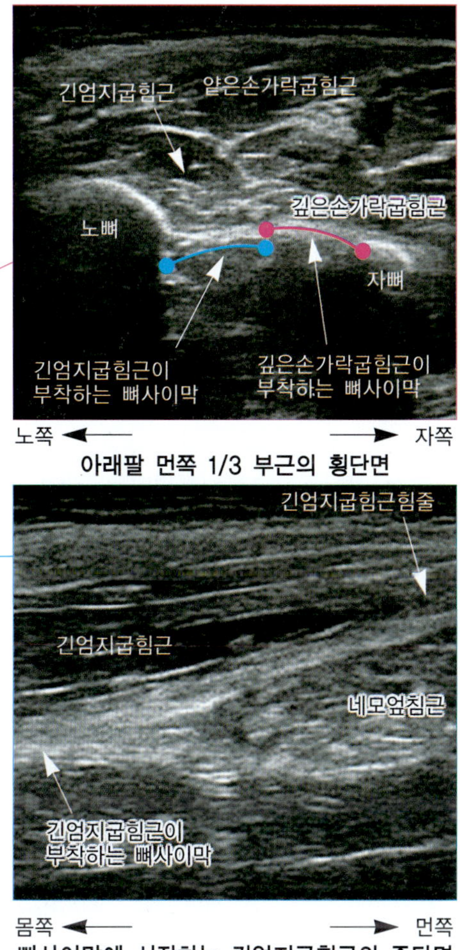

아래팔 먼쪽 1/3 부근의 횡단면

뼈사이막에 시작하는 긴엄지굽힘근의 종단면

그림 4-109 긴엄지굽힘근의 촉진①

피검자의 아래팔을 뒤침위치로 하고 손등이 테이블에 접한 자세가 촉진의 시작자세가 된다. 피검자의 엄지손가락 CM관절 · MP관절을 고정하고 엄지손가락 IP관절만의 굽힘을 시행시킨다.

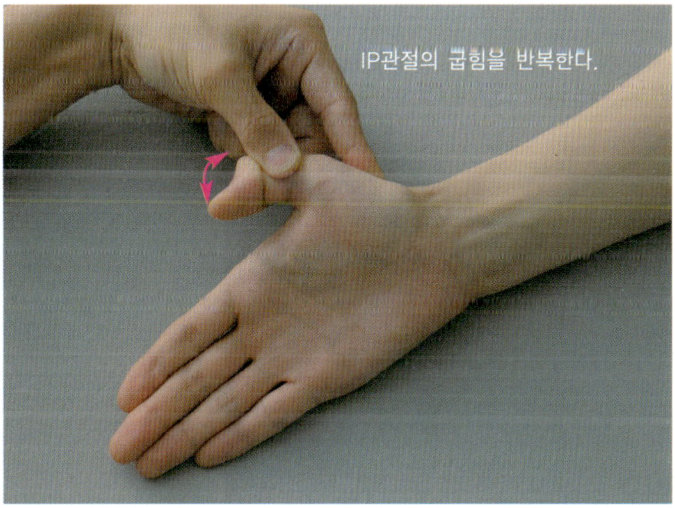

그림 4-110 **긴엄지굽힘근의 촉진②**

검사자의 엄지손가락 첫마디뼈의 바닥쪽에 손가락을 댄다. IP관절의 굽힘에 맞춰서 긴엄지굽힘근힘줄이 활주하는 상태를 촉진한다.

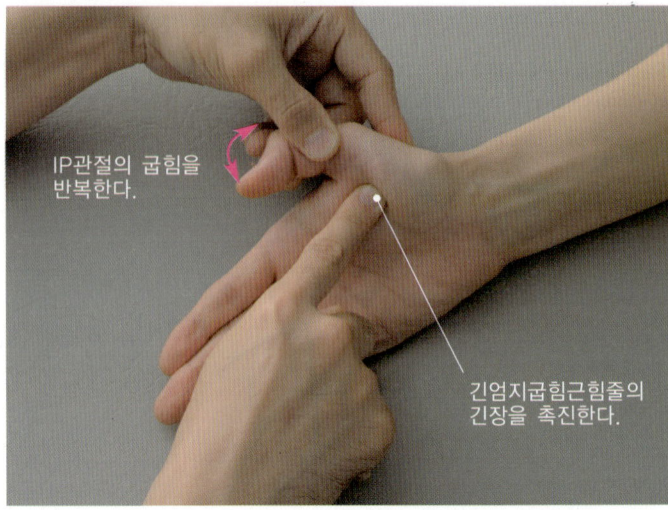

그림 4-111 **긴엄지굽힘근의 촉진③**

이어서 엄지두덩 내를 통과하는 긴엄지굽힘근힘줄을 촉진한다. 검사자는 함께 첫마디뼈 수준에서 확인한 힘줄을 단서로 검사자의 손가락을 엄지두덩 중앙부분에 자쪽에서부터 대고 촉진한다. 이때, 검사자의 손가락은 약간 강하게 대고 IP관절의 굽힘운동에 동기하여 긴장하는 긴엄지굽힘근힘줄을 촉진한다.

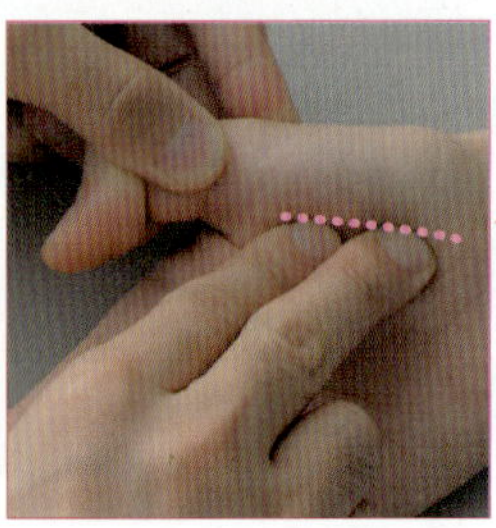

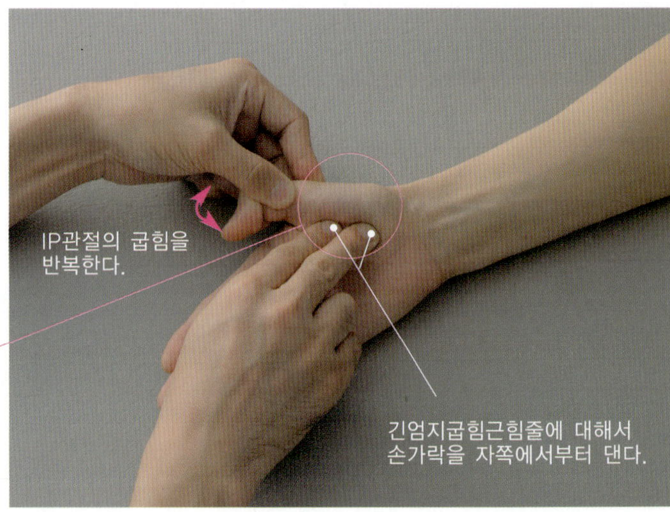

그림 4-112 **긴엄지굽힘근의 촉진④**

손목관절의 몸쪽에서 긴엄지굽힘근을 접촉하려면 우선 노쪽손목굽힘근힘줄을 확인하고 같은 힘줄을 피하도록 검사자의 손가락을 댄다.

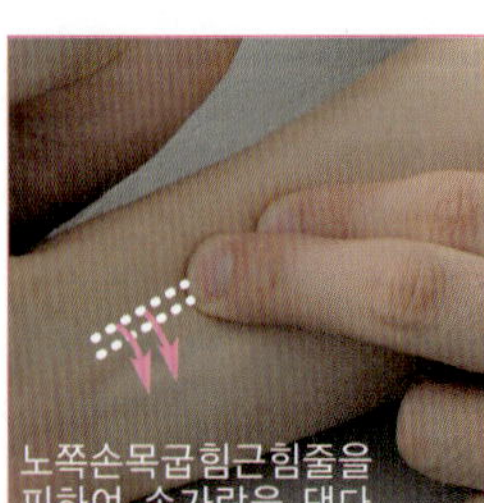

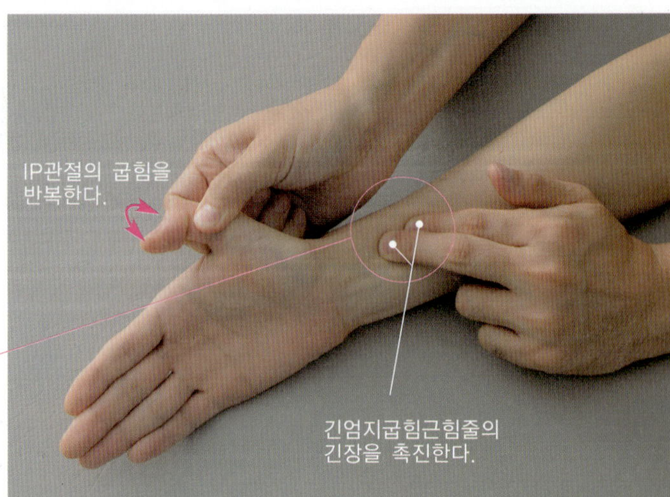

그림 4-113 긴엄지굽힘근의 촉진⑤

피검자에게 IP관절의 굽힘운동을 지시하고 그 수축을 몸쪽으로 촉진한다. 노쪽에서부터 촉진하면 아래팔 먼쪽 1/3 부근(네모엎침근의 몸쪽)에서 노뼈에 부착하는 상태를 촉진할 수 있다.

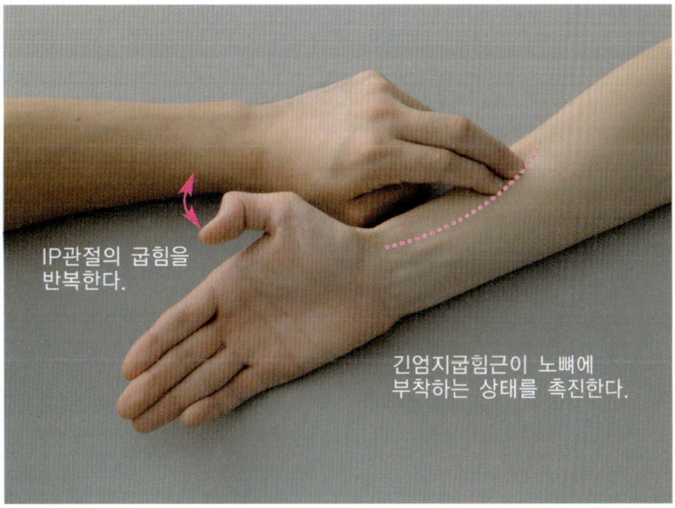

그림 4-114 긴엄지굽힘근의 촉진⑥

긴엄지굽힘근의 자쪽은 깊은손가락굽힘근과 접하기 때문에 그 경계를 판별하는 것을 촉진하는 데에 중요하다. IP관절의 굽힘에 수반하는 긴장을 몸쪽으로 쫓아가면서 때때로 엄지손가락의 굽힘과 집게손가락의 굽힘을 번갈아 시행하고 수축부위를 변화시키면서 그 근육사이를 탐색하면 좋다.

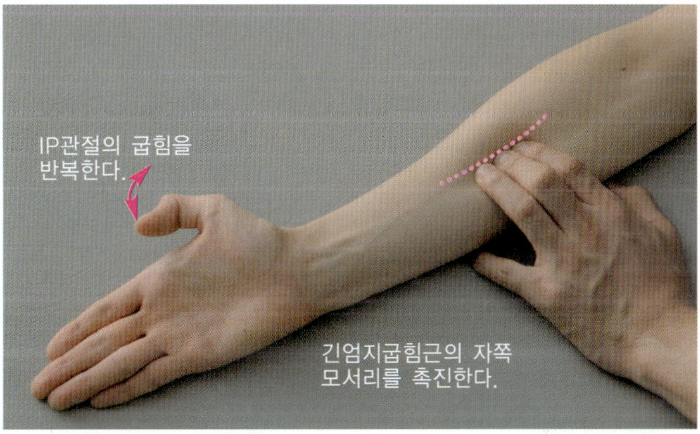

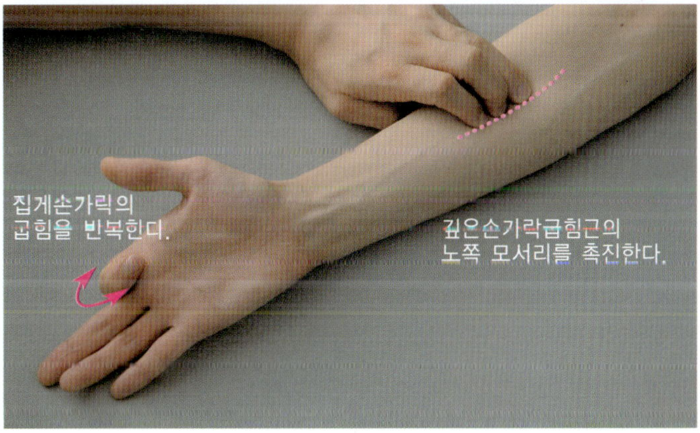

짧은엄지굽힘근(단무지굴근) flexor pollicis brevis muscle

해부학적 특징

- **짧은엄지굽힘근의 얕은갈래(천두) :**
  [이는곳] 굽힘근지지띠 **[닿는곳]** 엄지손가락의 첫마디뼈바닥 및 노쪽에 있는 종자뼈(종자골)
  [지배신경] 정중신경(C6 · C7)
- **짧은엄지굽힘근의 깊은갈래(심두)** :
  [이는곳] 큰마름뼈, 작은마름뼈, 알머리뼈 **[닿는곳]** 엄지손가락의 첫마디뼈바닥 노쪽에 있는 종자뼈
  [지배신경] 자신경(C8 · T1)
- 짧은엄지굽힘근은 엄지두덩(무지구)의 얕은 층을 구성하는 근육이고 짧은엄지벌림근의 자쪽에 위치한다.

근육기능의 특징

- 짧은엄지굽힘근은 주로 엄지손가락 MP관절의 굽힘에 작용한다. 또한 엄지손가락의 바닥쪽벌림이나 맞섬(대립) 운동에도 보조적으로 관여한다.
- 짧은엄지굽힘근은 이는곳, 닿는곳 모두 손목관절의 먼쪽에 있기 때문에 그 작용은 손목관절 자세의 영향을 받지 않는다.

임상과의 접점

- 짧은엄지굽힘근은 정중신경과 자신경에 의한 지배를 받기 때문에 단독 마비의 경우에는 기능이 완전히 소실되는 일은 없다.
- 짧은엄지굽힘근 고유의 근력을 검진하고 싶을 때는 손목관절을 완전히 바닥쪽굽힘을 하여 긴엄지굽힘근의 작용을 배제한 상태에서 엄지손가락 MP관절을 굽히는 힘을 검진하면 된다.

관련되는 질환

- 앞뼈사이신경 마비(정중신경 고위마비), 손목굴증후군(정중신경 저위마비), 팔꿈치굴증후군(주부관증후군)(자신경 고위마비), 기용굴증후군(Guyon tunnel syndrome)(자신경 저위마비) 등.

그림 4-115 짧은엄지굽힘근의 뻗음

짧은엄지굽힘근은 엄지두덩근(무지구근)의 얕은 층을 구성하는 근육이며 두 갈래로 갈린다. 얕은갈래는 굽힘근지지띠에 시작하고 깊은갈래는 큰마름뼈, 작은마름뼈, 알머리뼈에 시작한다. 이들은 엄지손가락 첫마디뼈바닥 및 그 바닥쪽에 있는 노쪽의 종자뼈에 닿는다. 주로 엄지손가락 MP관절의 굽힘에 작용한다.

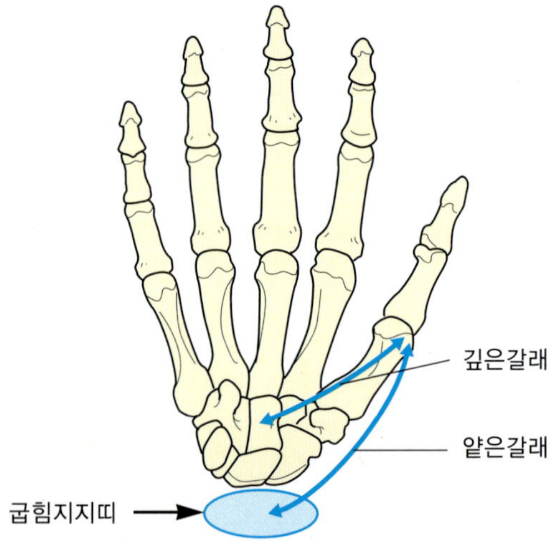

그림 4-116 짧은엄지굽힘근의 촉진①

짧은엄지굽힘근의 촉진은 피검자의 아래팔을 뒤침위치로 하고 손목관절을 최대로 바닥쪽굽힘을 시켜 엄지손가락 CM 관절을 모음위치로 한 자세에서 시행한다. 이 자세는 수외근(extrinsic muscle)인 긴엄지굽힘근을 이완시키게 되어 짧은엄지굽힘근을 이완하게 되어 짧은엄지굽힘근 단독의 수축을 효율화한다.

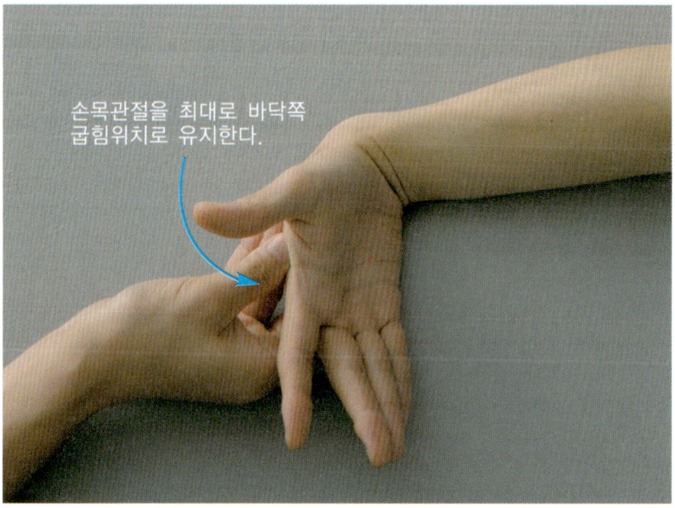

그림 4-117 짧은엄지굽힘근의 촉진②

검사자는 엄지손가락의 굽힘을 지시하고 짧은엄지굽힘근을 촉진하지만 이때의 엄지손가락 굽힘운동이 MP관절 단독으로 이루어지고 있는 것을 확인한다.

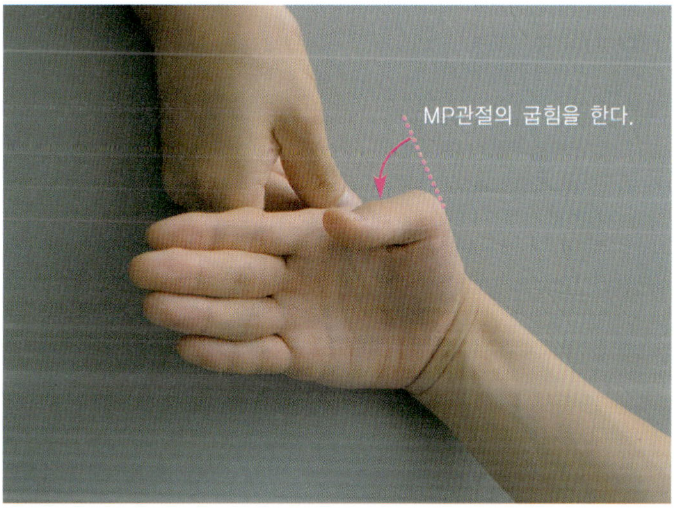

그림 4-118 짧은엄지굽힘근의 촉진③

검사자는 MP관절 굽힘에 수반하는 짧은엄지굽힘근의 수축을 엄지두덩의 자쪽에서 촉진한다. 짧은엄지굽힘근의 노쪽에는 짧은엄지벌림근이 있으므로 운동에 벌림운동이 들어가지 않도록 주의하여 만질 필요가 있다.

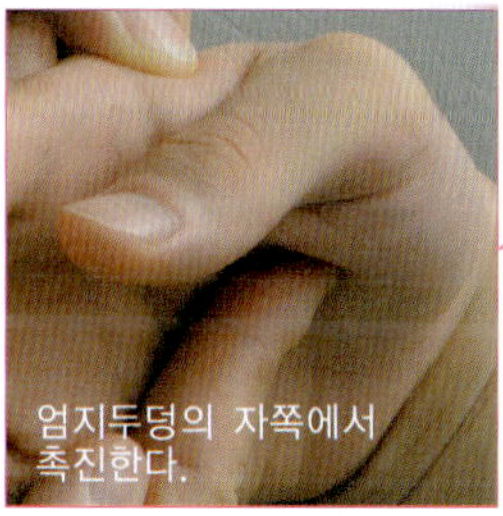

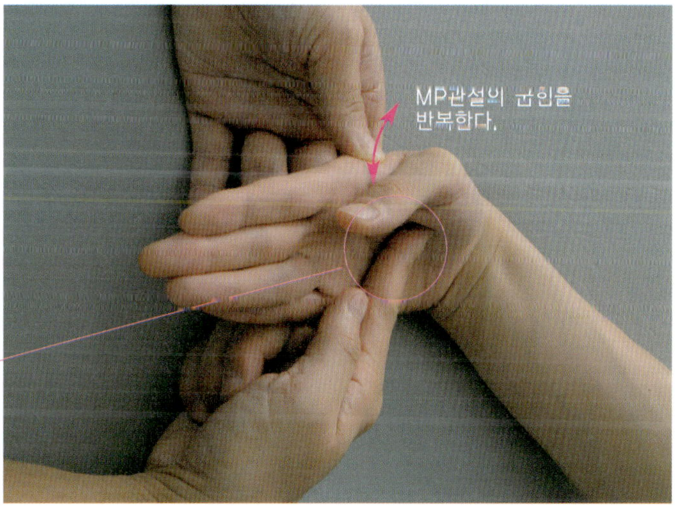

4 손목관절 및 손가락에 관계되는 근육

짧은엄지벌림근(단무지외전근) abductor pollicis brevis muscle

해부학적 특징

- **[이는곳]** 손배뼈결절, 큰마름뼈, 굽힘근지지띠의 노쪽 앞면
  [닿는곳] 엄지손가락의 첫마디뼈 바닥 및 노쪽에 있는 종자뼈
  [지배신경] 정중신경(C6 · C7)
- 짧은엄지벌림근은 엄지두덩의 얕은 층을 구성하는 근육이며 짧은엄지굽힘근의 노쪽에 있다.

근육기능의 특징

- 짧은엄지벌림근은 주로 엄지손가락 CM관절의 벌림에 작용한다.
- 짧은엄지벌림근은 이는곳, 닿는곳 모두 손목관절의 먼쪽에 있기 때문에 그 작용은 손목관절 자세의 영향을 받지 않는다.

임상과의 접점

- 정중신경 마비에 의해서 짧은엄지벌림근은 작용을 상실하지만 노신경에 지배되는 긴엄지벌림근이 있기 때문에 그다지 큰 장애는 발생하지 않는다.
- 짧은엄지벌림근 고유의 근력을 검진하고 싶을 때는 손목관절을 완전히 바닥쪽굽힘을 하여 긴엄지벌림근의 기능을 배제한 상태에서 엄지손가락 CM관절의 벌리는 힘을 검진하면 된다.

관련되는 질환

- 앞뼈사이신경 마비(정중신경 고위마비), 손목굴증후군(정중신경 저위마비) 등.

그림 4-119 짧은엄지벌림근의 뻗음

짧은엄지벌림근은 엄지두덩 근육의 얕은 층을 구성하는 근육이며 손배뼈결절, 큰마름뼈 및 노쪽의 굽힘근지지띠에 시작하고 엄지손가락 첫마디뼈바닥 및 그 바닥쪽에 있는 노쪽의 종자뼈에 닿는다. 주로 엄지손가락 CM관절의 벌림에 작용한다.

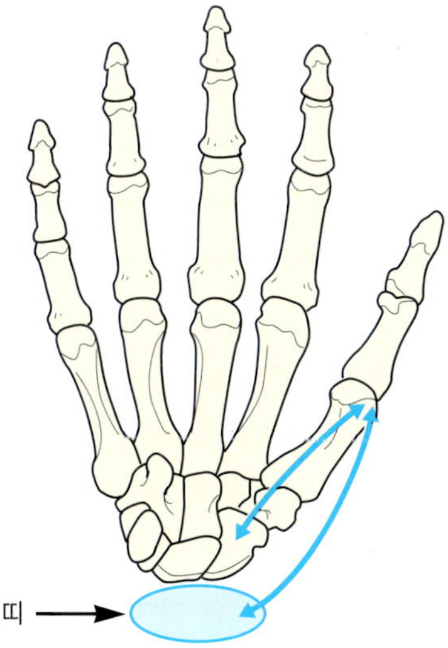

그림 4-120 짧은엄지벌림근의 촉진①

피검자의 아래팔을 중간위치로 하여 테이블에 놓고 손목관절을 최대로 바닥쪽 굽힘을 한다. 손목관절을 바닥쪽굽힘으로 함으로써 긴엄지벌림근은 이완하기 때문에 엄지손가락 벌림운동에 있어서 짧은엄지벌림근이 효과적으로 작용하게 된다.

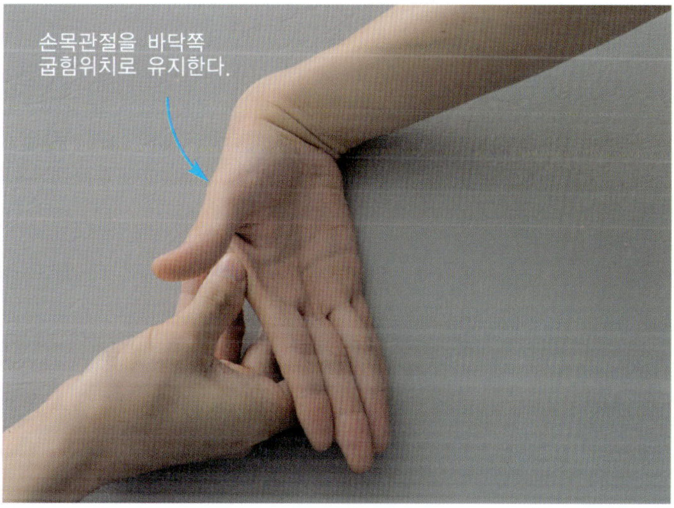

그림 4-121 짧은엄지벌림근의 촉진②

검사자는 피검자에게 엄지손가락 CM관절의 바닥쪽 벌림운동을 지시한다. 운동에 수반해서 수축하는 짧은엄지벌림근을 엄지두덩의 중앙에서부터 노쪽에서 촉진한다.

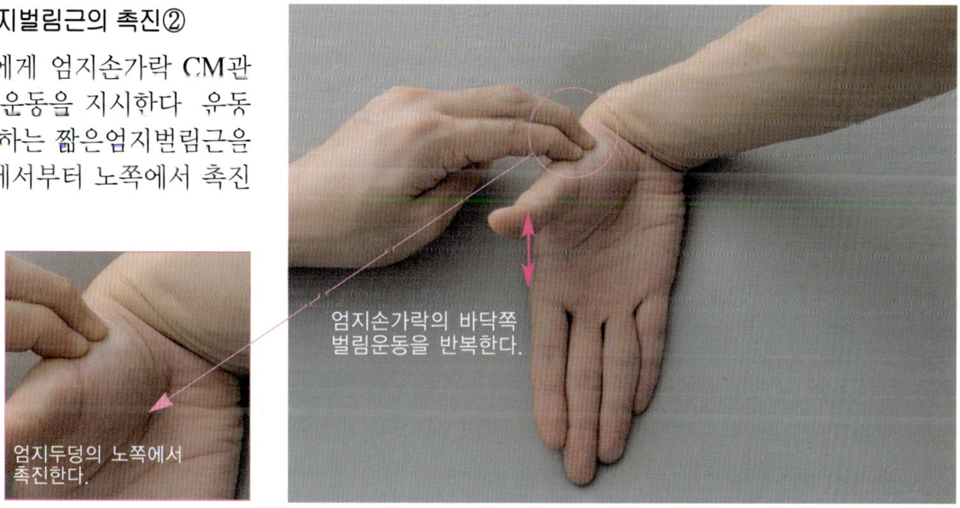

4 손목관절 및 손가락에 관계되는 근육

엄지모음근(무지내전근) adductor pollicis muscle

해부학적 특징

- **엄지모음근의 빗갈래(사두) :**
  [이는곳] 알머리뼈, 가운데손가락 및 집게손가락 손허리뼈바닥 바닥쪽
  [닿는곳] 엄지손가락의 첫마디뼈 및 자쪽에 있는 종자뼈
- **엄지모음근의 가로갈래(횡두) :**
  [이는곳] 가운데손가락 손허리뼈의 뼈몸통 바닥쪽 면
  [닿는곳] 엄지손가락의 첫마디뼈바닥 및 자쪽에 있는 종자뼈
- **[지배신경]** 자신경(C8 · T1)
- 엄지모음근은 엄지두덩의 안쪽에 위치하는 깊은 층의 근육이고 자쪽 종자뼈를 꼭지점으로 하여 부채꼴로 펼쳐진다.

근육기능의 특징

- 엄지모음근은 엄지 CM관절의 모음에 작용한다. 비교적 폭넓게 뻗기 때문에 부위에 따라서는 엄지손가락의 맞섬(대립)이나 굽힘에도 보조적으로 관여한다.

임상과의 접점

- 엄지모음근의 기능을 검진하는 간편한 방법으로서 Froment징후를 검진하면 좋다. 자신경마비를 분간하는 요점이 된다.
- 엄지손가락의 모음구축의 개선에는 장구 등을 사용한 엄지모음근에 대한 지속적 신장이 필요한 경우가 많다.

관련되는 질환

- 팔꿈치굴증후군(자신경 고위마비), 기용굴증후군(자신경 저위마비), 엄지손가락 모음근 구축 등.

그림 4-122 엄지모음근의 뻗음

엄지모음근은 엄지두덩 근육의 안쪽에 있는 부채꼴의 근육이며 빗갈래(사두)는 알머리뼈, 가운데손가락 및 집게손가락 손허리뼈 바닥에 시작하고 가로갈래(횡두)는 가운데손가락 손허리뼈의 뼈몸통 바닥쪽에 시작한다. 두 근육은 엄지손가락 첫마디뼈바닥 및 그 바닥쪽에 있는 자쪽의 종자뼈에 닿는다. 주로 엄지손가락 CM관절의 모음에 작용한다.

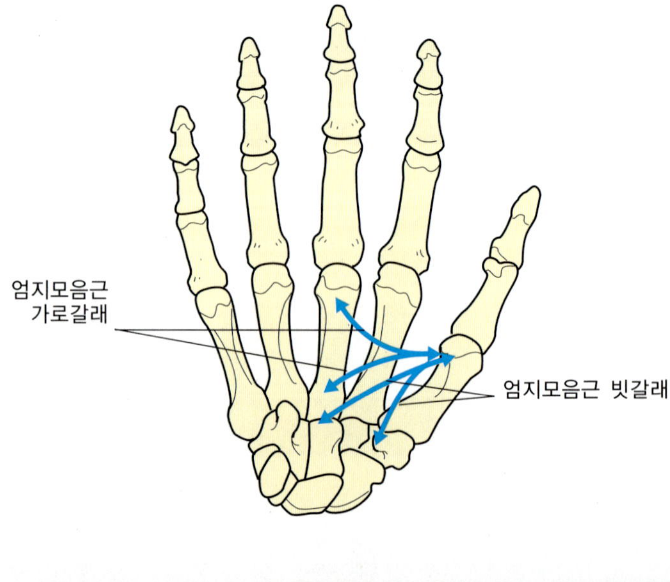

그림 4-123 Froment징후

Froment징후란 엄지모음근의 근력을 검진하는 간편한 방법이며 이것에 의해서 자신경마비의 감별이 가능하다. 환자의 양쪽 엄지손가락과 집게손가락의 노쪽으로 종이를 사이에 끼워서 잡아당기게 한다. 엄지모음근의 근력이 없으면 엄지 IP 관절을 굽혀서 억제하는 보상동작(Froment징후)이 일어난다.

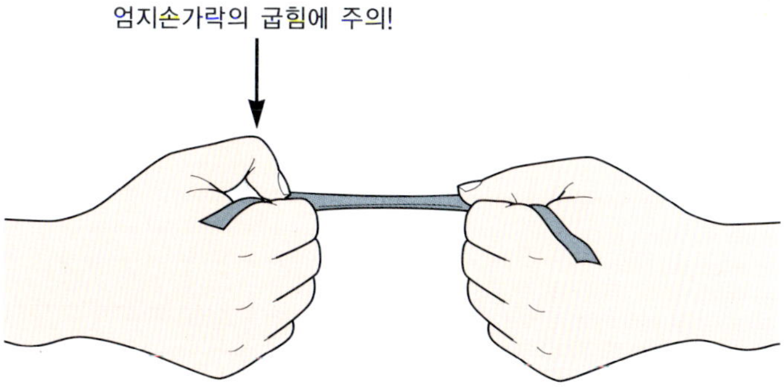

그림 4-124 엄지모음근 가로갈래의 촉진

검사자의 손가락을 피검자의 가운데손가락 손허리뼈의 뼈몸통 먼쪽 바닥쪽과 엄지손가락 첫마디뼈 바닥부분의 자쪽과를 연결한 부분에 댄다. 피검자에게는 바닥쪽벌림위치에서부터의 모음운동을 반복시키고 그 때의 엄지모음근 가로갈래의 수축을 촉진한다.

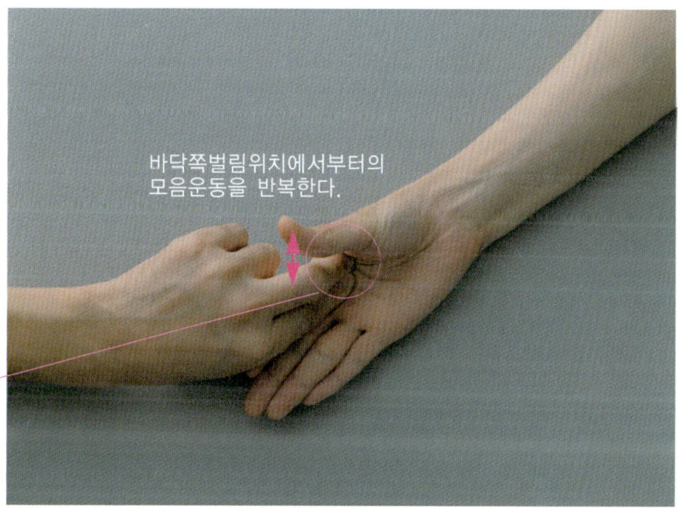

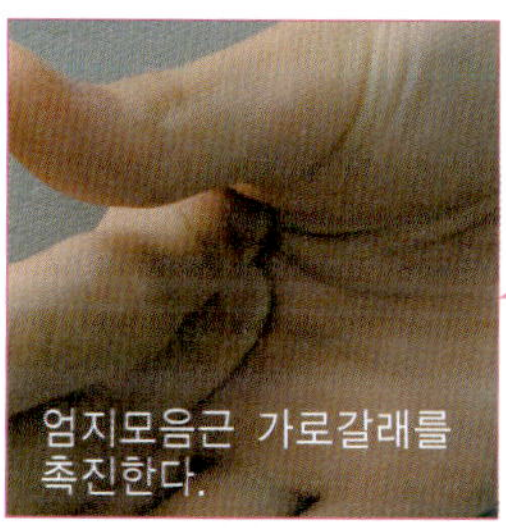

그림 4-125 엄지모음근 빗갈래의 촉진

검사자의 손가락을 피검자의 알머리뼈 및 가운데손가락의 손허리뼈 바닥부분에 댄다. 피검자에게는 바닥쪽벌림위치에서부터의 모음운동을 반복시키고 그 때의 엄지모음근 빗갈래의 수축을 촉진한다.

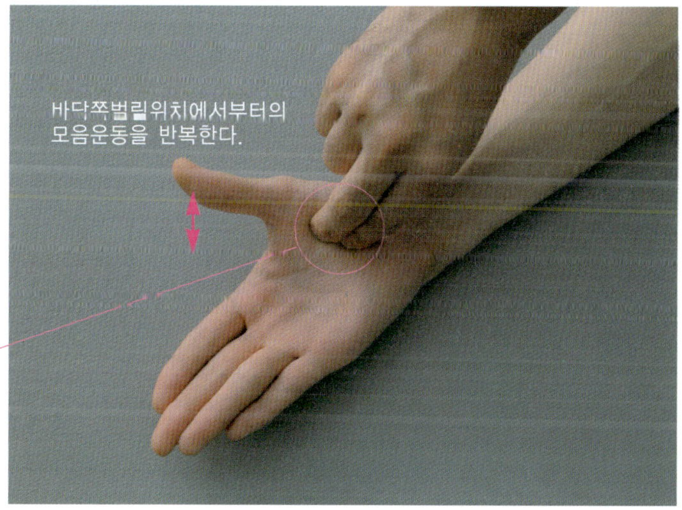

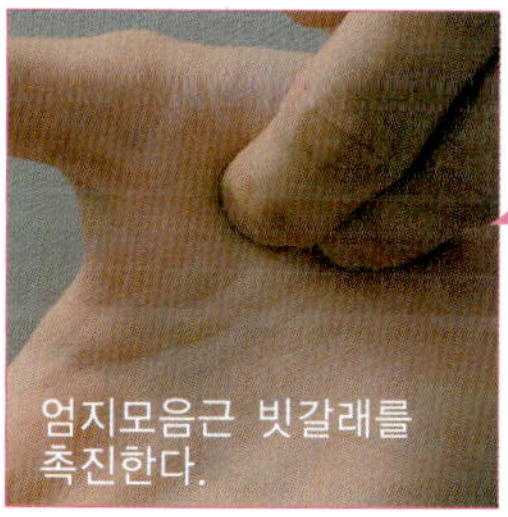

4 손목관절 및 손가락에 관계되는 근육

엄지맞섬근(무지대립근) opponens pollicis muscle

해부학적 특징

- **[이는곳]** 큰마름뼈, 굽힘근지지띠
  [닿는곳] 엄지손가락의 손허리뼈의 노쪽 모서리
  [지배신경] 정중신경(C6 · C7)
- 엄지맞섬근은 엄지두덩의 깊은 층에 위치하는 근육이며 표면은 짧은엄지굽힘근과 짧은엄지벌림근에 의해서 덮여 있으나 엄지두덩의 가장 노쪽 모서리에서는 힘살을 직접 관찰할 수 있다.

근육기능의 특징

- 엄지맞섬근은 엄지손가락 CM관절의 맞섬운동에 작용한다. 기타의 엄지두덩 근육도 맞섬운동에 보조적으로 관여하기는 하지만 정확한 맞섬운동은 엄지맞섬근이 있어야 비로소 달성된다.

임상과의 접점

- 오래된 정중신경마비에 대한 정형외과적인 재건술의 대부분은 엄지 맞섬기능의 재획득이 그 목적이 된다.
- 엄지손가락과 새끼손가락의 맞섬동작을 시행시키고 이것을 손가락 끝 쪽에서부터 보았을 때에 각각의 손가락의 장축이 일직선상에 위치하고 있으면 올바른 맞섬운동이라 생각해도 된다. 이것이 흐트러져 있을 것 같으면 엄지맞섬근의 근력저하가 있거나 엄지손가락 CM관절의 구축을 생각할 수 있다.

관련되는 질환

- 앞뼈사이신경 마비(정중신경 고위마비), 손목굴증후근(정중신경 저위마비), 엄지모음근 구축, 엄지손가락 CM관절증 등.

그림 4-126 **엄지맞섬근의 뻗음**

엄지맞섬근은 엄지두덩 근육의 깊은 층에 있는 근육이며 큰마름뼈 및 굽힘근지지띠에 시작하고 엄지손가락 손허리뼈의 노쪽모서리 전체 길이에 닿는다. 주로 엄지손가락 CM관절의 맞섬에 작용한다.

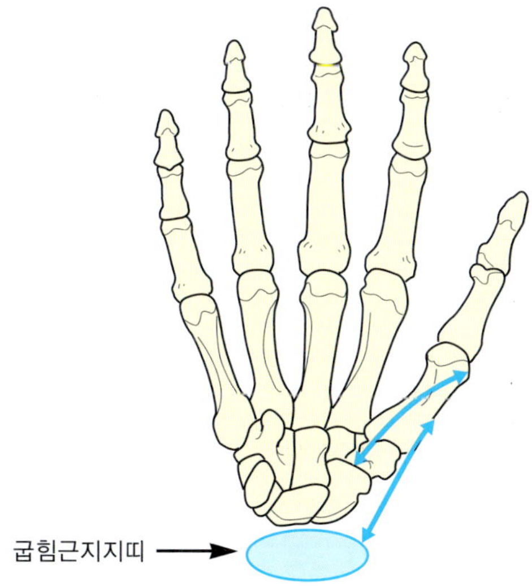

그림 4-127 **엄지맞섬근의 촉진①**

엄지맞섬근의 촉진에서는 피검자 아래팔의 뒤침을 시키고 손등을 테이블에 붙인 자세에서부터 시작한다. 피검자에게는 엄지손가락과 새끼손가락에 의한 맞섬운동을 반복시키지만 이 때 손가락 끝 쪽에서부터 관찰하여 각각의 손가락의 장축이 일직선모양으로 되어 있는 것을 확인한다.

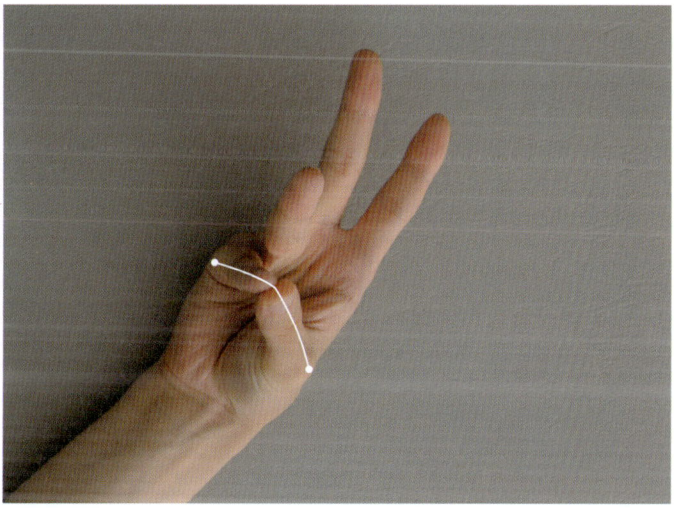

그림 4-128 **엄지맞섬근의 촉진②**

엄지손가락 손허리뼈의 뼈몸통 노쪽 모서리에 손가락을 대고 맞섬운동에 수반해서 융기하는 엄지맞섬근을 촉진한다. 짧은엄지벌림근과 틀리지 않도록 손가락을 노쪽에서부터 대도록 한다.

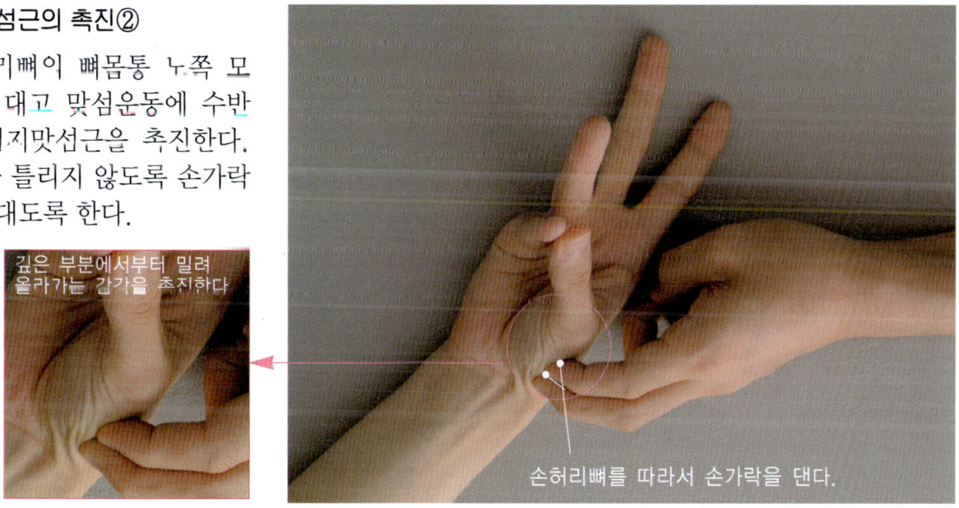

새끼벌림근(소지외전근) abductor digiti minimi muscle

해부학적 특징

- **[이는곳]** 콩알뼈, 굽힘근지지띠
  [닿는곳] 새끼손가락의 첫마디뼈바닥 자쪽
  [지배신경] 자신경(C8 · T1)
- 새끼벌림근은 새끼두덩(소지구)을 구성하는 얕은 층의 근육이고 가장 자쪽에 위치하고 있다.

근육기능의 특징

- 새끼벌림근은 새끼손가락 MP관절의 순수한 벌림에 작용한다.

임상과의 접점

- 자신경 장애에 사용되는 전기생리학적 검사의 대상근육으로서 이용된다.
- 새끼벌림근의 근력은 반드시 MP관절의 폄위치에서 검사한다. MP관절의 굽힘위치에서는 결인대가 긴장하기 때문에 가동범위가 감소하여 근력저하라 착각하는 경우가 있다.

관련되는 질환

- 팔꿈치굴증후군(자신경 고위마비), 기용굴증후군(자신경 저위마비) 등.

그림 4-129 새끼벌림근의 뻗음

새끼벌림근은 새끼두덩의 얕은 층에서 가장 자쪽에 위치한다. 콩알뼈 및 굽힘근지지띠에 시작하고 새끼손가락의 첫마디뼈 자쪽에 닿는다. 주로 새끼손가락 MP 관절의 벌림에 작용한다.

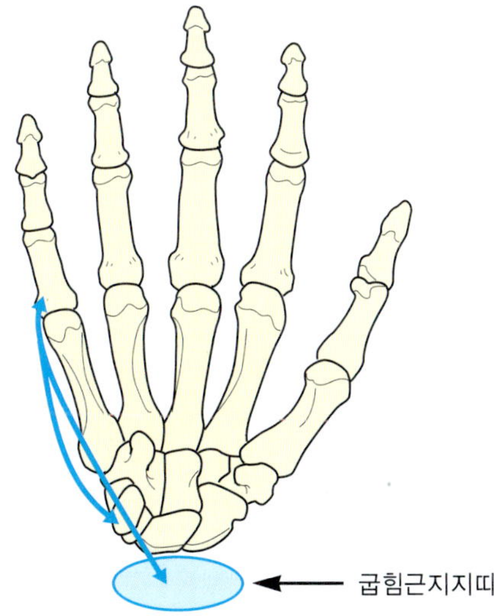

그림 4-130 새끼벌림근의 촉진①

피검자의 아래팔을 뒤침을 하고 손등을 테이블에 붙인 자세에서부터 시작한다. 검사자는 손가락을 피검자의 콩알뼈에 대고 새끼손가락의 벌림운동을 반복시킨다. 운동에 수반하여 수축하는 새끼벌림근을 촉진한다.

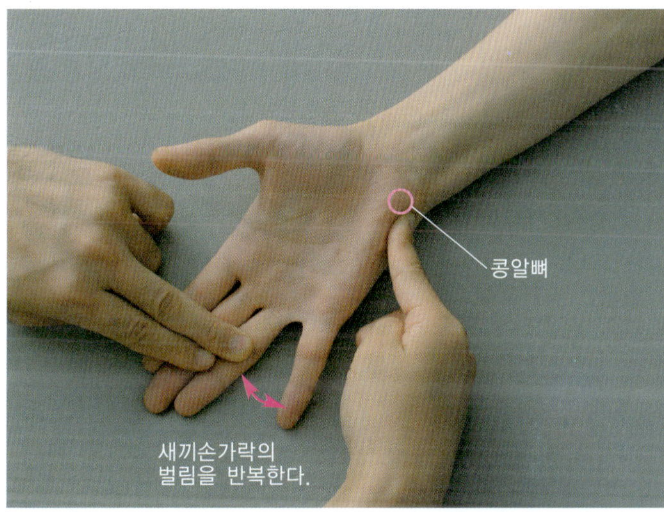

그림 4-131 새끼벌림근의 촉진②

콩알뼈 부분에서 만진 새끼벌림근의 수축을 먼쪽으로 쫓아가서 새끼두덩의 자쪽에 위치하는 새끼벌림근의 위치관계를 확인한다.

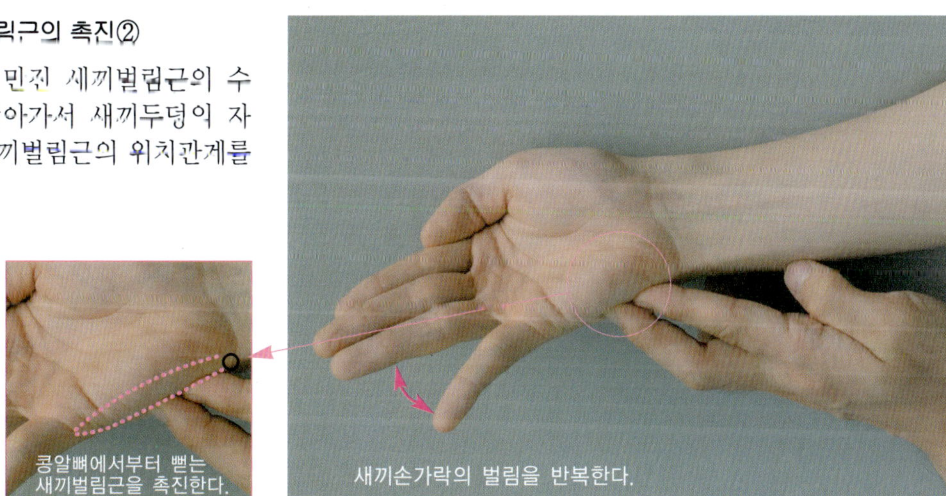

짧은새끼굽힘근(단소지굴근) flexor digiti minimi brevis muscle

해부학적 특징

- **[이는곳]** 갈고리뼈 갈고리, 굽힘근지지띠
  [닿는곳] 새끼손가락의 첫마디뼈바닥 바닥쪽
  [지배신경] 자신경(C8 · T1)
- 짧은새끼굽힘근은 새끼두덩을 구성하는 얕은 층의 근육이고 새끼벌림근의 노쪽에 위치하고 있다.
- 짧은새끼굽힘근은 약 3%의 확률로 결손이 되는 경우도 있다[11].

근육기능의 특징

- 짧은새끼굽힘근은 새끼손가락 MP관절의 굽힘에 작용한다.

임상과의 접점

- 갈고리뼈 갈고리 골절의 경우에는 짧은새끼굽힘근의 수축에 수반하는 통증의 유발은 조기진단을 위한 중요한 소견의 하나이다.
- 짧은새끼굽힘근 고유의 근력을 보려면 손목관절을 완전히 바닥쪽굽힘을 하고 얕은손가락굽힘근 및 깊은손가락굽힘근의 작용을 배제한 자세에서 검진하면 좋다.

관련되는 질환

- 팔꿈치굴증후군(자신경 고위마비), 기용굴증후군(자신경 저위마비), 갈고리뼈 갈고리 골절 등.

그림 4-132 짧은새끼굽힘근의 뻗음

짧은새끼굽힘근은 새끼두덩의 얕은 층에서 새끼벌림근의 노쪽에 위치한다. 갈고리뼈 갈고리 및 굽힘근지지띠에 시작하고 새끼손가락의 첫마디뼈바닥 바닥쪽에 닿는다. 주로 새끼손가락 MP관절의 굽힘에 작용한다.

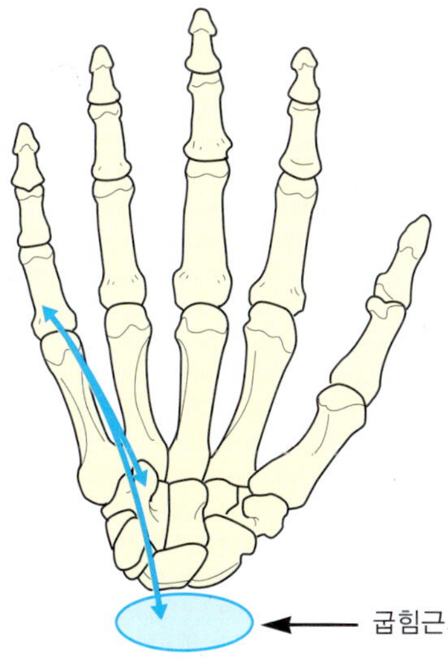

그림 4-133 짧은새끼굽힘근의 촉진①

짧은새끼굽힘근의 촉진은 피검자의 아래팔을 뒤침위치에서 테이블에 놓고 손목관절을 최대로 바닥쪽굽힘을 한 자세에서부터 시작한다. 손목관절을 바닥쪽굽힘위치로 하는 것은 새끼손가락 MP관절의 굽힘운동에 얕은손가락굽힘근, 깊은손가락굽힘근이 작용하는 것을 배제하기 위해서이다. 이때의 굽힘운동이 MP관절만으로 시행되고 있는 것을 확인한다.

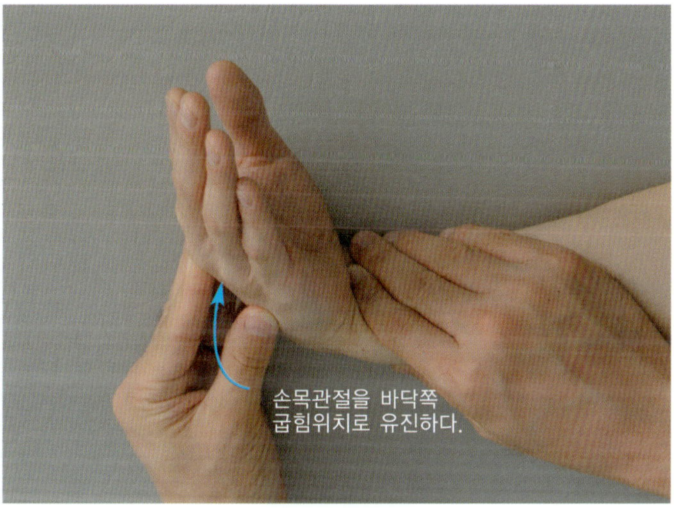

그림 4-134 짧은새끼굽힘근의 촉진②

피검자의 갈고리뼈 갈고리에 손가락을 대고 새끼손가락 MP관절의 굽힘에 수반하는 짧은새끼굽힘근의 수축을 촉진한다. 그대로 먼쪽으로 촉진을 진행시켜 새끼두덩의 노쪽에 있는 짧은새끼굽힘근을 확인한다.

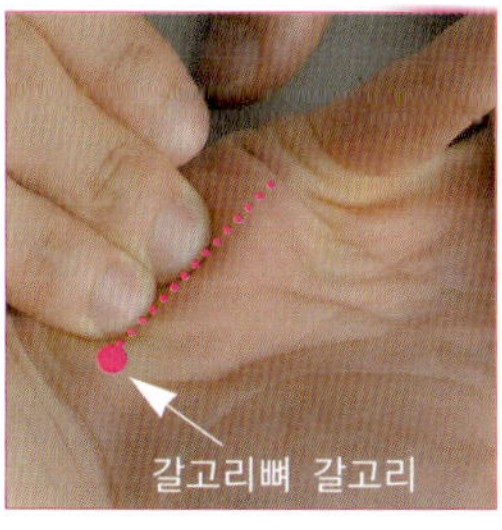

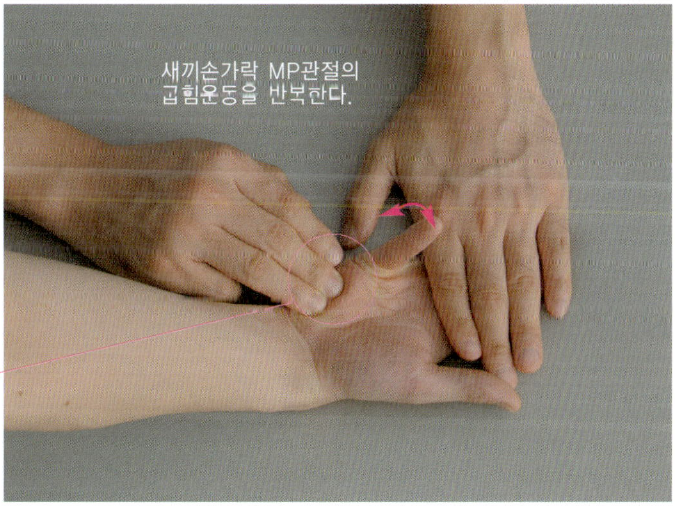

새끼맞섬근(소지대립근) opponens digiti minimi muscle

해부학적 특징

- **[이는곳]** 갈고리뼈 갈고리, 굽힘근지지띠
  [닿는곳] 새끼손가락 손허리뼈의 자쪽 모서리
  [지배신경] 자신경(C8 · T1)
- 새끼맞섬근은 새끼두덩의 깊은 층에 있는 근육이고 표면은 새끼벌림근과 짧은새끼굽힘근에 의해서 덮여있다.

근육기능의 특징

- 새끼맞섬근은 새끼손가락 CM관절의 맞섬운동에 작용한다.

임상과의 접점

- 새끼손가락 CM관절은 엄지손가락에 비하여 가동성이 작기 때문에 집게손가락, 가운데손가락 등에 의한 맞섬동작이 가능하다면 일상생활에서 그다지 어려움을 겪는 일은 적다.

관련되는 질환

- 팔꿈치굴증후군(자신경 고위마비), 기용굴증후군(자신경 저위마비), 갈고리뼈 갈고리 골절 등.

그림 4-135 새끼맞섬근의 뻗음

새끼맞섬근은 새끼두덩의 깊은 층에 위치하고 그 표면을 새끼벌림근과 짧은새끼굽힘근에 의해서 덮고 있다. 갈고리뼈 갈고리 및 굽힘근지지띠에 시작하고 새끼손가락 손허리뼈의 자쪽 모서리에 닿는다. 주로 새끼손가락 CM관절의 맞섬운동에 작용한다.

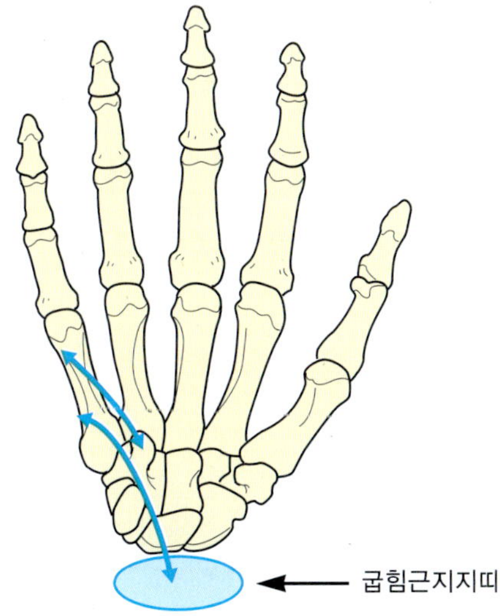

그림 4-136 새끼맞섬근의 촉진①

피검자의 아래팔의 뒤침을 하고 손등을 테이블에 붙인 자세에서부터 시작한다. 피검자에게는 엄지손가락과 새끼손가락에 의한 맞섬운동을 반복시키지만 이 때 손가락 끝 쪽에서부터 관찰하여 각각의 손가락의 장축이 일직선모양으로 되어 있는 것을 확인한다.

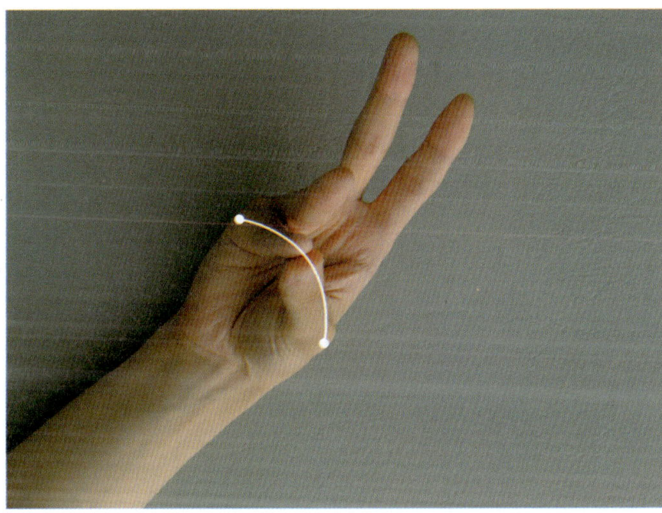

그림 4-137 새끼맞섬근의 촉진②

새끼벌림근을 능쪽에서부터 피하면서 새끼손가락 손허리뼈의 뼈몸통 자쪽 모서리에 손가락을 댄다. 맞섬운동에 수반해서 융기하는 새끼맞섬근을 촉진한다.

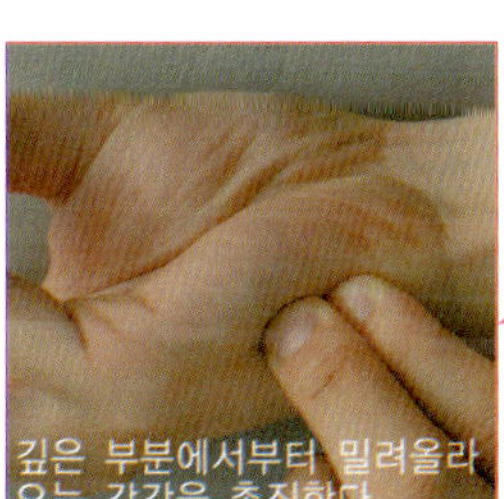

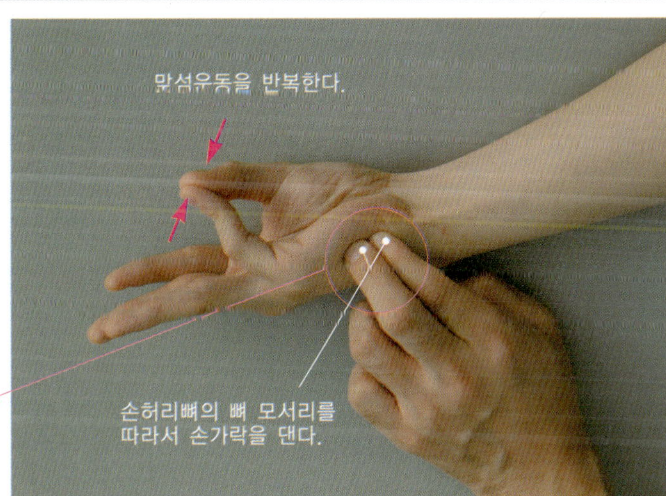

4 손목관절 및 손가락에 관계되는 근육

벌레근(충양근) lumbricals muscle
등쪽뼈사이근(배측골간근) dorsal interosseus muscle
바닥쪽뼈사이근(장측골간근) palmar interosseus muscle

해부학적 특징

- **벌레근**
  [이는곳] 깊은손가락굽힘근힘줄
  [닿는곳] 손가락폄근힘줄에서부터 갈린 곁다발(측속)에 합류하여 끝마디뼈바닥
  [지배신경] 정중신경(C6 · C7), 자신경(C8 · T1)
- **등쪽뼈사이근**
  [이는곳] 엄지손가락에서부터 새끼손가락의 손허리뼈가 마주보는 면
  [닿는곳] 손가락폄근힘줄에서부터 갈린 곁다발에 합류하여 끝마디뼈바닥
  [지배신경] 자신경(C8 · T1)
- **바닥쪽뼈사이근**
  [이는곳] 집게손가락 손허리뼈의 자쪽, 반지손가락, 새끼손가락 손허리뼈의 노쪽
  [닿는곳] 손가락폄근힘줄에서부터 갈린 곁다발에 합류하여 끝마디뼈바닥
  [지배신경] 자신경(C8 · T1)
- 벌레근은 노쪽 2개가 정중신경에 지배되고 자쪽 2개가 자신경에 지배된다.
- 노쪽 2개의 벌레근은 깊은손가락굽힘근힘줄의 노쪽에 시작하고 반지손가락의 벌레근은 가운데손가락 및 반지손가락의 깊은손가락굽힘근힘줄에서부터 시작하며 새끼손가락의 벌레근은 반지손가락 및 새끼손가락의 깊은손가락굽힘근힘줄에서부터 시작한다.
- 제1 · 제2 등쪽뼈사이근힘줄은 각각 집게손가락, 가운데손가락의 노쪽을 뻗고 제3 · 제4 등쪽뼈사이근힘줄은 가운데손가락, 반지손가락의 자쪽을 뻗는다.
- 제1바닥쪽뼈사이근힘줄은 집게손가락의 자쪽을 뻗고 제2 · 제3 바닥쪽뼈사이근은 반지손가락, 새끼손가락의 노쪽을 뻗는다.

근육기능의 특징

- 벌레근은 MP관절 굽힘, PIP관절 · DIP관절의 폄에 작용한다.
- 등쪽뼈사이근은 MP관절의 굽힘, PIP관절 · DIP관절의 폄에 작용하는 이외에 손가락의 벌림에 작용한다.
- 바닥쪽뼈사이근은 MP관절의 굽힘, PIP관절 · DIP관절의 폄에 작용하는 이외에 손가락의 모음에 작용한다.

임상과의 접점

- 자신경마비에서는 독수리손 변형이 유명하지만 자신경마비만으로는 노쪽 2개의 벌레근이 잔존하기 때문에 순수한 독수리손이 되지는 않는다.
- MP관절 굽힘 위치에서는 PIP관절을 굽힐 수 있고 MP관절 폄 위치에서는 PIP관절의 굽힘이 제한되는 경우 벌레근, 등쪽 · 바닥쪽뼈사이근의 구축이 존재한다.

관련되는 질환

● 팔꿈치굴증후군(자신경 고위마비), 기용굴증후군(자신경 저위마비), 손안의 근육(수내근) 구축 등.

그림 4-138 벌레근의 뻗음

벌레근은 깊은손가락굽힘근힘줄에 시작하고 손가락폄근힘줄에서부터 갈린 곁다발(측속)에 합류하여 끝마디뼈바닥에 닿는다. 벌레근힘줄은 각 손가락의 노쪽을 뻗고 MP관절의 굽힘, PIP관절의 폄, DIP관절의 폄에 작용한다.

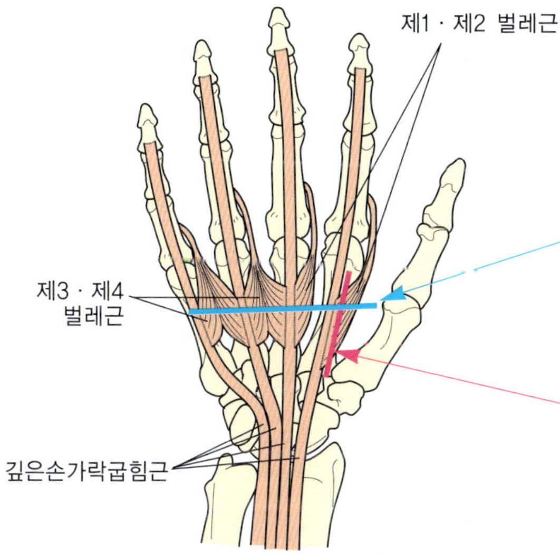

바닥쪽에서부터

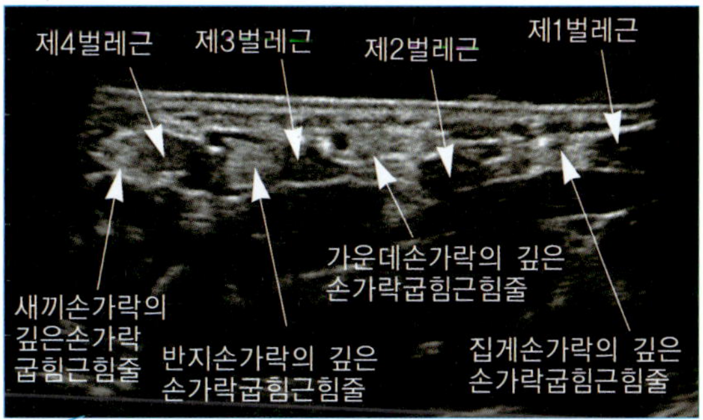

자쪽 ← → 노쪽

깊은손가락굽힘근힘줄과 벌레근의 관계(단축)

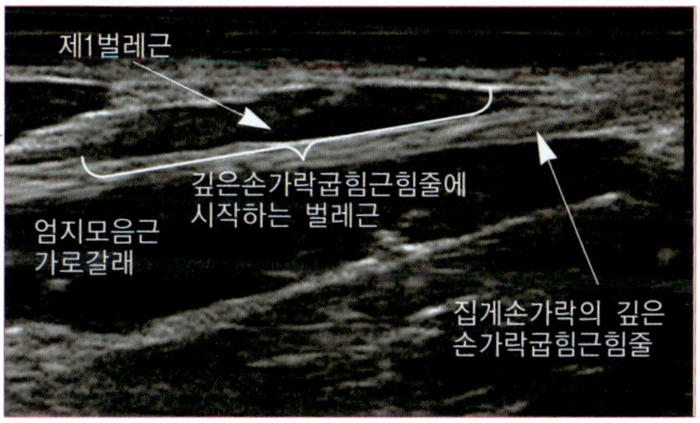

몸쪽 ← → 먼쪽

집게손가락의 깊은손가락굽힘근힘줄과 벌레근의 관계(장축)

그림 4-139 등쪽뼈사이근의 뻗음

등쪽뼈사이근은 엄지손가락에서부터 새끼손가락의 손허리뼈가 마주보는 면에서부터 시작하고 손가락폄근힘줄에서부터 갈린 곁다발(측속)에 합류하여 끝마디뼈바닥에 닿는다. 제1 · 제2 등쪽뼈사이근힘줄은 집게손가락, 가운데손가락의 노쪽을 뻗고 제3 · 제4 등쪽뼈사이근은 가운데손가락, 반지손가락의 자쪽을 뻗는다. 등쪽뼈사이근은 MP관절의 굽힘, PIP관절의 폄, DIP관절의 폄 이외에 손가락의 벌림에 작용한다.

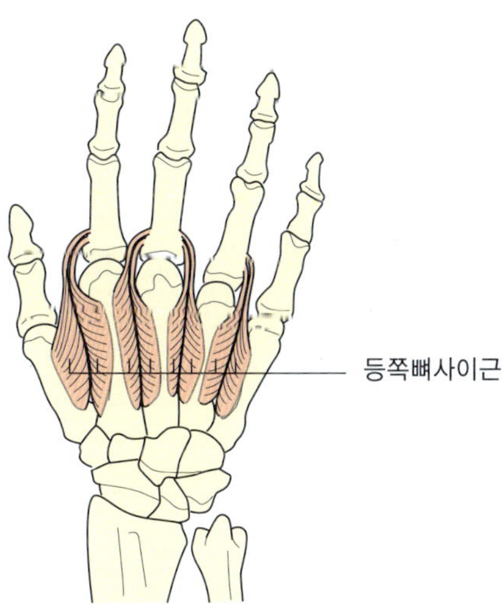

등쪽에서부터

그림 4-140 바닥쪽뼈사이근의 뻗음

바닥쪽뼈사이근은 집게손가락 손허리뼈의 자쪽, 반지손가락, 새끼손가락의 손허리뼈의 노쪽에서부터 시작하고 손가락폄근힘줄에서부터 갈린 곁다발에 합류하여 끝마디뼈바닥에 닿는다. 제1바닥쪽뼈사이근힘줄은 집게손가락의 자쪽을 뻗고 제2 · 제3 바닥쪽뼈사이근은 반지손가락, 새끼손가락의 노쪽을 뻗는다. 바닥쪽뼈사이근은 MP관절의 굽힘, PIP관절의 폄, DIP관절의 폄 이외에 손가락의 모음에 작용한다.

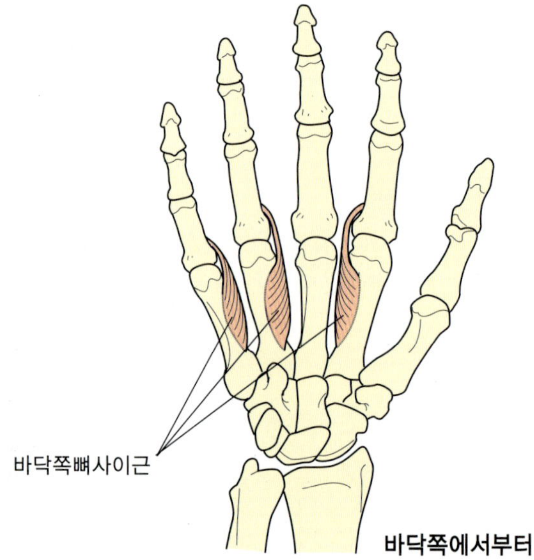

그림 4-141 오른쪽 집게손가락 노쪽에서 본 손가락폄근힘줄과 좁은 의미의 손안의 근육힘줄의 관계

벌레근힘줄(wing tendon)은 MP관절의 바닥을 통과한다. 그 후 손가락폄근힘줄에서부터 분기한 곁다발(lateral band) 및 종말힘줄(terminal tendon)로 연결된다. 제1 등쪽뼈사이근힘줄은 벌레근힘줄에 합류하여 마찬가지로 뻗는다. 또한 제1 바닥쪽뼈사이근은 집게손가락의 자쪽을 마찬가지로 뻗는다. 따라서 이들 근육군의 작용은 MP관절 굽힘, PIP관절, DIP 관절 폄에 작용하고 이것을 intrinsic plus 자세라 부른다.

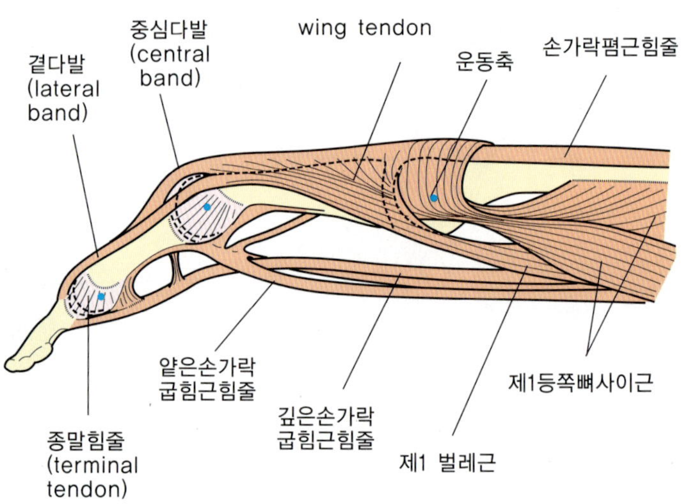

그림 4-142 벌레근의 촉진①

집게손가락에서의 벌레근의 촉진에서는 피검자의 MP관절을 젖힘(과신전)위치로 유지하고 PIP관절의 폄운동을 시행시킨다. MP관절을 젖힘위치로 유지함으로써 첫마디뼈보다 먼 손가락폄근힘줄은 이완하여 PIP관절의 폄에 작용하지 않게 된다.

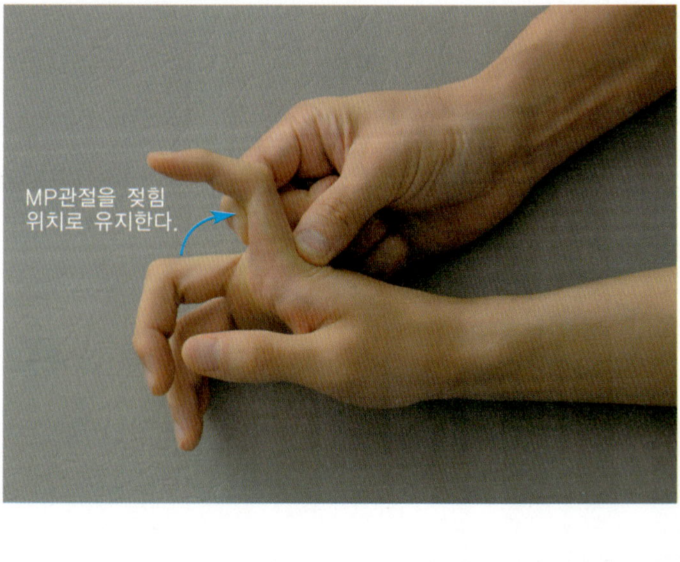

그림 4-143 벌레근의 촉진②

그 후 피검자의 손목관절을 등쪽굽힘위치로 하고 벌레근의 이는곳인 깊은손가락굽힘근힘줄의 긴장을 높여 PIP관절 폄에 작용하는 벌레근의 활동성을 높인다. PIP관절의 폄운동에 의해서 긴장하는 벌레근힘줄을 집게손가락의 노쪽에서 만진다. 그대로 힘줄의 긴장을 좇아가면 집게손가락 손허리뼈의 노쪽에서 제1벌레근의 수축을 촉진할 수 있다.

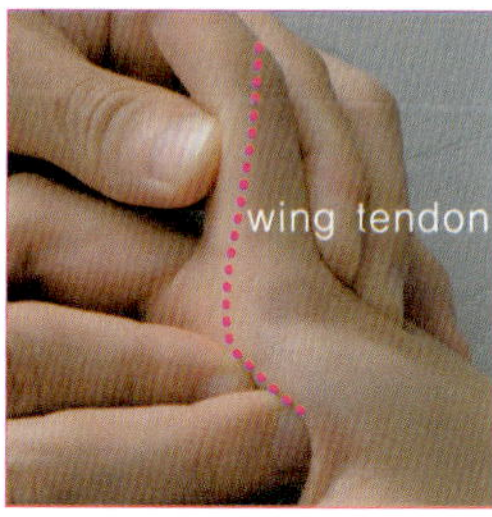

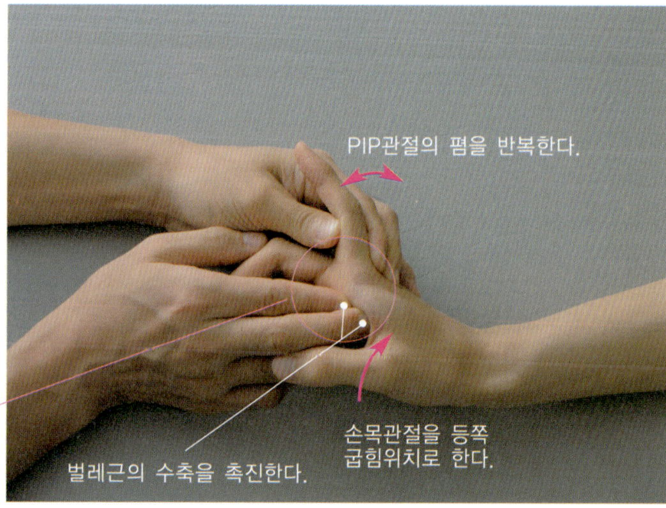

그림 4-144 등쪽뼈사이근의 촉진①

집게손가락에서의 등쪽뼈사이근의 촉진에서는 피검자의 손목관절을 바닥쪽굽힘위치, MP관절을 젖힘위치인 동시에 모음위치로 유지한다. 손목관절을 바닥쪽굽힘위치로 함으로써 깊은손가락굽힘근힘줄이 이완하고 벌레근의 작용이 저하한다. 또한 MP관절을 모음위치로 함으로써 바닥쪽뼈사이근이 이완하여 그 작용이 저하한다. 이 자세에서는 등쪽뼈사이근이 보다 효과적으로 작용한다.

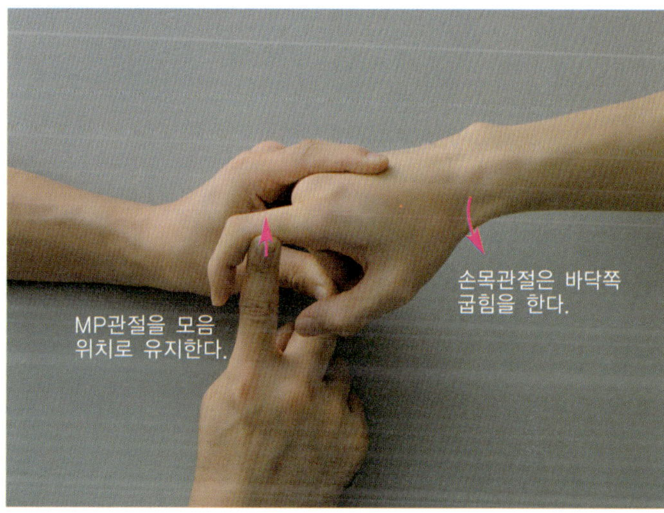

그림 4-145 등쪽뼈사이근의 촉진②

피검자에게 PIP관절의 폄운동을 반복시키고 집게손가락의 노쪽 밑 부분에서 제1등쪽뼈사이근힘줄을 촉진한다. 그대로 힘줄의 긴장을 좇아서 가면 엄지손가락과 집게손가락 손허리뼈 사이에 시작하는 제1등쪽뼈사이근의 수축을 촉진할 수 있다.

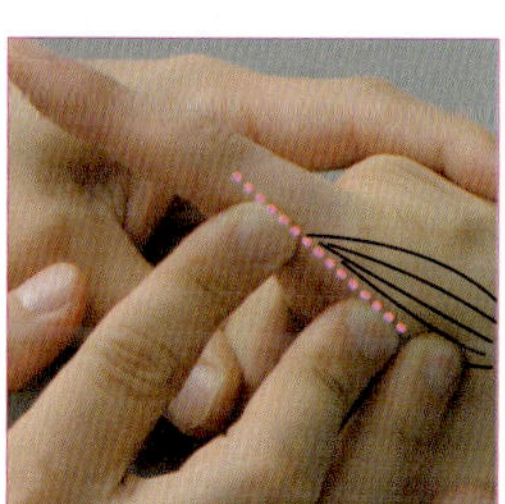

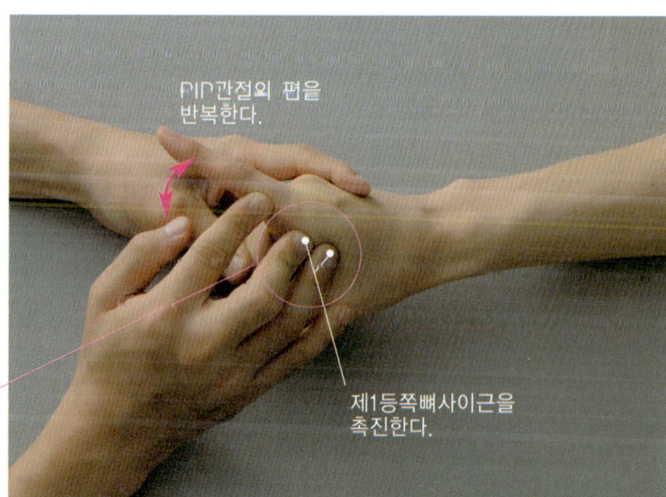

그림 4-146 바닥쪽뼈사이근의 촉진①

집게손가락에서의 바닥쪽뼈사이근의 촉진에서는 피검자의 손목관절을 바닥쪽굽힘위치, MP관절을 젖힘 그리고 동시에 벌림위치로 유지한다. 손목관절을 바닥쪽굽힘위치로 함으로써 깊은손가락굽힘근힘줄이 이완하여 벌레근의 작용이 저하한다. 또한 MP관절을 벌림위치로 함으로써 등쪽뼈사이근이 이완하여 그 작용이 저하한다. 이 자세에서는 바닥쪽뼈사이근이 보다 효과적으로 작용한다.

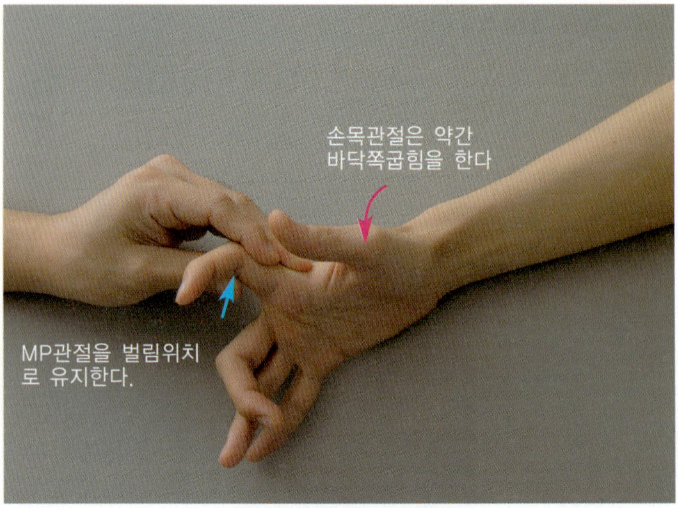

그림 4-147 바닥쪽뼈사이근의 촉진②

피검자에게 PIP관절의 폄운동을 반복시켜 집게손가락의 첫마디뼈 자쪽에서 제1바닥쪽뼈사이근힘줄을 만진다. 그대로 긴장을 쫓아서 가면 집게손가락 손허리뼈 자쪽에 시작하는 제1바닥쪽뼈사이근의 수축을 촉진할 수 있다.

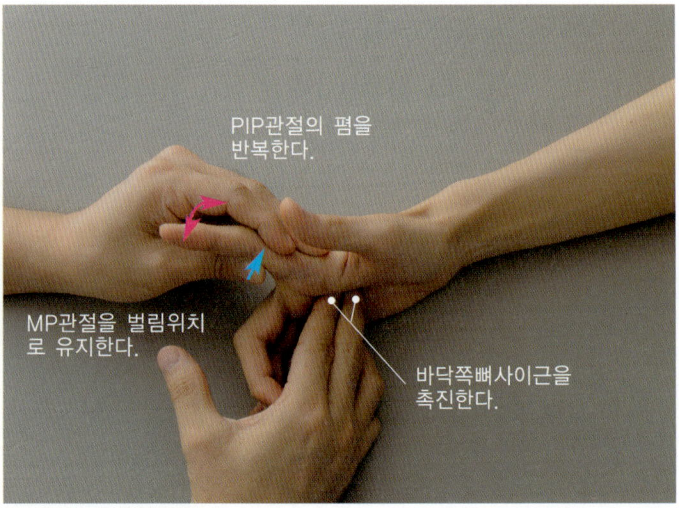

그림 4-148 손가락의 벌림운동에 의한 등쪽뼈사이근의 촉진①

집게손가락에서의 등쪽뼈사이근의 촉진을 손가락의 벌림운동으로 만지려면 검사자의 손가락을 피검자의 엄지손가락과 집게손가락의 손허리뼈 사이에 등쪽에서부터 댄다. 피검자에게 집게손가락의 벌림운동을 반복시켜 운동에 수반하는 제1등쪽뼈사이근의 수축을 촉진한다.

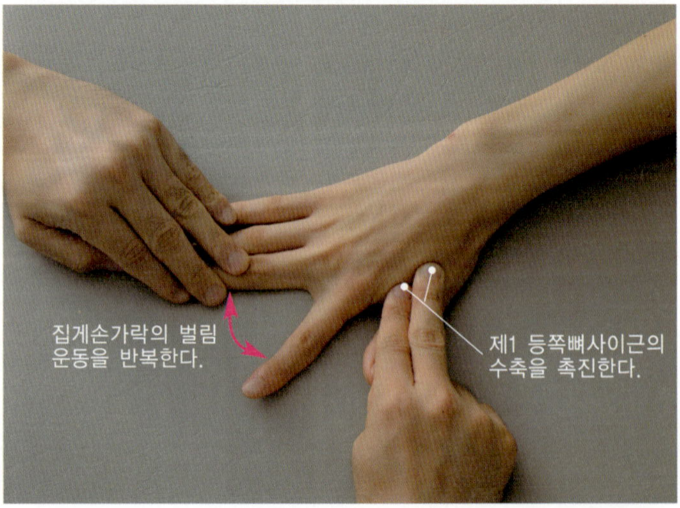

그림 4-149 손가락의 벌림운동에 의한 등쪽뼈사이근의 촉진②

집게손가락에서의 바닥쪽뼈사이근의 촉진을 손가락의 모음운동으로 만지려면 검사자의 손가락을 피검자의 집게손가락 손허리뼈의 자쪽에 바닥쪽에서부터 댄다. 피검자에게 집게손가락의 모음운동을 반복시켜 운동에 수반하는 제1바닥쪽뼈사이근의 수축을 촉진한다.

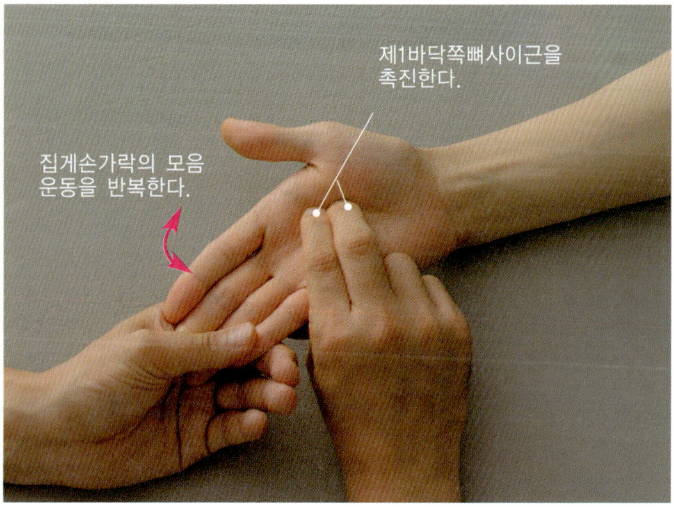

팔 근육(상지근)을 지배하는 신경 · 척수분절 수준 일람표

근육이름	지배신경	C1	C2	C3	C4	C5	C6	C7	C8	T1
어깨세모근	겨드랑신경					●	●			
큰가슴근	가슴근신경					●	●	●	●	●
가시위근	어깨위신경					●	●			
가시아래근	어깨위신경					●	●			
작은원근	겨드랑신경					●	●			
큰원근	어깨밑신경					●	●			
어깨밑근	어깨밑신경					●	●			
넓은등근	가슴등신경						●	●	●	
부리위팔근	근육피부신경						●	●		
등세모근상부섬유	더부신경 · 목신경		●	●	●					
등세모근중부섬유	더부신경 · 목신경		●	●	●					
등세모근하부섬유	더부신경 · 목신경		●	●	●					
큰마름근	등쪽어깨신경					●				
작은마름근	등쪽어깨신경					●				
어깨올림근	등쪽어깨신경					●				
작은가슴근	가슴근신경					●	●	●	●	●
앞톱니근	긴가슴근신경					●	●	●		
위팔두갈래근	근육피부신경					●	●			
위팔근	근육피부신경					●	●			
위팔노근	노신경					●	●			
위팔세갈래근	노신경							●	●	
팔꿈치근	노신경							●	●	
원엎침근	정중신경						●	●		
네모엎침근	정중신경								●	●
뒤침근	노신경					●	●			
긴손바닥근	정중신경							●	●	●
노쪽손목굽힘근	정중신경						●	●		
자쪽손목굽힘근	자신경								●	●
긴노쪽손목폄근	노신경						●	●		
짧은노쪽손목폄근	노신경						●	●		
자쪽손목폄근	노신경						●	●	●	
손가락폄근	노신경						●	●	●	
집게폄근	노신경						●	●	●	
새끼폄근	노신경						●	●	●	
긴엄지폄근	노신경						●	●		
짧은엄지폄근	노신경						●	●		
긴엄지벌림근	노신경						●	●		
얕은손가락굽힘근	정중신경							●	●	●
깊은손가락굽힘근	정중신경 · 자신경							●	●	●
긴엄지굽힘근	정중신경								●	●
짧은엄지굽힘근(얕은갈래)	정중신경						●	●		
짧은엄지굽힘근(깊은갈래)	자신경								●	●
짧은엄지벌림근	정중신경						●	●		
엄지모음근	자신경								●	●
엄지맞섬근	정중신경						●	●		
새끼벌림근	자신경								●	●
짧은새끼굽힘근	자신경								●	●
새끼맞섬근	자신경								●	●
벌레근	정중신경 · 자신경						●	●	●	●
등쪽뼈사이근	자신경								●	●
바닥쪽뼈사이근	자신경								●	●

〈표를 활용하는 방법〉

팔이음뼈(상지대) · 팔(상지)에 관한 지배신경 및 척수분절 수준을 이 책의 근육 게재 순서로 배열하여 일람표로 하였다.
"근육↔지배신경↔척수분절 수준"과 어떠한 패턴에도 대응할 수 있는 지식의 정리에 도움이 되기 바란다.

참고문헌/찾아보기

참고문헌

II. 뼈

1) Johnson JE, et al：Musculooskeletal injuries in competitive swimmers. Mayo Clin Proc 62：289-304, 1987.
2) 園田昌毅：運動器疾患と水泳．体育の科学 42：514-519, 1992.
3) 園田昌毅：種目別スポーツ整形外科 16 水泳．関節外科 23：1072-1076, 2004.
4) 服部　義：首～肩～（肩甲骨）の形がおかしい．整形外科医のための小児日常診療ABC，50-53，メジカルビュー社，2003.
5) Basmajian JV：Grant's Method of Anatomy, 10th ed, 329, William＆Wilkins Company, 1980.
6) 杉本勝正ほか：投球障害肩におけるTL（triceps long head）テストの有用性．肩関節 34 (3)：613-615, 2010.
7) Kapandji IA：The physiology of the joints Vol 1, 78-121, E＆S Livingstone, 1970.
8) 辻　陽雄ほか編：標準整形外科 第6版，336-337，医学書院，1996.
9) 宮坂芳典：尺骨神経損傷の治療．MB Orthip 5 (109)：59-68, 1992.
10) 恵木　丈：肘関節，前腕．整形外科徒手検査法，34-35，メジカルビュー社，2003.
11) Castaing J, et al：図解 関節・運動器の機能解剖 上肢・脊柱編，協同医書出版社，1986.
12) Bado JL：The Monteggia lesion. Clin Orthop 50：71-86, 1967.
13) 水貝直人：Monteggia骨折．整形外科外来シリーズ9 手・肘の骨折，217-219，メジカルビュー社，2000.
14) 斉藤英彦：橈骨遠位端骨折－解剖学的特徴と分類，治療法－．整・災外 32：237-248, 1989.
15) 窪田泰浩：前腕骨骨幹部・遠位部骨折．研修医のための整形外科救急外傷ハンドブック，107-113，メジカルビュー社，2002.
16) 水関隆也：手関節の痛み－解剖と機能．整形外科 痛みへのアプローチ3 肘と手・手関節の痛み，79-81，南江堂，1997.
17) Jenkins SA：Osteoarthritis of the pisiform-triquetral joint; report of three cases. J Bone Joint Surg Br 33-B (4)：532-534, 1951.
18) 仲尾保志ほか：尺骨神経管（Guyon管）症候群の診断と治療．MB Orthop 16 (6)：49-54, 2003.
19) 堀内孝雄ほか：尺骨神経管症候群の手術療法．MB Orthop 8：75-83, 1995.
20) 浦田節夫：長距離サイクリングによるGuyon管症候群と思われる１例．日整会スポーツ誌 8：279-282, 1989.
21) Lichtman DM, et al：Ulnar midcarpal instability-clinical and laboratory analysis. J Hand Surg Am 6 (5)：515-523, 1981.
22) Taleisnik J：Classification of carpal instability. The Wrist, Ckunchill Livingstone, 1985.
23) Lichtman DM, et al：Kienböck's disease-update on silicone replacement arthroplasty. J Hand Surg am 7 (4)：343-347, 1982.
24) Rand JA, et al：Capitate fractures: a long-term follow-up. Clin Orthop Relat Res 165：209-216, 1982.

III. 인대

1) 木島泰明ほか:烏口肩峰靱帯の変性と弾性との関係－超音波顕微鏡を用いた計測－．肩関節 32 (2)：233-235, 2008.
2) 山本龍二 編：図説 肩関節Clinic，177，203，メジカルビュー社，1996.
3) 伊藤陽一：肩関節，上腕．整形外科徒手検査法，19，メジカルビュー社，2003.
4) 塚西茂昭：肩鎖関節脱臼，胸鎖関節脱臼．整形外科外来シリーズ10 肩の外来，154，メジカルビュー社，1999.
5) Tossy JD, et al：Acromioclavicular sseparations: useful and practical classification for treatment. Clin Orthop Relat Res 28：111-119, 1963.
6) Allman FL Jr：Fractures and ligamentous injuries of the clavicle and its articulation. J Bone Joint Surg 49A：774-784, 1967.

7) Moseley HF：The clavicle: its anatomy and function. Clin Orthop Relat Res 58：17-27, 1968.
8) 池田　均ほか：肩診療マニュアル，第2版，176，医歯薬出版，1991.
9) 吉田　篤ほか：肩関節の解剖．関節外科 15 (2)：28-38, 1996.
10) 飛弾　進ほか：肘関節の軟部支持組織と機能解剖．関節外科 9 (3)：39-45, 1990.
11) 高澤晴夫：肘のスポーツ障害．新図説 臨床整形外科講座5 肩・上腕・肘，296-303，メジカルビュー社，1994.
12) O'Doricoll, et al：Posterolateral rotatory instability of the elbow. J Bone Joint Surg 73：440-446, 1991.
13) 恵木　丈：肘関節，前腕．整形外科徒手検査法，36，メジカルビュー社，2003.
14) Bosworth DM：The role of the orbicular ligament in tennis elbow. J Bone Joint Surg Am 37-A(3)：527-533, 1955.
15) Kapanji IA：The physiology of the joints, vol 1, 72-129, Churchill Livingstone, 1982.
16) Cyliax JH：The pathology and treatment of tennis elbow. J Bone Joint Surg 18：921-940, 1936.

IV. 근육

1) 皆川洋至ほか：腱板を構成する筋における筋性部分の構造について．日整会誌 64 (8)：S1642, 1995.
2) 森田　茂ほか訳：グラント解剖学図譜，第2版，6-33，医学書院，1980.
3) 林　典雄：肩関節拘縮の機能解剖学的特性．理学療法 21 (2)：357-364, 2004.
4) 伊藤陽一：腱板機能に対するテスト．整形外科徒手検査法，2-19，メジカルビュー社，2003.
5) 望月智之ほか：棘上筋と棘下筋の上腕骨停止部について．肩関節 32：493-496, 2008.
6) Clarck JM：Tendon, ligament, and capsula of the rotator cuff. J Bone Joint Surg Am 74-A (5)：713-725, 1992.
7) 加藤敦夫ほか：小円筋の形態とその支配神経の解剖学的解析．肩関節 34 (2)：301-304, 2010.
8) 佐藤　毅ほか：MR斜位矢状断像を用いた腱板断裂患者の腱板各筋の筋萎縮評価．関節外科 16 (2)：226-229, 1997.
9) 林　典雄：後方腱板(棘下筋・小円筋)と肩関節包との結合様式について．理学療法学 23 (8)：522-527, 1996.
10) 鵜飼建志ほか：広背筋部痛を訴える野球肩の発生原因に対する一考察．東海スポーツ傷害研究会誌 22：38-40, 2004.
11) 森　於菟ほか：分担 解剖学，金原出版，1982.
12) Leon H, et al：Rauber/Kopsch Anatomie des Menschen. Lenrbuch und Atlas B1, 366, Georg Thieme Verlag, 1987.
13) Snyder SJ, et al：SLAP lesions of the shoulder. Arthroscopy 6：274, 1990.
14) Leonello DT, et al：Brachialis muscle anatomy. A study in cadavers. J Bone Joint Surg Am 89(6):1293-1297, 2007.
15) Tubbs RS, et al：Capsular attachment of the brachialis muscle (Portal's muscle): an anatomical and functional study. Surg Radiol Anat 30 (3)：229-232, 2008.
16) Sanal HT, et al：Distal attachment of the brachialis muscle: anatomic and MRI study in cadavers. AJR Am J Roentgenol. 192 (2)：468-472, 2009.
17) Thompson NW, et al：Absence of the palmaris longus muscle: a population study. Ulster Med J 70 (1)：22-24, 2001.
18) 皆川洋至：超音波でわかる運動器疾患．メジカルビュー社，2010.
19) 初山泰弘：絞扼神経障害．整形外科手術クルグス，改訂第2版（津山直一 監），335，南江堂，1988.
20) 後骨間神経麻痺について．整形外科 30：1552-1545, 1979.
21) 鳥潟泰仁ほか：前骨間神経麻痺・後骨間神経麻痺を主徴とするneuralgic amyotrophyの症例について．整形外科 27 (23)：1334-1337, 1976.
22) 五谷寛之：手関節，手．整形外科徒手検査法，40-55, メジカルビュー社，2003.

찾아보기

ㄷ

ㄹ

ㅁ

ㅂ

ㅅ

ㅇ

ㅈ

ㅊ

ㅋ

ㅌ

ㅍ

ㅎ